CONSCIOUSNESS AND THE BRAIN
Deciphering How the Brain Codes Our Thoughts

意識と脳

思考はいかにコード化されるか

Stanislas Dehaene
スタニスラス・ドゥアンヌ
高橋 洋＝訳

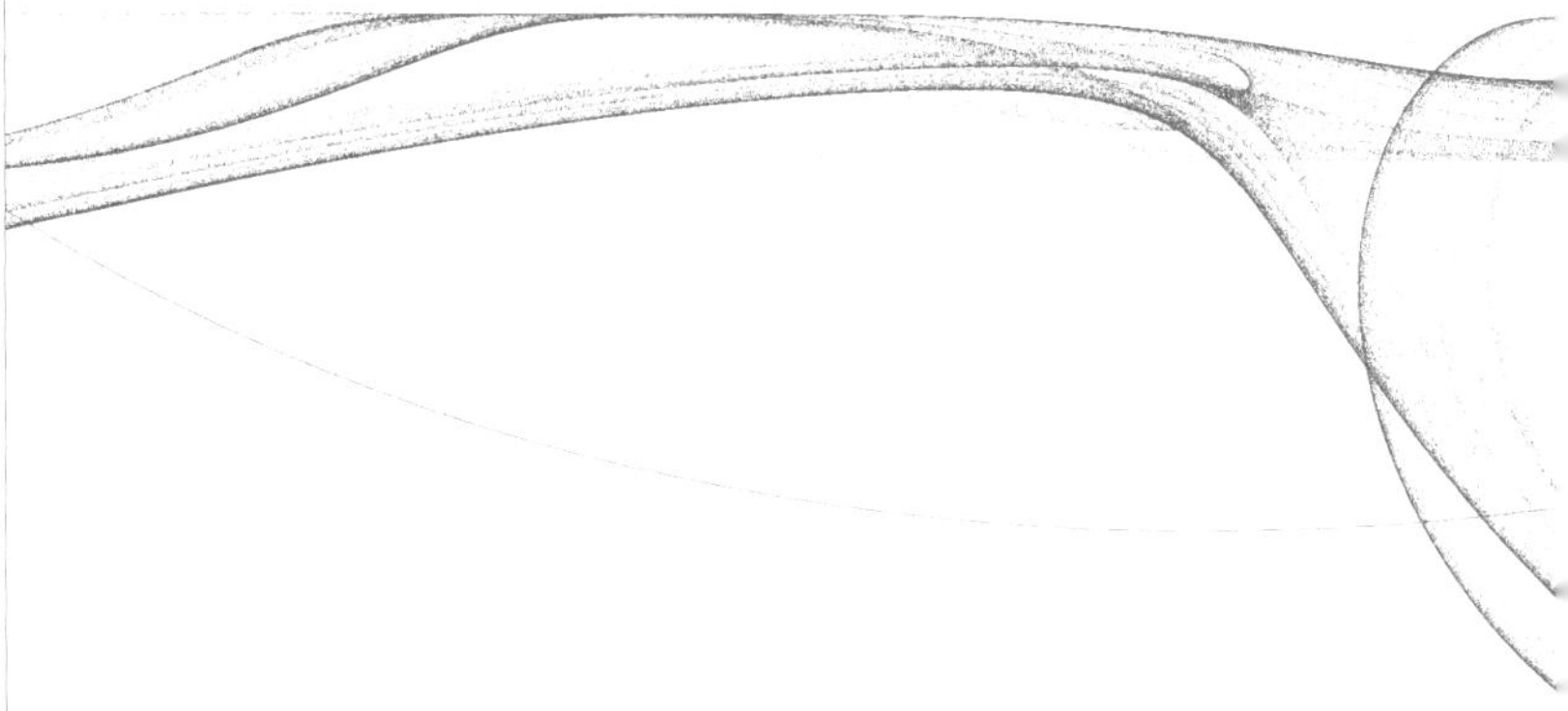

紀伊國屋書店

意識と脳——思考はいかにコード化されるか

Stanislas Dehaene

CONSCIOUSNESS AND THE BRAIN

Deciphering How the Brain Codes Our Thoughts

私の両親、そしてアメリカ人の両親アンとダンに本書を捧げる。

意識は、この世で唯一リアルなものであると同時に、最大の神秘でもある。

——ウラジーミル・ナボコフ『ベンドシニスター』（一九四七）

脳は空より広大だ。両者を並べてみれば、後者は前者に含まれる。
いとも簡単に。そしてあなたも一緒に。

——エミリー・ディキンソン（一八六二頃）

目次 INDEX

●——人名のあとの（　）は生年、書名のあとの（　）は発表年を示す。
●——〔　〕は訳者による注を示す。
●——＊は著者による注で、章ごとに番号を振り、原注として巻末に付す。
●——『　』で括った書名について、邦題のないもののみ原題を初出時に併記する。

序　思考の材料

ラスコー洞窟の奥深くにあるアプスと呼ばれる回廊は、旧石器時代のアーティストが馬、鹿、牡牛などの色彩豊かな洞窟壁画を描いた、世界的に有名な「牡牛のホール」を通りすぎたあたりから始まる。五メートルほどの洞穴の奥には、傷ついた野牛や犀《さい》の絵に隣接して、先史時代の絵画には珍しく、人間の描写が認められる（図1参照）。この人物は仰向けに横たわり、手のひらを上にして腕を広げている。その隣には棒の先にとまった鳥と、水牛を解体するのに使ったとおぼしき折れた槍が描かれ、この水牛の内臓は外に垂れている。

この人物は明らかに男だ。というのも、勃起したペニスが描かれているからである。睡眠の研究者ミシェル・ジューヴェは、この壁画の意味を「夢を見る人と、その夢」と解釈する。[*1] ジューヴェらの発見によれば、夢は睡眠の特定の段階で生じる。彼らはこの段階を、眠っているようには見えないため、「謎めいた」期間と呼ぶ。そのあいだ、脳には目覚めているときとほとんど同程度の活動が認められ、目は絶えず動いている。また、男性にはつねに強い勃起が見られる（たとえ、夢そのものは性的な色合いを帯びていなかったとしても）。この奇怪な生理現象は、二〇世紀に入ってから知られるようになったにすぎないが、ジューヴェはウイットを込めて、「私たちの祖先がそれに気づかなかったはずはない」とコメントしている。さらに

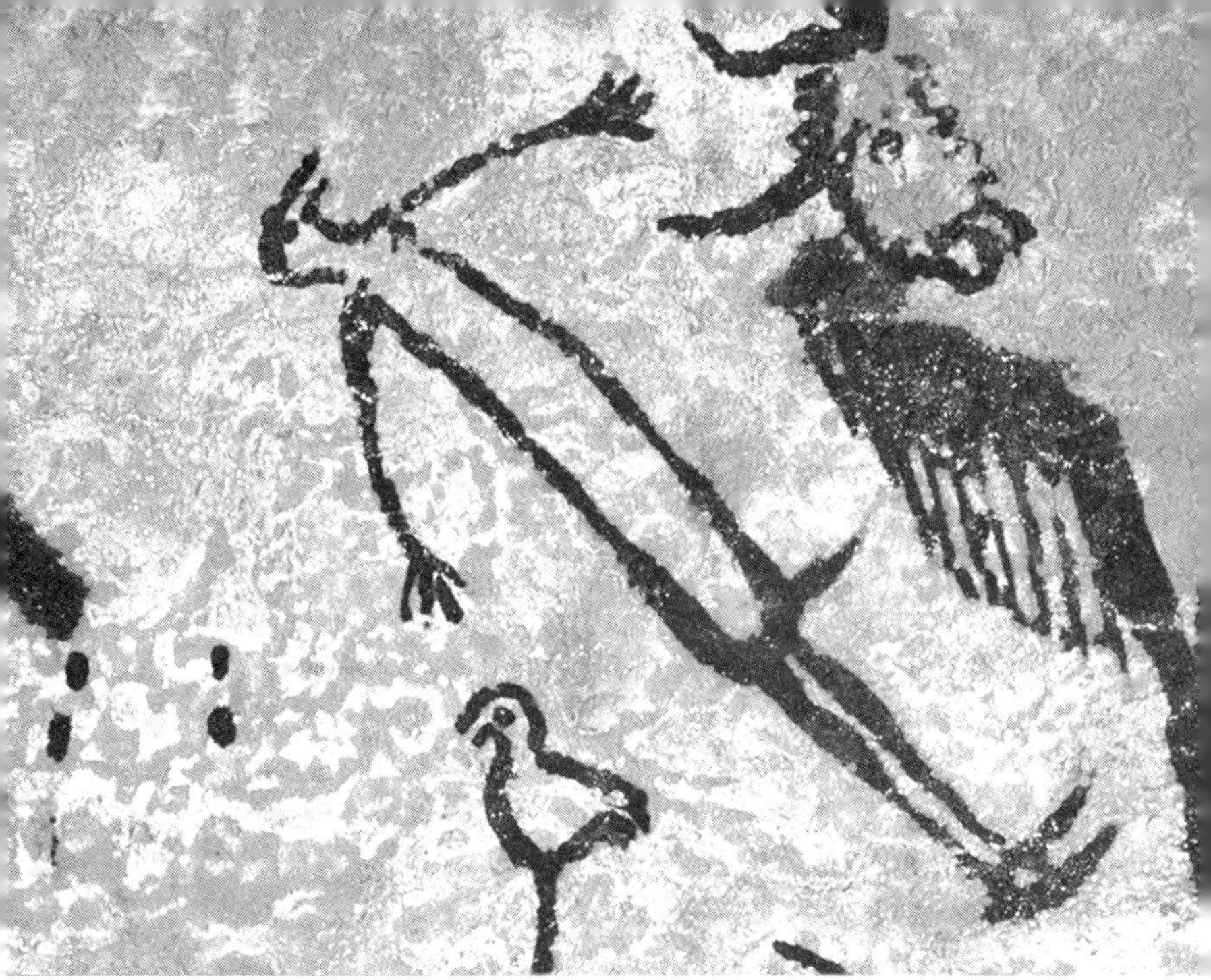

【図1】身体が活動していないときに、心は飛翔する。およそ一万八〇〇〇年前の、この先史時代の壁画では、男が仰向けに横たわっている。おそらく彼は夢を見ているのだろう。それは、夢見がもっとも活性化するレム睡眠の特徴である強い勃起に見て取れる。この男の隣には、一羽の鳥と、内臓をえぐられた水牛が描かれている。睡眠の研究者ミシェル・ジューヴェによれば、この壁画は、夢を見る人と、その夢を描いた史上最初の絵の一つと見られる。多くの文化において、鳥は夢を見ているあいだに飛び去れる心の能力を象徴する。これは、「思考は身体とは別の領域に属する」という誤った直感に基づく二元論を予兆する。

言えば、鳥は、夢の魂のごく自然なたとえ《メタファー》であるように思われる。夢を見ているあいだ、心はつばめのごとく、遠くへ、そしていにしえの時代に向かって飛んで行くのだ。

いかなるタイプの文化においても、アートや象徴には、鳥、魂、勃起などの夢のイメージが繰り返し見られるという注目すべき事実がなければ、この見方はまさに夢物語にすぎないと思えるだろう。古代エジプトでは、ときに勃起したペニスを備える、人間の頭をした鳥は、非物質的魂「バー」を象徴する。あらゆる人間の内部には、不死のバーが宿り、その人が死ぬと、この不死の魂は、死後の世界を求めて飛び立っていく。不気味なほどラスコー洞窟のアプスの壁画に似る、偉大な神オシリスの慣習的な描写では、この神は、ペニスを勃起させて仰向けに横たわっている。そしてその体のうえを、フクロウの姿をしたイシスが飛び回り、ホルスを生むために精子を採取しようとしている。ヒンドゥー教の聖典『ウパニシャッド』では、魂は同様に、人が死んだときに飛び去り、霊魂として帰還するハトとして描かれる。それから何世紀かが経過すると、ハトやその他の白い翼を持つ鳥は、キリスト教の魂、聖霊、降臨する天使を象徴するようになる。復活のシンボルであるエジプトのフェニックスから、魂を新生児に吹き込み、死者から持ち去る霊鳥シエルリントゥ（フィンランドの神話）に至るまで、空を飛ぶ霊魂は、自律的な心を表す普遍的なメタファーとして機能しているようだ。

鳥のメタファーの背後には、人間の思考の材料は、身体を形作る低次の物質とは劇的に異なるという直観がある。身体を横にして夢を見るあいだ、思考は想像と記憶という遠い彼方へとさまよい出る。心の活動は物質界には還元し得ないことの、これ以上の証拠がはたしてあるだろうか？　心は、特殊な材料からできているのか？　自由に飛翔する心が、いかにして地上の物質でできた脳から生まれるのか？

デカルトの挑戦

心は身体とは異なる領域に属するという考えは、プラトンの『パイドン』（紀元前四世紀）や、魂についてのキリスト教の基本書たるトマス・アクィナスの『神学大全』（一二六五〜七四）など、早くから哲学の主要な著作によって理論化されていた。しかし、「意識は、通常の物理法則が作用しない非物質から構成される」とする、今日二元論として知られる理論を最初に明確に提起したのは、フランスの哲学者ルネ・デカルト（一五九六〜一六五〇）であった。

神経科学の世界ではデカルトをこき下ろすことが流行っている。一九九四年に、アントニオ・ダマシオのベストセラー『デカルトの誤り』が刊行されてから[*2]、意識を扱う本の多くが、神経科学の研究を何年も遅らせているとしてデカルトの説を叩くことから書き始めている。しかし実を言えば、デカルトは草分け的な科学者で基本的に還元主義者であり、彼の手になる人間の心の機械論的分析は、時代をはるかに先んじ、合成生物学や理論モデリングの先駆けとなった。デカルトの二元論は、気まぐれによって生まれたのではなく、「機械は人間の心を決して模倣できない」という確固とした論理に基づく。

現代心理学の創始者ウィリアム・ジェイムズは、デカルトの功績を認めて、「複雑で知的な行為を実行する能力を持つ、完全に自己充足した神経メカニズムを、大胆にも最初に思いついた功績は、デカルトに帰せられる」と述べる[*3]。事実デカルトは、先見の明に富んだ著作『人間の身体、魂の情熱についての記述（*Description of the Human Body, Passions of the Soul*）』および『人間論』で、身体内部の作用について、徹底的に機械論的な見方を提示する。この大胆な哲学者によれば、私たちは、高度な自動機械《オートマトン》なのだ。私た

ちの身体と脳は、文字通り「オルガン」の集まりとして機能する。つまりそれらは、当時の教会に置かれていたオルガンにたとえられる「楽器」であり、咆哮しながら「動物精気《アニマルスピリッツ》」と呼ばれる特殊な液体を貯水槽に大量に吐き出し、それが持つさまざまな管《くだ》の組み合わせによって、私たちの活動のリズムや音楽を生み出すのだ。

この機械に見られるさまざまな機能を考えられたい。それは次のようなものだ。食物の消化、心臓の鼓動と血流、栄養摂取と身体の成長、呼吸、睡眠と目覚め、感覚器官からの光、音、匂い、熱などの受容、常識《コモンセンス》と想像力を司る器官における感覚刺激に基づく観念の刻印、それら観念の記憶への蓄積、食欲や情熱の喚起、感覚器官に提示された物体の運動にかくも適切に従う身体器官の動き、（……）。この機械の持つこれらの機能は、時計やその他の自動機械の動きが、釣合いおもりや車輪の性質に従うように、単純に身体器官の性質に従う。[*4]

デカルトの水力学的な脳は、ものに向かって難なく手を伸ばせる。目の内側表面に反映される物体の視覚的な特徴は、特定の管を活性化させる。松果腺《しょうかせん》の内部に位置する内なる意思決定システムは、一定の方向に傾き、流動する魂を送ることで、適切な手足の動きを引き起こす（図2参照）。記憶はこれらの経路の選択的な強化に対応すると考える彼の洞察は、学習が脳の結合の変化に依存すると考える現代の理論を予見する（「同時に発火するニューロンは互いの結合を強める」）。デカルトは、睡眠の機械的なモデルを提起し、それを魂の圧力の低下として理論化しさえする。逆に、動物精気の源が豊富に存在すると、魂はあらゆる

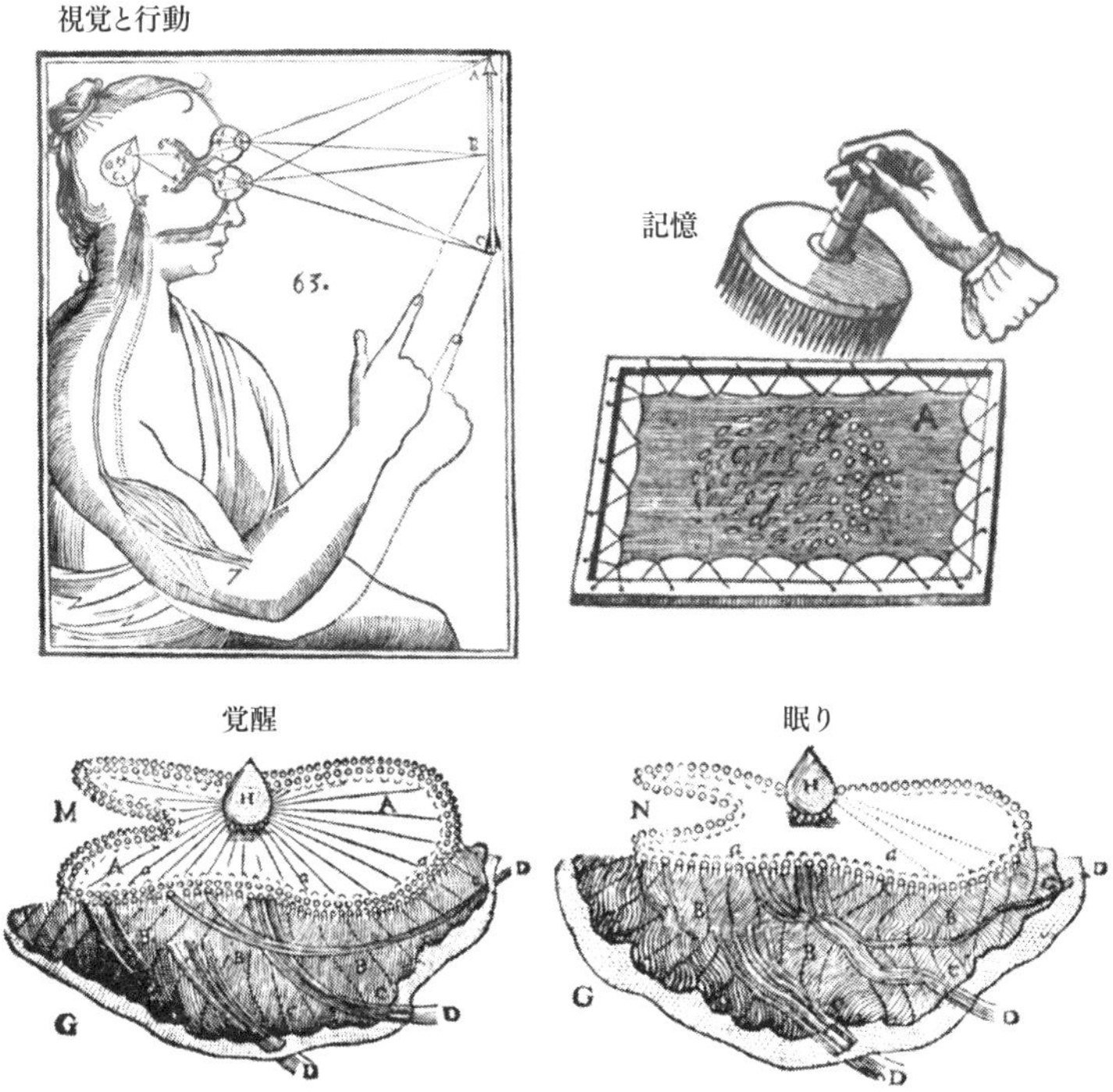

【図2】ルネ・デカルトの神経系の理論は、物質的な思考という概念を完全な形態で提起するには至っていない。デカルトは、彼の死後、一六六四年に刊行された『人間論』で、「視覚と行動は、目と脳内の松果腺と腕の筋肉のあいだの結合の適切な配置から生じる」と予見している。そして記憶を、これらの経路の選択的な強化に関わるものと見なした。意識の変動でさえ、松果腺を刺激する動物精気の圧力の変化によって説明し得ると考えた。つまり圧力が高ければ目覚め、低ければ眠り込むのだ。このような機械論的な立場を取ったにもかかわらず、デカルトは、心と身体が、松果腺を介して作用し合う異種の材料から構成されると考えた。

神経を循環する。どんな刺激にも反応し得る、圧力を受けた機械というこの図式は、覚醒状態の正確なモデルを提供する。圧力が弱まれば、低次の魂がわずかな経路しか動けなくなり、その人は眠り込むのだ。

デカルトは、唯物主義に対する熱烈なアピールで同書を締めくくっている。このような表現は、心身二元論の創始者の手になるものとしては意外に感じられる。

> これらの機能を説明するために、心臓の内部で燃え続ける火の熱で興奮し、物質界で生起する火と同じ性質を持つ血液や精気以外の、植物的、感覚的な魂、あるいはその他の生命や動きの原理を持ち出す必要はない。

それならばなぜ、デカルトは非物質的な魂の存在を肯定するのか？　なぜなら彼は、機械論的なモデルでは、人間の心が持つ高次の能力に関して唯物主義的な解答を導けないと悟ったからだ。[*5] 以下の二つの主要な心の機能は、身体機械の能力をはるかに超えているように思われた。一つは言葉を用いて思考を表現する能力である。デカルトには、どうして機械が、「私たちが自分の思考を他者に伝えるように、言葉やその他の記号を組み立てて使える」ようになるのかが、皆目わからなかったのだ。確かに、反射的な叫びなら問題はない。なぜなら、機械は特定の入力に対して特定の音を発するよう設計できるからだ。しかし、「もっとも愚かな人間でさえ答えられる」質問に、機械が答えられる日がいつかはやってくるのだろうか？

二つ目は、柔軟な推論の能力である。機械は、「それを構成する部品の特性に縛られた」固定化された仕掛けであり、その振る舞いは柔軟性を欠く。どうしてそのような機械が、無限に多様な思考を生み出せるのか？　われらが哲学者は、「生きていくうえで遭遇しなければならないありとあらゆるできごとに対して、理性が人間の行動を導くようなあり方でうまく対処する能力を持つ、多様な組織から構成される機械が今後現れるとは、とても考えられない」と結論する。

唯物主義に対するデカルトの問題提起は今日でも有効だ。脳のような機械が、どうやって複雑な言語によって自己を表現し、自らの心の状態を省察できるのだろうか？　いかに合理的な決定を柔軟に下し得るのか？　意識の科学を名乗る学問は、これらの重要な問いに答えられねばならない。

最後の問題

私たち人間は、宇宙のはるか彼方にある銀河を特定し、原子より小さな素粒子を研究している。しかし依然として、両耳のあいだに横たわる三ポンド〔およそ一・四キログラム〕の物質の謎を解明できないままでいる。

——ブレイン・イニシアティブの設立を発表するバラク・オバマ大統領の演説より（二〇一三年四月二日）

ユークリッド、カール・フリードリッヒ・ガウス、アルベルト・アインシュタインの業績のおかげで、私たちは、物質界を支配する数学原理をかなり理解できるようになった。また、アイザック・ニュートンやエドウィン・ハッブルらの巨人の肩の上に立つことで、地球が、原初の爆発、すなわちビッグバンにその起源を持つ、一〇〇億にのぼる銀河の一つの内部に位置する小さなちりにすぎないことを、今や私たちは知っている。そしてチャールズ・ダーウィン、ルイ・パストゥール、ジェームズ・ワトソン、フランシス・クリックらは、生命が、何十億もの進化した化学反応、すなわちまったくの物理的な作用によって成り立っていることを示した。

どうやら意識の誕生のストーリーだけが、中世の暗黒に閉ざされたままのようだ。私はいかに思考しているのか？　思考しているように思われるこの「私」とは、いったい何か？　異なる時代や場所で、あるいは別の身体を持って生まれていたら、私はまったく違った存在だったのだろうか？　眠って夢を見ているとき、あるいは死んだあと、私はどこへ行くのか？　すべては脳から生じるのか？　それとも私の一部は、それとはまったく異なる思考の材料から成る魂なのか？

これらの難問は、多くの先哲を悩ませ続けてきた。フランスの人文主義者ミシェル・ド・モンテーニュは一五八〇年に、有名な随想録のなかで、魂の本質について書かれた過去の書物に一貫性を見出せなかったと嘆いている。それらはすべて、魂の本性と、それが身体のどこにあるかに関して一致していなかった。「ヒポクラテスとヘロフィロスは脳室に、デモクリトスとアリストテレスは身体全体に、エピクロスは胃に、ストア派は心臓の内部とその周辺に、エンペドクレスは血液に、ストラトは両眉のあいだに魂が存在すると、そしてガレノスは、身体の各部位は独自の魂を宿すと考えていた[*6]」

一九世紀および二〇世紀を通じて、意識の問題は、通常の科学の埒外に置かれていた。それは客観的な実験科学の範囲を超えた、主観性が支配する、誤って定義されたあいまいな領域と見なされていたのだ。長いあいだ、誰もそれを真剣に研究しようとしなかった。意識の考察は、引退して暇を持てあました元科学者のみに許される趣味であった。認知心理学の創始者ジョージ・ミラーは、『心理学、心的経験の科学（*Psychology, the Science of Mental Life*）』（一九六二）という著書で、「意識という用語は、無数の人々が使ったおかげで擦り切れてしまった。（……）だから、それによって引き起こされたいくつかの用法の混乱を整理し、より正確な用語ができるまで、おそらくは今後数十年間、この言葉は使わないほうがよいだろう」と述べ、公式な追放を提案している。

そして実際、「意識」は追放された。私が学生だった一九八〇年代、実験室のミーティングで、この言葉を使ってはならないと言われて驚いたことがある。被験者に、自分の見たものを分類させたり、暗闇のなかで心的イメージを抱かせたりするとき、どのみち私たちは意識を研究していたにもかかわらず、この言葉の使用はタブーだったのだ。まともな科学の出版物で、それを使うわけにはいかなかった。意識的な知覚が生じるぎりぎりの期間のみ画像を表示させる実験を行なっても、被験者が実際にそれを見たかどうかには注意が払われなかった。いくつかの主要な例外を除けば[*7]、「意識」という用語によっては、心理研究に何らの科学的な価値もつけ加えられないと考えられていたのだ。当時発展しつつあった実証的な認知科学のもとでは、心の働きは、情報処理、およびそれを実現する神経学的なメカニズムの用語のみで記述されねばならなかった。かくして意識の概念は、誤って定義された、過去の不要な遺物とされた。

しかし、一九八〇年代の後半になるとすべてが変わった。今日では、意識の解明は、神経科学の研究の最前線にあり、独自の学会と専門誌を擁する活発な分野に発展している。柔軟に動員したり、他者に報告したりすることが可能な主観的な観点を、脳はいかにして生むのかという問いを含め、デカルトが提起した問題に挑む準備が今や整いつつある。本書は、このような変化がいかにして起こったのかを明らかにする。

過去二〇年間、認知科学、神経生理学、脳画像研究は、意識の解明に向けて堅実な実験を重ねてきた。その結果、意識の研究はもはや思索の域を脱し、その焦点は実験方法の問題へと移行してきた。

本書では、哲学的な謎を、実験によって検証可能な現象へと変えた戦略を詳しく解説する。この変化は「意識のより明確な定義」「意識的知覚を実験によって操作できるという発見」「主観的な現象に対する尊重」という三つの要素によって可能になった。

日常用語として使われる場合の「意識」は、意味があいまいで、種々の複雑な現象に適用される。したがって本書の最初の課題は、この混乱を整理することにある。本書のテーマは、厳密な実験の対象として扱えるものでなければならない。これから見ていくように、現代の意識の科学は、最低でも三つの概念を区別する。一つ目は覚醒状態（vigilance）で、眠っているときと目覚めているときで変化する覚醒の度合いを示す。二つ目は注意（attention）で、心的な資源を特定の情報に集中投下することを指す。三つ目はコンシャスアクセス〔著者の造語で本書のキーワードの一つ。意味は以下の部分と第1章の冒頭で明確化される〕で、注意を向けられた情報のいくつかが、やがて気づかれ、他者に伝達可能になることを言う。

それらのうち純粋な意識と見なせるのは、コンシャスアクセスであることを第1章で論じる。私たちは目覚めているとき、通常は、意図して焦点を絞った情報が意識される。警戒と注意だけでは、意識の形成には不十分である。完全に目覚めて注意を払っているとき、私たちはものを見たり、それを誰かに報告したりできる。だが、見落とす場合もある。対象は、目には見えないほどかすかに、あるいは一瞬だけ表示されたのかもしれない。前者の〔ものが見えた〕ケースを、コンシャスアクセスを持つという。それに対し、後者のケースでは持っていない（が、これから見ていくように、情報は無意識のうちに処理され得る）。

意識の新しい科学では、コンシャスアクセスはしっかりと定義された現象であり、警戒や注意とは明確に区別される。また、実験を通して簡単に研究できる。今や私たちは、刺激が、非知覚と知覚の、あるいは不可視と可視の境界を越える、いくつもの様態を知っており、この刺激の越境によって脳の何が変化するのかを調査できる。

コンシャスアクセスは、より複雑な形態の意識的経験への門戸でもある。日常言語では、意識と「自己の感覚」が混同されるケースが多い。脳は、特異な観点から周囲を見回す「私」という視点を生む。意識はまた、再帰的でもあり得る。つまり、「私」は自分自身を見下ろして、自分の行動にコメントできる。何かを知らないということを知りさえする。うれしいことに、これらの高次の意識でさえ、現在では実験の対象にできる。われわれの研究室では、周囲のできごとと自分自身の両方に関して「私」が何を感じているのかを、報告に基づいて定量化する方法を確立してきた。機能的磁気共鳴画像法（ｆＭＲＩ）装置に横たわっているあいだに体外離脱を体験できるよう、被験者の自己の感覚を操作することさえ可能になった。

哲学者のなかには、これらの実験だけでは、意識の問題を解決するには十分ではないと主張する者もいる。彼らの考えでは、問題の核心は、彼らが「現象的な気づき」と呼ぶ、もっと別の意識の感覚にある。これは私たちの誰もが持つ直観的な感覚を指し、「人間の内的経験は、他者が知り得ない性質、すなわち虫歯の鋭い痛みや、木のみずみずしい蒼さなどの独自のクオリアを持つ」という考えに基づく。そして、これらの内的な性質を神経科学によって説明することは不可能だと主張する。それらは、その本質において、個人的、主観的なものであり、その経験を他者に言葉で説明し尽くすことはできない。そう彼らは主張する。私は、この見方に同意しない。コンシャスアクセスとは異なる現象的な意識を前提とするのは間違いであり、二元論に陥る原因になる。私たちは、まずコンシャスアクセスを研究しなければならない。入力された一片の感覚情報が、どのように心へのアクセス権を獲得し、他者に対して報告可能になるのかを特定できれば、これまで解明不能と考えられてきた内的経験の問題は、雲散霧消するはずだ。

見ることと見ないこと

コンシャスアクセスは、見かけはごく些細な現象であるかのように思える。ある物体に目をやると、私たちは、その色、形状、形態にただちに気づいた気がする。しかし知覚的な気づきの背後では、数十億の視覚ニューロンによる複雑な活動が脳内でなだれのように生じる。この活動が完了し、意識が始動するまでには、ほぼ〇・五秒がかかる。この一連のプロセスをいかに分析すればよいのだろうか？　どこまでが、無意識的、自動的な作用で、どこからが、何かを見ているという意識的な感覚につながるのか？

現代の意識の科学における第二の基本要素「意識的知覚の操作」は、この点に関係する。今やわれわれは、意識的知覚のメカニズムを操作する強力な実験手段を手にしている。過去二〇年間、認知科学は、意識を操作するさまざまな方法を発見してきた。実験のパラメーター値をわずかに変えるだけで、あるものを見えるようにも見えないようにもできる。被験者が気づかないくらい素早く、単語を瞬間的に画面表示させることも可能になった。今や、意識によるアクセスを得る競争のもとで、ある表示アイテムが、別の表示アイテムに敗れたために見えなくなるような視覚的場面を人為的に作り出せる。被験者の注意を逸らすことも可能だ。マジシャンなら誰でも知っているように、観客の心があらぬ方向に逸らされると、明白な動作すら見落とされる場合がある。あなたの脳にマジックショーをさせることさえ可能だ。あなたの両目のおのおのに異なるイメージを投影すると、脳は自発的に二つのイメージのあいだを揺れ動き、ある瞬間には一方のイメージを、別の瞬間には他方のイメージを見せるが、同時に両方のイメージを見せることはない。

入力の時点だけをとらえてみれば、気づかれるイメージと、無意識の忘却へと捨て去られるイメージのあいだに、差はわずかしかない。しかし脳の内部では、この差異は増幅される。だからあなたは、どちらか一方のイメージのみを見ていると報告するのだ。この増幅がどこで、またどの時点で生じるのかの解明は、新しい意識の科学の目標の一つである。

意識的知覚と無意識的知覚の限界状況を人為的に作り出す実験手法は、これまでは進入不能と考えられていた意識の聖域に至る門戸を開く鍵になる[*8]。ある条件のもとでは意識的知覚に至り、それと微妙に異なる条件下では至らない対比的な実験結果が、ここ数年間で数多く得られている。かつては解明不能と考えられていた意識の問題は、今やこれら二つの条件を分かつ脳のメカニズムの解読という、実験で解決できる問題へと解消されたのである。

このような研究方針はとても単純なものではあれ、現代の意識の科学における第三の基本要素と私は見なしているが論議も多い、「主観的な報告の重視」に依存する。被験者に二種類の視覚刺激を提示するだけでは十分ではない。実験者は、被験者がそれらをどう考えているかを注意深く記録しなければならない。被験者の内省は重要な鍵を握り、それによって研究対象の現象が定義される。あるイメージが実験者には見え、被験者には見えない場合、後者の反応を重視し、そのイメージは見えないものとして記録されねばならない。かくして心理学者は、できる限り正確に内省を記録する方法を新たに見出していく必要がある。

このような主観の強調は、心理学に革命を起こした。というのも、以前は否定されていたからだ。二〇世紀初頭、ジョン・ブローダス・ワトソン（一八七八～一九五八）らの行動主義心理学者は、心理学から強引に主観を排除した。

行動主義の観点からすると、心理学は実験を基礎とする純粋に客観的な自然科学に属する。その理論的な目標は、予測と行動のコントロールにある。内省が重要な手段になることはなく、データの科学的な価値は、意識という用語で解釈され得るか否かには依存しない。*9

行動主義はやがて否定されるが、その影響はその後も長く残った。二〇世紀を通じて、心理学では、少しでも内省に言及すれば、その人は疑いの目で見られた。しかしこれから述べるように、このような独断的な見方は、決定的な間違いだ。それは、研究方法としての内省と、生《なま》のデータとしての内省という二つの概念を混同している。確かに研究方法としては、内省は信頼できない。[*10] 明らかに、心の機能は単なる人間の主観によっては説明できない。さもなければ、科学はいとも簡単な営みになるだろう。また、体外離脱を経験して天井まで飛んで行った、あるいは夢のなかで死んだ祖母に会ったなどといった、主観的な経験にまつわる主張を鵜呑みにすることはできない。とはいえ、ある意味では、これらのような奇怪な内省でも信用する必要がある。被験者が意図的にうそをついていない限り、それらの報告は、説明を要する心的事象である点に変わりはないからだ。

被験者の主観的な報告に対する正しい姿勢は、それを生のデータと見なすことである。[*11] 体外離脱を体験したと主張する人は、ほんとうに天井に引き上げられるかのように感じたのだ。その人がそう感じた理由を解明できなければ、意識の科学は成立し得ない。事実、新しい意識の科学は、錯視、誤認、妄想、あるいはその他の想像の産物など、純粋に主観的な現象をふんだんに利用する。そのような現象を通してのみ、私たちは、客観的な刺激と主観的な知覚を区別し、かくして前者ではなく後者と脳の関係を探究できる。われわれは意識の科学者として、主観的に見えたり見えなかったりする視覚刺激や、聞こえたり聞こえなかったりする聴覚刺激を発見できたときほど嬉しいことはない。いかなる実験でも、被験者が何を感じているかを慎重に記録する限り、意識の科学は立派に成立する。なぜなら、私たちは実験の記録を、意識的トライアルと無意識的トライアルに分類し、それらを分かつ脳の活動を特定できるからである〔トライアルとは、同じ手順が何度も繰り返される実験で、一回分の実行を指していう。練習や試行あるいは試験の意味ではない〕。

つまり、「コンシャスアクセスの重視」「意識的知覚の操作」「内省の注意深い記録」という三つの要素は、意識の研究を通常の実験科学へと変えたのだ。今や、被験者が見えなかったと報告する画像が、どの程度まで脳によって処理されているのかを調査できる。これから見るように、意識という表層の下では、膨大な量の無意識の処理が生じている。識域下《サブリミナル》のイメージを用いた実験は、意識的経験をもたらす脳のメカニズムを研究するための強力な基盤を提供する。また、現代の脳画像技術は、無意識の刺激が脳内のどの部位にまで達し、正確にどこで止まるのかを調査する手段を与えてくれる。かくしてわれわれは、どのような神経活動のパターンが、意識の処理のみに結びついているのかを特定できる。

わが研究チームが、意識の神経学的基盤を解明するために、磁気共鳴機能画像法（fMRI）、脳波記録（EEG）、脳磁図（MEG）、さらには脳の深部への電極の挿入など、あらゆるツールを自由に使えるようになってから一五年が経つ。わが研究室では、他の多くの研究室と同様、脳のスキャンによって、被験者が意識的経験を報告した場合にのみ出現する脳の活動パターンを発見すべく、系統的な実験を行なっている。私は、このパターンを「意識のしるし《シグニチャー》」と呼ぶ。そしてわれわれの研究は、大きな成果をあげてきた。何度実験を繰り返しても、被験者が画像、文字、数字、音に気づいたケースでは必ず、脳活動のいくつかの特徴が劇的に変化するという、まったく同じしるしが現れたのだ。これらのしるしは著しく安定しており、視覚、聴覚、触覚、認知に対する刺激に関して、広範に観察される。

あらゆる人に認められる再現可能な意識のしるしの発見は、最初のステップにすぎない。次に理論的な問いに答える必要がある。これらのしるしは何に起因するのか？　なぜ意識的な脳の存在を示唆するのか？　なぜ特定のタイプの脳の状態のみが、意識的な経験を引き起こすのか？　これらの問いを解明した科学者はまだいないが、私たちは、検証可能な確たる仮説を持っている。私と同僚は、われわれが「グローバル・ニューロナル・ワークスペース」と呼ぶ理論を構築した。意識は、皮質内で伝達される広域的《グローバル》な情報であり、脳全体で必要な情報を共有するための神経回路網から生じると、私たちは考える。

哲学者のダニエル・デネットは、この考えを「脳内名声」という言い方でうまく表現している。私たちは、グローバル・ニューロナル・ワークスペースのおかげで、印象深い観念を好きなだけ長く心に保持し、未来の計画に組み込める。このように意識は、脳の計算処理的経済のなかで一つの役割を担っているのだ。適切な思考を選択し、増幅し、伝達するという役割を。

意識のこの広域的な伝達機能には、どの神経回路が関与しているのだろうか？　われわれは、一群の特殊なニューロンが、意識的なメッセージを脳全体に分配していると考えている。皮質に張り巡らされた長い軸索を持つこれら巨大なニューロンから構成される細胞群は、脳を統合的な全体へとまとめる。このメカニズムを模したコンピューター・シミュレーションによっても、われわれが行なった実験の結果を再現できた。入力された感覚情報の重要性に関して、十分な数の脳領域の同意が得られれば、これらの領域は同期し始め、大規模な広域的コミュニケーションに発展する。つまり、神経細胞のネットワークが点火して広範に活性化され、高次の活動へと移行するのだ。そしてこの点火の性質は、われわれが実験で見出した意識のしるしを説明する。

無意識の処理は深いが、コンシャスアクセスは、それにさらなる機能の層をつけ加える。人間は、意識による情報の一斉伝達〔broadcast の訳で、テレビやラジオの放送《ブロードキャスト》と同様、ある発信元が、広範に存在する受け手に向けて情報を一斉に送信すること〕機能によって、他の動物には類を見ない強力な活動を行なえる。グローバル・ニューロナル・ワークスペースは、外界から隔離された純粋に心的な操作、すなわち思考実験を可能にする内部空間を開く。そのために私たちは、長期にわたり重要なデータを心のどこかに保持し、任意の心的なプロセスに受け渡せる。このような仕組みは、デカルトが脳に探し求めていた柔軟性を実現する。ひとたび意識にのぼった情報には、任意の一連の操作を加えられる。つまり、その情報はもはや反射的に処理されるのではなく、自由な考察や解釈の対象になるのだ。

　グローバル・ニューロナル・ワークスペースのもう一つの基本的な特徴は、自律性である。最近の研究によって、脳は激しい自律的な活動の場であることが明らかになった。そこでは常時、外部ではなく内部に起源を持つ、すなわちなかばランダムに自己活性化するニューロンの特異な能力に起因する、広域的な内部活動のパターンが見られる。ならば、グローバル・ニューロナル・ワークスペースは、デカルトのメタファーとはまったく逆に、出力するには刺激が入力されねばならないとする、入力／出力の図式に従って機能するのではない。それどころか完全な暗闇でさえ、広域的な神経活動のパターンを絶え間なく生み、ウィリアム・ジェイムズの言う「意識の流れ」を引き起こす。「意識の流れ」とは、おもにその人の現在の意図によって形成され、感覚器官からの入力にはときおり参照するにすぎない、緩やかに結合した思考の断片の間断のない流れを言う。ルネ・デカルトには、意図、思考、未来の見通しが断続的に現れては自らの行動を形成するという、この種の機械を思いつくことはできなかっただろう。私の考えでは、これはデカルトの挑戦を解決し、意識のすぐれたモデルを提供する「自由に意思する」機械なのである。

意識の未来

われわれの意識の理解は、まだ初歩的な段階にある。では、今後の見通しはどうか？　最終章では深淵なる哲学的議論を取り上げるが、私は適切な科学的知見を持ってそれに答えるつもりだ。そこでは次のことを論じる。今や大きく進展しつつある意識の理解によって、人間の本性にまつわるもっとも深い謎のいくつかを解明できるようになるばかりでなく、困難な社会的決断を迫られるようにもなるはずだ。また、人間の脳の持つ計算力を模倣する新たなテクノロジーさえ登場するだろう。

もちろん、より詳細な研究が必要ではあるが、意識の科学はすでに仮説の域を脱している。医療への応用も、すでに手の届くところにある。世界中の病院には、卒中、自動車事故、一時的な酸素の欠乏などが原因で脳を損傷した患者が、昏睡《コーマ》あるいは植物状態で、動くことも話すこともなく外界との連絡を絶たれたまま横たわっている。彼らは、意識を回復することがあるのだろうか？　もしかすると、すでに意識を回復しているにもかかわらず、完全な「閉じ込め状態」に置かれているために、その事実を誰にも伝えられない患者がいるのではないか？　われわれは、脳画像研究の成果を活用して意識的な経験をリアルタイムにモニターする仕組みを構築することで、そのような患者を援助できるのだろうか？

わが研究室では、被験者に意識があるのかないのかを高信頼度で判定できる、強力なテスト方法を開発中である。意識の客観的なしるしを特定するこの種のテストは、すでに現在でも、昏睡状態の患者を扱う医療の現場で実施されている。また、乳児には意識があるのか、あるとすればどの時点で芽生えるのかなどの問いにも、まもなく答えられるようになるだろう。どんな科学でも、「である」を「すべき」と解釈することは禁じられているとしても、患者や乳児の意識の存在を客観的に判定できるようになれば、より的確な倫理的判断が下せるようになると、私は確信している。

意識の科学を応用できる、もう一つの魅力的な分野は、コンピューターサイエンスだ。脳の神経回路をシリコンで再現できるのだろうか？　既存の知識で、意識を持つコンピューターを開発できるのか？　できないのなら、どんな知識が必要か？　意識の科学が今後ますます発展すれば、人間の脳内で生じている意識の作用をシミュレートする人工的なメカニズムをシリコンチップで組み立てることが可能になるだろう。その後に登場するのは、自分の持つ知識に対する気づきを備えた機械だろうか？　それは自己の感覚や、自由意志を持つのか？

本書は、最新の意識の科学を紹介するツアーに読者を誘《いざな》う。これは、「汝自身を知れ」という古代ギリシアの標語に、より深い意味を与える探究でもある。

1

意識の実験

CONSCIOUSNESS ENTERS THE LAB

意識の研究はいかにして科学になったのか？　この問いに答えるにはまず、もっとも単純な定義に焦点を絞らなければならない。われわれは、自由意志、自己意識などの難題をひとまず棚上げし、コンシャスアクセスという、より限定された論点に的《まと》を絞った。感覚入力には、意識的に知覚されるものと、無意識のうちに留まるものがあるのはなぜだろうか？　われわれは、種々の単純な実験によって意識的知覚と無意識的知覚の最小限の対比を作り出せるようになった。今日では、実験室で画像を見えたり見えなかったりするよう自在に操作できる。同一の画像が半分のトライアルでのみ意識的に知覚されるような閾値を同定することで、刺激を一定にして脳に見えるか見えないかの切り替えを実行させることが可能になったのだ。それにともない、被験者の主観的な報告が重要な意味を持つようになった。というのも、それによって意識の内容が定義されるからだ。われわれの研究は、主観的状態を形作る客観的なメカニズム、すなわち無意識から意識への移行を示す脳の活動の、系統的な「しるし」を探究する簡潔なプログラムに結実した。

まず錯視の例を見てほしい（図3参照）。黒い十字のまわりに、一二個の薄い灰色の円が配置されている。中央の十字を注視されたい。すると数秒後には、周囲の円が見えたり見えなかったりするはずだ。数秒間意識から消えたあと、再度出現したりする。ときにはすべての円が消えて、図全体が空白に見えることもあるだろう。その場合でも、数秒が経過すると灰色のしみが見え始める。

つまり、紙の上に物理的に固定されているはずの図形が、意識上では、多かれ少なかれランダムに現れたり消えたりするのだ。この深遠なる観察事実は、現代における意識の科学の基盤をなす。一九九〇年代、ノーベル賞受賞者の故フランシス・クリックと、神経生物学者のクリストフ・コッホは、共同研究を通じて、この種の錯視が、意識される刺激と無意識のうちに留まる刺激が脳内でいかに処理されているのかを追う手がかりになることを悟った。[*1]

少なくとも理論上、この研究方針に大きな問題はない。たとえば先の錯視の例では、円が見えている際の、脳のさまざまな領域におけるニューロンの放電を記録し、見えていないときのそれと比較すればよい。クリッ

【図3】「トロクスラー効果」と呼ばれる錯視は、意識の主観的な内容を操作する数多くの方法の一つを例示する。中央の十字を凝視されたい。すると数秒後には、円のいくつかが視界から消え、不特定の時間が経過すると再び戻ってくるはずだ。客観的な刺激は一定であるにもかかわらず、主観的な解釈は変化し続ける。脳の内部で何かが変化しているに違いない。それを追跡できるだろうか？

クとコッホは、このような調査には視覚野が最適だと考えた。なぜなら、網膜から皮質へ視覚情報が伝達される経路は、すでにその詳細が大幅に解明されつつあったことに加え、可視の刺激と不可視の刺激の比較に利用できる錯視が数多く知られていたからだ。[*2] それらのあいだに共通点はあるのだろうか? あらゆる意識の状態の基盤を成し、コンシャスアクセスの統一的な「しるし」を示す、脳の唯一の活動パターンは存在するのか? そのようなパターンを発見できれば、それによって意識の研究は大きく前進するだろう。

実のところ、クリックとコッホは新たな問題を提起したのだ。彼らに続いて、何十もの研究室が、先の例のような基本的な錯視を用いて意識を研究し始めた。これらの研究プログラムでは、次の三つの利点によって意識的知覚の実験が可能になった。第一に、錯視の説明は、意識に関する複雑な概念を必要としない。見ているのか見ていないのかという、私がコンシャスアクセスと呼ぶ経験に焦点を絞ればよい。第二に、よく知られた種々の錯覚を研究に利用できる。これから見ていくように、認知科学者は、単語、画像、音、そしてゴリラすら思いのままに消滅させる何十ものテクニックを開発してきた。三点目は次のとおり。これらの錯覚は非常に主観的なもので、たとえば先の例では、見ている本人しか、いつどの円が消えたかを言えない。それにもかかわらず、結果は何度でも再現でき、誰にも同種の経験が得られる。このように、私たちの気づきのなかで、現実に何か特異で魅力的な現象が生じることは否定しがたい。私たちはこの点を真剣に考慮すべきだ。

「コンシャスアクセスに焦点を絞ること」「種々のトリックを用いた意識の自由な操作」「主観的な報告を純粋な科学データとして扱うこと」。これら三つの重要なアプローチによって、意識を科学の対象として扱えるようになった。次に、この三点を詳しく検討しよう。

意識のさまざまな側面

【意識】知覚、思考、感覚を持つこと。気づき。この用語は、意識とは何を意味するかを把握することなしに理解可能な用語では定義できない。（……）それについて書かれた文献で、読むに値するものは存在しない。

——スチュアート・サザーランド『国際心理学辞典（*International Dictionary of Psychology*）』（一九九六）

ときに科学は、自然言語のあいまいさを解消すべく、新たな区別を設けることで発展する。典型的な例として、熱量の概念と温度の概念の区別があげられる。私たちは通常、両者を同じものと見なす。物質を熱すれば、その温度が上がるのだから。しかしその考えは間違いだ。たとえば、氷の塊は熱すれば溶けるが、その間〇度が保たれる。また数千度に達する花火の火花など、（質量の小ささゆえ）熱量があまりにも微小なため、高温でも皮膚を焦がすことさえままならないケースがある。熱量（伝達されるエネルギーの量）と温度（物体の平均運動エネルギー）の区別は、一九世紀における熱力学の発展に重要な役割を果たした。

この熱の例と同様、意識という言葉は、日常の用法において複数の意味を持ち、大きな混乱をきたしている。したがって、まずこの点を整理する必要がある。本書では、意識の意味の一つコンシャスアクセスは、明快に定義された問題領域を提示すること、最新の実験ツールを用いた研究の一つの焦点として扱われること、そして意識の問題の解明に光を当てる機会を与えてくれることを論じる。

では、コンシャスアクセスとは何だろうか？　いかなる瞬間にも、圧倒的な量の刺激が感覚器官に押し寄せているが、意識はそれらのごく一部にアクセスできるにすぎない。私は毎朝車で通勤する際、つねに同じ家の前を通りすぎるが、その家の屋根の色や、窓の数に気づきはしない。たった今、私は机に向かってこれを書いている。網膜には、周囲に置かれている文房具、写真、絵などの形状や色に関するさまざまな情報が押し寄せ、それと同時に耳には、音楽や鳥の声や近所の騒音が次々に飛び込んでくる。にもかかわらず、文章を書くことに集中している私には、これらすべての不必要な情報は無意識の背景に留まったままでいる。

コンシャスアクセスは、はなはだオープンであるとともに、過度に選択的でもある。これは次のような意味だ。コンシャスアクセスの潜在的な上演目録《レパートリー》は巨大で、人は誰でも、いかなる瞬間にも、注意の焦点を切り替えれば、色、匂い、音、記憶の欠落、感情、戦略、間違い、さらには「意識」という用語の複数の意味にも気づける。間違えを犯せば、自意識的にもなる。つまり自分の感情、戦略、間違い、後悔が意識にのぼる。しかし、いついかなる時点でも、意識の実際の上演内容は大幅に限定される。私たちは基本的に、特定の一時点をとりあげれば、一つの意識的な思考のみが可能にすぎない（とはいえ、文章の意味を考えているときなど、一つの思考は複数の部分から構成される「かたまり」でもあり得る）。

意識は能力が限られているため、新たな項目にアクセスするには、それまでとらえていた項目から撤退しなければならない。私たちは、読書を数秒間中断することで、足の位置に気づき、ここが痛い、あそこがかゆいなどと感じる。こうしてこれらの知覚は意識される。だが数秒前には、それらは前意識(preconscious)の状態に置かれ、アクセスは可能であったが、実際にアクセスされてはいなかった。つまり無意識の広大な保管庫で眠っていたのだ。これは必ずしも、それらがいかなる処理の対象にもなっていなかったことを意味するわけではない。たとえば、私たちは常時、身体から送られてくるシグナルに反応して無意識のうちに姿勢を変えている。しかしコンシャスアクセスは、心がそれらを利用できるようにする。それらは突如として、言語システムや、その他の記憶、注意、意図、計画に関するプロセスの対象として利用可能になるのだ。次章からは、この前意識から意識への移行、すなわち一片の情報が突然気づかれるようになる現象を詳細に検討する。そのときいったい何が生じるのかを正確に見極めること、すなわちコンシャスアクセスを可能にする脳のメカニズムを解明すること、これが本書の第一の目的である。

　そのためにはまず、コンシャスアクセスを単なる「注意」から区別しなければならない。この区別は非常に微妙だが不可欠だ。注意とは何だろうか？　名著『心理学の根本問題』（一八九〇）でウィリアム・ジェイムズは、これについて有名な定義を提起している。彼によれば、注意とは「いくつかの把握可能な対象や、一連の思考の断片から、ただ一つのものが明確で生き生きとした形態で心にとらえられること」である。残念ながらこの定義は、選択とアクセスという、脳の異なるメカニズムに基づく二つの概念を混同している。ジェイムズの定義の「心にとらえられる」の部分は、基本的に私が言うコンシャスアクセスに対応する。それは、特定の情報を思考の俎上へと持ち出すことであり、それによってその情報は、「心に保たれる」意識的な対象になる。その定義上、注意のこの側面は意識と一致する。対象が心をとらえ、私たちが言葉や行為によってそれについて報告可能になるとき、私たちはそれを意識しているのだ。

　しかしジェイムズの定義は、把握可能な多くの思考の断片のなかからただ一つを分離するという、それとは異なる概念を含む。これを「選択的注意」と呼ぼう。いついかなるときにも、私たちの環境は無数の潜在的な知覚情報に満ちあふれている。同様に、私たちの記憶は、次の瞬間には意識に浮上する可能性がある知識で満たされている。このような状況に起因する情報オーバーロード〔情報過多のために必要な情報が埋もれてしまい、意思決定が困難になる状態〕を回避するために、脳システムの多くは、ある種のフィルターを備える。無数の潜在的な思考のなかでも、私たちが注意と呼ぶ、きわめて複雑なふるまいにかけられて選択された、ごく一部のみが意識に到達するにすぎない。脳は不要な情報を容赦なくふるい落とし、顕著さの度合い、あるいはそのときの目的に応じて、たった一つの意識の対象を分離するのだ。そしてこの刺激は増幅され、私たちの行動を導く。

ならば明らかに、注意の選択的な機能の、すべてではないとしてもほとんどは、気づきの外で機能しているものと考えられる。そもそも、すべての潜在的な思考対象を、まず意識の力で選り分けなければならないとしたら、思考することなど不可能になるだろう。注意のふるまいはおもに無意識のうちに作用し、コンシャスアクセスからは分かたれる。もちろん日常生活では、環境はたいがい刺激に満ちているので、どの対象にアクセスすべきかを選択するのに、私たちは十分な注意を払わねばならない。このゆえに、注意はときに、意識への門戸として機能する。[3]とはいえ実験室では、たった一つの情報のみが提示されるような単純な状況を作り出せる。その場合、被験者がこの情報に気づくのに、選択の機能はほとんど必要とされない。[4]いずれにせよ、多くのケースでは、注意は気づかぬうちに作用し、本人がその事実にまったく気づいていなくても、やってくる情報を密かに増幅したり、もみ消したりする。要は、選択的注意とコンシャスアクセスは別の作用だということだ。

意識にはもう一つ慎重に区別すべき第三の側面がある。それは覚醒状態で、「対象非特定の意識(intransitive consciousness)」とも呼ばれる。英語の「conscious（意識している、気づいている）」は目的語をとる。流行、たいまつの火、ベルの音、歯痛「に気づいている（conscious of）」などと言う。この場合には、この語はコンシャスアクセスを意味し、対象が意識にのぼっているか否かに関する事実を示す。しかしこの語は、自動詞的（intransitive）な使い方もできる〔consciousは状態を表す形容詞だが、ofによって対象を特定する場合としない場合がある〕。たとえば、「その負傷兵にはまだ意識があった（the wounded soldier remained conscious）」などという言い方をする。このケースでは、この語は、さまざまな段階を持ち得る状態を指す。この意味での意識は、眠ったり、気絶したり、全身麻酔を受けたりしているあいだは失われる、一般的な能力を意味する。

科学者は、この意味での意識を、混乱を避けるために「目覚めた状態（wakefulness）」あるいは「覚醒状態」と呼ぶことがある。これら二つの用語も、本来は区別すべきだろう。「目覚めた状態」は、第一に睡眠と目覚めのサイクルに言及するもので、皮質下のメカニズムに起因する。それに対し「覚醒状態」は、意識の状態を支える皮質や視床のネットワーク内での興奮に言及する。しかしどちらの概念も、コンシャスアクセスとは大きく異なる。目覚めた状態、覚醒状態、注意は、コンシャスアクセスを可能にする条件なのだ。ただし、それらは特定の情報に対する気づきの必要条件ではあっても、つねに十分条件であるとは限らない。たとえば、視覚皮質に小規模の卒中を起こすと、色盲になる場合がある。そのような患者は、依然として目覚めた状態にあり注意力も維持している。覚醒度も正常で、したがってものごとに専念できる。しかし色覚に特化した小さな神経回路の損傷のために、色に関する情報にアクセスする能力を喪失している。第6章では、植物状態に陥り、朝に目覚め夜に眠りはするが、目覚めていても、いかなる情報にも意識的にアクセスしていないと思われる患者を検討する。彼らは目覚めてはいても、脳の障害のために、意識を維持する能力を失っていると考えられる。

本書では、頻繁に「アクセス」を問題にする。つまり、思考を意識しているあいだに何が起こっているのかを問う。とはいえ第6章では、意識における「覚醒状態」の意味に立ち返り、発展する意識の科学によって得られた最新の知見を、昏睡状態や植物状態に置かれている、あるいはそれらに関連する障害を持つ患者に適用する可能性を考察する。

「意識」という語には、他にも意味がある。主観的な状態としての意識が、自己の感覚と密接に関連すると考える哲学者や科学者は多い。「私」は、意識という謎を解く鍵であるように思われる。そもそも、知覚の主体を特定せずに意識的知覚の何たるかを理解できるのだろうか？　ノックアウトを食らったヒーローが目覚めたときに発する第一声は、たいがい「いったい私はどうしたんだ？（Where am I?）」である。私の同僚の神経科学者アントニオ・ダマシオは、意識を「知る行為における自己」と定義する。つまり、自己の何たるかが理解できるまで、意識の謎は解けないということだ。

ゴードン・ギャラップの自己鏡像認識テストは、それと同じ直観に基づく。これは、子どもや動物が、鏡に映った自己の像が自分自身であることを認められるかどうかを試すテストである。[5] 鏡を使って自分の身体の見えない部分に気づける子どもは、自己認識能力を持つと見なせる。たとえば、人間の子どもは、密かに額《ひたい》に貼っておいた赤いステッカーに気づく。子どもは一般に、鏡によってステッカーに気づくこの能力を、生後一八か月から二四か月のあいだに獲得する。チンパンジー、ゴリラ、オランウータン、さらにはイルカ、ゾウ、カササギさえ、このテストに通る能力を備えているとされる。[6]「意識に関するケンブリッジ宣言」（二〇一二年七月七日）では、「意識を生成する神経科学的基盤を備えているのは、人間だけではないことを示す証拠が多数ある」と、あけすけに断言されている。

しかし前述のとおり、科学では概念は洗練されねばならない。鏡像認識は、必ずしも意識の存在を示唆するわけではない。たとえば特に何も考えずに鏡を見ながらヒゲを剃るときのことを考えてみればわかるように、自らの動作を調節する無意識的なメカニズムにも、身体の外観や動きの予測を実際の視覚刺激と単純に比べることでそのような認識は可能なのだから。自動機械のごとく振舞うべく徹底的に訓練すれば、鏡像テストに通るようハトを条件づけることは可能だ。[*7] 要するに鏡像認識テストは、生物個体が、自らの身体の外観に関する予想の形成が可能になるほど十分に、そして鏡を用いて予想と現実を比較できるほど十分に学習できたかどうかについて、その程度を測定するにすぎないのだとも言える。もちろん、それはそれで興味深い能力である点に変わりはないが、生物個体が自己という概念を持ち合わせているか否かを試すリトマス試験紙になるとはとても言えない。[*8]

さらに重要な点を指摘すると、意識的知覚と自己認識のあいだに結びつきがあると前提する必要はない。豪華な日没を見たりコンサートを聴いたりするとき、「私はたった今、すばらしいことを経験している」などと常時自分に言い聞かせなくても、私たちは自らを高められた意識の状態に置ける。絶えず鳴り響く音や、背景照明のごとく、身体や自己は背後に退き、気づきの範囲の外に置かれ、注意の潜在的なトピックになる。そして必要に応じて、私たちはそれらに注意を向け、焦点を絞れる。私の見るところ、自己意識は色や音に対する意識と大きくは変わらない。自分自身の何かの様相に気づくことは、別の形態のコンシャスアクセスだと見なし得る。別の形態とは、アクセスされる情報が本質的に感覚的なものではなく、自分の身体、行動、感情、思考など、「私」に関するさまざまな心的表象に関わるものであることを意味する。

自己意識が特殊で、[*9] とりわけ私たちの興味を引くのは、そこに奇妙な循環《ループ》が含まれているように思われるからだろう。自己を反省するとき、「私」は認識するもの、および、されるものとして二度出現する。なぜそんなことが可能なのか？　認知科学者は、意識のこの再帰的な側面、すなわち自分の心について思考する能力を「メタ認知」と呼ぶ。フランスの実証主義哲学者オーギュスト・コント（一七八九〜一八五七）は、これを論理的に不可能だと考えた。彼は次のように言う。「思考する人間を、思考する部分と、思考を観察する部分という二者に分割することはできない。観察する組織とされる組織が同一なら、いかにして観察が可能になるのか？」[*10]

だが、コントは間違っていた。ジョン・スチュアート・ミルが指摘するように、観察するものとされるものが、異なる時点間、もしくはシステム間にわたってコード化されているのなら〔コード化とは encode の訳で、情報を処理しやすいように体系化すること。本書では「コード」という用語がたびたび使われているが、「神経コード（neuronal code）」とは、ニューロンの結合や活動のパターンに基づく思考や情報の表現手段を意味する〕、この謎は解消する。脳のあるシステムが何かに気づいていないときに、別のシステムが気づいていることはあり得る。私たちは、言葉を探しているとき（「ええと、確かに知っているはずだが、どうしても思い出せない」）、推論の間違いに気づくとき（「私のあの考えは間違いだった」）、あるいは試験でひどい点をとって反省するとき（「ぼくは一生懸命勉強した。正しく答えたと思っていた。なぜ落第点をとったのかよくわからない」）、いつでもそのような状況に置かれる。前頭前皮質のいくつかの領域は、自分の立てた計画をチェックし、自分の決定に自信を与え、間違いを検出する。それらは閉じたシミュレーター回路として機能し、長期記憶や想像力と緊密に連携しながら、内的なひとりごとを支援する。こうして私たちは、他人の助けを借りずに自己反省するのである。（「反省〈reflection〉」という用語それ自体、鏡の機能を連想させる。つまりそれは、脳の特定の領域が、別の領域の働きを「再提示〈re-present〉」し、評価していることを示唆する）

ここで再びわれわれの方針を明確にしておこう。概して言えば、意識のもっとも単純な概念たるコンシャスアクセスに、すなわち「いかにして私たちは、一片の情報を意識し始めるのか？」という問いにまず焦点を絞り、自己や再帰的な意識に関するやっかいな問題はあとで検討すればよい。コンシャスアクセスに焦点を絞り、注意、目覚めた状態、覚醒状態、自己意識、メタ認知などの関連概念から注意深くそれを切り離すことは、現代の意識の科学に求められる第一の要件なのである。[*11]

最小の対比

意識の科学を可能にする第二の要件は、意識の内容に影響を及ぼすさまざまな実験的操作だ。一九九〇年代、認知心理学者は突如として、意識と無意識の状態の対比によって、意識を研究できることを悟った。画像、単語、あるいは動画さえ、不可視にすることが可能になったのだ。脳のレベルでは、これらのイメージに何が起きているのだろうか？　ネガポジの関係のように、無意識の能力や範囲を慎重に確定することで、意識の輪郭を浮き彫りにできる。さらに脳画像法を導入することで、この単純なアイデアは、意識を形成する脳のメカニズムを研究するための堅実な実験基盤を提供する。

一九八九年、心理学者のバーナード・バースは、『意識の認知理論（*ACognitive Theory of Consciousness*）』という野心的なタイトルの重要な著書で、[*12]意識の本性を直接探究する手段を与える何十もの実験が実際にあると力強く主張した。その際バースは、一つの重要な事実をつけ加えた。つまり、これらの実験の多くは、「最小の対比」、すなわち互いに微妙に異なるが、一方のみが意識的に知覚される二つの境界的な実験状況を作り出せると、バースは主張する。このような状況は非常に理想的だ。というのも、それによって科学者は、刺激がほぼ一定でも大きく変化する変数として意識的知覚を扱えるからである。実験者は、このような最小の対比に焦点を絞って脳の変化を観察することで、意識、無意識両方の作用に認められる余分な脳の働きを切り捨て、気づきを欠いたモードから気づきのモードへの移行を示す脳の事象に集中できる。

一例としてタイピングの習得を考えてみよう。タイピングの学習を始めた頃は、私たちはゆっくりと慎重にキーを叩き、苦心しながら一タイプごとに意識を集中する。しかし数週間練習を続けると、タイピングはとてもなめらかになり、何か別のことを考えたり誰かと話をしたりしながらでも、キーの位置をまったく意識せずに自動的にタイプできるようになる。この種の、行動の自動化にともなって何が起こるのかを研究することは、意識から無意識への移行のあり方に光を当てる。そしてこの単純な対比によって、コンシャスアクセスが生じる際に活性化する、前頭葉のいくつかの領域を含む主要な皮質のネットワークを特定できる。[*13]

その逆の、無意識から意識への移行の研究も、現在では可能だ。視覚的な知覚は、意識的経験の枠内に出たり入ったりする刺激を生成する数々の手段を提供する。本章の冒頭で紹介した錯視は、その一例である（図3参照）。紙の上に印刷された円が、ときに視界から消え失せるのはなぜか？　そのメカニズムは、現時点では十分に解明されていないが、一般に視覚システムは、恒常的なイメージを、純粋な入力情報としてではなく、邪魔ものとして扱っているのではないかと考えられる。[*14] 目を動かさずにいると、各円は網膜上に動きのない恒常的な灰色のしみを生む。そして視覚システムは、いずれかの時点でこの恒常的なしみを除去しようとする。円の消失は、目の欠陥を取り除くべく進化したシステムの存在を示すのかもしれない。網膜にはさまざまな欠陥がある。たとえば、光受容体の前面には血管が走っており、私たちはそれが外部ではなく内部に由来するものだという解釈を学習しなければならない。（視線をさえぎる位置にある脈動する血管によって、始終気が散っていた場合のことを考えてみればよい）。物体の完全な静止は、視覚システムが、近辺の背景情報を用いて失われた情報を埋めることを決定する際の一つのきっかけになる。（そのような「埋め合わせ」は、網膜上に存在する「盲点」に私たちが気づかない理由を説明する。盲点とは視神経によって占められているため、光受容体が存在しない箇所を言う）。目を少しでも動かすと、円は網膜上でわずかに移動する。それゆえ視覚システムは、円が目そのものではなく外界に由来するものであることを認識する。するとただちに、私たちは円の存在に気づく。

盲点の埋め合わせは、無意識から意識への移行を研究するために利用できる数ある錯視の一つにすぎない。次に、認知科学者が利用するそれ以外の錯視を簡単に紹介しよう。

ライバルイメージ

意識と無意識の対比に関してもっとも早くから利用されてきた現象の一つに、「両眼視野闘争」がある。これは、おのおのの目に異なるイメージを見せると、脳内で奇妙な綱引きが起こるというものだ。

意識は、私たちに備わっている両の目がつねに動き回っているという事実にまったく影響されない。脳は私たちに安定した三次元の世界を見せてくれるが、それを可能にするきわめて複雑な作業を視野から隠している。いついかなるときにも、おのおのの目は、互いにわずかに異なる外界のイメージを受け取って

いるにもかかわらず、世界が二重に見えたりはしない。一般に自然な条件のもとでは、私たちは二つのイメージの存在に気づかず、単に一つの同質的な視覚野に融合されたものとして外界を見ている。のみならず脳は、二つのイメージに相対的な変化をもたらす、両目のあいだの空間を巧妙に利用しさえする。この能力は、両目間の不一致を利用して対象物の奥行きを見極め、生き生きとした立体感を与える。

イギリスの科学者チャールズ・ホイートストンは、一八三八年に最初にこの現象を観察したとき、「それぞれの目がまったく異なるイメージを受け取ったら何が起こるか?」という疑問を抱いた。たとえば、片方の目に顔の絵を、もう一方の目に建物の絵を見せるとどうなるのか? それでも二つのイメージは融合するのだろうか? それとも同時に二つの無関係なシーンを見るのか?

それを確かめるためにホイートストンは、自身がステレオスコープと呼ぶ装置を考案した。(それによって、ヴィクトリア朝時代を通じ、またそれ以後も、風景からポルノに至るまでステレオ画像が流行した)。この装置を用いると、左右それぞれの目の前に置かれた二枚の鏡によって、おのおのの目で互いに異なるイメージを見ることができた(図4参照)。顔と建物などのように互いに無関係な二枚のイメージを見ると、視覚がまったく不安定になることがわかり、ホイートストンは驚く。二枚のイメージは融合せず、視覚は一方から他方へと、わずかな移行期間を経て絶えず揺れ動いた。数秒おきに起こる、顔と建物の出現と消滅の繰り返しが脳の働きのみによって生み出されたのだ。ホイートストンが指摘するように、「意思の力によって、それぞれのイメージの出現が決定されているようには思えない」。むしろ、あり得ない刺激に直面した脳が、顔か建物かという二つの解釈のあいだを揺れ動いているかのように思われる。いわば二つの競合するイメージが、意識的知覚を求めて争っているといったところだ。ゆえにこの現象は、両眼視野闘争と呼ばれる。

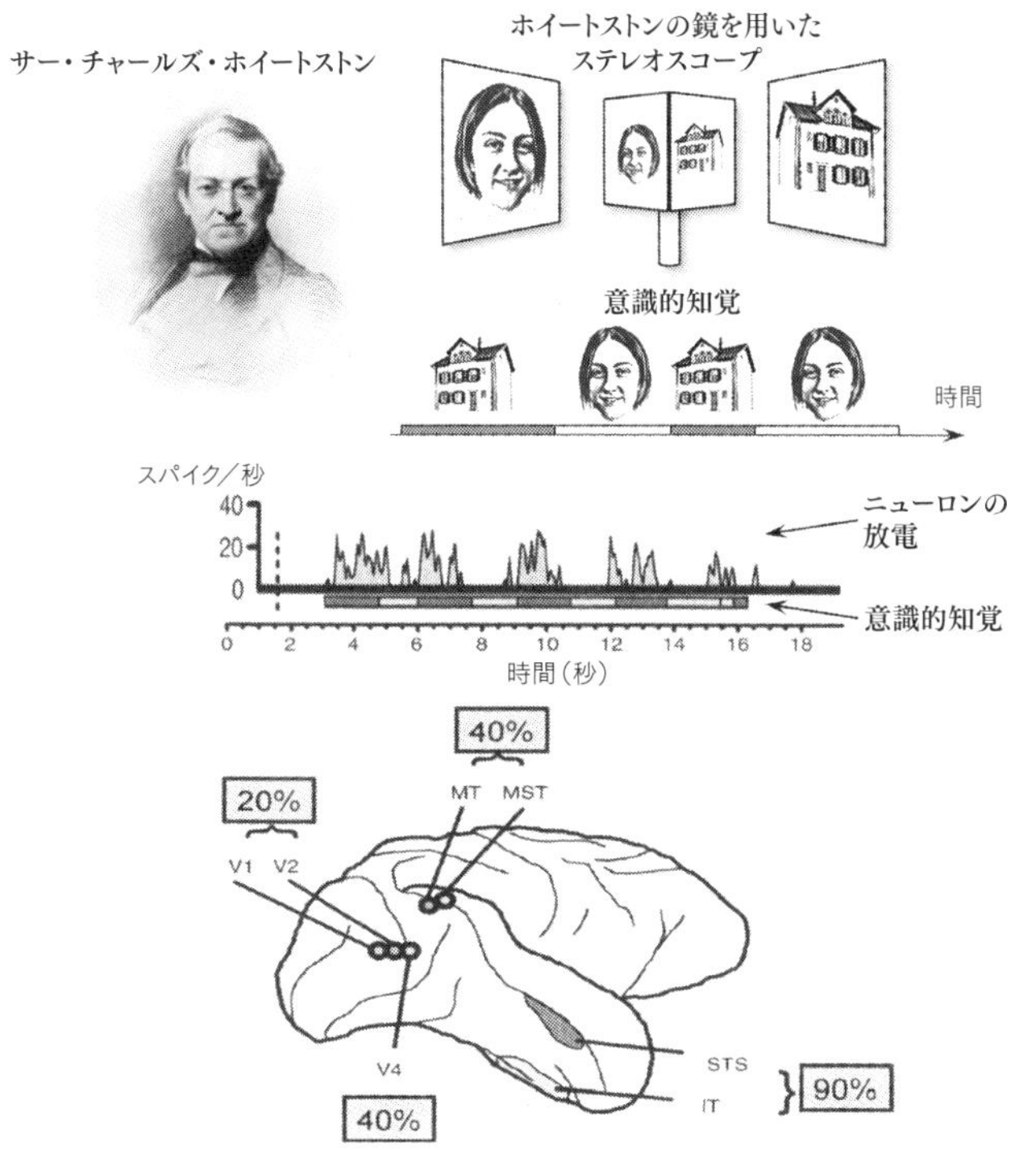

【図4】両眼視野闘争は、チャールズ・ホイートストンによって一八三八年に発見された強力な錯視である。おのおのの目に異なるイメージが提示されるが、私たちはいついかなるときにも、どちらか一方のイメージしか見ない。この図では、左目に顔が、右目に建物が提示されている。二枚のイメージは融合せず、顔と建物が交互に出現し続ける。ニコス・ロゴセティスとデイヴィッド・レオポルドは、レバーを用いて何を見たかを報告できるようサルを訓練した。二人はサルもこの錯視を経験することを発見し、さらに脳のニューロンの活動を記録する実験に取り掛かった。その結果、次のことがわかった。V1、V2領域における初期段階の視覚処理には錯視は認められず、そこではほとんどのニューロンが両方のイメージを等しくコード化していた。しかし皮質の高次レベル、とりわけIT（下側頭皮質）とSTS（上側頭溝）における処理では、ほとんどの細胞は主観的な気づきに相関していた。すなわちこれらの細胞の放電率は、どちらのイメージが主観的に見られているかを予示する。図内の数値は、さまざまな脳領域におけるそのような細胞の割合を示す。この画期的な研究が示すところでは、意識的知覚は圧倒的に高次の連合皮質に依拠する。

主観的な知覚の純粋なテスト手段を提供する両眼視野闘争は、理想的な実験材料である。刺激が変わらなくても、被験者は視覚の変化を報告する。さらに言えば、時間が経過するにつれ、同一イメージの状態が変化し、十分に見えるようになったり、意識的知覚の範囲から完全に消え去ったりする。消えたイメージは、いったいどうなったのか？　デイヴィッド・レオポルドとニコス・ロゴセティスは、サルの視覚皮質におけるニューロンの状態を記録することで、見られているイメージと、見られていないイメージが脳内でどのように処理されているのかを初めて観察した。[*15] 二人は、何を見たかをレバーを使って報告できるようサルを訓練し、サルが人間と同様、二つのイメージのなかばランダムな交替を見ていることを確認した。そして最終的に、サルの好むイメージが意識に出入りするにつれ反応するニューロンをつきとめた。

結果は明確だ。処理のもっとも初期の段階に関与し、視覚情報の皮質への門戸として機能する一次視覚皮質では、多くの細胞が客観的な刺激を反映した。これらの細胞の発火は、単純に両目のそれぞれにどちらのイメージが提示されたかに依存し、サルが知覚の交替を報告しても変化はなかった。しかし、V4や下側頭皮質など、より高次の視覚野まで処理が進むと、ニューロンの反応は、次第にサルの報告と一致し始める。好みのイメージを見たことをサルが報告したときには強く反応し、そのイメージが抑えられたときにはわずかしか、もしくはまったく反応しなかったのだ。この実験は文字どおり、意識的経験と神経細胞の活動の相関を示した最初の事例であった（図4参照）。

今日でも両眼視野闘争は、意識的経験の基盤をなす神経メカニズムを探究するための格好の素材になる。この現象を用いた何百もの実験が行なわれ、さらに多くのバリエーションが開発されている。たとえば、「連続フラッシュ抑制」と呼ばれる新たな方法によって、二つのイメージのうちの一方を恒久的に視野から消すことができる。これは、他方の目に鮮やかな色の長方形を連続してフラッシュ〔一瞬表示させること〕すると、そちらのイメージの流れのみが見えるようになる、というものである。[*16]

両眼視野闘争を利用する意味はどこにあるのか？　それは、次のような事実を教えてくれる。目に長期間視覚イメージを提示し、その情報が視覚処理を司る脳の領域に伝えられたとしても、そのイメージは意識的経験から完全に排除され得る。両目のそれぞれに知覚可能なイメージを同時に提示すると、実際には一方のイメージのみが知覚される両眼視野闘争によって、意識にとって重要なのは、両方の可能性が依然として認められる、視覚処理の末梢的、初期的な段階ではなく、どちらか一方のイメージのみが勝ち残る、もっとあとの段階であることがわかる。意識は同じ場所に位置する二つの対象を同時にとらえることができないために、脳は激しい競争の場になり、私たちのあずかり知らぬところで、二つのみならず無数の潜在的な知覚情報が、意識による気づきを求めて絶え間なく争っているのだ。そして、ある時点をとりあげると、それらのうちのどれか一つしか意識の舞台にのぼれない。闘争という表現は、コンシャスアクセスを求めてのこの争いのメタファーとしてまったくふさわしい。

注意の瞬き

両眼視野闘争は受動的なものだろうか？　それともどちらのイメージが戦いに勝利するかを意識的に決められるのか？　争う二つのイメージを知覚する際、とめどないイメージの交替に、私たちはまったく受動的に従っているかのような印象を受ける。しかしこの印象は誤りであり、皮質における闘争の過程では注意が重要な役割を果たす。そもそも、どちらか一方のイメージ、たとえば建物より顔に注意を集中すると、そのイメージはいくぶん長い期間見え続ける。[*17] とはいえその効果は弱い。要するに、二つのイメージ間の闘争は、私たちのコントロールが及ばない段階からすでに始まっているのだ。

しかしより重要なことに、勝者の存在自体は、私たちがそれに注意を向けることに依存する。つまり、戦いの舞台そのものは、意識を持つ心で成り立つ。[*18] その証拠に、二つのイメージが提示される場所から注意をそらすと、イメージの闘争は停止する。

どうしてそれがわかるのか？　気を散らせている人にその状態で今何を見ているのかを、もしくは二つのイメージが依然として交互しているかどうかを尋ねても意味はない。答えるためには、その場所に注意を向けねばならないからだ。注意を喚起せずに知覚の程度を見極めようとしても、無益な循環を引き起こすだろう。それは、鏡で自分の目の動きを確かめようとしたときと似ている。疑いなく目は始終動いているが、鏡でそれを確認しようとすれば、まさにその試みによって目は静止してしまう。これまで長いあいだ、注意を喚起せずに両眼視野闘争を調査する試みは、誰もいない森のなかで倒れる木の音や、眠りに落ちたまさにその瞬間の感覚について尋ねるのと同じように、自己矛盾を孕《はら》むと見なされてきた。

しかし、ときに科学は不可能を可能にする。ミネソタ大学のパン・チャンらは、被験者に質問せずにイメージの交替を調査できることに気づいた。[*19] 二つのイメージが競い合っているか否かを示す脳の徴候《マーカー》を見出しさえすればよいのだ。彼らはすでに、両眼視野闘争が続くあいだ、いずれかのイメージに反応してニューロンが交互に発火することを知っていた（図4参照）。被験者の注意を喚起せずに、それを測定できるだろうか？　チャンは、特定のリズムで明滅させることで各イメージを標識づける、「周波数標識法」と呼ばれる技術を用いた。二つの異なる周波数標識は、頭部に装着した電極を通して記録される脳波図によって拾える。両眼視野闘争が続くあいだ、二つの周波数は排除し合う。一方の振動が強ければ、他方は弱い。これは、一時には一つのイメージしか見えない事実を反映する。しかし被験者が注意を欠いているときには、これらの競合は停止し、二つの標識は独立して同時に生じる。注意の欠如は闘争を妨げるのだ。

純粋な内省を用いた他の実験でも、この結論は確認されている。争い合うイメージから注意を一定期間そらすと、注意を戻したときに知覚されるイメージは、その期間イメージが交替し続けてきた場合に知覚されるはずのものとは異なる。[*20] かくして、両眼視野闘争は注意に依存することがわかる。意識的な注意が欠如すると、二つのイメージはともに処理され、競い合わない。両眼視野闘争には、能動的で注意深い観察者が必要なのだ。

このように、注意は同時に対処できるイメージの数を限定する。この制限はさらに、コンシャスアクセスの最小の対比を変える。いみじくも「注意の瞬き」と呼ばれる方法を用いると、一時的に意識を飽和させることで、イメージが不可視化する短い期間を作り出せる。[*21] 図5は、この瞬きが生じる典型的な条件を示す。コンピューター画面の特定の場所に、一連のシンボルが表示される。シンボルのほとんどは数字だが、なかには文字もあり、被験者は後者を覚えておくよう指示される。最初の文字は容易に覚えられる。〇・五秒以後に二番目の文字が出現すると、それも正確に記憶される。しかし、二番目の文字がほとんど間を置かずに出現すると、それはしばしば完全に見落とされる。被験者は一文字しか見ていないと報告し、実際には二つ表示されたことを知らされると驚く。最初の文字に注意を向ける行為は、二番目の文字の知覚を阻害する一時的な「心の瞬き」を生むのだ。

脳画像法を用いれば、無意識的なものも含めすべての文字情報が脳に伝達されていることを確認できる。それらはすべて、視覚の初期過程を司る領域に達しており、また奥深くまで到達してターゲットとして分類されていることすらある。かくして脳の一部は、いつターゲットの文字が提示されたかを「知る」[*22]。しかし、この知識は何らかの理由で意識にはのぼらない。意識的に知覚されるには、文字は、気づきへと登録する処理の段階まで達しなければならない[*23]。この登録処理は、極度に限定されるらしい。つまり、いかなる時点でも、一つの情報のみがその過程を通過でき、視野に存在するそれ以外のすべての情報は、知覚されずに取りこぼされる。

両眼視野闘争は、同時に提示された二つのイメージ間の競合を明らかにする。それに対し注意の瞬きでは、類似の競合が、同じ場所に提示された二つのイメージ間で継時的に生じる。意識の働きはきわめて緩慢なので、ときに画面にイメージが表示される速度についていけなくなる。ただ単に受動的に目を向けていると、すべての数字や文字を「見ている」気がするが、ある一つの文字を記憶に登録する処理は、他の文字が不可視になる一時的な期間を作り出すのに十分なほど長時間、意識というリソースを独占するのである。意識を備えた心の要塞は、心的表象を互いに争わせるほど狭い跳ね橋を、その前面に備えているのだ。こうしてコンシャスアクセスは、入力に対して非常に狭い隘路《ボトルネック》を課す。

二つの連続する文字を見るケースもあると反論する向きもあろう（図5のデータによれば、およそ三分の一がそれにあたる）。さらに言えば、日常生活では通常、ほぼ同時に起こる二つのものごとを知覚するのに何の問題も生じない。たとえば、道路標識を見ながらクラクションを聞くことができる。心理学者は、その種の状況を「二重課題《デュアルタスク》」と呼ぶ。二つの課題を同時に実行することが求められるからだ。では、その際には何が生じるのか？　二重課題の遂行が可能な事実は、意識的な気づきの対象が、一時には一つの情報に構造的に限定されるという考えを否定するのではないか？　それは違う。証拠が示すところでは、そのようなケースでも私たちの知覚はきわめて限定されている。私たちは、無関係な二つの異なる事象をまったく同時に意識的に処理しているのではない。同時に二つの事象に注意を向けようとする際、意識が両方の刺激に対して即時かつ「オンライン」に対応しているかのような印象を受けるが、それは幻想にすぎない。実のところ、主観的な心はそれらを同時に知覚するわけではなく、一方が意識にのぼっているあいだ、他

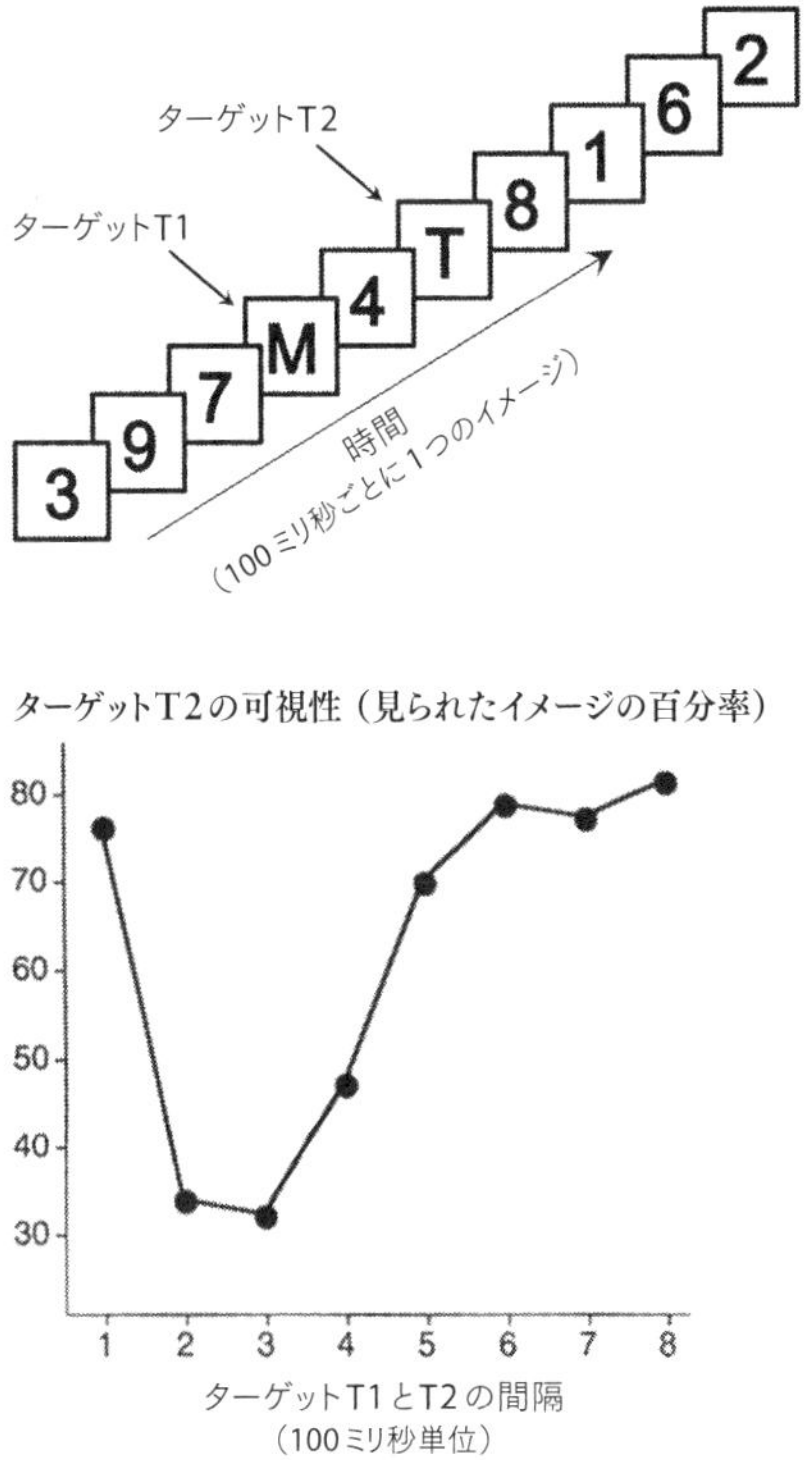

【図5】注意の瞬きは、意識的知覚の時間的な限界を例証する。数字の流れのなかにときおり文字を提示すると、最初の文字は（図ではM）簡単に特定できる。だが二番目の文字（図ではT）は簡単には特定できない。最初の文字を記憶に刻んでいるあいだ、意識は一時的に「瞬く」。そしてそれによって、次の瞬間に提示される二番目の刺激を知覚しそこなう。

方は待たねばならない。

このボトルネックは、測定可能な処理の遅延を生む。これはいみじくも、「心理的不応期」と呼ばれる。[*24] どうやら意識が最初の項目《アイテム》を処理するあいだ、さらなるアイテムの入力は一時的に抑制され、そのためにそれらの処理は遅れるらしい。最初のアイテムが処理されるあいだ、二番目のアイテムは、いわば無意識のバッファー〔特定の処理に先立って一時的にデータを貯めておく領域〕に留め置かれるのだ。そして前者の処理が完了するまでそこで待たされる。

私たちは、この無意識の待ち時間に気づかない。というより、そもそも気づきようがない。意識は他の作業に占有され、システムの外に目を向けて「意識による二番目のアイテムの知覚は遅らされている」などと認識するすべはないからだ。その結果、心が一つのものごとにとらわれていると、できごとが生じるタイミングについての主観的な知覚は、組織的にとり違えられ得る。[*25] ひとたび最初の課題に専念してから、二番目のアイテムがいつ出現したかを尋ねられると、被験者は意識にのぼった時点まで遅らせてそのタイミングを誤認する。客観的には二つの入力が同時であっても、私たちはそれらの同時性をとらえ損ない、最初に注意の対象になったどちらか一方が先に出現したかのように感じる。実を言えば、この主観的な遅延はもっぱら意識の緩慢さに起因する。

注意の瞬きと心理的不応期は、互いに強く関連する心理的な現象である。意識が占有されているときは必ず、気づきの対象になり得るそれ以外の情報は、無意識のバッファーで待機していなければならない。そして待機には、リスクがともなう。バッファーに蓄えられた情報には、いついかなるときにも内的なノイズ、注意散漫、他の入力情報などのために消去される可能性があるからだ（瞬きが生じる）。実際、心理的不応期と瞬きの両方が二重課題遂行中に生じることは実験によって確認されている。意識による二番目のアイテムの知覚はつねに遅らされ、遅延時間が長くなるにつれ完全な消滅の可能性は増大する。[*26]

ほとんどの二重課題の実験では、瞬きは数分の一秒しか続かない。実際、文字を記憶に登録するには、わずかな時間しかかからない。しかしより長期間注意をそらせる課題を行なった場合はどうだろう？　驚くべきことに、私たちは外界のできごとにまったく気づかなくなり得る。熱心な読書家、チェスプレイヤー、数学者は、知的な作業に没頭することで、環境に対するあらゆる気づきを失った心的隔離の状況が長期にわたって生じ得ることをよく心得ている。「非注意性盲目」と呼ばれるこの現象は、実験室でも簡単に作り出せる。ある実験では、[*27]被験者はコンピューター画面の中央を凝視しながら上部に注意を向けるよう指示される。そしてそこに文字が現れるので、それを覚えるよう言われる。彼らは、この課題を二回練習する。三回目には、周辺領域に表示される文字と同時に、黒点、数字、あるいは単語などのアイテムが突然中央に現れ、ほぼ一秒間表示される。ところが驚いたことに、三分の二近くの被験者は、それに気づかない。周辺に表示される文字しか報告しないのだ。彼らは、もう一度同じトライアルを繰り返して初めて、大きな視覚イベントを見逃した事実を知り驚く。このように注意の欠如は、不可視性を生む。

もう一つよく知られた例を紹介しよう。それは、ダン・シモンズとクリストファー・チャブリスによって考案された「見えないゴリラ」と呼ばれる驚くべき実験だ（図6参照）。[*28]ビデオには、二つのチームがバスケットボールをしているところが映されている。一方のチームは白いTシャツを、他方は黒いTシャツを着ている。視聴者は、白いTシャツを着ているチームがしたパスの回数を数えるよう指示される。ビデオは三〇秒ほど続き、少し集中して見ていれば、ほぼ誰もが、パスの回数は一五回であることがわかる。それ

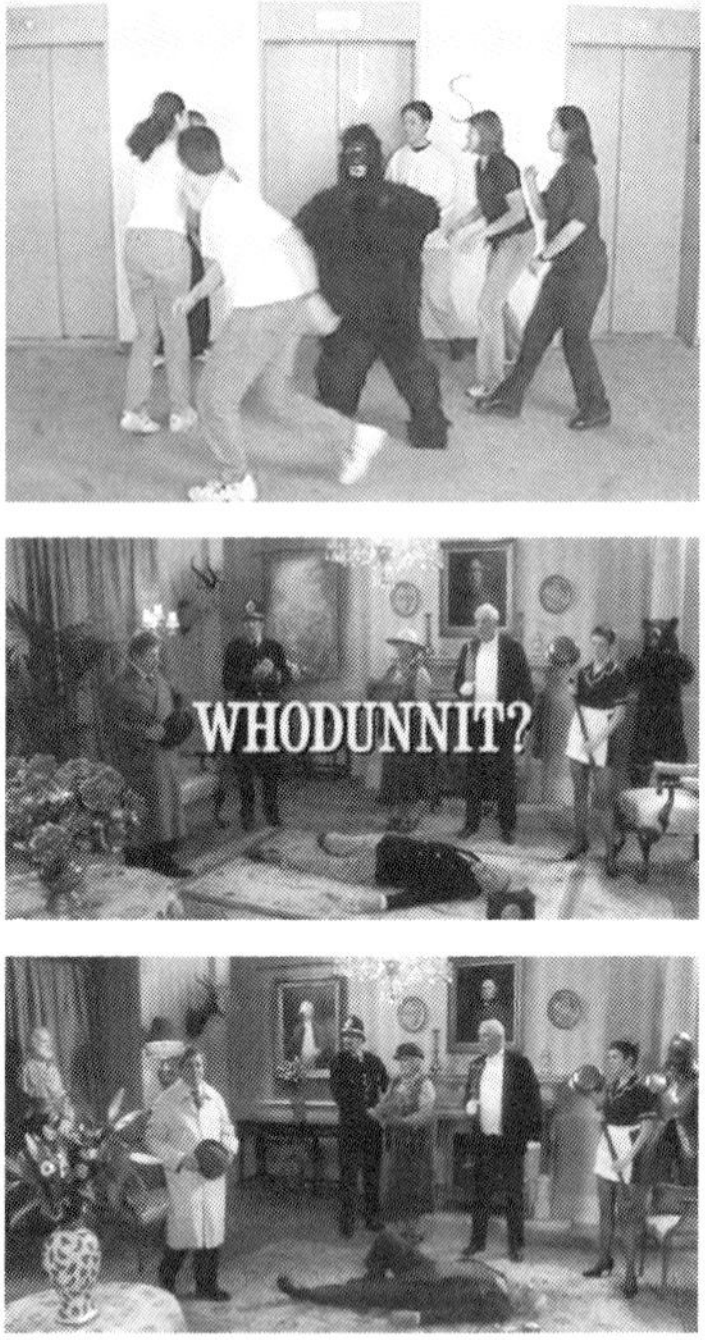

【図6】注意の欠如は盲目状態を引き起こすことがある。意識的知覚は非常に限定されているため、あるアイテムに注意を向けると、他のアイテムの知覚が妨げられる。有名なゴリラのビデオでは（上段）、視聴者は白いTシャツを着たチームのプレイヤーが何回パスしたかを数えるよう求められる。白いTシャツを着たプレイヤーに注意を集中している視聴者は、途中で着ぐるみのゴリラが現れ、胸を叩いて去っていくのに気づかない。別のビデオでは（中、下段）、視聴者は犯罪現場で二一の主要なアイテムが置き換えられていることに気づかない。ならば私たちは、日常生活を送るなかでいったい何頭の「ゴリラ」を見逃しているのだろうか？

から実験者は「ゴリラは見えましたか？」と訊く。「もちろんそんなものは見ていない！」と視聴者は答える。しかしビデオをもう一度見せられると、確かにゴリラが登場することがわかる。途中で、着ぐるみのゴリラが現れ、あからさまに胸を何度か叩き、そして去っていくところが映っているのだ。大多数の視聴者は、最初に見せられたときにはゴリラを見落とし、「ゴリラなどいなかった」と強く主張する。そう固く信じているために、二度目には違うビデオを見せられたと抗議する者すらいる。白いTシャツを着たプレイヤーに注意を集中することで、黒いゴリラは忘却の彼方に吹き飛ばされてしまったのである。

これは認知心理学では画期的な研究だ。同じ頃、研究者たちは非注意性盲目を引き起こす同様な状況を数多く見出している。人間は、目撃者としてあてにならないことがわかったのだ。単純な操作によって、視覚的にあからさまなできごとにさえ気づかなくなるのだから。ケビン・オリーガンとロン・レンシンクは、絵の一部が消えてもその事実に気づかない「変化盲」を発見した。[*29] 画面上で、数秒ごとに完全な絵と一部を削除した絵をわずかな空白期間をはさんで交互に表示させると、被験者は、変化が大きくても（飛行機のエンジンが消えるなど）、あるいは普通にあり得る変化でも（車を運転しているシーンで、センターラインが破線から実線に変わるなど）、どちらも同じ絵だと強く主張する。

ダン・シモンズは役者を使って仕組んだ実験で、変化盲の何たるかを例証した。ハーバード大学のキャンパスで、ある役者が通りかかった学生に方角を尋ねる。しかし通りがかりの労働者によって、その会話は一時的に中断される。二秒後に会話が再開したときには、もとの役者は別の役者と入れ替わっている。二人の役者は髪型も服装も異なるにもかかわらず、ほとんどの学生は交替した事実に気づかない。

さらに特筆すべき事例は、ピーター・ヨハンソンによる「選択盲」の研究だ。[*30] この実験では、男性の被験者に、女性の顔が写った二枚のカードを見せ、どちらが好みかを尋ねる。実験者は選ばれたカードを被験者に渡すが、裏向きにしたわずかのあいだに、こっそりと二枚の位置を入れ替える。したがって被験者には、選択していないほうのカードが手渡される。ところが被験者の半分は、入れ替えられた事実に気づかない。彼らは、実際には選択していないカードについて嬉々としてコメントし、手元にある女性の顔のほうが、もう一方より魅力的に見える理由をでっちあげさえした。

視覚的な気づきの欠如に関するもっとも劇的な実例を知りたければ、ユーチューブで「Whodunnit ?」と入力して検索してみるとよい。するとロンドン交通局の依頼で制作された探偵ものの短いビデオが見つかるはずだ。[*31] 名高いイギリスの探偵が、三人の容疑者を尋問し、最後にそのうちの一人を逮捕するシーンが描かれている。何も疑わしいところはないように見える。ところが同じシーンを別のカメラで撮影した映像が流されると、視聴者は、実は無数の異常を見逃していたことに突然気づく。二回目の映像には、五人のアシスタントが家具を交換し、はく製のクマを鎧に置き換え、さらにはコートを着替え、手に持っている物を取り換えようとする俳優を手伝うところが撮影されており、一分にも満たない映像のなかで、二一点にのぼる目で確認可能な舞台装置が、入れ替えられていたことがわかる。何も知らない視聴者は、それらをまったく見落としてしまうのだ。

変化盲を題材にした非常に印象的なこのビデオは、ロンドン市長の「注意を向けていないものを見落とすことは実に簡単だ。混雑した道路上では、これは致命的になり得る。自転車に気をつけよう」という訓戒で締め括られている。市長のこの言葉は正しい。フライトシミュレーターを用いた研究では、訓練を受けたパイロットが、管制塔と交信する際、それ以外のできごとにまったく気づかなくなり、発見し損なった他の航空機と衝突する場合さえあることが示されている。

これらの実験から次のことがわかる。注意の欠如は、意識からほとんどいかなるものも消し去ることができるため、意識的知覚と無意識的知覚の対比を調査するための基本的な手段として利用できるのである。

意識的知覚をマスクする

非注意性盲目の実験には、一つ問題がある。実験は短いトライアルを何百回と繰り返さねばならないにもかかわらず、非注意は非常に不安定な現象であり、何も知らない被験者のほとんどは、最初のトライアルこそ大きな変化でさえ見落としても、少しでも実験的な操作に気づけば用心深くなる。そしてひとたび警戒してしまうと、被験者は変化に気づきやすくなる。

また、注意が向けられていない刺激は、無意識のうちに強力な主観的感情を引き起こし得るが、被験者が変化を見ていないと報告したとしても、彼らがほんとうにそれに気づいていないことを証明するのは、科学者にとって非常に困難だ。トライアルごとにいちいち質問した場合、それによって実験が遅らされ、その時点で被験者を警戒させる結果を招く。すべてのトライアルが終わってから質問すると、今度は忘却が問題になる。数分も経てば、被験者は、気づいたことを過小評価するようになるかもしれない。

変化盲の実験を行なっているあいだ、被験者はつねに場面《シーン》全体に気づいているが、単にその詳細のほとんどを記憶に残せないだけだと主張する研究者もいる。[*32] かくして変化盲は、気づきの欠如のゆえではなく、古いシーンと新しいシーンを比較する能力を欠くがゆえに生じる。ひとたび動きの手がかり《モーションキュー》が除去されると、一秒の遅延によってさえ、脳が二つの絵を比較することは困難になる。すると被験者は、変化の証拠の欠如のゆえに、何も変化していないと報告するだろう。この解釈によれば、被験者はすべてのシーンを意識的に知覚してはいるが、それらが異なることに気づいていないだけなのだ。

個人的には、忘却によってすべての非注意性盲目や変化盲を説明できるとは思わない。そもそもバスケットボールのゲーム中に出現するゴリラや、犯罪現場のはく製のクマは、むしろ記憶しやすい。だが、そう言ったところで問題は解決しない。科学研究として必要なのは、被験者がいかにその実験についてよく知っていようが、どんなに目を凝らしても、何度そのフィルムを見ようと、依然として画像が目に見えないような、一〇〇パーセント不可視の状況を作り出すことだ。幸いにも、そのような状況は作り出せる。心理学者は、それを「マスキング」と呼ぶ。あるいは一般には「サブリミナルイメージ（subliminal image）」という呼び名で知られる。サブリミナルイメージとは、識閾下《しきいきか》〔識閾とは意識が出現または消失する境界を指す〕で提示され（ラテン語の *limen* は、文字通りには「敷居」を意味する）、いくら努力しても誰にも見えないイメージを言う。

どうすればそのようなイメージを作り出せるのだろうか？　一つの方法は、イメージをかすかなものにすることだ。しかし残念ながら、この方法は一般にイメージを著しく損なうため、脳の活動をほとんど引き起こさない。より巧妙な方法は、不可視にしたいイメージを別の二つのイメージのあいだにはさんでフラッシュすることである。図7は、「radio」という単語イメージを「マスク」する方法を示す。「radio」という単語を、およそ映画の一コマ分に相当する三三ミリ秒間フラッシュしたとする。それだけなら、この期間は「radio」という単語を不可視にするには十分でない（真の暗闇で一マイクロ秒だけ光を当てたとしても、一つのシーンを照らし出し、凍結《フリーズ》するのに十分だ）。「radio」というイメージを不可視にするのは、「マスキング」と呼ばれる錯視である。この効果は、単語の表示前、および表示後に、同じ位置に図形を表示させることで得られる。タイミングをうまく調節すると、観察者にはちらちらするパターンしか見えなくなり、前後の図形にはさまれた単語はまったく見えなくなる。

私はマスキングの実験を何度も自分で行なったことがある。プログラミングのスキルには自信を持っているものの、コンピューターの画面を見ていると目を疑いたくなる。実際、二つのマスクのあいだにはまったく何も表示されていないかのように見える。いずれにせよ、光電セル〔光や他の放射線を検出し、計測するための変換器〕を用いれば、客観的に見て単語は実際に表示されており、その消失は、純粋に主観的な現象であることを確認できる。また十分に長く表示させると、単語はつねに可視化する。

多くの実験においては、可視と不可視の境界は比較的明確で、四〇ミリ秒間表示されたイメージはまったく見えないにもかかわらず、六〇ミリ秒になると楽に見えるようになる。この事実は、識閾下（閾値より下）、識閾上（閾値より上）という言い方が妥当であることを示す。比喩的に言えば、意識への門戸は、明確に設置された敷居《スレショルド》であり、フラッシュされたイメージは、その内側に入れるか入れないかのいずれかである。閾値は人によって多少異なるとはいえ、つねに五〇ミリ秒内外の値をとる。閾値近辺では、人はその期間表示されるイメージをおよそ半分の割合で見る。したがって閾値に相当する期間だけ視覚刺激を表示すれば、物理的な刺激は一定でありながら主観的な知覚がトライアルごとに異なるという、絶妙にコントロールされた状況を実験的に作り出せる。

意識を意のままに調節するために用いることのできるマスキング技法は、数種類ある。たとえば、攪乱《かく》したイメージではさむと、画像全体を完全に不可視にすることが可能だ。その画像に写っているのが笑っている顔や怒った顔であれば（図7参照）、被験者には意識的に認知できない、秘められた情動に関する識閾下の知覚を調査できる（無意識のレベルでは、情動は輝きを放つ）。マスキングの他のバリエーションに、一連の図形をフラッシュし、それらのうちの一つを長期間表示される四つの点で囲むというものがある（図7参照）[＊33]。驚くべきことに、四つの点で囲まれた図形のみが意識にのぼらず、他の図形ははっきりと見える。四つの点は図形より長く表示されるので、それらとそれらによって取り囲まれる空間は、その位置にある図形の意識的知覚を置き換えて消し去るかのように見える。それゆえこの方法は「置き換えマスキング」と呼ばれる。

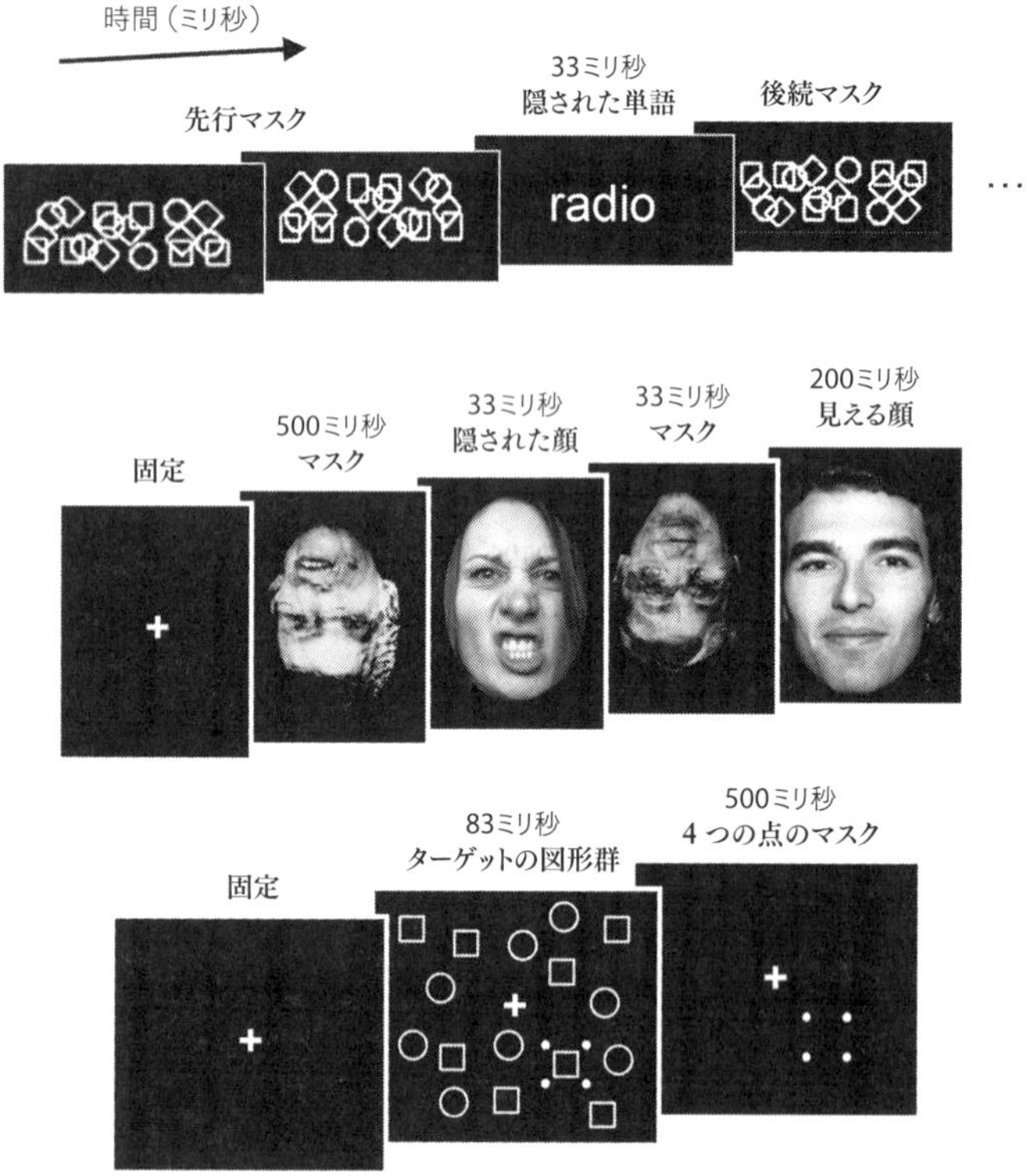

【図7】マスキングによってイメージを不可視にできる。この効果は、画像をフラッシュし、その（時間的な）前後を、マスクとして機能しフラッシュした画像の意識的知覚を妨げる他の類似の図形ではさむことで得られる。上段の例では、一連の無作為の図形が表示されるなかでフラッシュされた単語は、被験者には見ることができない。中段の例では、フラッシュされた顔は、それが強い情動を表現するものでも、無作為な画像ではさむことで無意識に留められる。この例では、マスクと最後の顔だけが見える。下段の例では、すべての図形がターゲットとなるが、不思議なことに四つの点で囲まれた図形のみが知覚されなくなる〔最後のフレームには四つの点のみが映っているが、この図には客観的に表示されたフレームの内容が示されているのであって、主観的な知覚が示されているのではない点に注意のこと〕。四つの点のみを表示し続けることで、それらはマスクとして機能する。

マスキングは、実験パラメーターの完全なコントロールが可能で、しかも時間的に高い精度をもって視覚情報を与えられるので、無意識の視覚刺激の成り行きを研究する際の格好の実験ツールになる。最良の条件は、ただ一つのターゲットイメージをフラッシュし、それからただ一つのマスクを表示させることだ。正確なタイミングで、被験者の脳に、精緻にコントロールされた量の視覚情報（単語など）を「注入」する。原理的にこの量は、通常は意識的に知覚できるに十分な程度というものになる。なぜなら、そうすれば後続のマスクを取り除くと、被験者はつねにターゲットイメージを見ることになるからだ。しかしマスクされていると、先行するターゲットイメージはマスクに抑制され、後者だけが見える。ということは、脳内で奇妙な競争が起こっているに違いない。単語のほうが先に脳に入ってきたにもかかわらず、後続のマスクがそれに追いついて、前者を意識的知覚から締め出したと見なせるからだ。一つには、脳が統計学者のごとく機能し、証拠に基づいてどちらのアイテムをとるかを評価している可能性が考えられる。ターゲットの単語の表示期間が十分に短く、マスクが強力な場合、被験者の脳は、マスクのみが表示されているという結論に有利な圧倒的証拠を受け取り、単語に気づかないのだ。

主観の優位

マスクされた単語やイメージが無意識に留められていることを確証できるのか？　私の研究室では、各トライアル終了後に、単に単語を見たかどうかを被験者に尋ねることにしている。[*34] 同僚のなかには、このようなやり方を「あまりにも主観的だ」として揶揄する者もいる。しかしその種の批判は、的《まと》はずれではないだろうか。というのも意識の研究では、その定義上、主観こそが問題の核心だからだ。

幸いなことに、懐疑家を説得する手段は他にもある。第一に、マスキングは主観的な現象でありながら、大勢の被験者による見解の一致が得られる。表示期間がおよそ三〇ミリ秒を下回ると、いかなるトライアルでも、全被験者が単語を見なかったと報告する。単語が見え始める最低表示時間の限界値が、人によって多少異なるだけである。

さらに重要な指摘をすると、マスキングによる主観的な不可視性が客観的な結果を生む、という事実を確かめるのは容易だ。被験者は通常、トライアルで何も見ていなければ、表示された単語が何かを言い当てられない。(無理に答えさせると、偶然のレベルをやや上回る成績を残す。この発見は、ある程度の識閾下の知覚の存在を示すが、これについては次章で検討する)。たとえばマスクされている数字が5より大きいか小さいかなど、数秒後にごく単純な判断をさせると、被験者はうまく答えられない。私が行なったある実験では、三七の単語から成るリストを、見えないようマスクを施して二〇回繰り返し表示させた。[*35] 実験が終わってから、これらの単語と、表示しなかった単語を区別するよう被験者に求めると、彼らはまったく判別できなかった。この結果は、マスクされた単語が記憶に何の痕跡も残さなかったことを示す。

これらの証拠は、芽吹き始めた意識の科学における第三の主要概念である、「主観的な報告は信頼に足るものであり、また信頼するべきである」という重要な結論を導く。マスキングによって引き起こされる不可視性は主観的な現象ではあれ、私たちの持つ情報処理能力に現実的な影響を及ぼす。とりわけそれは、名指す《ネーミング》能力や記憶能力を劇的に損なう。マスキングの閾値近辺で、被験者が「意識にのぼった」と報告したトライアルでは、被験者が利用可能な情報の量に関して大きな変化が見られる。そしてこの変化は、気づきの主観的な経験のみならず、刺激の処理に関するその他さまざまな改善にも反映される。[*36] 意識された情報は何であれ、識閾下に留められた情報に比べ、より正確に名指し、評価し、判断し、記憶することができる。人間の観察者は、自らの主観をあてずっぽうに、あるいは気まぐれに報告したりはしない。被験者が見たと誠実に報告する際、このコンシャスアクセスは、情報処理における大規模な変化をともない、ほとんどつねに成績の向上をもたらす。

つまり、行動主義心理学者や認知科学者らの、ここ一世紀間の疑念にもかかわらず、内省は有益な情報源になり得る。それは、行動の測定や脳画像によって客観的に検証できる貴重なデータをもたらすばかりでなく、意識の科学の本質を定義するものでもある。われわれは、意識的な状態を経験しているときに被験者の脳内で生じるニューロンの系統的な活動、すなわち意識のしるしを観察することで、主観的な報告の客観的な説明を探究するようになった。意識の定義上、経験している本人のみが、それについて語れるのだ。

意識の科学の宣言書《マニフェスト》になった二〇〇一年の論評のなかで、同僚のリオネル・ナカーシュと私は、このような立場を「主観的な報告は、意識に関する認知神経科学が研究対象として扱う主要な現象である。つまり、主観的な報告はそれ自体として、その他の精神心理学的な観察データとともに、測定され記録されねばならない一次データを構成する」と簡潔に述べた。[*37]

とはいえ内省は、心理学者に生のデータを提供するのは確かだとしても、心の働きを直接開示する窓ではない。この点には注意が必要である。神経組織や精神に問題を抱えた患者は、暗闇のなかでいるはずのない人の顔を見たと報告することもあろうが、その言葉を文字通りにとるわけにはいかない。だが、そんな経験をしているはずはないと簡単に否定し去るのも間違いだ。ただ、彼らがそのような経験をしている理由を説明する必要はある。たとえば、「てんかん性の発作によって側頭葉の顔認識回路が自発的に活性化した」などといった具合に。[*38]

健常者においてすら、内省の誤りが判明する場合がある。[*39] その定義からして、私たちは、無意識のプロセスの多くにはアクセスできない。しかし、それに関してストーリーをでっちあげることはできる。たとえばたいていの人は、ある単語を読んだとき、全体的な形状をもとに「包括的に」、ただちにそれとして認識する。しかし実際には、文字単位の一連の高度な分析が脳内で生じており、私たちは単にそれに気づいていないだけなのである。[*40] もう一つの例として、過去の自分の行動を振り返るときに何が起こるかを考えてみよう。人々は頻繁に、自分の下した決定に関して、真の無意識の動機に気づかずに、あらゆる種類の歪曲されたあとづけの理由をでっちあげる。ある古典的な実験では、被験者に四本のナイロンストッキングを見せ、どれがもっとも品質がよいかを判断するよう求めた。実際には四本とも同一の製品であったにもかかわらず、被験者は右側に置かれたストッキングに強い嗜好を示した。その理由を尋ねたところ、位置に言及する被験者は誰もいなかった。その代わり、生地のよさなどについて得々と語ったのだ！　この例では、明らかに内省は一種の妄想と化している。

その意味では、行動主義心理学者は正しい。科学的な心理学の方法として、内省は非常に危うい基盤だと言える。いくら内省を行なっても、心の機能については何も教えてくれないのだから。しかし測定手段として、内省は依然として、意識の科学を構築するための、完全な、というより唯一の基盤を提供する。というのも、意識に関する真実の半分、すなわち（たとえ真実をとり違えていたとしても）「被験者は特定の経験をどのように感じているのか？」という問いに答えてくれるからだ。意識について科学的な理解を得るためには、認知神経科学者はもう一方の真実、すなわち「いかなる客観的な神経生物学的事象が、被験者の主観的な経験の基盤を構成しているのか？」を解明しさえすればよい。

マスキングの例に見たように、ときに主観的な報告は、ただちに客観的な証拠によって裏づけられる。被験者がマスクされた単語を見たと報告し、その単語を正しく言い当てられれば、ただちにその報告の正当性が証明される。とはいえ意識の研究者は、少なくとも表面的には正当性をまったく確かめられないように思われる、純粋な内的状態に関する主観的な報告に基づかざるを得ない、その他のさまざまなケースに対して過剰に慎重になる必要はない。そのようなケースでも、被験者の経験を説明する客観的な現象を脳内に確認できるはずだ。しかも、この経験はいかなる外部の刺激とも切り離されているために、実際にはその現象の要因を脳内に特定するのはかえって容易になる。というのも、感覚器官から入力された他の情報と混同されることがないからだ。かくして現代の意識の研究者は、感覚刺激は一定しているが（あるいは場合によっては欠けているが）、一人称的な知覚は変化する、「純粋に主観的な」状況をつねに探し求めている。このような理想的な状況は、意識的経験を純粋な実験変数に変える。

格好の例は、スイスの神経学者オラフ・ブランケによる、体外離脱に関する一連のみごとな実験に見出せる。外科手術を受けた患者は、麻酔をかけられているあいだに体外離脱を体験したと、ときに報告する。天井付近を漂い、そこから、横たわっている自分の身体を見ていたなどと言う。この証言はまじめに受け取るべきなのか？　体外離脱して空中を漂うなどという現象が「ほんとうに」起こり得るのか？

患者の報告を検証するために、えせ科学者は空中浮揚している人にしか見えないように、戸棚の天井部に絵を隠しておく。もちろん、この種のアプローチはばかげている。正しいアプローチは、この主観的経験が、いかなる脳の機能不全からどのように生じるのかを問うことだ。ブランケは次のように問う。どのような脳の表象作用が、私たちに外界の特定の場所からの視点をとらせるのか？　脳はどのように身体の位置を評価するのか？　ブランケは神経科の手術を受けた多くの患者を調査したあと、右側頭頂接合部の皮質領域が、損傷を受けたり、電気的に攪乱されたりすると、体外離脱の感覚が繰り返し引き起こされることを発見した。[*41] この領域は、視覚、体性／運動感覚（触覚、筋運動、活動シグナルの脳によるマッピング）、平衡感覚（内耳に位置し、頭部の動きを監視する慣性に関わる生物学的基盤）システムからの複数のシグナルが集まる高度な区域に位置する。脳は、これらのさまざまな入力情報を組み合わせることで、環境に対する身体の位置の統合的な表象を生成する。しかし脳の損傷のためにもろもろのシグナルが噛み合わなくなったり不明瞭になったりすると、この過程に狂いが生じる。体外離脱体験は「ほんとうに」起こる。それは真の身体的できごとではあるが、患者の脳内でのみ生じる主観的な体験なのだ。概して体外離脱の感覚は、激しく揺れ動くボートに乗っているときなど、視覚と平衡感覚に不一致をきたした際に、私たちの誰もが経験するめまいの悪化した形態としてとらえ得る。

　ブランケはさらに、誰でも体外離脱を体験できることを示す。視覚と触覚によって入力されるシグナルを同期させつつ非局所化して適量の刺激を生み出すことで、健常者の脳内に体外離脱体験を引き起こすことに成功したのだ。[*42] 巧妙に設計されたロボットを用い、ＭＲＩ装置のなかでこの幻覚を再現することにさえ成功している。スキャナーに寝かせた被験者がそれを経験するあいだ、この被験者の側頭頂接合部は活性化した。この領域は、患者の事例における損傷箇所に非常に近い。

　われわれは依然として、この領域が自己の占める位置の感覚をいかに生むのかを解明できていない。とはいえ、体外離脱体験が超心理学の好事家《こうずか》的世界から主流神経科学の領域に移行したことには、希望の光を見出せる。奇妙な主観的現象ですら、神経科学的起源を追求できることがわかったのだから。肝心なことは、その種の内省を適切な方法で扱うことだ。内省は、脳内のメカニズムについて直接的な洞察を与えてくれるわけではない。むしろそれは、堅固な意識の科学を築くための生の材料を提供する。

かくして意識という現象に対する昨今のアプローチを簡単に紹介してきた本章では、最後に楽観的な結論に達した。ここ二〇年間に数々の巧妙な実験ツールが考案され、それらを用いて意識を自由に操作できるようになった。単語や画像や、動画全体さえ気づけないよう仕向けられる。そしてわずかな変化を加えることで、あるいは場合によっては何の変化を加えないでも、再びそれらを見えるようにできるのだ。

これらのツールを手にした私たちは、今やルネ・デカルトなら喜んで提起したであろう、数々の重要な問いを立てられる。第一に次のような一連の問いが考えられる。不可視のイメージには何が起こっているのか？　それは依然として脳内で処理されているのだろうか？　どれくらい長く？　皮質のどの領域まで達しているのか？[*43]　それらに対する答えは、刺激が無意識に留められるあり方によって変わるのだろうか？　第二に次のような問いが考えられる。刺激が意識的に知覚される際、何が変化するのか？　アイテムが意識にのぼった場合にのみ生じる、脳の現象が存在するのか？　これらの意識のしるしを特定し、意識とは何かを説明する理論に組み込めるのだろうか？

次章では、第一の問い、すなわちサブリミナルイメージは、私たちの脳や思考や意思決定に根本的な影響を及ぼすことがあるのかという魅力的な問いをまず検討する。

2

無意識の深さを測る

FATHOMING UNCONSCIOUS DEPTHS

見えないイメージは脳のどの部位まで達しているのだろうか？　高次の皮質中枢まで到達し、私たちが下す判断に影響を与えられるのか？　意識的思考の独自の輪郭を描くためには、これらの問いに答えることが非常に重要だ。最近の心理学の実験や、脳画像法を用いた実験は、脳における無意識のイメージの消長を追跡してきた。私たちは、マスクされたイメージを無意識のうちに認めて分類する。また、見えていない単語を解読したり解釈したりさえする。識閾下に留まる画像は、まったく気づかれていないのに、私たちを動機づけたり、報酬として作用したりする。知覚と運動を結びつける複雑な作用ですら、無意識のうちに働き得る。これは、いかに普段私たちが、無意識の「自動操縦《オートパイロット》」に依存しているかを示す。私たちは、雑多な無意識のプロセスの沸き立つ活動に気づかず、自らの意思決定における意識の能力をつねに過大評価する。だが真実を言えば、意識的なコントロールの能力は限られているのだ。

過去と未来は、わずかな意識しか認めない。

——T・S・エリオット『バーント・ノートン』（一九三五）

二〇〇〇年の米大統領選挙期間中に、ジョージ・W・ブッシュ陣営によって制作された不快なコマーシャルが流された。その内容はアル・ゴアの財政計画を皮肉るもので、映像には大文字で「RATS」という単語が表示されていた（図8参照）。厳密にはサブリミナルとは言えないものだったが〔YouTubeに上がっている映像では、知っていて目を凝らして見ていればすぐにわかる〕、この単語に気づく人はほとんどいなかった。

「bureaucrats」という文字が表示されるときに、目立たないよう一瞬表示されただけだったからだ。この不快なコマーシャルは物議をかもした。コマーシャルを見た人の脳に、隠されたこの単語の意味は刻み込まれたのか？　それは脳のどの領域まで到達したのだろうか？　有権者の情動中枢まで達して投票に影響を及ぼしたのか？

それより一二年前のフランス大統領選でも、さらに大きな波紋を呼ぶサブリミナルイメージが使われた。

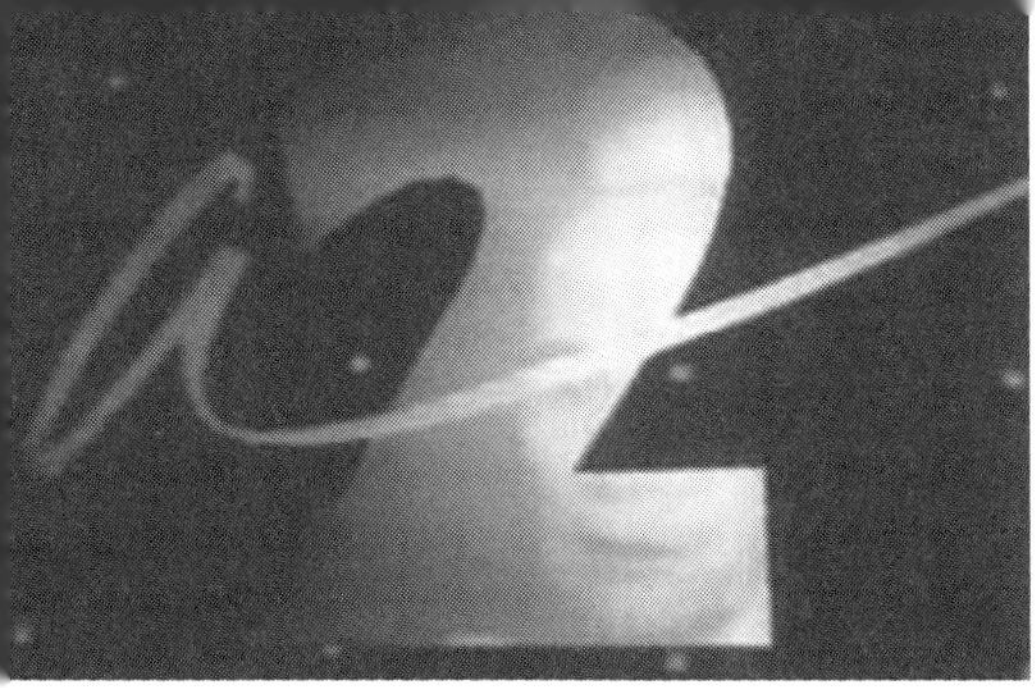

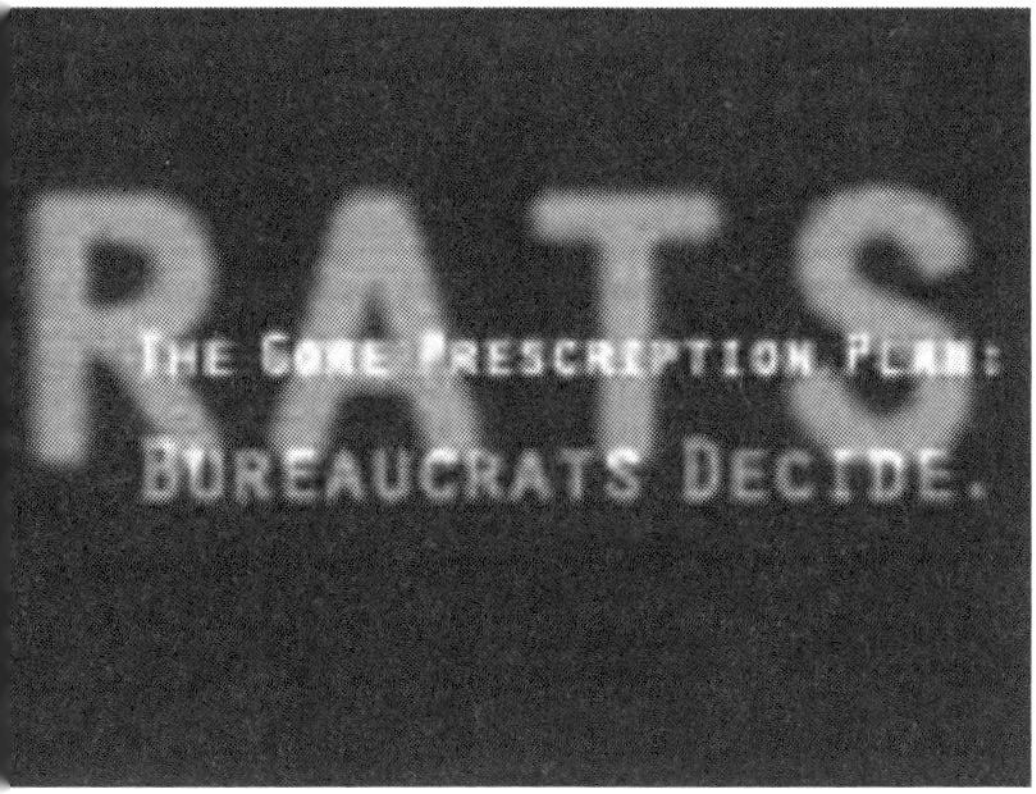

【図8】メディアでは、ときにサブリミナルイメージが用いられる。一九八八年のフランス大統領選挙期間中、国営放送の重要な番組のロゴが表示される際に、現職候補フランソワ・ミッテランの顔が一瞬映し出された。二〇〇〇年にはジョージ・W・ブッシュ陣営が制作したコマーシャルのなかで、「アル・ゴアの計画」という記述が、目に見えないように「RATS」という単語で重ね書きされていた。これらのような無意識のイメージは脳によって処理され、投票結果を変えたのだろうか？

フランス国営放送の番組ロゴが映っているあいだに、大統領候補フランソワ・ミッテランの顔が一瞬映し出される（図8参照）。この見えないイメージは、フランスではよく知られた午後八時のニュースの冒頭で毎日流された。このイメージは投票結果を左右したのだろうか？　五五〇〇万の人口を持つ国では、ごくわずかな変化でも、何千もの得票数が動くことになる。

（識）閾下操作のルーツは、一九五七年に行われた、映画に「Drink Coca Cola」というフレーズを挿入した有名な（悪名高い）実験である。このストーリーと結果は誰もが知るところで、それによってコカ・コーラの売上げが増大したことになっている。しかしこのサブリミナル研究の起源神話は、ジェームズ・ヴィカリーによってでっちあげられたまったくの作り話だ。のちに彼は、その事実を認めている。かくして起源神話と、「目に見えないイメージは思考に影響を及ぼし得るのか？」という科学的な問いが残された。これは、自由や大衆操作に関してのみならず、脳の科学的な理解に関しても非常に重要な問いをなす。イメージを処理するには、それに気づいている必要があるのか？　それとも、気づいていなくても、それについて知覚、分類、判断が可能なのか？

無意識のうちに脳に情報を与える種々の方法が利用できる現在では、この問いはますます重要度を増しつつある。両眼視野闘争、非注意性盲目、マスキングなどは、環境のさまざまな側面を不可視にする。私たちは、ただ単にそれらに盲目になるだけなのか？　特定の事象に注意を向けると、注意からもれた周辺事象に対する知覚は中断されるのだろうか？　それとも、それらに対する処理は識閾下では継続しているのか？　もし後者なら、それらの情報は意識の光線を受けることなく、脳のどの領域まで達しているのか？

これらの問いに答えることは、意識的経験を示す脳のしるしの特定という科学的な目標の達成にはとりわけ重要だ。識閾下のプロセスには深さがあって、その深さを測定できるのなら、意識の本性をより明確に理解できるだろう。たとえば、初期段階の知覚は気づきを欠いても作用し得ることが判明すれば、意識の探究からその段階を除外できる。このような除去の作業を高次の段階へと徐々に押し進めていけば、意識の特徴について、より多くのことがわかってくるはずだ。かくして無意識の輪郭を示すことで、意識の全体像を徐々に浮かび上がらせられるだろう。

無意識の開拓者たち

心のプロセスの大部分が、当人にも気づかれずに実行されていることを発見したのは、一般にはジークムント・フロイト（一八五六〜一九三九）とされている。しかしこれは、おもにフロイト自身が作り上げた神話である。[*1] 歴史家で哲学者のマルセル・ゴーシェが指摘するように、「精神分析以前の時代には、一貫して心は意識と同一視されていたとフロイトは主張するが、この言明は厳密には誤りであると言わねばならない[*2]」。

実のところ、心の作用の多くは密かに起こり、意識はさまざまな無意識のプロセッサーの上に横たわる薄い表層にすぎないという認識は、フロイトに数十年、いやそれどころか何世紀も先立つ。[*3] 古代ローマ時代には、医学者のガレノス（一二九頃〜二〇〇頃）や哲学者のプロティノス（二〇四頃〜二七〇頃）はすでに、歩行や呼吸など、いくつかの身体の活動が注意の働きなしに生じることに気づいていた。彼らの医学知識の多くは、疾病の鋭い観察者で、その名が医療の象徴にもなっているヒポクラテス（BC四六〇頃〜BC

三七七頃）から受け継いだものだ。ヒポクラテスは、『神聖な病』というタイトルの、てんかんに関する書物を著しているが、そこでは身体が突然所有者の意思に反して誤って動くと記されている。そして、脳はつねに私たちを支配し、精神生活を密かに織り上げると結論する。

快楽、喜び、笑い、おどけ、さらには悲しみ、苦痛、悲嘆、悲哀が脳のみから生じることをよく認識しておかねばならない。とりわけ脳によって、私たちは考え、何かを見、聞き、さらには美と醜、善と悪、快と不快を区別する。

ローマ帝国の没落に続く暗黒時代においては、インドやアラブの学者が、医術に関する古代の知恵を継承する。一一世紀には、アルハーゼン（イブン・アル＝ハイサム、九六五〜一〇四〇）の名で知られるアラブの科学者によって、視覚の主要原理が発見される。彼はデカルトに何世紀も先立って、目が光を放つのではなく、受け取るレシーバー、つまり一種のカメラ・オブスキュラ〔ピンホールから外光を取り込み反対側の内壁に像を映し出す光学装置〕として機能することを理解し、人間の意識的知覚が種々の錯覚によって欺かれ得ることを予見していた。[*4] そして、私たちはつねに意識の支配下に置かれているわけではないと、アルハーゼンは結論する。「脳は、気づかぬうちに利用可能な感覚データを無視して結論に飛びつき、ときに私たちにありもしないものを見せる」と彼は述べ、無意識の自動的な推論プロセスを想定した最初の人物となった。[*5] それから八世紀後、物理学者のヘルマン・フォン・ヘルムホルツは、一八六七年の著書『生理的光学（*Physiological Optics*）』で、この「無意識の推論」という用語を使い、いかに私たちの視覚が、外界から入力される感覚データにもっとも適合した解釈を自動的に算出しているかを論じた。

無意識の知覚の問題の先には、人間の深淵な動機や欲望の起源に関する、より大きな問題が横たわっている。フロイトより何世紀も前に、アウグスティヌス（三五四～四三〇）、トマス・アクィナス（一二二五～七四）、デカルト（一五九六～一六五〇）、スピノザ（一六三二～七七）、ライプニッツ（一六四六～一七一六）ら多くの哲学者は、人間の行動が、知覚運動性反射から自覚のない動機や隠れた欲望に至るまで、内省によってはとらえられない一連のメカニズムによって駆り立てられていると論じた。スピノザは、たとえば乳児のミルクに対する欲求、復讐心、大酒飲みのアルコールに対する欲望、とめどない饒舌など、数々の無意識の衝動に言及している。

一八世紀から一九世紀にかけて、神経科学者は、無意識の神経回路が遍在する証拠を次々に発見していった。マーシャル・ホール（一七九〇～一八五七）は、特定の感覚入力を特定の運動出力に結びつける「反射弓」の概念を提起し、脊髄に起源を持つ基本的な動作に対しては意志のコントロールが及ばないことを強調した。彼の足跡をたどったジョン・ヒューリングス・ジャクソン（一八三五～一九一一）は、脳幹から皮質へと、また自律的な作用からより自発的で意識的な作用へと至る、神経系の階層的な組織について論じた。フランスでは、テオデュール・リボー（一八三九～一九一六）、ガブリエル・タルド（一八四三～一九〇四）、ピエール・ジャネ（一八五九～一九四七）らの心理学者や社会学者によって、行動記憶に蓄積された実践知識（リボー）、無意識の模倣（タルド）、さらには幼少期に形成されて人格の核を成す潜在意識の目標（ジャネ）など、人間の持つさまざまな自動作用が論じられた。

フランスの科学者は非常に進んでいたので、野心に満ちたフロイトが無意識研究の創始者としての栄誉を独占しようとしたとき、彼が提起する多くの考えのルーツは自分にあるとジャネは反論した。早くも一八六八年には、イギリスの精神科医ヘンリー・モーズリー（一八三五～一九一八）は、「心の活動のもっとも重要な部分、すなわち思考が依拠する基本的なプロセスは、無意識の活動である」と記している。[*6] ウィーンでフロイトの同僚だった神経学者のジークムント・エクスナーは一八九九年に、「〈私は考える〉〈私は感じる〉ではなく、〈それ〔不特定の何か〕が私の内部で考える〉〈それが私の内部で感じる〉と言うべきだ」と述べているが、この言葉は、一九二三年に刊行されたフロイトの著書『自我とエス』に二〇年ほど先立つ。

世紀の変わり目が近づくと、無意識のプロセスの遍在性はさらに理解されるようになり、アメリカの偉大な心理学者で哲学者のウィリアム・ジェイムズは主著『心理学の根本問題』で、「これらすべての事実を総合することで、人間の本性の深淵に新たな光を投じる探究を始められることに疑いはない。（……）それらは、いかに誠実なものであろうと、何も感じていないという証言を、何の感情も生じていないことの証拠としては扱えないことを最終的に証明するだろう」と大胆にも述べている。[*7] 彼の主張によれば、いかなる人も「自分ではまったく気づかないうちに、あらゆる種類の矛盾した行動をとる」。

無意識のメカニズムが、私たちの生活の多くの部分を衝き動かしていることをはっきりと示す、これらの神経学的、心理学的な観察と比べ、フロイト自身の主張には思索的なところが見られる。彼の業績に含まれる堅固な考えは彼自身のものではなく、しかるに彼自身の考えは堅固なものではないと言っても、あながち大きな誇張ではない。振り返ってみると、フロイトが自分の見方を実証しようとしなかったことには、とりわけ失望を禁じ得ない。実験心理学は、一九世紀後半から二〇世紀前半にかけて誕生した。正確な反応時間やエラーについての系統的なデータの収集など、新たな実験方法が盛んに用いられるようになっていたが、フロイトは、心に関する比喩的なモデルを、真剣に検証せずに提示することで満足していたようだ。私の好きな作家の一人ウラジーミル・ナボコフは、フロイトの方法に我慢がならず、次のように言って憚《はばか》らない。「だまされやすい人や下品な人には、すべての心の悩みは、いにしえのギリシア神話を自分の秘所に毎日適用することで解消できると信じさせておけばよい。私はそんなことには何の興味もない[*8]」

無意識の作用の基盤

一九世紀と二〇世紀における医学の大いなる進歩にもかかわらず、われわれが識閾下の知覚の実験に脳画像法を適用し始めた、ほんの二〇年ほど前の一九九〇年代までは、見えていない画像が脳内でいかに処理されているのかをめぐって依然として非常に大きな混乱が見られ、さまざまな説が飛び交っていた。もっとも単純な説は、皮質（二つの大脳半球の表面を形成し、ニューロンで構成される折りたたまれたシート）には意識が備わっているが、それ以外の神経回路には備わっていないというものだ。哺乳類の脳でも、もっとも進化した部位である皮質は、注意、計画、発話などの基盤をなす高度な作用を司る。それゆえ、皮質に到達した情報はすべて意識されると考えるのは、ごく自然な見方ではある。それに対して無意識の作用は、恐怖を引き起こす刺激の検出や、目の動きのような機能を果たすべく進化した、扁桃体や丘《きゅう》などの特殊化した脳核の組織内のみで生じると考えられた。これらのニューロンのグループは、皮質の下に存在するので「皮質下の回路」と呼ばれる構造を形成する。

それとは異なるが同様にきわめて素朴な説は、二つの脳半球間の二項分割という考えを導入する。言語回路を備え、自身の働きを報告できる左半球は意識を持つが、右半球は持たないと考えるのだ。

三つ目の仮説は、皮質の神経回路には意識を備えているものといないものがあると主張する。とりわけ、物体や顔を認識する腹側経路を通って脳内を伝達される視覚情報はすべて意識される。その一方、頭頂皮質を経由し、物体の形状や位置によって行動を導く背側経路を通って伝達される情報は、永久に無意識に留まる。

これらの単純な二分説はいずれも、検証に耐えない。最新の知見に基づいて言えば、脳のあらゆる領域が、意識、無意識双方の思考に関与している。しかし、この結論に達するには、巧妙な実験によって無意識の守備範囲についての理解を徐々に深めていく必要があった。

最初にわかったのは次の点だった。脳に損傷を負った患者を対象に行なわれた単純な実験は、無意識の作用が、皮質下に存在する、脳の隠された基底部に宿ることを示唆していた。たとえば、側頭葉の下に位置するアーモンド状のニューロン群、扁桃体は、日常生活における種々の重要な状況を情動でしるしづける役割を果たす。それはとりわけ、恐れのコード化に必須の組織で、ヘビを見たなどの脅威を引き起こす刺激が、網膜から高速伝達路を通って伝えられると、皮質の意識的なレベルで情動がとらえられる前に活性化する。[*9] 多くの実験が示すところでは、その種の情動の評価は、扁桃体にある高速神経回路の仲介により、無意識のうちに、至って迅速に行なわれる。スイスの神経学者エドゥアール・クラパレードは一九〇〇年代の初期に、無意識の情動記憶の存在を次のような方法で実証している。彼は、健忘症患者の手を握る際、ピンで軽く刺した。翌日、この患者は彼をまったく覚えていなかったが、彼の手を握ることを断固として拒否した。この種の実験は、複雑な情動作用が気づきのレベルの外で働き、つねに情動処理に特化した、一連の皮質下の神経核から生じることを示す最初の証拠を提供した。

識閾下の処理に関するデータを取得する実験に動員される他の被験者のタイプとして、皮質へ伝達される視覚情報の主要な源泉たる一次視覚皮質に損傷を負った盲視患者があげられる。盲視という矛盾した言い方は奇妙に響くかもしれないが、見ていながら見ていないという個人的な状況を正確に表す。一次視覚皮質の損傷は、その人を盲目にし、そのような患者から意識的な視覚を奪う。かくして彼らは、（破壊された皮質領域に正確に対応する）視野の特定の部分が何も見えないと主張し、盲目であるかのように振る舞う。ところが驚いたことに、実験者が彼らに何かを見せたり、光を当てたりすると、正確にそれらを指差せる。[*10] ゾンビのようなしぐさで、見えない場所へと手を無意識に導くのだ。まさに盲視と言われるゆえんである。

無傷で残るどの解剖学的経路が、盲視患者の無意識の視覚を支えているのだろうか？　明らかに、何らかの視覚関連情報が、盲視を引き起こしている損傷を迂回して網膜から手へと伝達されている。患者の視覚皮質への入口は破壊されているので、彼らの無意識の行動はすべて、皮質下の神経回路のみから生じるのであろうと、当初研究者は考えていた。第一候補は、視覚、目の動き、あるいはその他の空間反応に関わる複合処理に特化した上丘《じょうきゅう》であった。実際、ｆＭＲＩを用いた初めての盲視の実験では、被験者には見えていないターゲットによって上丘が強く活性化した。[*11] しかしこの研究では、被験者には見えない刺激によって、皮質も活性化することを示す証拠が示されていた。事実、のちの研究では、見えない刺激は損傷を負った一次視覚野を何らかの方法で迂回して、視床と皮質の高次の視覚野の両方を活性化し得ることが実証された。[*12] 明らかに、無意識のゾンビに関与し、目や手の動きを導く脳の神経回路は、皮質下の古い経路以外の組織も含むようだ。

カナダの心理学者メルヴィン・グッデイルの研究で報告されている患者の事例は、無意識の処理への皮質の関与を強く裏づける。この患者DF〔患者の名前のイニシャル。以下同〕は、三四歳のときに一酸化炭素中毒を経験している。[*13] その際、酸素の欠乏が修復不可能な大きなダメージを左右両側の視覚皮質に引き起こし、その結果彼女は意識的知覚のもっとも基本的な能力を失って、神経学者が「視覚失認症」と呼ぶ障害を負った。彼女は基本的に形状の認識に関して盲目で、正方形と細長い長方形を区別できなかった。この障害は非常に重く、彼女は線の向き（垂直か水平か斜めか）の認識すらできなかった。しかし身振りを司るシステムは依然としてうまく機能し、斜めのスリットを通してカードを投函するよう求めると、その向きを知覚する能力を欠くにもかかわらず、彼女の手は正確にそれを成し遂げられた。どうやら彼女の運動システムは、つねに意識よりも正確に何かを「見る」ことができるようだった。また、ものをつかもうとする際にも、手の握りを対象物の大きさに適切に合わせられたが、人差指と親指のあいだで大きさを測りつつ意図的につかむよう求めても、それはできなかった。

動作を実行するDFの無意識の能力は、同じ形状を意識的に知覚する能力よりはるかにすぐれていると考えられる。グッデイルらによれば、その説明は、皮質下の運動経路のみならず頭頂葉も考慮に入れなければならない。彼女自身は気づいていなかったが、対象物の大きさや向きに関する情報は、無意識のうちに後頭葉や頭頂葉を通って伝えられている。そしてそこでは、無傷の神経回路によって、意識的には見ることのできない、大きさ、位置、そして形状に関する視覚情報が抽出される。

それ以来、重度の盲視、健忘症患者を対象に多くの研究がなされてきた。患者のなかには、完全な盲目を主張しながら、人通りの多い廊下を人やものにぶつからずに歩き通せる者もいる。あるいは、「空間無視」と呼ばれる無意識の状態を経験する者もいる。この興味深い症状を持つ患者は、右半球、とりわけ下頭頂葉のあたりの損傷により、左側の空間に注意を向けられない。そのために彼らは、風景や物体の左側全体を頻繁に見落とす。たとえば、食事の量に文句をつけたある患者は、皿の右側の料理だけを食べ、左側は出されたときの状態のままで残っていることに気づかなかった。

空間無視の症状を持つ患者は、意識的な判断が著しく損なわれて誤った報告をするが、左側の視野は真に盲目なのではない。網膜と初期段階の視覚皮質は完全に機能しているにもかかわらず、彼らは高次の脳領域の損傷のため、左の視野の情報に注意を向け、それを意識のレベルに伝えることができないのだ。では、注意が向けられなかった情報は完全に失われるのか？　その答えは「ノー」であり、それでも皮質は無視された情報を無意識のレベルで処理している。ジョン・マーシャルとピーター・ハリガンは、空間無視患者に二軒の家が描かれた絵（一方の家は左側が燃えている）を見せることで、それを巧妙に実証した（図9参照）[*14]。患者は二つの家にはどんな違いもないと断固として主張したが、どちらの家に住みたいかを尋ねられると、一貫して燃えているほうの家を指そうとはしなかった。明らかにこの患者の脳は、無意識のうちに視覚情報を処理し、燃えているほうを避けるべき危険な家として分類していたのである。数年後には脳画像法を用いた研究によって、空間無視患者においても、被験者には見えていない刺激が、家や顔に反応する腹側視覚皮質の諸領域を活性化し得ることが示された[*15]。また、無視された言葉や数字の意味さえ、見えてはいなくても患者の脳に達していることがわかった[*16]。

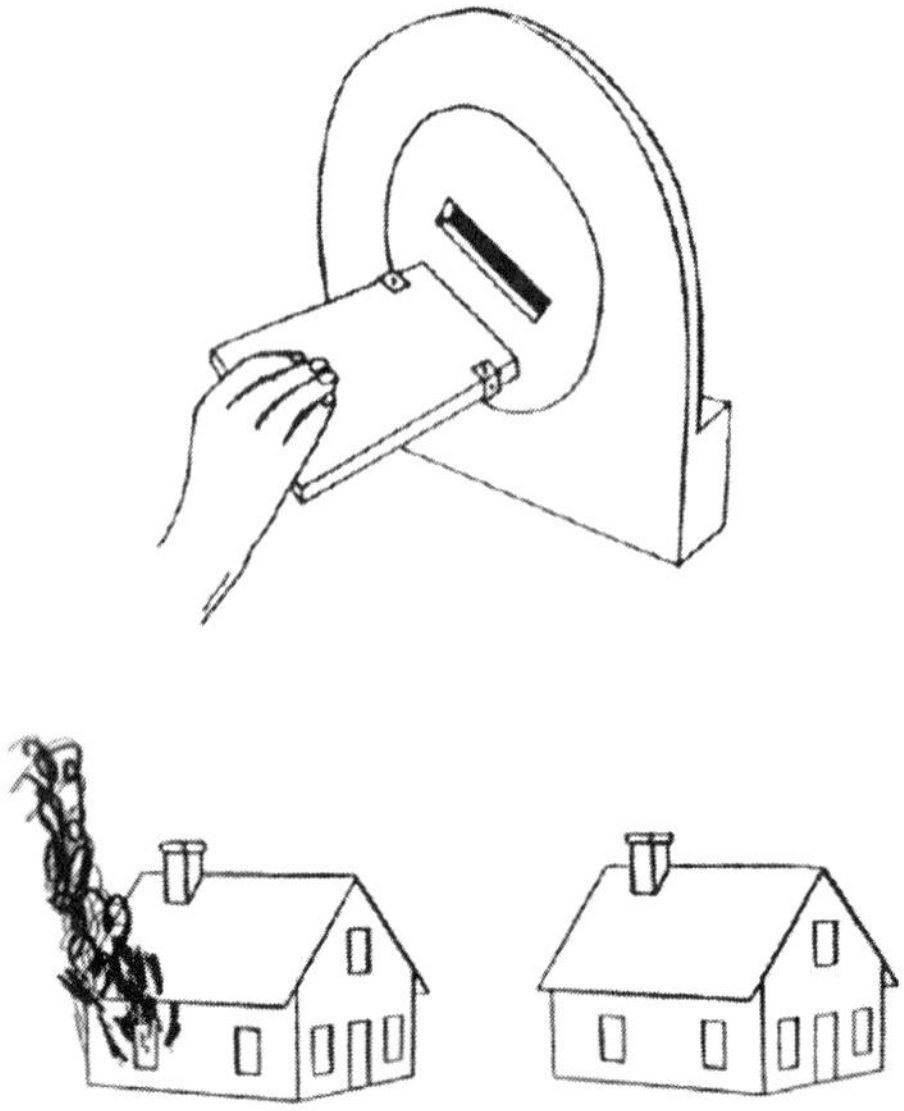

【図9】脳を損傷した患者を対象に行なわれた研究によって、皮質で無意識のうちにイメージが処理されていることを示す堅実な証拠が初めて得られた。グッデイルとミルナー（一九九二）の患者DFは、脳の損傷のためにすべての視覚認識能力を失い、斜めのスリット（上段）のような単純なものでも、図形を認知し記述することができなくなった。それにもかかわらず彼女は、スリットを通してカードを投函できた。この事実は、無意識のうちに複雑な手の動きが導かれていることを示す。マーシャルとハリガン（一九八八）の患者PSは左側の空間に注意を向けられず、下段の二つの家の違いを意識的に見分けられなかった。だが、どちらの家に住みたいかと尋ねられると、一貫して燃えているほうの家を指そうとはしなかった。これは、彼が絵の意味を無意識のうちに理解していることを示す。

脳の暗い側

当初これらの証拠はすべて、意識と無意識の分離の様態を変えていると考えられる、重度の、ときに大規模な脳の損傷を抱えた患者から得られたものであった。では、無傷の正常な脳も、深い視覚処理のレベルで無意識のうちにイメージを処理しているのだろうか？　皮質は気づきを欠いても機能し得るのか？

読解や算術など、学校で習得した高度な機能も、無意識のうちに実行されているのだろうか？　われわれは、これらの重要な問いに対して最初に肯定的な回答を得た最初の研究室の一つになった。脳画像法を用いて、見えていない言葉や数字が、皮質の深いところまで到達している事実をつきとめたのだ。

　第1章で説明したように、イメージを数十ミリ秒間表示させながら、被験者には見えないようにすることができる。この効果は、意識から隠したい重要なアイテムの直前、直後に他の図形を表示させてマスクすることで得られる（図7参照）。だが、このマスクされたイメージは、脳のどの部位まで達しているのだろうか？　われわれは、「閾下《いきか》プライミング」と呼ばれる巧妙な技法を用いてそれを確かめた。実験は次のように行なわれた。識閾下の単語や絵（プライム）をフラッシュした直後に、目に見えるアイテム（ターゲット）を表示させる。何度かトライアルが行なわれるが、ターゲットはプライムと同一のケースもあれば、異なるケースもある。たとえば、プライムとして「house」という単語を被験者に見えないようフラッシュしたあと、意識にとらえられる程度に十分に長く「radio」という単語を表示させる。すると被験者は、隠された単語に気づきさえせず、目に見えるターゲットのみに集中する。われわれは、被験者がターゲットを認識するのにどれくらいの時間がかかるかを、二つのキーのいずれかを押させることで測定した。たとえば、生物が表示された場合にはあるキーを、道具が表示された場合にはそれとは異なるキーを押させるなどといったように（これは、どのような課題でも構わない）。

　何十回もの実験によって確認された発見によれば、たとえ意識にはとらえられていなくても、先行する単語の存在は、同一単語が目に見えるよう最表示されたとき、その処理を早める[*17]。二つの単語の表示間隔が一秒以内なら、同一単語の繰り返しは、まったく気づかれずとも認識プロセスの促進をもたらすのである。かくして被験者は、「radio」に続いて「house」が表示される場合より、「radio」が表示される場合のほうが素早く反応し、間違いも少ない。この効果は、「閾下反復プライミング」と呼ばれる。呼び水のごとく、見えない単語によって言語処理の神経回路を誘導（プライム）することができるのだ。

現在では、脳に送られるプライミング情報は、抽象的なものでも構わないことがわかっている。たとえば、プライムを小文字（radio）、ターゲットを大文字（RADIO）で提示しても、プライミングは機能する。見た目には、これら二つの語は形状がかなり異なる。小文字の「a」は、大文字の「A」にまったく似ていない。要するに、文化的なきまりによって、これら二つの形状が同じ文字を表すと認識されているにすぎない。実験によってわかったところでは、驚くべきことに、この知識は熟練した読者では完全に無意識化しており、視覚システムの初期の段階で処理される。閾下プライミングは、大文字と小文字を変えても（radio-RADIO）、同一の文字を繰り返しても（radio-radio）、まったく同様の効果が得られる[*18]。このように無意識の情報の持つ効果は、抽象的な単語表現のレベルでも機能する。脳は、文字の形状の表面的な変化にもかかわらず、一目見ただけで文字の同一性を素早く認識できるのだ。

次のステップは、この作用がどこで生じるのかをつきとめることだった。われわれが実証したように、脳画像法は、無意識に留まる単語によって引き起こされるわずかな活性化を検出するのに十分なほど鋭敏だ[*19]。われわれはｆＭＲＩを用いて、閾下プライミングによって影響を受けた脳領域を示す、脳全体にわたる画像を取得した。その結果、腹側視覚皮質の大きな部分が、無意識のうちに活性化することがわかった。それには、形状認識の高度なメカニズムを備え、読解の初期段階の処理を実行する、紡錘状回《ぼうすいじょうかい》と呼ばれる領域が含まれる[*20]。この領域では、プライミングは文字の形状には依存しない。つまり紡錘状回は、大文字か小文字かを問わず、抽象的なレベルで単語の特定を行なう能力を持つ。[*21]

この実験が行なわれるまでは、紡錘状回はつねに意識的な処理に関与すると主張する研究者もいた。それは形状の見極めを可能にする、いわゆる腹側視覚経路を形成するが、彼らは、後頭視覚皮質と頭頂皮質の行動システムを結ぶ「背側」経路のみが無意識の作用の基盤をなすと考えていた。[*22] 画像や単語の特定に関与する腹側経路も、無意識のうちに機能し得る事実を示すことで、われわれが行なった実験は、その他の実験とともに「腹側経路＝意識、背側経路＝無意識」という単純な図式を振り払った。[*23] どちらの神経回路も、皮質の高みに位置するにもかかわらず、識閾下で機能する能力を備えているらしい。

意識なしの結合

何度も行なわれた閾下プライミングの実験は、視覚における意識の役割に関する神話を一掃した。かくして否定された考えの一つに、視覚的場面の個々の要素は気づきを欠いても処理し得るが、それらの統合には意識が必要とされるというものがある。この説は次のように考える。意識的な注意を欠くと、動きや色などの個々の要素が勝手に浮動し、一つの物体へと統合されない。[*24] 包括的な知覚表象が生じる前に、情報は脳のさまざまな領域の働きによって、ただ一つの「バインダー」「オブジェクトファイル」へとつなぎ合わされねばならない。ニューロンの同期[*25]や再入《リエントリー》[*26]によって可能になるこの結合プロセスは、意識的な処理の顕著な特徴だと主張する研究者もいる。

現在では、この考え方は間違いであることがわかっている。視覚の結合には、意識の働きなしでも生じ得るものもある。文字の単語への結合を例にとろう。明らかに文字は、一文字動かしただけで大きな差異をもたらす、「RANGE」と「ANGER」などの単語を混同しないよう、正確な順序で左から右に隣り合わせで配置されねばならない。われわれが行なった実験は、そのような結合が無意識のうちになされることを実証した。[*27]「RANGE」に「range」が先行するケースでは閾下反復プライミングが起こり、「anger」が先行する場合には起こらないことがわかったのだ。この結果は、識閾下の処理が文字そのものだけでなく、その配置にもきわめて鋭敏であることを示唆する。実際、「RANGE」という単語に対する被験者の反応の早さは、「anger」が先行しても、「tulip」などの、構成文字がまったく異なる単語が先行しても変わらなかった。閾下知覚は、二つの単語のあいだで八〇パーセントの構成文字が共通していてもそれらを混同したりはしない。閾下プライミングの効果は、たった一文字違うだけで劇的に変化する。

過去一〇年間、閾下知覚に関するこの種の効果は、単語のみならず顔、写真、絵などを用いて何百回と再現されてきた。[*28] そしてそれによって、意識的な視覚経験は、目から受け取った生《なま》の入力情報とはかけはなれた、高度な処理を経たイメージだという結論が得られている。私たちは、網膜に映るとおりに外界を見ているのではない。もし網膜に映るとおりに見ているのなら、その光景は、一連の明るいピクセルと暗いピクセルから成る歪んだ集積が網膜の中心に向けて生じ、血管に覆われ、視神経が脳へと伸びる「盲点」の位置には大きな穴があき、などといったように、恐ろしく不快なものに見えるだろう。そしてイメージは、目の焦点が移動するにつれ、つねにぼやけたり変化したりするはずだ。それに対し私たちが実際に見ているのは、視覚世界に関する過去の類似の経験に基づく大規模な再解釈によって、網膜や盲点の欠陥が修正され、目や頭が動いても外界の像が安定するよう矯正された三次元の光景なのである。これらの処理はすべて無意識のうちに実行される。とはいえその多くはきわめて複雑で、コンピューターでそのモデルを構築するのは非常にむずかしい。たとえば私たちの視覚システムは、画像中に陰影を検出し、その分を減算する（図10参照）。一目見ただけで、脳は光源の位置を無意識のうちに推測し、物体の形状、不透明度、反射率、輝度を推定するのだ。

目を開けているあいだ、視覚皮質では大規模な並行処理が生じる。しかし、私たちはそれに気づかない。

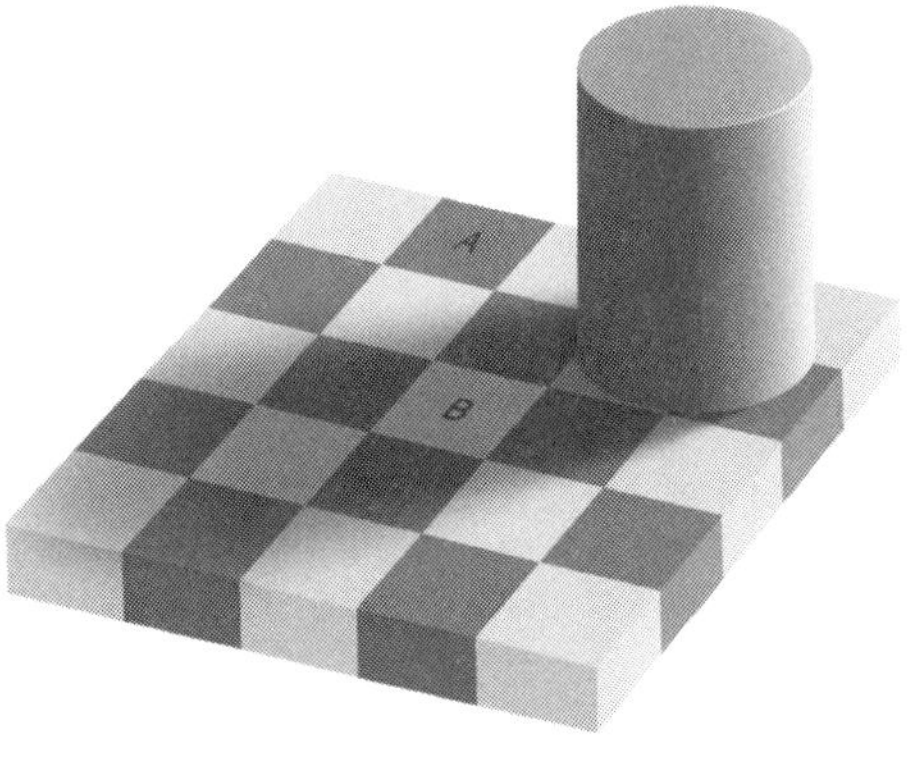

【図10】 私たちの視覚の背後では、強力な無意識の計算が実行されている。図は何の変哲もないチェス盤である。一見すると、マスAはマスBより暗く見えるはずだ。ところが驚いたことに、どちらのマスも同じ濃さで印刷されている（周囲のマスを覆えば確認できる）。この錯覚をいかに説明できるのか？　一瞬のうちにあなたの脳はこの図を解析し、光が右上から射し、円筒がチェス盤に影を投げかけていることを見て取り、イメージから影の分の暗さを減算し、影の下になるマスの真の色合いと推定されたものをあなたに見せる。つまり、これらの複雑な計算の最終結果のみが意識にのぼるのだ。

視覚の内的機能には何も気づかずに、計算やチェスをしているあいだなど、自分が何らかの努力をしていると感じられるときにのみ、脳は懸命に働いていると考える。私たちは、スムーズな視覚世界という単純な印象を生むのにも、どれほど困難な作業が背後で実行されているのかについて何も知らない。

無意識にチェスをプレイする

無意識的な視覚の力を示すもう一つの証拠として、チェスの試合を考えてみよう。チェスのグランドマスター、ガルリ・カスパロフは、試合に集中しているとき、「白のクイーンが黒のルークにとられそうだ」などと気づくために、意識して駒の配置に注意を向けているのだろうか？　それとも、比較的些細な駒同士の関係は視覚システムが自動的に処理し、本人の意識はもっと大局的な戦略に焦点を絞っているのか？

直観的に考えると、チェスのグランドマスターは反射的に盤面の分析をしているかのように思える。事実グランドマスターは、盤面を一目見さえすれば、自動的にそれを有意味ないくつかの構成要素に分けて解析することで駒の配置を評価し、その詳細を記憶しておけることが研究によって実証されている。[*29] また最近の研究では、この要素分析はまったく無意識のうちに処理されることが判明している。単純化した盤面を二〇ミリ秒間フラッシュし、直前、直後をマスクではさんでそれを不可視にすることができるが、それでもそれはグランドマスターの判断に影響を及ぼす。[*30] ただしこの実験結果は、熟達したチェスプレイヤーのみに、また王手がかかっているかどうかを判断するなどの、意味がある問題の解法のみに当てはまる。つまり、視覚システムは駒の種類（ルークかナイトか）と位置を考慮し、それらの情報を素早く包括的な意味（「黒のキングに王手がかかっている」）に統合するのだ。そしてこれらの高度な処理は、完全に意識的な気づきの外で生じる。

声を見る

ここまではすべて、視覚を題材とする事例を取り上げた。では意識は、タイプが異なるいくつかの感覚入力モードを、一貫した全体へと結びつける接着剤の役割を果たせるのだろうか？　映画を鑑賞しているとき、視覚と聴覚の入力情報を融合するために意識が必要なのか？　驚くべきことに、ここでも答えは「ノー」だ。タイプが異なるいくつかの感覚入力の結合すら無意識のうちになされ、私たちは最終的な結果に気づくだけなのである。この結論は、ハリー・マガークとジョン・マクドナルドによって一九七六年に初めて報告された、「マガーク効果」と呼ばれる錯覚の研究から得られた。[*31] インターネットで検索できるデモビデオでは、[*32] 話者は「ダ　ダ　ダ　ダ」と言っているかのように聞こえる。ところが目を閉じて聞くと、本来の聴覚刺激は「バ　バ　バ　バ」であることに気づく。どうしてそのような錯覚が起こるのか？　理由はこうだ。視覚上では話者の口の動きは「ガ」であるにもかかわらず、聴覚上では「バ」という音声を受け取るため、視聴者の脳は矛盾に直面する。そして脳は、二つの情報を融合することで無意識のうちにこの矛盾を解消する。二つの感覚入力が十分に同期していると、脳はそれらを一つの中間的な知覚表象、すなわち聴覚入力の「バ」と視覚入力の「ガ」の折衷音「ダ」へと結びつけるのだ。

この聴覚の錯覚は、私たちの意識的な経験が、遅れた段階で再構築されたものであることを明らかにする。私たちは、耳に到達する音波を聞いているわけでもなければ、目に入ってくる光子を見ているわけでもない。私たちにアクセス可能なのは、生の感覚データではなく、巧妙に再構築された外界の表象なのである。その背後では、受け取った感覚情報のあらゆる断片を吟味し、信頼度に基づいて重みづけ、一貫した全体へと結びつける賢い探偵として、脳が機能している。主観的には、感覚情報の再構築がなされているとはまったく感じられない。私たちは、融合された「ダ」という音声を推論しているという印象をまったく受けず、ただ聞くだけだ。にもかかわらず、マガーク効果のデモビデオで私たちが聞くものは、明らかに視覚と聴覚の両者に起因する。

このような複数の感覚の融合は、脳のどの部位で生じるのだろうか？　脳画像を用いた研究では、マガーク効果による意識的な錯覚が最終的に形成されるのは、聴覚や視覚の初期段階の処理が行なわれる脳領域ではなく、前頭皮質においてであることが示されている[*33]。また、意識的知覚の内容は最初に高次の領域で作り出され、それから初期段階の感覚野に送り返される。明らかに複雑な感覚作用の多くは意識の及ばないところで実行され、最終的にはあたかも感覚器官から直接飛び込んできたかのごとく心の目にスムーズに映るよう、外界の光景を組み立てる。

では、いかなる情報も無意識のうちに組み立てることが可能なのだろうか？　おそらくそうではないだろう。視覚、音声認識、熟達したチェスの技量には共通点がある。それらはすべて、極端に自動的で熟成を要する。おそらくそれゆえ、それらの情報は気づきの働きなしに組み立てられねばならない。神経生理学者のヴォルフ・ジンガーは、二種類の結合を区別すべきだと指摘する[*34]。ルーチン結合は、感覚入力の特定の組み合わせに特化したニューロン群によってコード化される。それに対し非ルーチン結合には、未知の組み合わせの新たな形成が必要とされる（したがっておそらくは、脳の同期に基づく、より意識的な状態に仲介されるのではないかと考えられる）。

皮質による知覚の合成に関しては、このより緻密な見方のほうが、はるかに真実に近いのだろう。誕生時から、脳は外界がどのように見えるかに関して徹底的なトレーニングを受けている。環境との何年にもわたる相互作用は、物体のどの部分とどの部分が頻繁に共に出現するかについて、詳細な統計情報を構築できるようにする。視覚ニューロンは、度重なる経験を通じて、馴染みの物体を特徴づける、諸部分の特定の組み合わせに特化し始める[35]。学習後、それらのニューロンは、麻酔をかけられた状態でも該当する組み合わせに反応し続ける。明らかにこの事実は、この形態の結合が意識を必要としないことを示す。書かれた語を認識する能力は、おそらくその種の無意識の統計的な学習に依拠しているのではないだろうか。大人になるまでに無数の単語を目にしているはずの平均的な読者の視覚皮質は、「the」「un」「tion」など、頻出する文字列の特定に専門化したニューロンを含むのであろう[36]。同様に、熟達したチェスプレイヤーにおいては、一部のニューロンが盤面の認識のために調整されているのかもしれない。専用の脳神経回路に組み込まれたこの種の自動的な結合は、意外な単語同士の文章への結合などとはまったく異なる。コメディ俳優グルーチョ・マルクスのセリフ「光陰矢のごとし。ショウジョウバエはバナナを好む（Time flies like an arrow; fruit flies like a banana)」を聞いてにやりとするとき、これらの単語はあなたの脳の内部で初めて結びつく。この結合の少なくとも一部は、意識を必要とするように思われる。事実、脳画像法を用いた実験によれば、麻酔下では、単語を文章に統合する脳の能力は大幅に低下する[37]。

私たちの視覚システムは、賢くも無意識のうちにいくつかの文字を単語へと組み立てる能力を持つ。しかし気づきを欠きながら単語の意味まで処理できるのだろうか？　それともたった一語を理解するにも意識が必要なのか？　この見かけは単純な問いに答えるのは、恐ろしく困難だ。これまでこの問いに関しては、二派の科学者たちによって、まるで狂犬同士のけんかのような激論が繰り返されてきた。そして両陣営とも、答えは明らかだと主張する。

単語の理解に、意識が不要であり得るのだろうか？　ジョン・ロックの名著『人間悟性論』（一六九〇）にあるように、意識を「心をよぎるものの知覚」と定義するなら、いかにして気づきを欠いて心が語の意味を理解できるのかを解明することは非常に困難であろう。理解（comprehension　語源的には「合わせてつかまえる」こと、「常識的な判断力」によって意味の断片を集めることを意味する）と意識（「合わせて知る」こと）は、心の内部ではきわめて密接に結びついているので、ほとんど同義語とも見なせる。

語の意味の「理解」のような基本的な処理に意識が必要なら、言語はいかに機能するのだろうか？　本書を読んでいるたった今、あなたは単語を一貫したメッセージに組み立てる以前の段階で、各単語の意味を意識的に処理しているのだろうか？　そんなことはない。あなたの意識は、全体的な論点と論理に焦点を絞っているはずだ。各単語は、一目見れば議論の全体的な構造のなかに当てはめられる。私たちは、記号による意味の喚起を内省によってとらえたりはしない。

真相はいかに？　この問いについては、三〇年にわたる心理学研究や脳画像研究を通じて最終的な結論が得られた。推測や反論が繰り返されることで、この問いに関してやがて一つの結論が集約されていく過程は、それ自体でおもしろいストーリーになる。

このストーリーは、一九五〇年代に「カクテルパーティー効果」の研究によって幕が切って落とされた。[*38] 騒がしいパーティーを想像してみよう。あなたのまわりではさまざまな会話が飛び交っている。だが、そのうちのたった一つに注意を集中することがある。注意がフィルターとして機能して特定の声を選択し、他のすべてを捨て去るのだ。しかしほんとうにそうなのか？　イギリスの心理学者ドナルド・ブロードベントは、「注意は、低次の処理を妨げるフィルターとして機能する」と主張した。彼の推測によれば、注意が向けられていない声は、理解に影響を及ぼす以前に、特定の知覚レベルで遮断される。[*39] だが、この説は検証に耐えなかった。突然背後で、招待客の一人があなたの名前を小さな声で呼んだとしよう。ただちにあなたの注意は、この人物に向けられるはずだ。つまり、あなたの脳が注意の対象になっていなかった言葉を処理した結果、その言葉はあなたの名前という意味を持つ表象として現れる。[*40] この効果は慎重な実験を通して確認できるが、それによって、注意を向けられていない言葉が、その時に注意を払っている会話での判断に影響を及ぼし得ることさえ示されている。[*41]

カクテルパーティー効果や、その他の分割的注意に関する実験は、無意識による理解のプロセスの存在を示す。しかしそれらは確固たる証拠になるのか？　否。それらの実験では、被験者は注意の分割を否定し、注意を向けていなかった（すなわち名前が呼ばれる前の）会話の流れはまったく聞いていないと断固として主張する。だが、ほんとうにそうだろうか？　懐疑家はその種の実験を、「注意が向けられていなかった会話の流れは真に無意識的なものではない」として、いとも簡単に握りつぶす。被験者の注意は、ある会話の流れから別の流れへと、きわめて迅速に向け替えられたのかもしれない。あるいは会話の合間に、一語か二語が通過していたのかもしれない。日常生活ではとても印象的なカクテルパーティー効果も、実験室で無意識の処理を検証するために用いるとなると、多くの困難をともなう。

一九七〇年代、ケンブリッジ大学の心理学者アンソニー・マルセルは、さらに一歩先に進んだ。マスキング技術を用いて、意識的知覚の限界値未満の期間だけ、単語をフラッシュしたのだ。この方法によって、彼は完全な不可視性を得ることができた。全被験者が、すべてのトライアルで何も見なかったと報告したのである。たとえ隠された単語が存在すると教えても、それを知覚することはできなかった。それが何かを無理に言わせても、英語の単語なのか、それともランダムな子音の集まりなのかを返答できなかった。それにもかかわらずマルセルは、被験者の脳が、隠された単語を意味に至るまで無意識のうちに処理している事実を示すことができた[*42]。ある重要な実験で彼は、「blue（青）」や「red（赤）」などの色に関する単語をフラッシュした。被験者はフラッシュされた単語が見えなかったと報告したが、次にそれに対応する色を選択するよう求めると、他の無関係な単語が表示された場合に比べ、およそ二〇分の一秒素早く反応した。つまり、被験者には見えていない、色を表す単語が、それに対応する色を選ぶよう被験者を誘導《プライム》したのである〔以下このようなプライムを引き起こす単語を「プライムワード」と訳す〕。この結果は、被験者の脳が隠された単語の意味を無意識にとらえていることを意味する。

マルセルの実験は、もう一つ注目すべき現象を見出した。どうやら脳は、あいまいなものや文脈に無関係なものも含め、単語の持つあらゆる意味を無意識のうちに処理しているらしい[*43]。たとえばあなたの耳に「bank」という単語をささやいたとする。最初に「銀行」が思い浮かんだあと、「土手」のことを言っているのだろうとやがて思い直すかもしれない。意識上では、同時にはたった一つの意味に気づけるにすぎないように思われる。どの意味が選択されるかは、明らかに文脈に影響される。ロバート・レッドフォード監督の美しい映画『リバー・ランズ・スルー・イット』（米・一九九二）が話題にのぼっていれば、「bank」という単語は水に関係する意味を誘導する。実験では、単語「bank」は、「river（川）」などの一語を先に見せるだけで単語「water（水）」を、また、「save（貯蓄する）」を先に見せるだけで単語「money（お金）」を誘導するに十分であることを示せる。[*44]

重要な指摘をすると、文脈への適応は、意識のレベルでしか生じないらしい。マルセルの観察によれば、プライムワードをマスクして意識にとらえられないようにすると、両方の意味がともに活性化される。つまり「bank」をフラッシュすると、たとえ文脈上「川」の意味が強かったとしても、「money」と「water」の両方が誘導される。このように無意識の心は、一つの単語が持つあらゆる意味的な結合を蓄え、同時に取り出せるほど賢い。しかもそのことは、その単語があいまいな場合でも、あるいは一つの意味のみが文脈に適合する場合でも当てはまる。無意識の心はさまざまな意味を提示し、意識は選択するのだ。

無意識の大論争

マルセルによる意味のプライミングの実験はとても創造的で、単語の意味の高度な処理が無意識のうちに起こり得ることを強く示唆する。しかし完璧ではない。筋金入りの懐疑家はそれに納得せず[*45]、無意識における意味の処理に関して激しい論争が巻き起こった。

懐疑家の主張は、まったく無根拠ではない。そもそもマルセルが検出した識閾下の影響はごくわずかで、ほとんど無視しても差し支えないほどだ。単語のフラッシュはごくわずかに視覚処理を早めるが、その期間はときに一〇〇分の一秒にも満たない。もしかするとこの効果は、隠された単語が、記憶にほとんど、あるいは何の痕跡も残さないほどほんのわずかな期間だけ実際には見えた、ごく一部のトライアルで生じたのかもしれない。このように、マルセルの実験でのプライムワードは、つねに無意識のうちに処理されていたわけではないと、批判者は主張する。彼らの見解によれば、「私には何の単語も見えなかった」という被験者の実験終了時の報告は、彼らがプライムワードをまったく見なかったことの確たる証拠にはならない。プライムワードに被験者が気づいたか否かの評価は、可能な限り客観的に細心の注意を払って下される必要がある。たとえば、隠された単語が何かをあえて被験者に当てさせたり、特定の基準に従ってそれを分類させたりするなどの二次的な課題を課し、その成績がランダムであった場合にのみ、プライムワードがほんとうに見えていなかったと言えるだろう。もちろんこの二次的な課題は、メインの実験と同じ条件下で行なわれねばならない。マルセルの実験では、このような条件が満たされていなかったか、あるいは満たされていても、実際には被験者は何回かプライムワードを見ていたなど、偶然のレベルを超えた反応の素早さが得られる何らかの要因があったのだと、懐疑家は主張する。

　このような批判に対応するために、無意識の処理を支持する研究者は、実験方法をより厳密にした。しかしそれでも、単語、数字、そしてイメージですら無意識のうちに把握し得るという結果が得られた。[*46]一九九六年、シアトルの心理学者アンソニー・グリーンウォルドは、著名な科学雑誌『サイエンス』に、単語の情動的な意味が無意識のうちに処理されていることの決定的な証拠を提起すると見なせる研究を発表した。この実験で彼は、二つのキーのいずれかを押すことで、情動的にポジティブな単語とネガティブな単語を分類するよう被験者に求めた。実は、これらの目に見えるターゲットワードに先行して、被験者には見えないプライムワードが表示されていた。ターゲットとプライムのペアには、いずれもポジティブまたはネガティブな単語から成り、意味を補強し合うケースと（「happy〈幸福〉」と「joy〈喜び〉」など）、不整合なケース（「rape〈レイプ〉」と「joy〈喜び〉」など）があった。できるだけ素早く反応するよう求めると、後者より前者のケースでのほうが、よい成績が得られた。二つの単語によって喚起される情動的な意味は、どうやら無意識のうちに積み重ねられ、それらが同種の情動を共有する場合には被験者の反応を促進し、そうでない場合には妨げるらしい。

グリーンウォルドの実験の結果は、簡単に再現できる。これらの実験に参加したほとんどの被験者は、隠されたプライムワードが見えなかったと報告したばかりか、偶然のレベル以上に、それらを同定したり情動の種類を判断したりすることはできなかった。さらに言えば、プライムワードを直接的に推測する課題の成績は、その単語の文脈適合性とは無関係だった。ならばプライミング効果の存在を示す実験結果は、ごく少数の被験者がプライムワードを実際に見たために得られたとは思えない。ここに至ってようやく、情動的な意味は、無意識のうちに活性化し得ることを示す確たる証拠が見つかった。

と、ほんとうに言えるのだろうか？　『サイエンス』誌の厳密な審査には通ったにしろ、彼が提起した説に対するもっとも頑固な批判者は、グリーンウォルド自身であった。彼は数年後、学生のリチャード・エイブラムスとともに、自らが行なった実験に関して別の解釈を提起している。[*47] 彼の指摘によれば、実験は数種類の単語を繰り返し用いたにすぎなかった。おそらく被験者は、限られた時間のなかで同じ単語に頻繁に反応したために、意味ではなく文字列そのものを「ポジティブ」か「ネガティブ」かの分類に結びつけたのかもしれない。この指摘には一理ある。というのも、『サイエンス』誌に掲載された実験では、プライムワード、およびターゲットワードとして同じ単語が繰り返し提示されており、被験者はつねに同じ規則に従ってそれらを分類していたからだ。したがってたとえば、「happy」という単語をポジティブなものとして意識的に二〇回分類したあと、被験者の脳は、「文字列〈h-a-p-p-y〉→〈ポジティブ〉」という、意味が捨象《しゃしょう》された直接的な反応経路を形成したのかもしれない。[*48] そうグリーンウォルドは推測した。

残念なことに、この直観は正しいことがやがて判明する。確かにプライミングが識閾下で生じるという点に間違いはなかったのだが、意味をバイパスしていることがわかったのだ。グリーンウォルドはまず、無意味になるよう文字の順序を変えたプライムワードが、正しいものと同程度に有効であることを示した。たとえば「happy」も「hypap」も、プライムワードとして同程度の強さで機能した。次に彼は、ターゲットとして目に見える単語と、プライムとして提示される隠された単語の類似性を注意深く操作した。ある決定的な実験では、ターゲットとして「tulip（チューリップ）」と「humor（ユーモア）」を表示させた。当然ながら被験者は、それらを「ポジティブ」に分類した。それからグリーンウォルドは、これら二つの単語を組み合わせて「tumor（腫瘍）」という、ネガティブな意味を持つ単語を生成し、意識にはとらえられないように表示させた。

注目すべきことに、ネガティブな単語「tumor」は、ターゲットワードをポジティブに分類する反応を無意識のうちに誘導した。つまり被験者の脳は、「tumor」という単語と、それが引き出された二つの単語「tulip」「humor」を、互いに意味が正反対であるにもかかわらず識閾下では同列に扱ったのである。この実験は、プライミングが、特定の文字のセットと、それに対する反応のあいだの浅い結びつきに依存することを示す決定的な証拠になった。グリーンウォルドの実験には、確かに無意識の知覚が関与していたが、単語の深い意味との関わりはなかったのだ。少なくともこのような実験条件のもとでは、無意識の処理は、とても賢いとは言えない。単語の意味ではなく、文字と反応のマッピングに依拠しているにすぎないのだから。

かくしてアンソニー・グリーンウォルドは、自分が『サイエンス』誌に発表した「意味」による解釈を自らの手で葬り去った。

無意識の算術

一九九八年頃は、無意識による意味の処理の研究は混沌としていたが、われわれはグリーンウォルドの実験が決定的なものだとは考えていなかった。彼が行なった実験の奇異な点は、被験者の反応に四〇〇ミリ秒という厳密なタイムリミットが切られていたことである。この期間は、「tumor」のような使用頻度の低い単語の意味を処理するにはあまりにも短すぎるのかもしれない。そのような切り詰められた期限を設定されたため、脳は文字と反応を結びつけることしかできなかった可能性が考えられる。もう少し条件を緩和すれば、単語の意味も無意識のうちに分析されるのではないだろうか。そう考えたリオネル・ナカーシュと私は、単語の意味も無意識のうちに活性化し得ることを決定的に証明する実験を開始した。[*49]

われわれは、無意識による最大の効果が得られるよう、意味ある単語のカテゴリーのなかでももっとも単純な、数字を用いることにした。10よりも小さい数は特別だ。それらはごく短く、頻繁に出現し、非常によく知られ、幼い頃から徹底的に教え込まれ、その意味はまったく単純である。しかも一文字で伝達できる。われわれが行なった実験では、数字の1、4、6、9のいずれかをフラッシュした。その際、直前直後にはそれらの数字を完全に不可視にする、ランダムな文字から構成される文字列を、さらにはその直後に、はっきりと被験者に見えるよう二つ目の数字を表示させた。

それからわれわれは、被験者にごく単純な質問をし、できるだけ迅速に回答するよう求めた。たとえば「あなたが見た数字は5より大きかったですか、それとも小さかったですか」などと問うた。被験者は、隠された数字には何も気づいていなかった。実験の最後に行なったテストでは、その事実を教えたが、被験者はやはり隠された数字を見ることはできず、大きいか小さいかを分類できなかった。それにもかかわらず、不可視の数字は、意味のプライミングを引き起こした。それらがターゲットと不整合なケースに比べ（たとえば一方が5より小さく他方が大きい場合）、整合性があるケースでのほうが（たとえばともに5より大きい場合）被験者はより素早く反応したのだ。具体的に言えば、被験者には見えないよう9をまずフラッシュすると、9と6に対する被験者の反応は早くなり、4と1に対する反応は遅くなる。

脳画像法を用いることで、この効果の形跡を皮質に検出できた。手に指令を送る運動皮質にごく小さな活性化が見られたのだ。これは、不可視の刺激に対する反応として妥当なものである。このように、無意識の決定は、脳内で知覚領域から運動制御領域へと受け渡される（図11参照）。そしてこの効果は、被験者には見えない数字が持つ意味に対する無意識の分類からのみ生じ得る。

それに続く実験は、懐疑家を完全に黙らせるに十分なものだった。そこで得られたサブリミナル効果は、

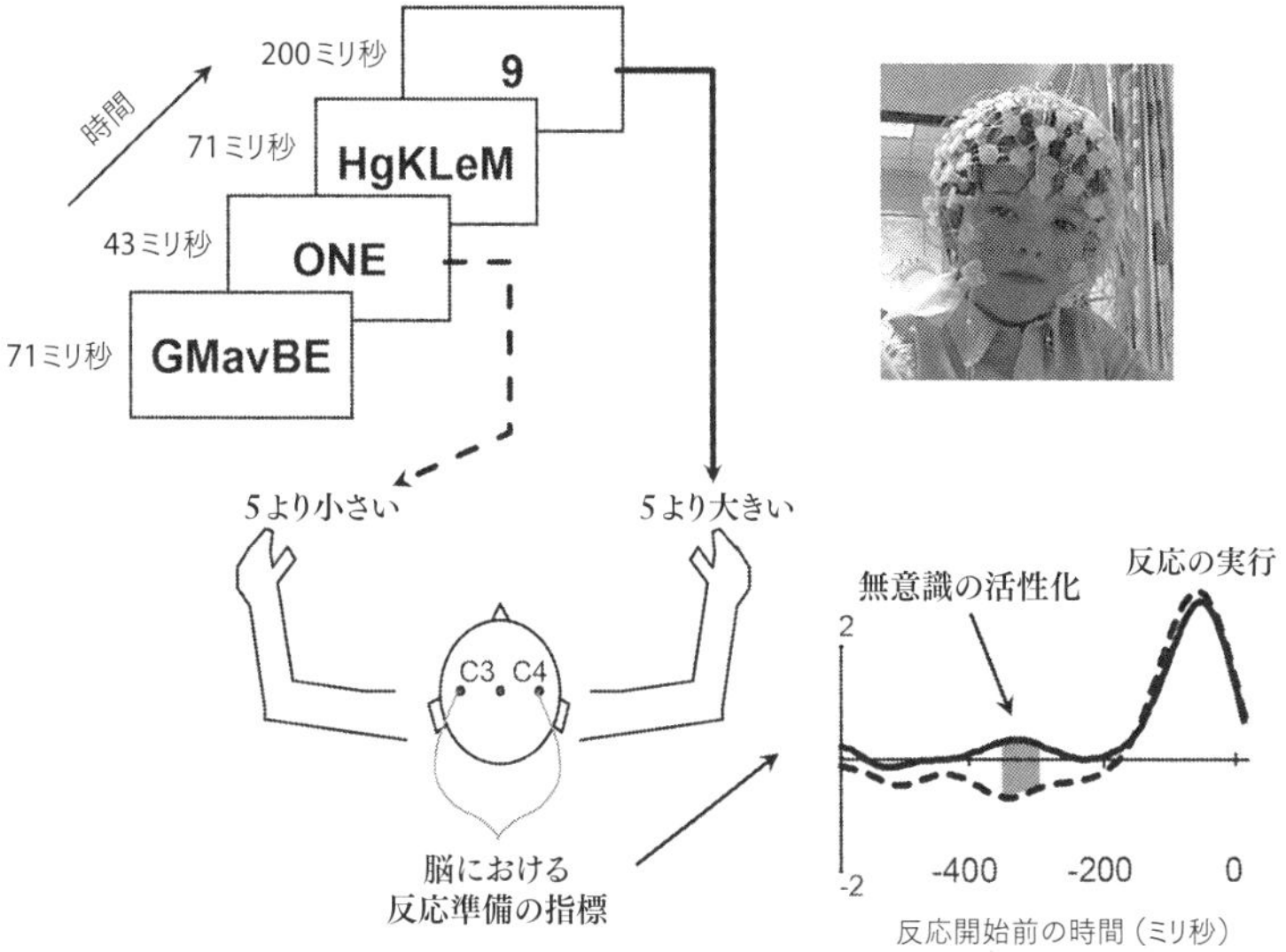

【図11】 運動皮質は、見えない刺激に対する反応を準備する。この実験では、被験者は表示された数字が5より大きいか小さいかを判別するよう求められた。この例では、数字の9は目に見えるターゲットである。このターゲットの数字の前には、隠された数字がフラッシュされている（「one」という単語）。隠された数字は被験者には見えないが、それにもかかわらず手に指令を送ろうとする運動皮質にわずかな無意識の活性化が見られる。これは見えない刺激に対する反応として適切なものと考えられる。このように目に見えていないシンボルは、同定されたうえで任意の指示に従って処理され、さらには運動皮質へと伝達される場合がある。

数の表記方法とはまったく無関係であった。「four」も「4」も同程度に「4」を誘導したのだ。この事実は、すべての効果が、抽象的な意味のレベルで生じることを示唆する。また、のちにわれわれは、プライムが目に見えない視覚的な数字で、ターゲットが耳に聞こえる音声による数であっても、プライミングが成立することを確認した。[*50]

われわれが行なった最初の実験では、プライミング効果は、視覚的な形状と反応のあいだの直接的な結びつきによって引き起こされた可能性があった。これは、情動的な単語を用いたグリーンウォルドの実験が抱えていた問題と同じものだ。しかしその後の実験での数字によるプライミングは、この問題を回避できた。われわれは、実験を通じて被験者によって一度も意識的に見られることのなかった隠された数字が、それでも意味のプライミングを引き起こすことを実証した。[*51] 脳の活動をｆＭＲＩでスキャンすることで、左右の頭頂葉に位置する「数覚」を司る脳の領域が、見えない数字の影響を受けていることを示す直接的な証拠さえ得られた。[*52] この領域は数の量的な意味をコード化し、[*53] 特定の量に調整されたニューロンを宿していると考えられる。[*54] 閾下プライミングの実験で、同じ数を二度表示させると（nine と9など）、この領域の活動はつねに低下した。これは「反復抑制」「順応」などとして長く知られてきた現象で、同じアイテムが二度表示された事実をニューロンが認識していることを示す。どうやら量をコード化して持つニューロンは、最初の表示が不可視であっても、同じ数の再度の表示に慣れるようだ。証拠は集まりつつあった。高次の脳領域は特定の意味をとらえ、意識の働きなしでも活性化し得るのだ。

決定的な証拠は、数のプライミング効果が意味の重なりの程度に応じて変化することが示されたときに得られた。[*55] 最大のプライミング効果は、同じ数が表示されたときに（識閾下の four と4など）得られ、近接する数（three と4など）の場合にはやや低下し、二つの数値に2の差があると（two と4など）さらに低下する。この傾向はさらに続く。このような意味的な距離の効果は、数の意味の存在を示す証拠になる。被験者の脳が、4が2や1より3に類似することをコード化する限りにおいて（これは無意識における数の意味の抽出を示す決定的な証拠になる）、そのような効果が生じ得るのだから。

意識の働きなしに概念を結合する

懐疑家の奥の手は、われわれの実験を受け入れつつも、「数は特殊だ」と主張することだった。「大人は、数字という限定された単語に子どもの頃から十分に慣らされてきたのだから、それらを自動的に理解できても何ら不思議ではない。だが、それ以外のタイプの単語は違う。それらの意味は、意識の働きなしには表現し得ない」というわけだ。しかし懐疑家によるこの最後の抵抗も、類似のプライミング技術によって、数以外の単語でも意味に関する同様な整合性効果が得られる事実が示されたときに潰え去った。[*56] たとえば、ターゲットワード「piano（ピアノ）」が動物ではなくモノであるという判断は、不可視のプライムワードがそれと整合性のある「chair（椅子）」なら促進され、不整合な「cat（ネコ）」なら妨げられる。

脳画像法も認知科学者の結論を支持した。ニューロンの活動記録は、意味の処理に関わる脳領域が、意識の働きなしに活性化し得ることを示す直接的な証拠を提供する。われわれはある研究で、脳の奥深く、すなわち情動の処理に特化した皮質下の領域に埋め込まれた電極を有効活用できた。[*57] もちろん実験は、健常者ではなくてんかん患者を対象に行なわれた。世界の多くの病院では、てんかん性放電の発生源を特定し、最終的には損なわれた細胞を切除するために、患者の頭蓋の奥深くに電極を挿入することが臨床的な常套手段として実施されている。患者の許可が得られれば、てんかん発作が起こっていないときに、科学的な目的でそれを活用できる。それによって科学者は、特定の狭い脳領域の平均的な活動を、あるいは場合によっては一つのニューロンによって発せられるシグナルさえも測定できる。

われわれの実験では、情動に関与する脳の構造、扁桃体に達する電極を利用できた。前述のとおり、扁桃体は、ヘビやクモ、あるいはホラー映画の音楽、見知らぬ人の顔など、恐怖を引き起こすあらゆる種類の事象に反応する。不可視にしたヘビや人の顔のイメージにさえ反応する。*58 では、この領域は、無意識のうちに提示された、恐怖を引き起こす単語によって活性化するだろうか？　われわれはそれを確かめるために、「rape（レイプ）」「danger（危険）」「poison（毒）」など、不安を喚起する意味を持つ単語を、被験者には見えないようフラッシュした。その結果、予想どおり、「fridge（冷蔵庫）」「sonata（ソナタ）」などの情動的に中立的な単語を表示したときには生じなかった電気シグナルが記録された。つまり扁桃体は、被験者本人には見えていない単語を「見た」のだ。

この効果は著しく緩慢で、見えない単語が無意識の情動反応を引き起こすのには〇・五秒以上がかかる。しかし活性化は、完全に無意識のうちに生じる。扁桃体に発火が検出されても、被験者はいかなる単語も見なかったと主張し、無理に推測させても何も答えられなかったのだ。このように文字に書かれた単語は、意識の働きなしにゆっくりと脳に伝えられ、同定され、そして理解されさえするのである。

扁桃体は皮質の一部ではない。したがって、この実験は例外的なもので、そのために、より自動化された反応が得られたのかもしれない。ならば言語を司る皮質の領域は、無意識の意味に反応して発火するだろうか？　さらなる実験によって、その答えは「イエス」であることがわかった。この結論は、意外な意味に対する脳の反応を特徴づける皮質の脳波の測定に基づく。「At breakfast, I like my coffee with cream and socks（私は朝食時、コーヒーにクリームと靴下を入れる）」などのおかしな文を読むとき、「socks（靴下）」の不整合な意味はＮ４００と呼ばれる特殊な脳波を生む（Ｎは脳波の形状に言及し、頭頂部に出現する陰性電位を言う。４００は頂点潜時を指し、単語出現からおよそ四〇〇ミリ秒後を意味する）。

　Ｎ４００は、ある単語がどの程度文脈に適合しているかを評価する、高度な作用を反映する。その大きさは、語句の不合理さの程度に応じて変わり、語句の意味がおおよそ妥当であった場合には非常に小さな、また、まったく意外なものであった場合にはより大きなＮ４００が生じる。特筆すべきことに、脳のこの現象は、語句がマスキング[*59]や、非注意性盲目[*60]によって不可視化されていた場合でも起こる。かくして側頭葉のニューロンネットワークは、見えない語句のさまざまな意味ばかりでなく、過去に生じた意識的な文脈との整合性の評価までをも自動的に処理する。

　最近になってシモン・ファン・ハールと私は、Ｎ４００が、単語の無意識の結びつきを反映し得ることを示した[*61]。この実験では、まず二つの単語が連続して表示されるが、どちらも被験者に気づかれないようマスクされていた。表示される二つの単語は、「not happy（幸福ではない）」「very happy（非常に幸福）」「not sad（悲しくない）」「very sad（非常に悲しい）」などのように、組み合わせてポジティブ、もしくはネガティブな意味を表すよう選ばれていた。そして、これらの組み合わせが識閾下で提示された直後、「love（愛）」「war（戦争）」など、ポジティブ、またはネガティブな意味を持つ単語が見えるよう表示された。その結果、これらの意識された単語によって引き起こされたＮ４００脳波は、無意識のより広い文脈によって調節されることが判明した。単語「war」にそれとは不調和な単語「happy」が先行すると、大きなＮ４００が引き起こされるばかりでなく、この効果は、意味を強調する「very」や、否定を意味する「not」との組み合わせに応じて、強くなったり弱くなったりした。つまり脳は、「very happy war（非常に幸福な戦争）」のような表現の不調和を検出し、「not happy war（不幸な戦争）」や「very sad war（非常に悲しい戦争）」などの表現の適切さを無意識のうちに判断しているのだ。かくしてこの実験は、的確な語句の統語法《シンタックス》や意味を無意識に処理する能力が脳には備わっていることを示す、これ以上はない証拠を提示する。[*62]

これらの実験のもっとも注目すべき点は、語句が被験者に見えているか否かにかかわらず、Ｎ４００脳波はまったく同じ大きさを示すことだ。この発見には、さまざまな意味がある。第一に、それはある面で、意識は意味に無関係であることを示す。ときに私たちの脳は、本人が気づいていてもいなくても、意味のレベルに至るまでまったく同じ処理を実行するのである。また、次のことを示す。無意識の刺激によって脳内で引き起こされる事象は、必ずしも微小なものばかりではない。脳の活動は、それを引き起こした刺激が不可視であっても、激しい場合もある。

われわれの結論では、たとえ見えなくても、語句は脳の意味のネットワークに大規模な活動を引き起こし得る。とはいえ、重要な留意点がある。意味の処理にともなって生じる脳波の発生源を正確に再現する調査が示すところでは、無意識の活動は、特化した脳神経回路に限定される。無意識の処理が実行されているあいだは、脳の活動は、意味を処理する言語ネットワークの主要な場たる左側頭葉に留まる。[*63] のちの章で詳細に論じるが、それに対して、意識される語句は、「心の内部に」言葉を持っているかのような特別な主観的感覚の基盤をなす、前頭葉に広がるはるかに大規模な脳のネットワークを占めるようになる。究極的には、無意識に留まる語句は、意識されるものほど影響力が大きくはないということだ。

無意識的な注意

自分には見えない単語や数字が脳の奥深くまで達し、判断をねじ曲げ、言語ネットワークに影響を及ぼすことを示すこの発見は、多くの認知科学者にとって驚きだろう。私たちはこれまで、無意識の力を過小評価していた。いまや、私たちの直観はあてにならないことがわかった。私たちは、どのような認知プロセスに気づきが必要なのか、あるいは必要でないのかを知る方法を持たなかった。それに答えるには、実験による検証が必要だ。それぞれの心的能力を一つずつ処理の構成要素に分けて徹底的に精査しつつ、それらの能力のどれが意識を必要とし、どれがしないかを見極めねばならない。この問いには、用意周到な実験によってのみ答えられる。だが、マスキングや注意の瞬きなどの技法を手にしていても、無意識の処理の深さや限界を検証するテストは、そう簡単には行なえない。

過去一〇年間に、無意識に関する既存の知識に挑戦する、いくつかの新たな実験結果が得られている。ここでは「注意」を取り上げよう。刺激に注意を向ける能力ほど、意識に密接に関連する能力はないかのように思われる。ダン・シモンズが製作したゴリラのビデオや、非注意性盲目に関する他のさまざまな実験からもわかるとおり、注意の働きがなければ、私たちは外部の刺激にまったく気づかないかもしれない。複数の競合する刺激が存在するときにはつねに、注意は意識的な経験への必要不可欠な門戸として機能するように思われる。[*64] 少なくともそのような条件下では、意識は注意を必要とする。ところが驚くべきことに、逆は真ではないことが判明している。注意は無意識的に機能し得ることが、最近のいくつかの実験で明らかにされているのだ。[*65]

というより、注意が気づきの監督を必要とするのなら、そのほうがむしろ奇妙であろう。ウィリアム・ジェイムズが指摘するように、注意の役割は、「いくつかの可能な思考の対象のなかから一つを」選択することにある。私たちの心が、つねに何十、何百という可能な思考の対象に気をとられ、それらのうちのどれが取り上げるに値するかを決定する前に、それらの一つ一つを意識的に吟味していたら、その方法は恐ろしく非効率だと言わざるを得ない。その種の決定は、密かにそして並列的に機能する、大量処理が可能な自動プロセスに任せたほうがよい。だとすると、がらくたの山を黙々とふるいにかけ、わずかな黄金をよりわけては、それについて私たちに報告する役割を果たす無数の無意識の働き手によって、注意のスポットライトが操作されていることを示す実験結果は、特に驚きではない。

最近、相次ぐ実験によって、意識を欠く選択的注意の働きが明らかにされつつある。たとえば、被験者の目の隅に、本人には見えないほど短期間、視覚刺激をフラッシュしたとしよう。いくつかの実験によって、そのような刺激は、無意識のうちに留まっていても、依然として被験者の注意を惹くことが示されている。隠された手がかりが与えられた事実にまったく気づいていなくても、同じ位置に別の刺激が与えられると、注意がより研ぎ澄まされ、迅速にそして正確にそれに注意が向けられる。[*66] また逆に、見えないイメージは、その内容が目下の課題と無関係だと、その遂行を遅らせ得る。興味深いことに、この効果は気を散らす刺激が見える場合よりも、無意識のうちに留まっていたほうがより強く作用する。気を散らす刺激が意識されれば自らの意思でそれを抹消できるが、意識されなければ、私たちはそれをコントロールするすべを学べないために、その刺激の持つ妨害効果がそのまま維持されるからだ。[*67]

誰もが知るとおり、大きな騒音、点滅する光、あるいはその他の予期せぬ感覚的事象は、抑えようもなく私たちの注意を惹く。無視しようといくら努めても、私たちの心の領域に侵入してくる。なぜか？　その理由の一つは、危険を見張り警告するメカニズムが作動しているからだ。税金計算やビデオゲームに集中しているときに、それ以外の刺激をまったく締め出してしまうのは非常に危険だ。悲鳴や自分の名前などの予期せぬ刺激は、そのとき生じている思考に割り込めなければならない。それゆえ、どの入力情報が心の資源を割り当てるに値するかを決めるために、「選択的注意」と呼ばれるフィルターが、意識の外で継続的に機能している必要がある。かくして無意識的な注意は、休むことのない番犬の役割を果たす。

長らく心理学者は、その種の自動的に作用するボトムアップの心のプロセスのみが、無意識のうちに作用すると考えていた。心理学者が好む無意識のプロセスのたとえに「活性化拡散」がある。これは、刺激によって引き起こされた波が、受動的に脳神経回路全体に広がるというものだ。彼らの考えでは、見えないプライムワードは、被験者の意識的な意志、意図、注意に影響されずに視覚野の階梯をかけあがり、それを通じて認識、意味の付与、運動プログラミングなどのプロセスによって段階的に処理されていく。それゆえ彼らは、サブリミナル実験の結果が被験者の戦略や予想とは無縁だと見なす。[*68]

われわれの実験がこの見解をこなごなに打ち砕いたとき、それは彼らにとって大きな驚きであった。われわれは、閾下プライミングが、注意や指示とは独立して作用する受動的なボトムアッププロセスではないことを証明した。事実、無意識の刺激を処理するか否かは、注意によって決定される。[*69]　被験者の予期せぬタイミングで、もしくは予期せぬ場所に表示された無意識のプライムワードは、後続のターゲットワードに対してほとんど何のプライミング効果も及ぼさない。単なる反復効果（たとえば「radio」に「radio」が先行する場合に得られる反応の促進効果）でさえ、提示された刺激に割り当てられる注意の多寡によって変化する。注意は、それが向けられたタイミングで、該当する場所に提示された刺激によって引き起こされる脳波を、大規模に増幅する効果をもたらす。特筆すべきことに、意識的な刺激のみならず、無意識的な刺激も、この注意のスポットライトの恩恵を同程度に受けられる。言い換えると、注意は、本人が気づかないほど弱く、視覚刺激を増幅することも可能なのだ。

　意識的な意図は、無意識的な注意の方向づけに影響を及ぼしさえする。たとえば、あなたは一連の図形を見せられ、円を無視して正方形だけを見つけるよう言われたとしよう。肝となるトライアルでは、正方形は右側に、円は左側に表示される。ただしこれらの図形はマスクされているために、あなたには見えない。あなたはどちらに正方形が表示されているのかがわからず、でたらめにキーを押す。しかしN2pcと呼ばれる頭頂葉の活性化を示すマーカーは、適切な側に注意が向けられていることを示す。[*70] 視覚的な注意は、完全に不可視のトライアルでも、また、最終的には間違った側を選択したとしても、密かに正しい目標に引きつけられる。同様に、一連の文字の流れのなかで注意の瞬きが生じているあいだにも、ターゲットとして任意に指定された文字は、たとえ見落とされてもより多くの活動を脳に引き起こす。[*71] この種のトライアルでは、ターゲットによる視覚刺激が被験者に気づかれなくても、注意は無意識のうちに適切な図形を選別しているのである。

見えないコインの価値

注意は、いかに刺激の妥当性を決定しているのだろうか？　選択プロセスの主要な構成要素の一つに、おのおのの潜在的な思考の対象に対する価値の割り当てがある。動物は、自らの生存のために、遭遇するあらゆる事象に対して、有利か不利かの価値を迅速に割り当てる手段を備えていなければならない。留まるべきか、それとも立ち去るべきか？　近づくべきか、退散すべきか？　これは貴重なエサなのか、それとも罠か？　価値の割り当ては、脳の基底近くに位置するので大脳基底核と呼ばれる一連の神経核の内部にある、進化した神経ネットワークの働きを要する特殊化したプロセスである。予想されるように、これらの組織も、まったく意識の外で機能し得る。金銭などの象徴的な価値でさえ、無意識のうちに評価され得るのだ。

一ペニーや一ポンドの硬貨〔英国の通貨。一ポンドは一〇〇ペニー（ペンス）〕の画像を、識閾下のインセンティブとして用いた実験がある（図12参照）[*72]。課題は、ハンドルを握って決められた量以上の圧力を加えられれば、金銭報酬が得られるというものだ。各トライアルの開始時に報酬としていくらもらえるかがコインの画像によって示されるが、その際、意識にはとらえられないほど素早く画像がフラッシュされるケースもあった。実験の結果、次のようなことがわかった。被験者は、コインの画像には気づかなかったと報告したトライアルでも、ペニー貨が表示されたときよりポンド貨が表示されたときのほうが強い圧力をかけた。また、一ポンドがもらえるという無意識の期待は、被験者の手を汗ばませ、脳の報酬回路を密かに活性化させた。被験者本人は、トライアルごとに自分の行動が変化する理由にまったく気づかず、自分の動機が無

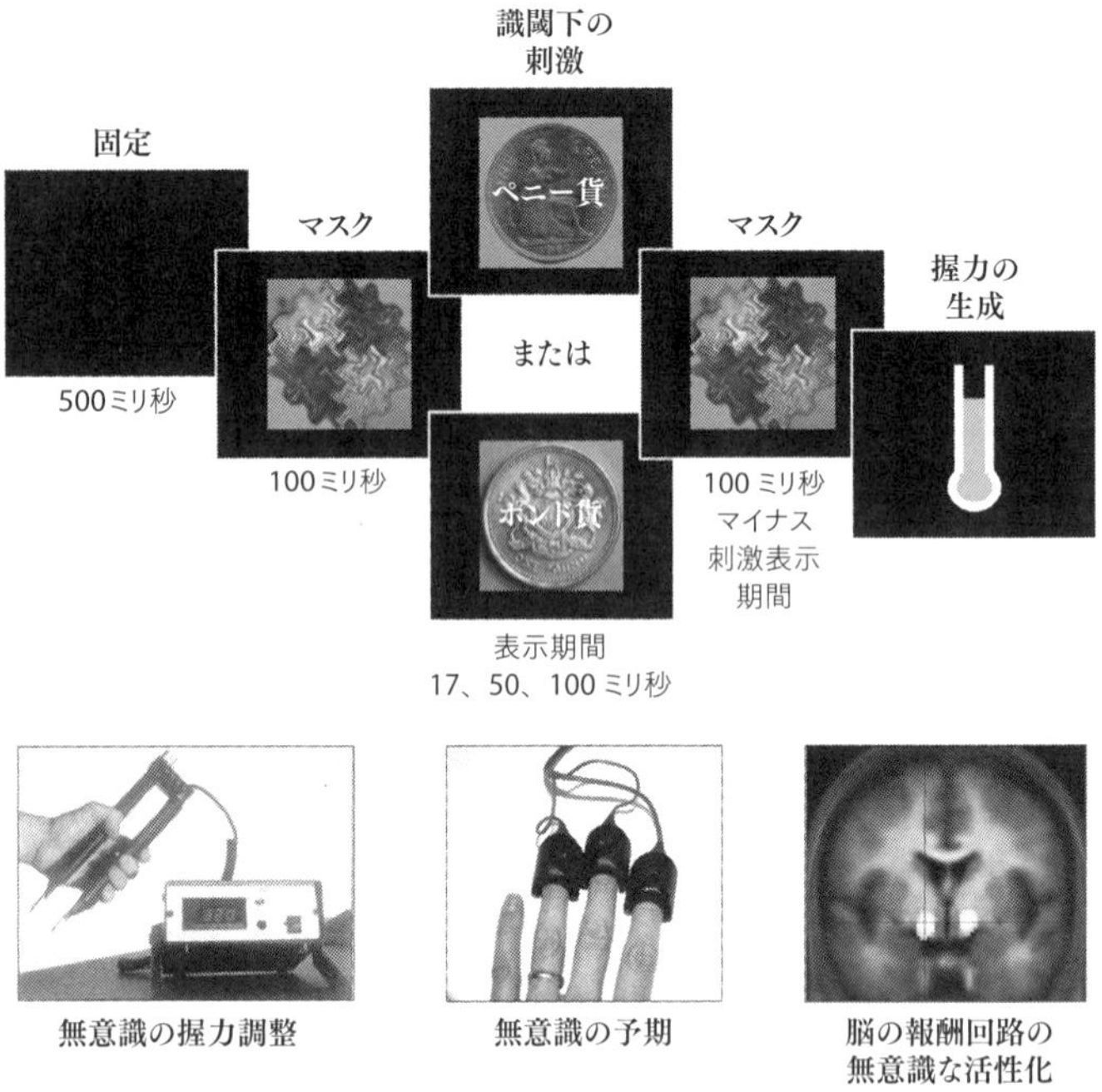

【図12】無意識のインセンティブは、その人の動機に影響を及ぼし得る。この実験では、被験者は金銭報酬を得るために、できるだけ強くハンドルを握るよう指示された。フラッシュされた画像が、懸かっているのがペニー貨ではなくポンド貨であることを示したときには、被験者はより強くハンドルを握った。しかも、どちらのコインが表示されたかに気づけないよう画像をマスクしても、その結果に変わりはなかった。脳の報酬回路は無意識のうちに前もって活性化され、手は報酬に対する期待で汗ばみさえした。この実験からわかるように、無意識のイメージは動機、情動、報酬に関わる神経回路を活性化し得る。

意識のレベルで操作されているとは思いもしなかった。

別の実験では、識閾下の刺激によって示される価値は前もって知らされないが、被験者はそれを実験が進むにつれ学習した。[*73] 彼らは「シグナル」を見て、ボタンを押すべきか、控えるべきかを推測しなければならなかった。そして各トライアルの終了時に、ボタンを押したか押さなかったかによって、金銭を得たのか失ったのかを告げられた。ところで、シグナルが表示される際、その内部に被験者には見えないよう図形がフラッシュされ、それによって正しい応答が示されていた。具体的に言うと、一つ目の図形は押す反応を、二つ目は押すのを抑制する反応を誘導し、三つ目はニュートラルで「押しても押さなくても五〇パーセントの確率で報酬がもらえる」ことを示していた。

このゲームを数分間プレイすると、被験者の成績はなぜか向上した。彼らは依然として、シグナル内の隠された図形を見ることができなかったが、カジノでつきが回ってきたかのごとく、より多額を稼ぐようになった。無意識の価値割り当てシステムが始動し、「押せ」を表す肯定的な図形は押す反応を、「押すな」を表す否定的な図形は抑制する反応を誘導し始めたのだ。また脳画像は、腹側線条体と呼ばれる大脳基底核の一領域によって、それぞれの図形に対応する価値が付与されることを示していた。要するに、被験者にはまったく見えていないシンボルが、それにもかかわらず意味を獲得し、一方は反発力を、他方は誘引力を帯びて、注意と行動という資源を求めての闘争を調整し始めたのである。

これらの実験の結論ははっきりしている。私たちの脳には、周囲の世界をつねにモニターし、それによって得られる情報に、注意を導き思考を形成する価値を付与する、一連の巧妙な無意識の装置が備わっているのだ。これらの識閾下の作用のおかげで、私たちに降り注ぐ無秩序な刺激は、目下の目標との適合性に従って慎重に分類され、好機に満ちた背景を描き始める。そして、もっともふさわしい事象のみが私たちの注意を惹き、意識にのぼる機会を得る。このように、識閾下では無意識の脳が絶えず潜在的な機会を評価しているのであり、それは、注意の大部分が識閾下で機能することの証明になる。

無意識の数学

心理的な事象が生じる過程に関して正しい洞察を得るためには、意識の性質の過大評価からの回帰が必須の条件である。

——ジークムント・フロイト『夢判断』(一九〇〇)

「意識は過大評価されている」と言ったとき、フロイトは正しかった。私たちは、意識的な思考のみを意識しているにすぎない。これは自明の理だ。無意識の作用は気づかれないために、私たちはつねに、身体的、精神的生活における意識の役割を過大評価する。無意識の驚異的な力を忘れることで、自分の行動を過度に意識的な判断に結びつけ、それゆえ意識が日常生活の主役であると誤解する。プリンストン大学の心理学者ジュリアン・ジェインズの言葉によれば、「精神生活において、意識は私たちが考えているよりはるかにわずかな部分を占めるにすぎない。というのも、私たちは意識の及ばぬところを意識することはできないからだ」[*74]。プログラミングに関して、認知科学者のダグラス・ホフスタッターが循環論法を承知のうえで何食わぬ顔をして指摘する法則「プロジェクトは、このホフスタッターの法則を考慮に入れても、つねに予期していた以上に長くかかる」をもじって言えば、これは次のような普遍法則へと引き上げられる。

私たちは、気づきの紛れもないギャップに気づいていても、つねに気づきを過大評価する。

要するに私たちは、どのくらい視覚、言語、注意が、気づきの外でも生じ得るかを恐ろしく過小評価しているのだ。私たちが意識の特徴と見なしている心の活動には、実際には無意識のうちに作用しているものもあるのではないか？　数学を例にとろう。史上もっとも偉大な数学者の一人アンリ・ポアンカレは、無意識が作用しているように思われる、いくつかの興味深いできごとを報告する。

私は、鉱山学校が主催する地質調査のために、住み慣れたカーンを出発した。旅行中のできごとは、数学の研究を忘れさせた。クタンスに着くと、別の目的地に行くために乗合馬車に乗った。そして、ステップに足を下ろしたまさにその瞬間、何の前触れもなく、フックス関数を定義するために用いていた変換が、非ユーリッド幾何学の変換と同じだという考えがひらめいた。乗合馬車の座席に腰掛けて会話の最中だったので、この考えを検証する時間はなかった。しかし、それに間違いはないと確信していた。そしてカーンに戻るとき、暇をみてそれを検証した。

さらに、同様なできごとがもう一度起こる。

私は、以前の研究と何か関係があるとは思ってもいなかった、未解決の算術の問題に注意を向けた。うまくいかずいやになった私は、海岸のリゾート地で二、三日を過ごし、別のことを考えていた。ある朝、断崖の上を歩いていると、不定三元二次形式の数論的変換は非ユークリッド幾何学の変換と同じだという考えが、以前と同じ簡潔さ、明確さで突然浮かんできた。

これら二つのエピソードは、すばらしい著書を数学者の心に捧げた世界的な数学者ジャック・アダマールによって報告されている。*75 アダマールは数学的発見を、準備、孵化、解明、検証という連続する四つの段階に分ける。「準備段階」は、あらゆる準備がなされる段階で、そこでは特定の問題について、意図された意識的な吟味が行なわれる。残念ながら、この正面攻撃はたいがい実を結ばない。しかしすべてが無駄に終わるわけではない。というのも、解明に向けて無意識の作用が始動するからだ。すると「孵化段階」に移行するが、この無意識的な醸成期間においては、心は当該の問題に漠然と関与し、意識的な努力の徴候をまったく示さない。孵化の働きは、効果によってしかとらえられない。そして、熟睡したあとや、気ままに散歩しているときに、突然「解明」が生じる。ソリューションが輝かしく立ち現れ、数学者の意識に侵入してくる。このソリューションは、たいがい正しい。とはいえ、すべての詳細を明確にするには、緩慢で努力を要する意識的な「検証」プロセスが必要とされる。

アダマールの理論は魅力的だが、検証に耐えられるのだろうか？　無意識の孵化などという現象が実際にあるのだろうか？　それともそれは、発見の高揚によってあとから美化されたストーリーにすぎないのか？　複雑な問題を無意識のうちに解けるのか？　これらの問いに答えるための認知科学の実験はようやく始まったばかりだ。アイオワ大学のアントワン・ベチャラは、確率や数的な予想に関する数学的直観を調査するためのギャンブリング課題を開発した。*76 この課題では、被験者に四つの山札と二〇〇〇ドル（模造の紙幣。心理学者はそれほど金持ちではない）が与えられる。カードをめくると、そこには被験者に有利、もしくは不利なメッセージが書かれている（「一〇〇ドルの獲得」「一〇〇ドルの支払い」など）。被験者は、最終的な利益を最大化させるべく、カードを引く山札を選択しなければならない。ところで、被験者には知らされていないが、四つの山札のうちの二つは、最初のうちこそ大きな利益が得られるが、やがて支払いが増え始め、さらに引き続けると最終的には多大な損失が出るよう仕組まれている。それ以外の二つの山札は、適度の利益と支払いが交互するが、引き続けていれば、わずかずつ着実に利益を積み上げられる。

被験者は、最初のうちは四つの山札から無作為にカードを引く。しかし、次第に意識的な勘を働かせ始め、最終的にはどの山が優良か不良かを報告できるようになる。だがベチャラは、「勘に先立つ」期間に興味を抱いた。数学者の孵化段階に類似するこの期間には、被験者はすでに四つの山札に関して多くの証拠を手にしているが、依然として無作為にすべての山からカードを引き、どの山から引くべきかに関して何の手がかりも持っていないと言い張る。おもしろいことに、不良な山札から引く直前には、被験者の手は汗ばみ、皮膚コンダクタンス〔被験者にはまったく感じられない弱い電流を二つの電極のあいだに通すことで測定する。発汗量が多いほど、電流はよく通る〕は増大する。この交感神経系の生理的徴候は、被験者の脳がすでにリスクの高い山札を検知し、ある種の虫のしらせを識閾下で生んでいることを示す。

おそらくこの警報は、無意識の価値評価に特化した脳の領域、前頭前皮質腹内側部（vmPFC）の作用によって生じると考えられる。脳画像は、不利なトライアルにおいて、この領域に明らかな活性化を示し、その成績を予示する。[*77] この領域に損傷を受けた患者は、不良な山札からの選択に先立つ、この予期的な皮膚コンダクタンスの変化を示さず、カードを引いて悪い結果が明確になってから、そのような変化を示す。vmPFCと眼窩前頭皮質は、自己の行動をモニターし、その潜在的な価値を評価するプロセスを含む。ベチャラの研究が示すところでは、これらの領域は、しばしば意識的な気づきの外で機能する。自分では無作為に決めていると思ってはいても、実のところ私たちの行動は、無意識の勘に導かれているケースもあるのだ。

勘は、数学問題の解法と同じではない。とはいえ、オランダの心理学者アプ・ディクステルホイスの実験は、アダマールの分類と大きくはたがわず、純粋な問題解決が無意識の孵化期間の恩恵を実際に受けられることを示唆する。*78 この実験では、最大で一二の特徴が異なる四種類の車から一台を選択する問題が学生に与えられている。被験者の半分には、問題を読んでから四分間、どの車を選ぶべきかを考える時間が与えられた。もう半分の被験者は、それと同じ時間アナグラムを解かされ、もとの問題から注意をそらされた。そしてそのあとで、両グループとも車を選択した。驚くべきことに、注意をそらされたグループのほうが、意識的な熟考を許されたグループより、ベストの車を選んだ被験者が多かった（六〇パーセント対二二パーセントで、無作為に選べば二五パーセントの結果が得られるはずである点を考えれば、相当に大きな効果が得られたことになる）。この実験結果は、日常的な状況のもとでも再現されている。たとえば、イケアでショッピングをした買い物客に四週間後に満足度を尋ねた研究があるが、それによって、よく考えてから何を買うかを決めたと答えた被験者は、よく考えず衝動買いをした被験者より満足度が低いことがわかった。

ディクステルホイスの実験は、無意識を対象とする実験としては厳格な基準を満たしていないが（アナグラムを解いているあいだ、被験者は本来の問題について何も考えていなかったと言い切れるわけではない）、問題解決には、意識的な努力を通してよりも、無意識のうちになされたほうがよい結果が得られる場合があることを十二分に示唆する。すぐれた洞察を得るために「一晩寝てから結論を出そう」「シャワーを浴びてリラックスしながら自由に発想しよう」などと言うとき、その方針はまったくの間違いではないということだ。

では、無意識はあらゆるタイプの問題を解決できるのだろうか？　それとも、おそらくはそれよりあり得そうだが、ある種の問題は、無意識の勘による解法に特に向いているのか？　注目すべきことに、ベチャラの実験とディクステルホイスの実験は、互いに類似した問題を扱う。どちらの実験でも、被験者にはいくつかのパラメーターの重みづけが求められる。ベチャラの実験では、それぞれの山札から引くことによる利益と損失を慎重に評価しなければならない。ディクステルホイスの実験に関して言えば、一二の基準による評価の平均に基づいてどれか一つを選択しなければならない。この種の決定は、意識的になされるとワーキングメモリ〔作動記憶もしくは作業記憶とも呼ばれる〕に重い負担をかける。通常は一つ、または少数の可能性に焦点を絞る意識は、それによっていとも簡単に圧倒されてしまう。そのために、ディクステルホイスの実験で考える時間を与えられた被験者は、よい成績が残せなかったのだろう。つまり、全体を見ずに一つか二つの特徴に注意を集中しすぎたということだ。それに対し無意識のプロセスは、多数の項目に価値を割り当て、それらを平均したうえで結論を出すことに長けている。

事実、いくつかの正負の値の合計や平均は、基本的な神経回路が、意識の働きなしに実行するごく普通の処理だ。サルですら、一連の形状によって示される合計を、頭頂葉のニューロンの発火によって維持し、それに基づいて何らかの決定を下すよう学習できる。[*79] われわれの実験では、人間は無意識に、概算による足し算ができることが示された。ある実験では、五本の矢印をフラッシュし、右向きと左向きのどちらが多いかを被験者に尋ねた。矢印にマスクをかけて被験者には見えないよう表示させ、推測するように求めると、彼ら自身はあてずっぽうに答えていると思っていたが、その実、偶然以上の成績を残せた。そして頭頂皮質から発せられるシグナルは、彼らの脳が、無意識のうちに合計を概算していることを実証した。[*80] したがって矢印は、主観的には見えていなかったが、脳の評価、決定システムには到達していたのだ。

それとは別の実験では、八つの数字をフラッシュした。そのうちの四つは被験者に見え、他の四つは見えなかった。それから被験者に、それらの平均は5より大きいか小さいかを尋ねた。それに対する被験者の答えは、概して非常に正確だったが、特筆すべきことは、彼らが八つの数すべてを考慮して答えたことだ。たとえば、見えた数の平均が5より大きく、見えない数の平均が5より小さいと、被験者は、無意識のバイアスを受けて「5より小さい」と答えた。[*81] 目に見える数を対象に被験者に実行させた平均計算は、無意識のうちに留まった数にも拡張して適用されたのである。

睡眠中の統計処理

ならば明らかに、平均や比較など、いくつかの基本的な算術演算は、無意識のうちに実行され得るのだろう。しかし、ポアンカレが乗合馬車に乗る際に経験したひらめきのような、創造的な作用についてはどうだろう？　ほんとうに洞察は、何も予期せずまったく他のことを考えている最中でも起こり得るのか？

これらの問いに対する答えは、「イエス」であるように思われる。私たちの脳は、見かけはランダムな一連の事象のなかに隠された、意味ある規則性を検出する高度な統計マシンとして機能する。そのような統計的な学習は、つねに、そして睡眠中でさえ裏で機能している。

ウルリッヒ・ヴァグナー、ヤン・ボルンらは、熟睡から目覚めた際に突然ひらめきを得たという、科学者がときに報告する現象を検証している。[*82] 彼らはそのために、次のような風変わりな数学のテストを行なった。被験者は、七桁の数字の並びを、注意を要する規則に従って別の並びに頭のなかで変換するよう指示された。それには一連の計算が必要だったが、答えは最後の桁だけを報告すればよかった。ところで、被験者には知らされていなかったが、変換には近道があった。具体的に言うと、変換後の数の並びには、最後の三桁が直前の三桁の逆順になるという対称性があった（4149941 など）。したがって、最後の桁の数は、必ず二桁目の数と同じになる。この近道を認識しさえすれば、二桁目の数がわかった時点で答えが出るので、大幅に計算時間を短縮できる。最初のテストでは、被験者のほとんどは、この隠された規則に気づかなかった。しかし、一晩熟睡すると洞察を得る確率は倍になった。多くの被験者が、この解法を得て目覚めたのだ！　比較実験によって、経過した時間は無関係であることがわかった。重要なのは睡眠だ。どうやら睡眠によって、既存の知識がよりコンパクトな形態に整理されるらしい。

動物実験から、海馬と皮質のニューロンは、睡眠中でも活動していることが知られている。その際の発火パターンは、睡眠に先立つ覚醒期間に生じた活動と同じシーケンスを「早送りモードで再生」するというものだ。[*83] たとえば、ラットが迷路を走り回ったあとで眠ると、脳内では、その個体が心のなかで走っている場所を解読できるほど正確に同じパターンで、場所をコード化するニューロンが再度活性化される。しかも、はるかに高速に、また、ときに逆順に活性化されることもある。おそらくこの種の時間次元の圧縮は、数のシーケンスをほぼ同時の空間的パターンとして扱い、古典的な学習メカニズムによって隠れた規則性の検出を可能にするのだろう。いずれにせよ、神経生物学的な理由は何であれ、睡眠が、記憶の強化やひらめきを促進する無意識の活動が沸騰する期間であることは明らかだ。

これらの実験結果は、ポアンカレがフックス関数と非ユークリッド幾何学について無意識に探究していたときに、彼の頭のなかで働いていた数学的思考とはタイプがまったく異なる。とはいえその差は、革新的な実験によって、少なくとも部分的には気づきを欠いたまま実行できる種々の演算に関する研究が進むにつれ縮まりつつある。

識閾下のトリック

心の「中心的な実行機能」、すなわち心の働きをコントロールし、自動反応を避け、戦術を切り替え、間違いを発見する認知システムは、もっぱら意識の働きによると長らく考えられてきた。しかし最近になって、高度な実行機能は、不可視の刺激に基づいて無意識のうちに働くことが示されるようになった。

そのような機能の一つに、自己をコントロールし、自動反応を抑制する能力がある。「図形が画面上に現れたらキーを押す。ただしまれに黒い円が表示されたときには、それ以後は押してはならない」などといった繰り返し課題の実行を考えてみよう。これは「ストップシグナル」課題と呼ばれ、きまりきった反応を抑制する能力は、心の主要な実行システムの働きであることが、数々の研究によって示されている。オランダの心理学者シモン・ファン・ハールは、「反応の抑制には意識が必要か？」という問いを立てた。ストップシグナルが識閾下で提示された場合でも、被験者はキーの押下を抑制するだろうか？　驚くべきことに、答えは「イエス」だ。不可視のストップシグナルがフラッシュされると、被験者の手の動きは遅くなり、反応が完全に中断することもあった[*84]。抑制を引き起こす刺激は被験者には見えなかったので、当然ながら中断した理由は、彼ら自身にはわからなかった。この発見は、「不可視であることは、コントロールの対象外であることと同義ではない」という事実を示す。見えないストップシグナルでさえ、自己の行動のコントロールを可能にする実行ネットワークの奥深くまで伝えられる活動の波を引き起こし得るのだ[*85]。

同様に、意識していなくても自分の犯した誤りを検出することがある。目の動きの課題では、被験者の目が目標からそれると、たとえこの動きに気づいていなくても、また、目が目標をそれた事実を本人が否定したとしても、それによって前帯状皮質に存在する、実行機能を司る中枢の活動が引き起こされる[*86]。無意識のシグナルは、別の課題への部分的な切り替えを引き起こすことさえある。ある課題から別の課題への切り替えの合図を識閾下でフラッシュしても被験者の作業は遅くなり、皮質のレベルで部分的な課題の切り替えが生じる[*87]〔該当論文によれば実験は厳密には次のように行われている。目に見える合図(正方形かダイアモンド)によって、次に表示されるターゲットワードに対し意味的課題と発音的課題のどちらを行なうべきかが指示される。ただしその直前に、より小さなプライム(同様に正方形かダイアモンドか)が表示されるが、被験者はそれに注意せよとは言われない(プライムの可視性の程度はトライアルによって変わる)。その際、プライムと合図が一致する場合と一致しない場合があるが、実験の結果、後者のケースでは、被験者は合図によって示された課題ではないほうの(間違った)課題を実行するよう誘導され、なおかつ反応が遅れることが判明した。またこの効果はプライムの可視性が低いほど高い〕。

要するに、識閾下の知覚が実際に存在することのみならず、数々の心のプロセスが、(ほとんどのケースでは、処理が完遂されるわけではないとはいえ) 意識の働きなしに引き起こされ得ることが、心理実験によって十分に証明されているのである。図13に、本章で取り上げた実験で、被験者が気づかずとも活性化されること

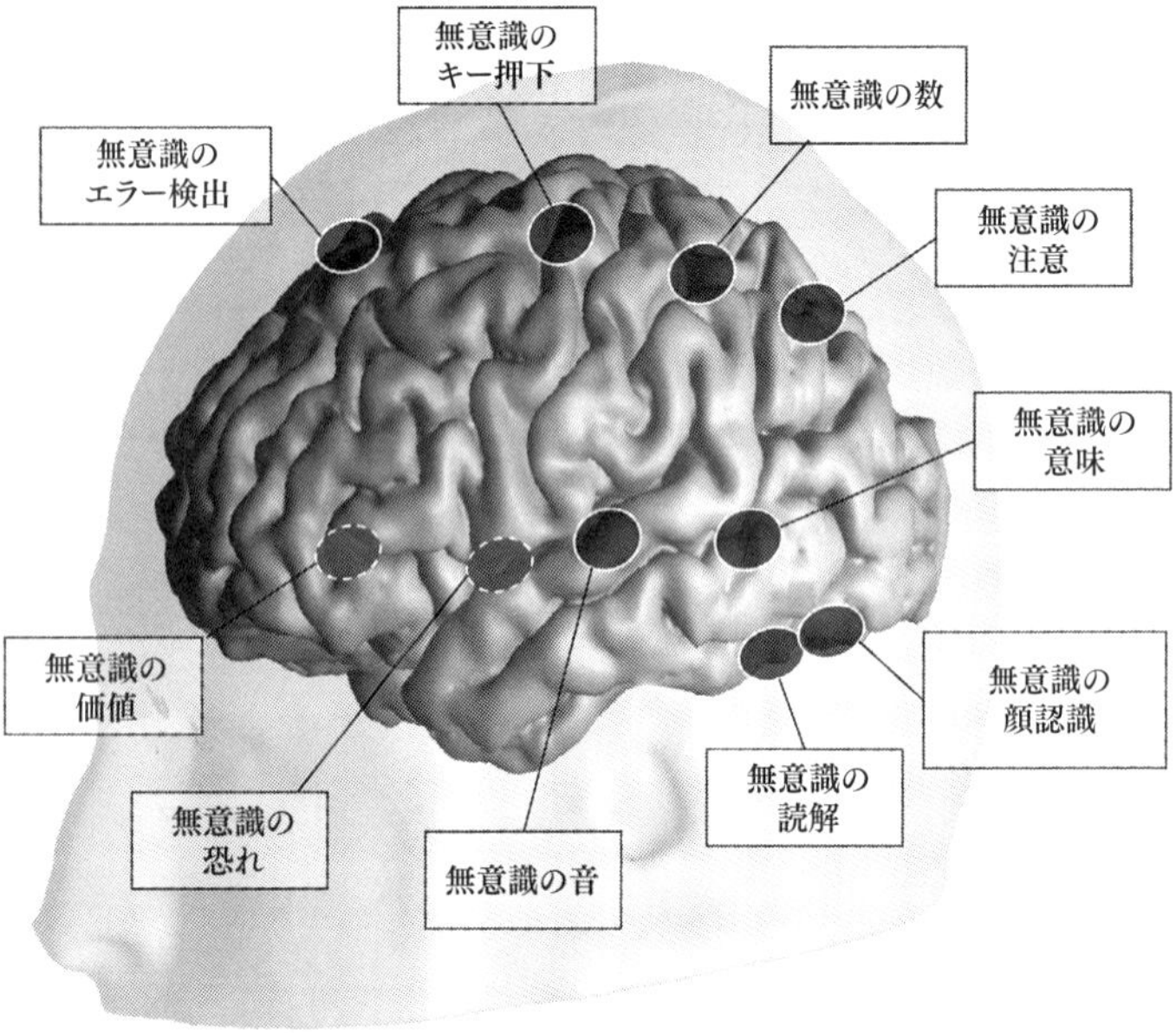

【図13】この図は人間の脳における無意識の作用の概要であり、気づきの働きなしに活性化し得る数多くの神経回路の一部を図示したにすぎない。現在では、ほぼすべての脳のプロセスが、無意識のうちに作用し得ると考えられている。見やすさを考慮して、それぞれの計算処理は、関連する主要な脳の領域にのみ結びつけられているが、これらの神経回路の特殊化は、つねに脳神経回路全体に依拠している点を忘れてはならない。無意識のプロセスのいくつかは、皮質下に位置する。つまり皮質の表層の下にあるニューロン群が関与している（破線の楕円）。そしてそれらには、差し迫る危険を警告する恐れの刺激の検知など、進化の早期の段階で出現した機能を遂行するものが多い。他の計算処理は、皮質のさまざまな領域を動員する。読み方や算術などの後天的に得られた文化的知識をコード化する高次の皮質領域でさえ、気づきの働きなしに機能し得る。

がわかった脳の領域をまとめておいた。明らかに無意識は、単語の理解から足し算、さらにはエラーの検出から問題解決に至るまで、さまざまなトリックを繰り出せるのだ。そしてそれらは、迅速に、かつ広範な刺激や反応にわたって並列に作用するので、意識的な思考に優る場合すら多々ある。

アンリ・ポアンカレは『科学と仮説』(一九〇二)で、緩慢な意識的思考に対する強力な無意識の処理の優位について述べる。

識閾下の自己は、意識的な自己に決して劣らない。それは完全に自動的なのではなく、ものごとの判別が可能で、機転と繊細さを持ち、予見し、選択する方法を心得ている。それどころか、むしろ次のように言える。識閾下の自己は、意識的な自己より予見する方法をよく知っている。前者は後者が失敗しても成功するからだ。ならば、後者より前者のほうが優れていると言えるのではないか?

現代科学は、ポアンカレのこの問いに対して声高に「イエス」と答える。無意識の作用は、多くの点で意識の能力を凌駕する。人間の視覚システムは、強力なコンピューターソフトウェアにも処理が困難な、形状知覚や不変認識の問題をつねに解決している。私たちは、数学問題を考察するときはいつでも、無意識の持つこの驚くべき計算力を動員しているのだ。

しかし、行きすぎは禁物である。意識は単なる神話で、人目を引くだけの無駄な飾りにすぎないとまで言う認知心理学者がいる。[*88] 彼らの主張はこうだ。私たちの判断や行動の基盤をなすすべての心の作用は、無意識のうちに働く。気づきは単なる傍観者で、無意識の仕事を眺めはするが、自分では有益なことが何もできないバックシートドライバー〔後部座席から運転を指図する人〕にすぎない。映画『マトリックス』（米・一九九九年）の世界のように、私たちは巧妙にセットアップされたバーチャルワールドの囚人であり、私たちが意識している経験世界は幻想以外の何ものでもない。そして私たちが下すあらゆる決定は、意識が不在の折に無意識のプロセスによってなされる。

次章では、このゾンビ理論を否定する。意識は進化によって獲得された機能であり、有用だからこそ進化の過程を通じて形成された生物学的な特質なのだ。したがってそれは、認知において特定のニッチを占め、特化した並行システムたる無意識には手に負えない問題を解決できる。

洞察に富んだポアンカレは、「識閾下の力をもってしても、準備段階において、問題を解こうとする意識的な努力をまず大々的に行なわなければ、数学者の無意識の歯車は回転し始めない」と述べる。そしてひらめきを得たあとでは、意識のみが、無意識によって発見された知恵を、注意深く段階的に検証できるのである。彫刻家のヘンリー・ムーアは、著書『彫刻家は語る（*The Sculptor Speaks*）』（一九三七）で、まったく同じことを指摘する。

> 〔芸術家の〕仕事においては、心の非論理的で直観的かつ潜在意識的な部分が独自の役割を果たすが、意識も活動する。芸術家は全人格を集中して作業に打ち込む。そして意識は、矛盾を解決し、記憶を整理し、同時に二つの方向へ歩もうとする試みを抑制する。

さて、これで意識というユニークな領域に分け入る準備が整った。

3 意識は何のためにあるのか？

WHAT IS CONSCIOUSNESS GOOD FOR?

意識はなぜ進化したのか？　意識ある心によってのみ実行できる操作があるのだろうか？　それとも意識は、人間の持つ生物学的構造の、無用で、幻覚とすら言える特徴、すなわち単なる随伴現象《エピフェノメノン》にすぎないのか？　実のところ意識は、無意識のうちには実行し得ないいくつかの操作をサポートする。識閾下の情報はすぐに失われるが、意識的な情報は安定している。私たちは、自分の望む期間それを保持していられる。また、意識はやってくる情報を圧縮し、感覚データの膨大な流れを、注意深く選択されたバイトサイズのシンボルへと切り詰める。かくして抽出された情報は、次の処理段階へと送られる。それによって私たちは、直列《シリアル》コンピューターのごとく、注意深く制御された一連の操作を実行できる。意識のこの一斉伝達機能は非常に重要だ。人間においては、それは言語によって大幅に増強されており、そのおかげで私たちは、社会的ネットワークを介して意識的な思考を広く伝達できるのである。

私たちの知る限り、意識の分布の個々の特徴は、その有効性を示す。

——ウィリアム・ジェイムズ『心理学の根本問題』（一八九〇）

目的論（finalism, teleology）ほど、生物学の歴史のなかでその是非が激しく論じられてきた見方はない。この論争は、特定の機能の「ために」、各器官が設計され進化したと主張することに意味があるのか否かを問う（「目的因〈final cause〉」、ギリシア語ではテロス〈*telos*〉）。ダーウィン以前の時代には、目的論は規範であった。神の手がすべての事象の隠れた設計者《デザイナー》だと見なされていたからだ。フランスの偉大な解剖学者ジョルジュ・キュヴィエは、身体の器官の機能を解釈する際、つねに目的論に訴えた。たとえば、かぎつめは獲物を捕らえる「ため」に、あるいは肺は呼吸の「ため」に存在し、そのような目的因が、統合体としての生物存在の前提条件だと考えた。

チャールズ・ダーウィンは、設計ではなく、生物圏《バイオスフィア》を盲目的に形作る、方向性のない力としての自然選択に注目することで、この見方を劇的に変えた。自然に対する彼の見方は、神的な存在の意図を必要としない。進化した器官は、それが持つ機能の「ために」設計されているのではなく、所有者に繁殖時の優位性を与えるにすぎない。それに対し、ダーウィンの視点を逆手に利用する反進化論者は、不利な設計の明らかな実例と彼らが見なす証拠を、ダーウィンの主張に対する反証としてあげつらった。クジャクはなぜ、目には鮮やかながら、大きくて扱いにくい尾を備えているのか？　アイルランドの絶滅したヘラジカ、オオツノシカ（*Megaloceros*）はなぜ、三メートル半にも及ぶ、種《しゅ》の絶滅の原因と見なされるほど巨大でかさばる角《つの》を持っていたのか？　これらの挑戦にダーウィンは、性選択を持ち出すことで応じた。自らの適応度を誇示する、精巧でコストのかかる均整のとれた器官の発達は、メスの注意を引く競争で、それを持つオスに優位性を与える。生物学的な組織が、最初から特定の機能のために設計されていたわけでないことは、そのことから明らかにわかる。進化によっていじり回されて形成された扱いにくい器官でも、その所有者に種の生存競争における優位性を与えるケースはある。

二〇世紀に入ると、進化論の総合説によって目的論はさらに解体された。進化と発達に関する最新の見方（エボデボ）には、設計者によらない高度な設計を包括的に説明する、次のような種々の概念的道具が含まれる。

・自発的なパターン生成　数学者のアラン・チューリングは、化学反応によって、いかにシマウマの縞模様や、メロンの葉脈のような組織化された特徴が生じ得るのかを初めて論じた。[*1] イモガイ類のある種では、不透明な層の下に、明らかに本質的な有用性を欠く、色素沈着による洗練された模様が自己組織化される。これは、他の存在理由を持たない、単なる化学反応の派生物にすぎない。

・相対生長関係　生物のサイズの増大は、それに比例して、その生物が持つ器官の大きさの変化を引き起こすことがある。その際、身体そのものの増大よって優位性がもたらされたとしても、それにともなう器官の増大によって優位性がもたらされるとは限らない。オオツノシカの異常な角の大きさは、その種の相対生長関係によって生じたと考えられる。[*2]

・スパンドレル　ハーバード大学の古生物学者であった故スティーブン・ジェイ・グールドは、生物の構造の必然的な副産物として生じ、のちに別の役割のために徴用された（exapted）と考えられる特徴を指してこの言葉を造語した。[*3] 例としてオスの乳首があげられる。それは、メスでは有利に機能する乳房を構築するための生物の建築設計（Bauplan）の、些末ではあるが必然的な結果として生じた。

これらの生物学的概念を考慮すれば、意識を含め、人間のあらゆる生物学的、心理学的特徴が、地球上におけるヒトという種の繁栄において、つねにポジティブな機能的役割を果たしてきたとは考えられない。意識は、偶然に形成された一種の装飾パターン、言い換えるとヒト属に生じた脳のサイズの劇的な増大にともなう偶然の産物なのかもしれない。あるいは、他の変化によってもたらされた単なるスパンドレルであるとも考えられる。この見解は、「意識は、盲腸のように私たちを病気にする以外何の用もなさない」と気ままに語った、フランスの作家アレクサンドル・ヴィアラットの直観にも一致する。一九九九年の映画『マルコヴィッチの穴』で、人形師のクレイグ・シュワルツは、内省の実用性のなさについて、「意識はひどく呪われている。私は考え、感じ、そして苦悩する。私の望みは、仕事にありつくことなのに」と言って嘆く。

意識とは随伴現象にすぎないのだろうか？ ジェットエンジンの騒音のように、脳の構造から必然的に生じる、無用で苦悩をもたらす不可避の産物なのか？ イギリスの心理学者マックス・ヴェルマンズは、明らかにこの悲観的な結論に傾く。彼は、さまざまな認知機能が、気づきには無関係に作用すると論じる。私たちはそれらに気づいているのかもしれないが、いずれにせよ、たとえ私たちがゾンビだったとしても、それらは依然として難なく機能するのだ。[*4] デンマークの著名な科学評論家トール・ノーレットランダーシュは、自分がものごとをコントロールしているという、おそらくは誤った感覚を指す「ユーザーイリュージョン」という言葉を創り出し、私たちが下す決定のすべてが、無意識に由来すると考える。[*5] 他の多くの心理学者もそれに同意し、「意識は、無意識の活動を眺めている、自分では何もできない無用な観察者、すなわちバックシートドライバーだ」と主張する。[*6]

しかし本書では、それとは異なるアプローチを採用し、意識に関して、哲学者が「機能主義」と呼ぶ立場をとる。この立場から言えば、意識は役に立つ。そして次のように考える。意識的知覚は、独自の処理が可能な内部コードへと入力情報を変換する。意識は、精巧に作り上げられた機能であり、何百万年にも及ぶ進化の過程で、まさにそのものとして選択された可能性が高い。というのも、意識は、特定の機能的役割を果たすからだ。
では、その役割とは何か？　進化の歴史は巻戻せない。だが、イメージが見える場合と見えない場合の最小限の条件的な差異によって、意識の作用の独自性を特徴づけられる。つまり心理実験を行なって、どの作用が意識の働きがなくても可能で、どの作用が、被験者が見たと報告したケースでのみ認められるかを調査できる。そのような実験によって、意識は無用どころか、きわめて有用であることが判明している。本章では、その点を明確にしていく。

無意識の統計処理、意識のサンプリング

私の提起する意識の構図は、自然な分業を前提にする。地下では、無数の無意識の職人が骨の折れる作業をこなし、最上階では、選抜された役員が、重要な局面のみに焦点を絞って、じっくりと意識的な決断を下している。そんなイメージだ。

第2章では、無意識の力を検討した。知覚から言語理解、決定、行為、評価、抑制に至る広範な認知作用が、少なくとも部分的には、識閾下でなされ得る。意識以前の段階では、無数の無意識のプロセッサーが並行して処理を実行し、外界についての詳細で徹底した解釈をつねに引き出そうとしている。それらは、微かな動き、陰、光のしみなど、あらゆる知覚の微細なヒントを最大限に活用しながら、もろもろの特徴が現在の環境にも当てはまるか否かを計算する、一種の最適化された統計マシンとして機能する。気象庁が何十種類もの気象データを組み合わせて、明日、明後日の降水確率を計算するのと同様、無意識の知覚

は、入力された感覚データをもとにして、自らが直面している環境に、特定の色、形状、動物、人間などが存在する可能性を計算する。それに対して意識は、この確率的な宇宙の一端のみ、すなわち統計学者なら、無意識データの分布から得られた「標本《サンプル》」と呼ぶであろうもののみを取り上げる。そして、あらゆるあいまいさを取り除き、単純化された概観を、言い換えると、意思決定システムに受け渡せる、その時点における外界の最善の解釈を抽出するのだ。

無意識の無数の統計マシンと、意識を持ったたった一人の意思決定者のあいだのこの分業は、環境内を動き回り、外界に応じて行動する必要のある、あらゆる生物に課された要件なのかもしれない。どんな生物も、確率のみに頼って行動できるわけではない。いずれかの時点で、独裁的なプロセスが、あらゆる不確実性を整理して、決定を下さねばならない。ポンペイの手からローマを奪取するためにルビコン川を渡ったあと、「サイは投げられた（*Alea jacta est*）」とシーザーが言ったという故事はよく知られている。いかなる自発的行為にも、そこを越えたら元には戻れない、ある一定の境界を踏み越えることが求められる。意識は、この境界の踏み越えを可能にする脳の装置なのかもしれない。つまり、私たちがさらなる決断を下せるよう、あらゆる無意識の可能性を整理して、たった一つの意識的なサンプルを抽出するのだ。

有名なビュリダンのロバの寓話は、複雑な意思決定を電光石火のごとく下すことの有用性を示唆する。この寓話では、飢えと渇きに苦しむ一頭のロバが、一杯の水と干し草の山のちょうど中間点に置かれる。このロバは、どちらを選ぶかを決められず、飢えと渇きのために死ぬ。ばかげた話だが、私たちはそれと同種の困難な決断につねに迫られている。世界は私たちに、不確実で確率的な結果を導く、もとより識別標識など貼られてはいない剝き出しの機会しか提供しない。意識は、いついかなるときにも、外界に関する無数の可能な解釈のうちのたった一つに注意を向けることで、この問題を解決する。

物理学者ヘルマン・フォン・ヘルムホルツの足跡を追っていた哲学者のチャールズ・サンダース・パースは、意識によるもっとも単純な観察でさえ、途方もなく複雑な、無意識の確率的推論に依拠する事実を最初に認識した一人であった。

> すばらしい春の朝、私は窓越しに満開のツツジを見ている。いや違う。実際はそれを見ているわけではない。だが私が見ているものは、そう表現するほかに言い表しようがない。これは、命題、文、事実の言明などといったものだが、私が知覚しているものは、命題でも、文でも、事実の言明でもなくイメージにすぎない。私は、事実の言明という一つの手段を通してそのイメージを理解する。言明は抽象的だが、私が見ているものは具体的だ。見ているものを文で表現しようとすれば、私は仮説形成《アブダクション》を行なわざるを得ない。実を言えば、私たちの持つ全知識体系は、帰納〔個別の事実から一般的な法則を導き出すこと〕によって確かめられ、洗練された純粋な仮説によって織り上げられた、一枚の織物なのだ。あらゆるステップでこの仮説形成を行なわない限り、漠然とした観察の段階を超える知識の発展は、まったく望めない。[*7]

パースの言う「アブダクション」とは、現代の認知科学者が「ベイズ推定」と呼ぶものに相当する。なおこの用語は、対応する数学領域を探究したトーマス・ベイズ師（一七〇一頃～六一）〔ベイズは数学者であるとともに牧師でもあった〕の名をとったものだ。ベイズ推定は、統計的推論を遡及的に適用して、観察結果の背後にある隠れた原因を推測する。一般に古典的な確率理論では、起こり得る事象がまず指定され（たとえば「五二枚のカードから成る山札から三枚を引く」）、それから私たちは、当該理論に従って特定の結果が生じる確率を割り当てる（「引いた三枚のカードがすべてエースである確率はどれくらいか？」）。それに対してベイズ理論は、結果から未知の原因へと推論が逆方向になされる（「五二枚のカードから成る山札から三枚を引き、それらがすべてエースだった場合、イカサマによってこの山札に五枚以上のエースが含まれる確率はどのくらいか？」）。この方法は「逆推論」、あるいは「ベイズ統計学」と呼ばれる。「脳はベイズ統計学者のごとく機能する」という仮説は、最新の神経科学の研究のなかでも、もっとも熱く、またもっとも激しい論議を呼んでいるテーマの一つだ。

感覚のあいまいさのゆえに、人間の脳は一種の逆推論を行なわねばならない。同じ感覚は、外界のさまざまな事物によって引き起こされ得る。一例をあげよう。皿のへりは完全な円形に見えても、実際のところ網膜には歪んだ楕円として映る。それには円以外にも無数の解釈が考えられる。たとえばそのような形状は、あらゆる向きの無数のじゃがいも状の物体によっても網膜に投射され得る。私たちがそこに円を見るのは、視覚を司る脳領域が、対応する感覚入力を無意識のうちに処理し、それを引き起こした可能性のある無数の要因のなかから「円」をもっともありそうなものとして選択するからだ。このように、皿の円としての知覚は直接的なものであるかのように思われても、実際には、特定の感覚入力によって引き起こされ得る、無数の可能な解釈のなかから一つをより分ける複雑な推論過程を通して生じるのである。

神経科学は、視覚処理の中間段階で、同じ感覚入力に対して脳が無数の可能な解釈を考慮に入れることを示す証拠を提供する。たとえば、楕円の輪郭の断片のみを知覚する一つのニューロンが存在するかもしれない。この情報は、それのみではさまざまな形状や運動パターンにマッチし得る。しかし、ひとたび視覚ニューロンが互いに会話を始め、最善の知覚表象を選択する「投票」を行なうと、すべてのニューロンはその結果に収束する。シャーロック・ホームズの言葉に従えば、不可能な候補を排除すれば、残ったものは、いかにあり得なく思えても真実であるはずだ。

脳の無意識の回路は、厳密な論理に支配されており、感覚入力に関して正確な統計的推論を実行すべく理想的に組織化されているらしい。たとえば、側頭葉中部の運動知覚領域（MT野）では、ニューロンは、狭いのぞき穴（「受容野」）を通して物体の運動を知覚する。このスケールでは、いかなる運動もあいまいである。動いている棒切れをのぞき穴を通して見る場合、その動きの正確な特定は不可能だ。それは自らの傾きに直交する方向に動いているのかもしれないし、あるいは他の方向に移動しているのかもしれない（図14参照）。この種のあいまいさは、「窓問題」として知られる。無意識のレベルでは、MT野の個々のニューロンがあいまいさの影響を受けるが、意識のレベルではあいまいさは影響しない。劣悪な条件下でも、あいまいさは知覚されない。というのも脳は、もっともあり得る解釈、具体的に言えば最小の運動量を持つケースを私たちに見せるからだ。かくして棒切れは、つねにそれ自身に直交する方向に動いているかのように見える。無意識のうちに作用するニューロン群はあらゆる可能性を評価するのに対し、意識は絞り込まれた報告だけを受け取るのである。

長方形などのもう少し複雑な図形の動きを見る場合、局所的なあいまいさは依然として存在する。だが、それは解決され得る。というのも、長方形の各辺から、唯一の知覚表象に結びつけることのできる、動きに関する独自のヒントが得られるからだ。つまり、ただ一つの動きの方向のみが、可能なものとして各辺

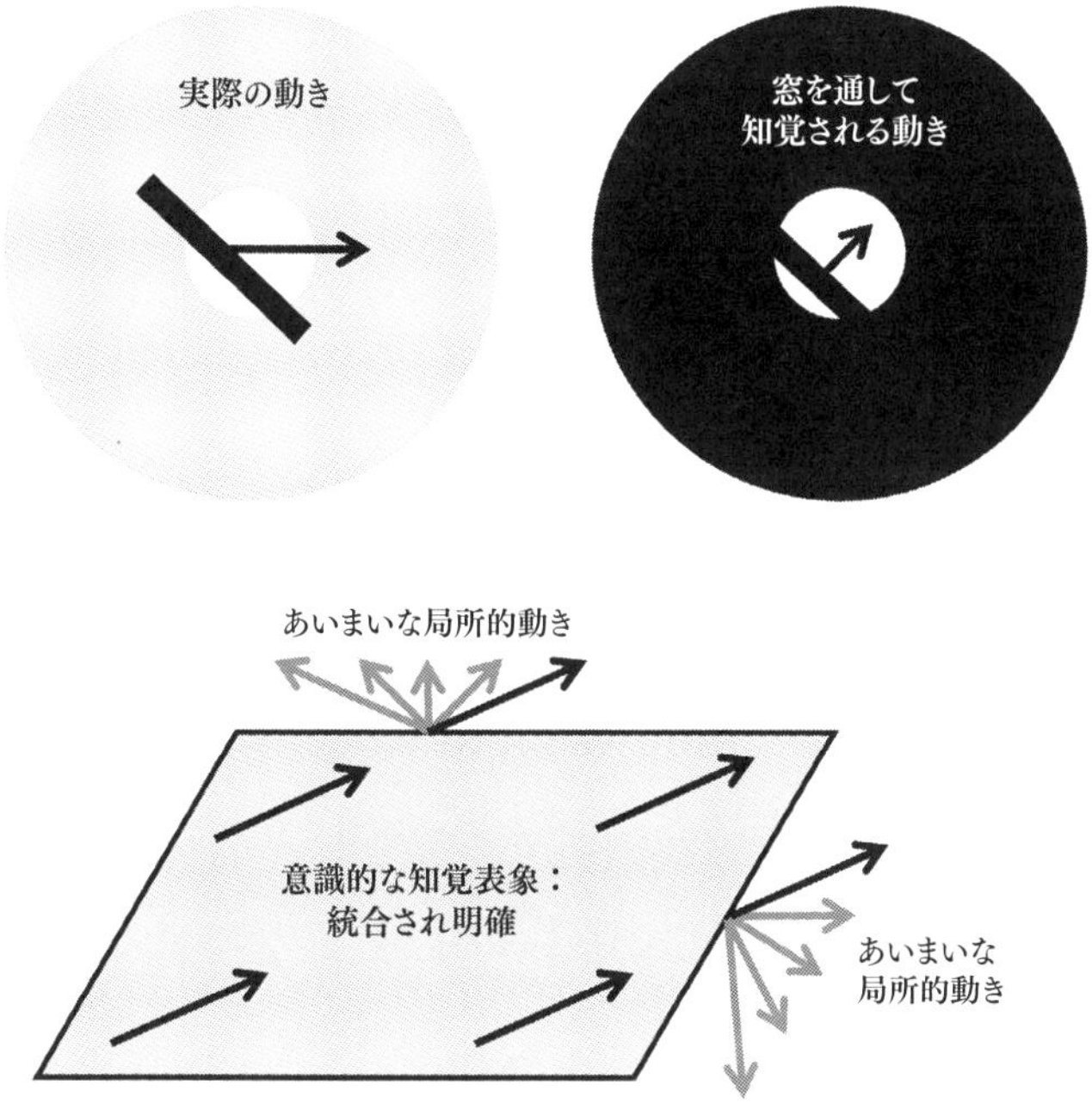

【図14】意識はあいまいさを解消する手助けをする。運動を検知する皮質領域では、ニューロンは「窓問題」の影響を受ける。各ニューロンは、「受容野」と呼ばれる限られた開口部から入力情報を受け取り、そのため棒切れの運動方向がそれ自身に対して水平なのか、垂直なのか、あるいは無数に考えられるその他の方向のうちの一つなのかを確定できない。しかし意識上では、あいまいさは生じない。私たちの持つ知覚システムは一つの決定を下し、つねに最小限の運動量を示す動き、すなわち垂直方向の動きを見せる。下図のように表面全体が動いている場合、複数のニューロンからの信号が組み合わされ、私たちは大局的な運動方向を知覚する。MT領域のニューロンは、最初こそおのおの局所的《ローカル》な動きをコード化するが、すぐに意識的な知覚に合致する大局的な解釈へと収斂する。この収斂は、観察者に意識がある場合にのみ生じるらしい。

間で共通する（図14参照）。視覚脳は、それを推論し、条件に合致する動きのみを見せるのだ。ニューロンの活動記録によれば、MT領域のニューロンは、一〇〇ミリ秒ものあいだ局所的な動きだけを「見続け」、大局的な動きの方向をコード化するまでに一二〇〜一四〇ミリ秒を費やす。[*8] ところが、意識はこの複雑な操作について何も知らない。私たちの主観は、神経回路が全力で働いて、当初はあいまいな感覚入力を理解可能な知覚表象に変えている事実をまったく認識することなく、最終的な結果だけを、この場合で言えばなめらかに動く長方形だけを見ているのだ。

興味深いことに、たった一つの解釈にニューロンを集約させるプロセスは、麻酔下では機能しない。[*9] 意識の喪失は、もろもろの感覚入力を一つの一貫した全体へと統合する神経回路の機能不全を突然引き起こす。ニューロンが、ボトムアップ、トップダウン両方向のシグナルの伝達を通して互いに同意するには、意識の働きが必要とされる。それが欠如すると、知覚の推論プロセスは外界の一貫した解釈を形成できなくなる。

知覚のあいまいさを解消する意識の役割は、あいまいな視覚刺激をわざと作り出せばよくわかる。重ねられた二枚の格子縞のディスクを互いに異なる方向へ動かすところを被験者に見せたとする（図15参照）。脳は、どちらの格子縞が前面にあるのかを判別する手段を持たない。しかし実際には、この基本的なあいまいさは主観的に知覚されず、私たちは二つの可能性の混合を見たりはしない。意識的知覚は、二パターンの格子縞のどちらか一方を前面にあるものとして見せるのだ。しかし二つの解釈は交互し、数秒ごとに知覚が変化して、それまでは背面に見えていた格子縞が前面に躍り出る。アレクサンドル・プージェらは、縞の間隔や速度などのパラメーターを変えることで、意識的知覚が一つの解釈を保持する期間が、感覚入力を通して受け取った証拠によって与えられる確からしさに直接的に相関することを示した。[*10] 言い換えると、いつのときにももっともあり得そうな解釈を実際に見る傾向が私たちにはあるが、ときおり他の可能な解釈が浮上し、それに対応する統計的確率に見合うあいだ、意識的な視野に留まり続けるのだ。その際、各解釈の可能性は無意識の知覚によって算出され、意識はそのなかから無作為にサンプリングする。

この確率の法則の存在は、「私たちは、外界のあいまいな光景に対して、意識上ではただ一つの解釈を認知しても、脳は他のすべての解釈を考慮し、いつでも心変わりできるよう準備を整えている」という事

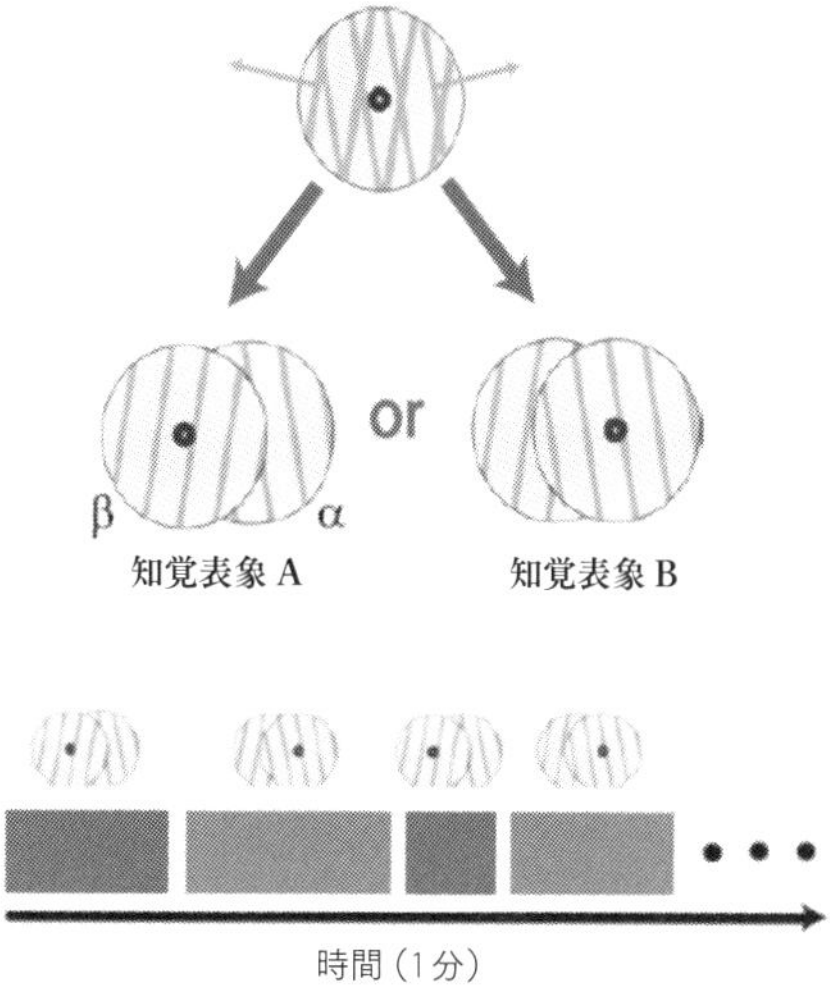

【図15】意識は、感覚入力のあり得る解釈のうち、一つだけを見せる。重ねられた二パターンの格子縞はあいまいで、どちらも前面にあるものとして知覚し得る。しかし一時には、二つの可能性のうちのどちらか一方を見るにすぎない。意識的な視覚は、二つの知覚表象のあいだを交互し、一つの解釈に費やされる時間は、その解釈が妥当である可能性を直接反映する。このように、無意識的な視覚が背景となる可能性を計算し、意識はそれをもとにサンプリングを行なう。

実を示す。そしてその背景では、無意識のシャーロックが、確率分布をもとに絶えず計算を実行している。パースによれば、「私たちの持つ全知識体系は、帰納によって確かめられ、洗練された純粋な仮説によって織り上げられた、一枚の織物なのである」。しかし、私たちの意識にとらえられるのはたった一つのサンプルのみであり、それゆえ私たちには、視覚が複雑な演算を実行しているようには感じられない。目を開けば、意識ある脳はたった一つの外界の光景を見せてくれる。逆説的にも、視覚の意識化の過程で実行されるサンプリングは、内部の複雑性を覆い隠しているのだ。

サンプリングは、意識的な注意の働きなくしては生じないという意味で、純粋にコンシャスアクセスの一機能と考えられる。両目のおのおのに異なるイメージを提示すると生じる不安定な知覚、両眼視野闘争(第1章参照)を考えてみよう。二つのイメージに注意を向けていると、それらは絶えず交互に意識に現れる。感覚入力はあいまいで、かつ固定しているが、私たちは一時にはどちらか一方のイメージにしか気づかないため、絶えず交替するものとしてそれらを知覚する。しかし重要なことに、注意を別の対象に向けると、両眼視野闘争は停止する。[*11] どうやらサンプリングによる選択は、意識的な注意が向けられているときにのみ生じるらしい。その結果、無意識のプロセスは意識のプロセスより客観的になる。というのも、無意識の無数のニューロンが、外界の状況に関して真の確率分布を見積もるのに対し、意識はためらうことなく、それを全か無かのサンプルに還元するからだ。

このプロセスには、奇しくも量子力学に似た側面がある(ニューロンのメカニズムが、古典力学のみに関係することはほぼ間違いないが)。量子力学によれば、物理的実体は、特定の状態で粒子が見出される確率を決定する波動関数の重ね合わせから構成される。しかし私たちが測定を行なうやいなや、この確率は、全か無かの固定された状態へと収縮する。私たちは、半分生きていて半分死んでいるという、有名なシュレーディンガーの猫のような奇妙な混合状態を観察することはない。量子論に従えば、測定の行為それ自体によって、確率はたった一つの個別的な状態へと収縮するのである。脳内でも、類似の現象が起こる。つまり特定の対象に注意を向ける、まさにその意識の活動によって、さまざまな解釈の確率分布が収縮し、そのなかの一つだけを私たちは知覚する。このように意識の活動は、背後に存在する、無意識の計算の広大な領域のわずかな部分を垣間見せる、選別的な測定装置として機能する。

とはいえ、この魅力的なたとえは、表面的なものにすぎないのかもしれない。量子力学の基盤となる数学が、意識的知覚の問題を扱う認知神経科学に適用できるかどうかは、今後の研究成果を待たねばならない。しかし人間の脳内ではそのような分業が至るところに見られ、無意識のプロセスが並行処理によって迅速な計算を実行する統計マシンであるのに対し、意識が緩慢なサンプリング装置であることは確実に言える。これは視覚のみならず言語の領域にも当てはまる。[12] 第2章で見たように、「bank」などのあいまいな単語を知覚する際、一時には二つの意味のどちらか一方にしか気づけないにせよ、無意識のもとでは、両方の意味が一時的にプライミングの対象になる。[13] それと同じ原理が、注意の基盤をなす。私たちは、一時には一箇所にしか注意を向けられないように感じるが、対象を選択する無意識のメカニズムは、実際のところ確率的であり、同時にいくつかの仮説を考慮に入れる。[14]

無意識の探偵は、記憶のなかにも潜む。次の質問に答えてみよう。世界の空港の何パーセントがアメリカ国内にあるだろうか？　むずかしい問いかもしれないが、あえて推測してみよう。答えは得られただろうか。さて、この最初の推測は捨てて、もう一度推測されたい。研究によれば、二度目の推測もでたらめではない〔英語の second guess には「後知恵による評価、批評」というネガティブな意味がある〕。それどころか、賭けをするなら、いずれか一方の推測よりも、両方の平均をとったほうが勝てる可能性が高いだろう。[*15] ここでも、意識の情報検索は、隠された確率分布をもとに任意にサンプルを抽出する見えざる手として機能している。このように私たちは、無意識の力を使い果たさずに、一番目、二番目、あるいは三番目のサンプルを抽出できる。

たとえて言えば、意識は大組織の広報担当《スポークスマン》のようなものだ。何千人ものスタッフを抱えるFBIのような巨大な組織は、いかなる個人も単独ではとうてい把握し切れない量の知識を全体として保有する。二〇〇一年九月一一日に同時多発テロが起こった際の状況を考えてみればわかるように、無数のスタッフのおのおのが抱いているさまざまな考えのなかから必要な知識を引き出すのは必ずしも容易ではない。些細な事実の広大な海で溺れないようにするためには、大統領は、階層的な組織を通じて吸い上げられ編集された要約に基づいて判断を下し、こうして得た「共通の知恵」を一人の報道官に公表させねばならない。このような階層化された組織による資源の活用は、劇的な事件が醸成しつつあることの決定的な証拠を示す些細なヒントを見逃す可能性があるとしても、概して合理的なものである。

一〇〇〇億のニューロンという膨大なスタッフを抱えた巨大な組織として、脳には、それに類似する情報の要約メカニズムが必要とされる。意識の機能は、最新の外界の状況を要約したうえで、記憶、意思決定、行動を司る他のすべての領域に一貫した方法を介して伝達することによって、知覚を単純化することにあるのかもしれない。

有用であるには、この意識による要約は、統合され、安定したものでなければならない。国家の危機に際して大統領が、ＦＢＩから次々に送られてくる、それぞれが一抹の真理を含む無数のメッセージをいちいち理解しなければならないとすれば、それはあまりにもばかげている。同様に脳は、怒涛のように流れ込む低次の入力データの処理に専念しているわけにはいかない。個々の情報は、一貫したストーリーに編集される必要がある。大統領が参照する状況の要約と同様、意識による要約は、「思考の言語」によって書かれ、意図や意思決定のメカニズムとの情報交換《インターフェース》が可能なほど十分に抽象化された外界の解釈を含まねばならない。

持続する思考

> 私たちは、言葉を学ぶときに脳に加える改善によって、再度自分の行為を思い出し、批評し、設計し、予行演習することができる。
> それによって脳は、普通なら短期間で消え去るプロセスが、居残って独自の対象となり得るような、一種の反響室になる。
> そしてもっとも長時間存続したプロセスが、そのあいだに影響力を蓄える。
> 私たちは、これを意識的な思考と呼ぶ。
>
> ――ダニエル・デネット『心はどこにあるのか』（一九九六）

> 意識は、いわばこれまであったものをこれからあるはずのものに結びつけるハイフン、
> 言い換えると過去と未来をまたぐ橋である。
>
> ――アンリ・ベルグソン『ハクスレー記念講義』（一九一一）

意識が感覚器官から取り込まれたメッセージを、ギャップやあいまいさのない統合化されたコードに集約することには、相応の理由があるはずだ。そのようなコードは、遅延なく伝達されるに十分なほどコン

パクトな形態をとり、「ワーキングメモリ」と通常呼ばれる場所に蓄えられる。このように、ワーキングメモリと意識は密接に関連すると考えられる。ダニエル・デネットに従って、意識のおもな役割は、持続する思考を形成することだとも言えよう。ある一片の情報が意識されれば、私たちがそれに注意を向け、覚えているあいだ、その情報はフレッシュな状態で心のなかに存続していられる。かくして意識にとらえられた簡潔な情報は、形成には数分を要したとしても、意思決定の情報源として十分に安定していなければならない。現在に厚みを持たせる、この拡張された期間は、意識的な思考を特徴づけるものでもある。

一時記憶の細胞メカニズムは、人間からサル、ネコ、ラット、マウスに至るまで、あらゆる哺乳類に見出せる。その進化上の優位性は明らかだ。記憶能力を備えた生物は、環境に起因する不測の緊急事態から自身を切り離せる。現在にしばられず、過去を思い起こし未来を予期できる。過去の記憶をもとに、岩陰に隠れている目には見えない捕食者の存在に思い至るか否かは、自らの生死を分かつ。環境におけるできごとの多くは、広大な空間のなかで繰り返し不定期に発生し、さまざまな徴候によって予示される。時間、空間、知識のカテゴリーをわたって集められた情報を統合し、いつでもそれを参照できる能力は、意識の基本構成要素をなし、進化を通じて積極的に選択されたものである可能性が高い。

心理学者が「ワーキングメモリ」と呼ぶ心の構成要素は、背外側前頭前皮質と、それに結合する脳領域の主要な機能の一つである。この事実から、これらの領域は、意識によってとらえられた知識の保管場所の有力候補と見なせる[*16]。脳画像法を用いた実験では、電話番号、色、フラッシュされた画像の形状などの一片の情報を、被験者が短期間保持しようとするときはつねに、これらの領域に活性化が見られる。前頭前野のニューロンは、活動記憶《アクティブメモリ》を保持し、短期記憶課題遂行中、イメージが消えてからしばらく経っても、ときには数十秒が経過したあとでも発火し続ける。また、前頭前皮質の機能が損なわれたり注意がそらされたりすると、この記憶は失われ、無意識という忘却へ転落する。

　前頭前皮質に損傷を負った患者も、将来のために計画する能力を欠く。彼らの示す一連の顕著な症状は、予見のなさと現状への頑強な執着を示唆する。彼らは不適切な行動を抑制できず、自動的にものをつかんで使ったり（利用行動）、他人の動作を模倣したりする（模倣行動）。彼らの意識的抑制、長期的思考、計画立案の能力は著しく損なわれているらしい。重度の症例では、無関心などの種々の症状によって、彼らの精神生活の内容や質が、かなり低下していることがわかる。意識に直接関係する障害には、半側《はんそく》空間無視（片側、通常は左側の空間に対する気づきが妨げられる）、意志欠乏（自発的に行動を起こせない）、無動無言症（言葉による報告ができない、ただし復唱は可能な場合もある）、病態失認（麻痺などの自分の重篤な病態に気づかない）、自己認識的記憶の障害（自分の思考を思い起こし分析することができない）などがある。前頭前皮質の障害は、短時間表示された視覚イメージを知覚し、それについて考察するなどの基本的な能力すら損ない得る。[*17]

　つまり前頭前皮質は、情報をしばらく保持しつつ、検討し、現在遂行中の計画に統合する私たちの能力に重要な貢献をしているのだ。時間をかけた熟慮には意識の関与が必須であることを示す、より直接的な証拠があるのだろうか？　認知科学者のロバート・クラークとラリー・スクワイアは、まぶたの反射の継時的な条件づけという、時間的な統合に関する驚くほど単純な実験を行なっている。[*18] それは次のようなものだ。特殊な装置を用いて、被験者の目に正確なタイミングで空気を吹きつける。それに対する反応は迅速で、ウサギでも人間でも、目を保護するまぶたがただちに閉じる。さて、空気を吹きつける直前に、短い警告音を発したとする。その結果、パブロフの条件づけと呼ばれる効果が得られる（ロシアの生理学者イワン・ペトローヴィチ・パブロフにちなんでそう呼ばれる。彼は、エサを予期して唾液の分泌が促されるよう、イヌをベルの音によって条件づける実験を初めて行なった）。短期間のトレーニングを施せば、空気の射出を予期することで、目は警告音に反応して閉じるよう条件づけられる。つまり、ときおり警告音を鳴らすだけで、「アイズ・ワイド・シャット」反応を引き起こせる〔eyes wide open は「目を大きく見開く」の意だが、「アイズ・ワイド・シャット」はその逆を意味する。スタンリー・キューブリック監督の遺作のタイトルでもある〕。

まぶたを閉じる反射反応は非常に素早い。しかしそれは意識的なのか、それとも無意識的なのか？　驚くべきことに、それは時間的なずれが存在するか否かに依存する。一般に「遅延条件づけ」と呼ばれるテストでは、警告音は空気が射出されるまで続く。したがって、音と空気による刺激は、短時間脳内で重なり、このテストでの学習は、この重なりの検出に相当する。それに対し「痕跡条件づけ」と呼ばれるテストでは、警告音は短く、空気の射出とのあいだに時間的なずれがある。遅延条件づけテストとわずかな違いしかないが、こちらのテストは、明らかによりむずかしい。というのも、被験者は、後続の空気の射出との系統的な関係を検出するために、過去に発せられた警告音の記憶痕跡《メモリートレース》を活性化したまま保っておかねばならないからだ。なお今後は、無用な混乱を避けるために、「遅延条件づけ」を「重なりに基づく条件づけ」（最初の刺激が次の刺激に重なるまで続き、記憶する必要はない）と、「痕跡条件づけ」を「記憶痕跡条件づけ」（警告音と不快な空気の射出のあいだの時間的なずれを橋渡しするために、前者の記憶痕跡を保っておかねばならない）と呼ぶ。

実験の結果ははっきりしている。重なりに基づく条件づけは無意識のうちに生じるのに対し、記憶痕跡条件づけには意識が必要とされる。[*19] 事実、重なりに基づく条件づけは、皮質をまったく必要としない。大脳皮質、大脳基底核、大脳辺縁系、視床、海馬を除去したウサギは、それでも警告音と空気の射出に時間的な重なりがあれば、まぶたを閉じる条件づけを示す。それに対し記憶痕跡条件づけのテストでは、海馬とそれに結合する組織（それには前頭前皮質が含まれる）が正常に機能していないと、いかなる学習も生じない。人間における記憶痕跡条件づけに関して言えば、学習は、警告音と空気の射出のあいだの系統的な関係に気づいている場合にのみ生じるようだ。年長者、記憶喪失症患者、あるいは単に気が散って継時的な関係に気づいていない被験者も、まったく条件づけを示さない（それに対し、重なりに基づく条件づけは、それらの状況にまったく影響されない）。脳画像が示すところでは、気づいた被験者は、学習中に前頭前皮質と海馬が活性化した被験者と正確に一致する。

概して言えば、これら条件づけのテストは、ただ単に瞬間に生きるのではなく、時間をかけて学習するという特殊な役割を、意識が進化の過程で果たしてきたことを示唆する。前頭前皮質や、それと相互結合する海馬などの組織によって形成されるシステムは、時間的なずれを橋渡しするのに重要な役割を果たしているらしい。生物学者のジェラルド・エーデルマンの言葉を借りれば、意識は私たちに「想起された現在」を提供する。[*20] つまり意識の働きによって、選択された過去の経験の一部が、現在の感覚データに結びつけられ、さらには未来に投影されるのだ。

記憶痕跡条件づけのテストのすぐれたところは、非常に単純なため、乳児からサル、ウサギ、マウスに至るまで実験対象を広くとれる点にある。たとえば、マウスを対象にテストすると、人間の前頭前皮質に対応する前部の脳領域が活性化する。[*21] つまりこのテストは、意識のもっとも基本的な機能、すなわち多くの生物種が備えていると考えられるきわめて重要な機能を動員する。

情報をしばらく保持する能力を持つワーキングメモリが意識を必要とするのなら、無意識の思考を時間的に引き延ばすことは不可能なのか？　識閾下の活動の持続時間を測定した実験によれば、それは不可能である。識閾下の思考はごく短い期間しか続かない。[*22]識閾下の刺激の持続時間は、その効果がゼロになるまでの期間を測定することで見積もれる。結果は明らかで、可視のイメージは効果が長期間維持されるが、不可視のイメージは短期間しか思考に影響を及ぼさない。マスキングによってイメージを不可視にすると、それでも視覚、語句の綴り、語彙、さらには意味に関連する脳領域が活性化するが、その期間はごく短い。およそ一秒が経過すると、無意識の活性化は、一般に検出不可能なレベルまで落ちる。

数々の実験によって、識閾下の刺激は急激に衰えることが示されている。リオネル・ナカーシュは、それらの実験の結果を要約して、「無意識は言語のようにではなく、幾何級数的に衰えるよう構造化されている」と（フランスの精神分析家ジャック・ラカンの見解に抗して）結論する。[*23]識閾下の情報は、努力すればそれよりもわずかに長く維持できるのは確かだが、記憶の質は非常に低下しやすく、数秒も経つと、想起は辛うじて偶然のレベルを超える程度のものと化す。[*24]要するに、意識のみが持続する思考を保てるのである。

脳のチューリングマシン

情報は、ひとたび「心に」保持され、時間の経過による衰退から保護されれば、心の作用の対象になり得るのか？　認知作用には、意識を必要とし、無意識の思考プロセスの範囲を超えて働くものもあるのか？　その答えは「イエス」であるように思われる。少なくとも人間においては、意識は高度な直列《シリアル》コンピューターの能力を提供する。

12×13を暗算されたい。

できただろうか？

脳内で算術演算が次々に実行されるのを感じただろうか？　そのとき実行した各計算ステップと、それによって得られた中間値を正確に報告できるだろうか？　答えは通常「イエス」だ。私たちは、掛け算をする際に実行した手続きに気づいている。私なら、まず12^2=144を計算し、それに12を加える。桁ごとに演算する、掛け算の一般的な手順に従って計算する人もいるだろう。要は、どのような手順をとろうと、私たちはそれについて正確に報告できるということだ。それは、応答時間と目の動きによって検証できる。[*25]そのような正確な内省は、心理学では例外的だ。ほとんどの心の作用は、心の目には不透明であり、たとえば私たちは、顔の認識、手順の設定、一桁の足し算、言葉の選定のプロセスがいかなるものかを理解しているわけではない。しかし、二桁以上の演算では事情が異なる。それらは内省によって検証可能な一連のステップから成るようだ。私の見解では、それには単純な理由がある。いくつかの基本的なステップの結合によって形成される複雑な戦略、すなわちコンピューターサイエンティストが「アルゴリズム」と呼ぶものは、進化を通じて獲得された、意識の独自の機能の一つなのだ。

識閾下でしかとらえられないよう問題が提示されたら、12×13を計算できるだろうか？　それは絶対に不可能だ。[*26]中間結果を蓄え、次のステップに受け渡すには、緩慢な情報処理システムが必要であるように思われる。脳は、内部ルーチンとの情報の柔軟な交換を可能にする「ルーター」を備えているに違いない。[*27]種々のプロセッサーから情報を集め、総合し、その結果（意識的なシンボル）を任意に選ばれた他のいくつかのプロセッサーに一斉伝達することは、意識の主要な機能の一つだと考えられる。そして、シンボルを受け取った各プロセッサーは、それに無意識の技術を適用する。しかも、この循環過程は何度か繰り返される場合もある。こうして直列《シリアル》／並列《パラレル》混合処理が実行される。すなわち、大規模なパラレル処理が実行される段階のあいだに、意識的な意思決定や情報経路制御《ルーティング》などのシリアル処理が行なわれる段階が挟み込まれるのだ。

私は、物理学者のマリアノ・シグマン、アリエル・ジルベルベルクと、そのような仕組みの持つ計算特性の探究に着手した。[*28] それは、一九六〇年代に導入され、コンピューターサイエンティストが「プロダクションシステム」と呼ぶ、人工知能の機能を実装した、ある種のプログラムによく似ている。プロダクションシステムは、「ワーキングメモリ」とも呼ばれるデータベースと、無数の「if-then」ルール（たとえば「もしワーキングメモリにAが存在するなら、それをBCによって置き換えよ」）から構成される。システムは、各ステップにおいて、各ルールがワーキングメモリの現状態に適合するか否かをチェックする。複数のルールが適合する場合には、それらは確率的に優先度を決定するシステムのもとで競い合う。最後に、勝利を得たルールは「点火」し、プロセスが再開する前に、ワーキングメモリの内容を書き換えられる。かくして、これら一連のステップは、「無意識のうちの競争→意識的な点火→一斉伝達」という直列的な循環過程をなす。

注目すべきことに、プロダクションシステムは、きわめて単純でありながら、どんな実行手順であっても、すなわち考え得るいかなる計算をも実行する能力を持つ。その能力は、一九三六年にイギリスの数学者アラン・チューリングによって考案された、デジタルコンピューターの基盤をなす理論上の装置、チューリングマシンの能力に等しい。[*29] つまりわれわれの提案は、「柔軟なルーティング能力を持つ、意識ある脳は、生物学的なチューリングマシンとして機能する」ことを示唆する。それによって私たちは、ゆっくりと一連の計算を実行できる。意識ある脳が行なう計算は非常に遅い。というのも、各ステップで次の段階に移る前に、中間結果が一時的に意識に保たれなければならないからだ。

この議論には、おもしろい歴史的経緯がある。チューリングマシンを考案したとき、アラン・チューリングは、数学者ダフィット・ヒルベルトによって一九二八年に提起された問題に答えようとしていた。機械的な手続きによって数学者を置き換えられるか？ 純粋なシンボル操作を通じて、特定の数学命題が一連の公理に論理的に沿っているか否かを決定できるか？ チューリングは、「実数の計算をする人間」を模倣すべくチューリングマシンを慎重に設計した（一九三六年の独創的な論文に提起されている）。しかし、彼は心理学者ではなく、もっぱら自己の内省に頼っていた。私の考えでは、それゆえチューリングマシンは、数学者の心のプロセスの断片、すなわち意識にアクセスできる部分のみをとらえたにすぎない。かくしてチューリングマシンにとらえられたシリアルなシンボル操作は、人間の意識にアクセス可能な操作に限定された、比較的すぐれたモデルだと言えよう。

誤解を招かないようつけ加えておくと、そのように言うことで「脳はコンピューターである」という決まり文句を繰り返したいのではない。個々のシンボルではなく確率分布全体にわたって計算する能力を持ち、大規模かつ自己修正可能なパラレル処理を実行する器官たる人間の脳は、現代のコンピューターからは大きくかけ離れている。事実、神経科学はコンピューターによる脳のたとえを却下し続けてきた。とはいえ、長い計算を行なう際の脳の行動は、シリアル処理のプロダクションシステムやチューリングマシンによって大雑把にとらえられる。[*30] たとえば、「235 + 457」などの大きな数値の足し算を実行するのに必要な時間は、各ステップの連続的な実行という計算様式から容易に予想されるように、おのおのの基本操作（5＋7　繰り上がり、3＋5＋1　2＋4）に要する時間の総和になる。[31]

チューリングのモデルは理想化されている。人間の行動をよく観察すれば、そこにはそのようなモデルからの逸脱があることがわかる。連続する各ステップは、時間的にはっきりと区切られず、わずかながら重なったり、各操作間での不必要な相互干渉《クロストーク》が生じたりする。[32] 暗算をしているとき、先行処理が完結する前に、後続処理が開始することもある。ジェローム・サクールと私は、次のような非常に単純なアルゴリズムを研究した。数値nを取り上げ、それに2を加える（n＋2）。それからその結果が、5より大きいか小さいかを判断する（(n＋2)＞5?）。われわれは、被験者がこのアルゴリズムを実行する際、干渉が生じるのを観察した。つまり彼らは、中間結果「n＋2」が得られる前に、無意識に最初の数値nと5を比較し始めたのだ。[33] コンピューターは、その手の愚かな間違いを犯さない。各ステップはクロックメカニズムによってコントロールされ、各ビットは、デジタル情報のルーティングメカニズムによって、意図された場所に確実に送り届けられるからだ。それに対し、脳は複雑な計算を実行するために進化したのではない。確率的な世界で生存するために選択された脳の構造は、暗算の際に私たちがかくも多くの間違いを犯す理由を説明する。私たちは、一連のシリアルな計算を実行する際には、意識の力を駆使して、ゆっくり手順を追いつつ情報の流れをコントロールすることで、苦労しながら脳のネットワークを「リサイクル」しているのだ。[34]

意識の機能の一つが脳の共通語としての、すなわち機能の特化した複数のプロセッサーを横断する、柔軟な情報ルーティングの媒体としての役割を果たすことにあるのなら、次のことが予見できる。たった一つのきまりきった《ルーチン》処理なら無意識のうちに実行できても、情報が意識されなければ、複数のルーチン処理をつなぎ合わせることはできない。算術の例で言えば、「3＋2」などの単純な計算なら、脳は十分に無意識のうちに実行できる。しかし、「(3＋2)^2」「(3＋2)－1」「1／(3＋2)」などの計算は無意識のうちには行なえない。複数のステップを要する計算は、つねに意識の働きを必要とするからだ。そうわれわれは予測した[*35]。

サクールと私は、この考えを実験によって確かめることにした[*36]。ターゲットの数字nを、半分のトライアルのみで見えるようマスクしてフラッシュし、被験者にいくつかの演算を行なわせた。実験は、nが何かを当てる「名指し」課題、nに2を加える「n＋2」課題、nを5と比較する「n＞5」課題、および2を加えたうえで5と比較する、二ステップを組み合わせた「n＋2＞5」課題の四つのブロックから成る。最初の三つの課題に関しては、被験者は偶然のレベルをはるかに超える成績を収めた。本人が何も見なかったと報告したケースでも、無理に答えさせると、彼らは自分が持つ無意識の知識の程度に驚きを隠せなかった。自分には見えていない数字を、偶然よりはるかに高い確率で推測できたのだ。四つの数値を用いれば、「名指し」課題がたまたま当たる確率は二五パーセントのはずだが〔該当論文によれば、nは2、4、6、8のいずれかで、その事実は被験者に教えられている〕、実際には返答のほぼ半分は正しかった。また、「n＋2」課題、「n＞5」課題ですら、被験者は偶然を超える成績を残した。もちろん、これらの課題はいずれも、ルーチン演算である。第2章で見たように、意識の働きなしでも部分的にルーチン演算を行なえることを示す証拠は、あまたある。だが注目すべきことに、被験者は無意識の二ステップ課題（「n＋2＞5?」）には成功しなかった。ランダムにしか答えられなかったのだ。これは奇妙に思える。というのも、名指し課題を遂行した場合には、非常に高い確率で成功を収められたからだ。およそ半分のトライアルでは、隠された数字を言い当てられた点に鑑みれば、脳内に識閾下の情報が存在するのは明らかなのに、どうやら意識の働きがなければ、脳は連続する二つの演算ステージのあいだで情報を受け渡せないらしい。

　脳が無意識のうちに難なく情報を蓄積できることは第2章で見た。一連の連続する矢印[37]、数字[38]、あるいは車の購入のきっかけになる条件[39]さえ、総合的な情報に加えられ、それによって無意識の決定を導き得る。実験の結果は、それと矛盾するのではないか？　実は矛盾しない。というのも、複数の証拠情報の蓄積それ自体は、脳にとって単一の操作にすぎないからだ。ひとたびニューロンの累積回路《アキュムレーター》が開けば、意識的か無意識的かを問わずいかなる情報も、何らかのあり方でそれに影響を及ぼせる。どうやら、無意識の意思決定プロセスに不可能な唯一の働きは、次のステージに伝えられるはっきりした決定を下すことのようだ。つまりこの脳のアキュムレーターは、無意識の情報によって影響を受け得るのは確かとしても、決定を下して次のステップに進むことができないらしい。そのため複雑な計算では、無意識は、最初の演算に必要な証拠の蓄積の段階にとどまって、次に進めないのである。

　一般的な結論を言えば、無意識の勘によって戦略的に思考することはできない。識閾下の情報は、戦略的な考察には動員できないのだ。これは循環論法ではない。そもそも戦略的思考は、別種の脳プロセスであり、このプロセスは意識の働きなしに機能し得ないという主張は、それほど些末なものではない。さらに言えば、この事実には、純粋に経験的な意味がある。連続して表示される五本の矢印のうち大多数を占めるのは右向きか左向きかを判断する、第2章で取り上げた矢印課題を覚えているだろうか？　矢印が意識されさえすれば、とり得る戦略は実に単純だ。三本以上同一方向を向いていることがわかった時点で、それ以上の情報なしに答えを決められる。被験者はこの戦略を用いて、素早く課題に決着をつけられる。

しかしそれは、情報が意識されていた場合に限って言えるのであって、そうでなければ話は別だ。[*40] 表示される矢印にマスクをかけ被験者の気づきから締め出すと、彼らに可能なのは足し算だけで、先にあげたような戦略を無意識のうちに適用しながら次のステップに進むことなどできない。

総括すると、これらの実験は意識の決定的な役割を示唆する。すなわち、問題を合理的な思考によって解決するには、意識の働きを要する。強力な無意識のプロセスは、高度な勘を生むとはいえ、意識のみが、段階を踏んで進む合理的な戦略に従える。意識は、連続する任意のプロセス間の情報の受け渡しをコントロールする一種のルーターとして機能し、一連のまったく新たな形態の操作を可能にする脳のチューリングマシンと見なせる。

社会的な情報共有装置

> 意識は、厳密に言えば人と人を結びつけるネットワークにすぎない。
> それ以外に発達の必然性はなかった。
> 孤立した野獣の種であった太古の人類には、
> そんなものは必要でなかったはずだ。
>
> ——フリードリッヒ・ニーチェ『悦ばしき知識』(一八八二)

ホモ・サピエンスにおいては、意識された情報は、個人の頭の内部に留まっているわけではない。言語のおかげで、心から心へと伝達されていく。人間が進化する過程で、社会的な情報共有は、意識の基本機能の一つになった。ニーチェの言う「野獣の種」は、数百万年にわたり、非言語的なバッファーやルーターとしての意識に依存していたのだろう。ホモ属のみが、意識の状態を伝え合う高度な能力を発達させたのだ。ある個人に生じた意識の状態は、非言語的な身ぶり手ぶりに加え、言語の力によって、迅速に他者に伝達できるようになる。この意識された情報の積極的、社会的な伝達は、まったく新たな計算能力をもたらした。人間は、ただ一人の心のみに利用が可能な知識には依存せず、複数の視点の対立、さまざまなレベルの専門知識の獲得、知識の源泉の多様性を可能にする、「マルチコア」〔一つの処理装置内に複数の処理機構がある〕の社会的アルゴリズムを生み出せる。

思考を言葉にして伝達する能力が、意識的知覚の存在を示す重要な基準であると考えられているのには理由がある。一片の情報についてわずかでも言葉で表現できなければ、その人がその情報に気づいているとは通常見なされない（もちろん、麻痺、失語症、まだ会話能力を習得していないなどのケースは除く）。人間において心の内容の表現を可能にする「言葉の形成装置」は、意識がある場合にのみ利用できる基本構成要素《コンポーネント》なのだ[*41]。

もちろん、私たちは自分の意識的な思考をつねに正確に表現できると言いたいわけではない。意識は、言語で表現可能な範囲をはるかに超えてものごとを知覚する。カラヴァッジョの絵、グランドキャニオンの彼方に沈む夕陽、乳児の表情の変化を見たときの体験は、言葉では表現し尽くせない。だからこそ私たちは、これらの体験に魅了されるのだろう。とはいえ、ほとんど定義上とも言えるのだが、私たちが気づいている事象の少なくとも一部は、言語によって枠づけられる。言語は、自己の心的世界を構造化し、他者と共有することを可能にする、意識的思考の分類的、統語的な記述能力を私たちに与える。

感覚入力の詳細さを抽象し、意識的な「信念」を築くことが脳に有利に働く第二の理由は、他者との情報の共有である。言葉や身ぶりは、緩慢なコミュニケーション経路を開くにすぎない。交換される情報は一秒間に四〇〜六〇ビットにすぎず、この数値は一九九〇年代にオフィスを革新し、いまや遠い過去のものとなったボーレート〔データ伝送速度を示す単位の一つ〕一四四〇〇のファクシミリよりおよそ三〇〇倍遅い。[*42] そのため人間の脳は、一連の凝縮されたシンボルで構成される短い文字列に圧縮したうえで、情報を社会的ネットワークへと送り出す。主観的な心のイメージをそのまま他人に伝えることに意味はない。あなたが欲しいのは、私が見ている世界の詳細な記述ではなく、あなたの観点から見ても真実である可能性の高い、世界の諸側面の要約、すなわちさまざまな感覚器官から得られた入力情報をもとに総合された、客観的かつ半永久的な、環境についての統合情報なのだ。少なくとも人間においては、意識は、他者の心にとっても有用である可能性が高い一種の概要へと、情報を圧縮しているらしい。

言語は、某ハリウッド女優がだれそれと寝たというたぐいのゴシップを交換するときなど、些細な目的に用いられることがあると反論する人もいるだろう。オックスフォード大学の人類学者ロビン・ダンバーによれば、会話の三分の二近くは、その種の社会的な話題に関するものだそうだ。彼は、「言語は、もっぱら絆を築く装置として発生した」とする、言語の進化の「毛繕いとゴシップ」説を提唱しさえする。[*43]

私たちの会話は、タブロイド記事以上のものだと証明できるだろうか？　それは、集合的な判断を下すのに必要とされる圧縮された情報を他者に受け渡すものだとほんとうに言えるのか？　数年前、イランの心理学者バハドル・バーラミは、巧みな実験によってこの問いを検証した。[*44] 彼は、被験者をペアにして単純な知覚課題を与えた。各トライアルで、被験者は二度画面を見せられ、一度目、二度目どちらの画面に識閾近辺で表示されたターゲットイメージが含まれていたかを尋ねられた。その際、最初はペアのおのおのが別々に答えた。それから画面に彼らの選択が示され、一致していなかった場合には、二人で素早く議論して意見を一致させるよう指示された。

この実験がとりわけ巧みなのは次の点においてである。各トライアルの最後には、二人の被験者は一人の参加者として振る舞い、つねに一つの答えを出さねばならない。そしてその正確さは、個人の行動を評価するために通常用いられている、心理物理学の既存の方法を適用して測定できる。こうして得られた実験の結果は明らかだった。二人の被験者の能力が相応に接近している限り、ペアになることで、正確さはかなり向上した。つまりグループとしての成績は、最善のメンバーの成績を上回ったのだ。この発見は、「三人寄れば文殊の知恵」を例証するものと見なせよう。

バーラミの実験方法の利点は、数学的にモデル化できるところにある。各人はその人独自のノイズレベルで外界を見ていると仮定すれば、複数の被験者のあいだでいかに感覚が組み合わされるかを計算するのはたやすい。あるトライアルで各被験者が知覚するシグナルの強度は、その人の平均ノイズレベルに反比例すると想定して測定し得る。それによって得られた全員の測定値を平均すれば、複合された感覚を表す唯一の値が得られる。事実、複数の脳による判断に関するこの最適化規則は、一つの脳の内部における、多様な感覚入力の統合を支配する法則とまったく同じだ。そしてそれは非常に単純な方法で概算できる。ほとんどのケースでは、人は、自分が見ているものの細かなニュアンスを伝達するのではなく（それはもとより不可能である）、確信の度合いの判断をともなう分類整理された答え（バーラミの実験のケースでは、一度目か二度目か）を相手に伝える。

優秀な成績を残したペアは、自発的にこの戦略を採用していることがわかった。彼らは、「確実に言えることだが（certain）」「確信はほとんどないが（very unsure）」「推測にすぎないが（just guessing）」などといった言い回しを使うことで、確信の度合いを伝え合っていたのだ。確信の度合いを数値によって測る尺度を考案する被験者さえいた。このように確信の度合いを共有する手段を用いることで、ペアの成績は飛躍的に向上し、基本的に理論上の最高値に匹敵するほどになった。

バーラミの実験は、確信の度合いの判断が、意識の働きにおいて重要な役割を果たす理由をたやすく説明する。意識的な思考が自分や他者にとって有益なものになるには、そのそれぞれに、確信の度合いを示す目印をつける必要がある。私たちは、何かを知っていることを知っている、あるいは知らないことを知っているばかりでなく、一片の情報を意識するときにはつねに、それに確実さ、もしくは不確実さの度合いを割り当てられる。また、社会的側面に関して言えば、私たちはつねに、誰が誰に何を言ったか、そしてその言葉は正しかったかに留意しつつ、情報源の信頼度をチェックしようとする（だからゴシップが、会話の中心を占めるのだ）。人間の脳に独自なものとほぼ見なすことのできる、これらの進化した機能は、不確実性の評価が、社会的な意思決定アルゴリズムの不可欠な構成要素であることを示す。

ベイズの決定理論は、同じ意思決定のルールが、自己の思考と他者から得た思考の両方に適用されるべきであると考える。いずれのケースでも、最適な意思決定を下すには、すべての情報がただ一つの決定に集約される前に、内的か外的かを問わずおのおのの情報源を、信頼度の評価を通して可能な限り正確に重みづけなければならない。すでに人類以前の霊長類において、前頭前皮質は、過去と現在の情報源を信頼度に従って適切に重みづけ、総体的な決定を導くことを可能にする作業空間《ワークスペース》を備えていた。おそらくは人類に独自の主要な進化の過程を得て、このワークスペースは、他者の心に由来する社会的な入力情報にも開かれるようになったのだろう。そして、この社会的な交換の窓口《インターフェース》の発達を通じて、私たちは、集団的な意思決定アルゴリズムの恩恵を享受できるようになり、自己と他者の知識を比較することで、よりよい決断を下せるようになったのだ。

脳画像法の利用によって、どのような脳のネットワークが、情報の共有と信頼性の評価の基盤として機能しているのかが次第に解明されつつある。社会的能力の動員は、前頭前皮質の最前部、すなわち前頭極、および（前頭前皮質腹内側部に含まれる）脳の正中線に沿う領域の系統的な活性化を引き起こす。またときに、より後部、すなわち側頭葉と頭頂葉の接合部、さらには脳の正中線に沿う領域（楔前部《けつぜんぶ》）の活性化も生じる。これらの領域は、前頭前皮質を中心ノード〔結節点〕とし、強力な長距離神経結合によって緊密に結びつけられた、脳全体に広がるネットワークを形成する。このネットワークは、休息時、数秒間自分だけの時間を持った際にはつねにスイッチが入る神経回路のあいだに顕著に現れる〔該当論文によれば本人が外界に焦点を置いていないときに活性化され、過去の経験が用いられる〕。すなわち何もしていない自由な時間には、私たちの脳は、社会的事象を追跡する、この「初期設定《デフォルト》モード」に自然に回帰する。[*45]

特筆すべきことは、社会的な意思決定仮説から予想されるように、これらの領域の多くは、自己反省しているときにも（たとえば自己の判断を振り返り、その確信の度合いを評価するとき）[*46]、他人の思考について熟考しているときにも活性化される。[*47] とりわけ、大脳前頭極と前頭前皮質腹内側部は、自己、他者いずれに関する判断を下すときにも、非常に類似した反応パターンを示す。[*48] その程度は、一方に関する熟考によって他方に関する熟考にプライミングの影響を及ぼせるほどだ。[*49] したがって、このネットワークは、自己の知識の信頼性を評価し、他者からの情報と比べるのに理想的に適合した仕組みと言えよう。

つまるところ、ヒトの脳には、もっぱら社会的な知識の表象に適した一連の神経組織が存在するということだ。私たちの脳は、自己に関する知識をコード化するにも、他者に関する情報を収集するにも、同じデータベースを用いる。つまりこの脳のネットワークは、心の知人データベースに、他者のイメージと並んで自己のイメージも、固有の特徴を持つデータ項目の一つとして蓄えている。フランスの哲学者ポール・リクールが指摘するように、私たちの一人ひとりが「他者として自己を表象する」[*50]のである。

自己に関するこの見方が正しいのなら、自己のアイデンティティの神経学的な基盤は、むしろ間接的な方法で構築されていることになる。日頃私たちは、自分と他人の行動を観察しながら暮らしており、私たちの統計的な脳は、かくして観察された事象についてつねに推論を適用しつつ、随時決定を下している。[*51]自己のアイデンティティは、観察データに基づく統計的な推論を通じて学習されたものなのだ。私たちは、自己と生涯をともにしながら、己の持つ性格、知識、信頼度について、他人のものよりもわずかに洗練された見取り図を築き上げていくにすぎない。さらに言えば、脳は自己の内的な働きのいくつかに関して特権的なアクセス権を持つ。[*52]内省は、自己の持つ意識可能な動機や戦略を見通しよくするが、私たちは他人の動機や戦略を解読する確たる手段を持っていない。それどころか、自らの真の自己でさえ、純粋な形態では知り得ない。私たちは、自分の行動を事実上律している無意識的な決定要因にはほとんど気づかず、それゆえ過去の経験という安全圏を超えた状況下での自らの行動を正確に予測することは、本人にもできない。古代ギリシアの標語「汝自身を知れ」を、私たちの行動の細部に至るまで適用することは現実には不可能なのだ。「自己」とは、社会経験を通じて得られた情報を、他人の心の理解に適用されるものと同じフォーマットで蓄えるデータベースであり、そのために自己の理解に関しても、空白や誤解や妄想が生じ得る。

言うまでもなく、このような人間の条件の限界は、小説の格好の主題になってきた。現代イギリスの作家デイヴィッド・ロッジの内省的な小説『考える…』には、イギリス人教師ヘレンと、人工知能の権威ラルフという二人の主人公が、夜間に戸外のジャクジーでふざけ合いながら、自己に関する省察を語り合うシーンがある。

ヘレン　サーモスタットがついているの？　だったら、意識があるの？

ラルフ　自己意識とは言えないね。きみやぼくと違って、自分たちが楽しんでいることを知らないのだから。

ヘレン　自己などというものはないと思っていた。

ラルフ　確たる個別の実体という意味でなら、そんなものは存在しない。でも、もちろん自己は存在する。ぼくらは、いつでも自己をでっち上げているんだ。きみが物語を書いているようにね。

ヘレン　私たちの人生は単なるフィクションだと言いたいの？

ラルフ　ある意味でね。脳の余力を使ってやっていることの一つがそれだ。自分の物語を織り上げているんだ。

自己欺瞞は、人間独自の意識の進化、すなわち初歩的な形態ではあれ、有益な集合的決定に至るための計算に必要とされる信頼性を評価しながら、意識的な知識を伝達し合う能力の進化の代償なのかもしれない。しかし不完全とはいえ、内省と情報共有の能力は、アルファベット、大聖堂、ジェット機、ロブスター・

テルミドール〔ロブスターを使ったフランス料理〕を生んできた。さらには進化の歴史のなかで初めて、架空の世界の自発的な構築を可能にした。だから私たちは、ペテン、捏造《ねつぞう》、偽造、うそ、偽証、否定、否認、論争、反駁《はんばく》、拒絶などによって、社会的な意思決定アルゴリズムを、自己の有利になるよう調節できるのである。ウラジーミル・ナボコフは『ナボコフの文学講義』（一九八〇）で、すべてを見通して次のように述べる。

文学は、大きな灰色オオカミに追いかけられたネアンデルタール人の少年が、「オオカミだ、オオカミだ」と叫びながら谷から走り出てきた日ではなく、オオカミなどどこにもいないのに、一人の少年が「オオカミだ、オオカミだ」と叫びながら走り出てきた日に誕生したのだ。

意識は、心の仮想現実シミュレーターだ。だが、脳はいかにして心を作り出しているのだろうか？

4 意識的思考のしるし

The Signatures Of A Conscious Thought

脳画像技術は、意識の研究に飛躍《ブレイクスルー》をもたらした。一片の情報が意識へのアクセスを獲得する際、いかなる脳の活動が生じるのか、そしてこの活動が、無意識の処理が実行されているときの活動といかに異なるのかを明らかにしたのだ。これら二つの状態の比較によって、私が「意識のしるし」と呼ぶ、刺激が意識的に知覚されたことを示す信頼性の高い標識《マーカー》が検出された。本章では、次のような四つの意識のしるしを紹介する。識閾下の刺激は、皮質の奥深くまで伝播され得るが、この脳の活動は、気づきの閾を超えると強く増幅される。するとそれは、他の多くの領域に伝えられ、頭頂葉と前頭前野の神経回路の突然の点火を引き起こす（第一の意識のしるし）。脳波図では、コンシャスアクセスはＰ３波と呼ばれる遅い脳波として、遅れて出現する（第二の意識のしるし）。この事象は、刺激の提示から三分の一秒が経過してから生じる。つまり私たちの意識は、外界に遅れをとる。脳の奥深くに挿入された電極を用いて脳の活動を追跡することで、さらに二つのしるしを確認できる。遅れて生じる高周波振動の突発（第三の意識のしるし）と、遠く離れた脳領域同士の同期した情報交換（第四の意識のしるし）だ。これらすべての事象は、意識的な処理の指標として信頼できる。

人とは、（……）私たちが決して見通すことのできない影である。
それについての直接的な知識などというものはない。
——マルセル・プルースト『ゲルマントのほう』（一九二一）

このマルセル・プルーストのたとえは、「心は要塞」という古びた言い回しに新たな意味を与える。私たちは、心の壁の内側に引きこもって、自分の望むことを自由に考えることができる。同僚や友人や配偶者が話しかけてきて、彼らはあなたが会話に耳を傾けていると思っていたとしても、あなたの心は自由にはばたいていられる。その不可侵の聖域が意識なのだ。ジュリアン・ジェインズは、「無言のモノローグと予言の地下劇場、あらゆる気分、黙想、神秘の見えない館、無限に広がる失望と発見のリゾート地」としてこの聖域を描く。科学者は、いかにしてこの心の要塞に侵入できるのだろうか？

だが、ここ二〇年のあいだに奇跡は起こった。一九九〇年に、小川誠二ら日本の研究者たちが、非侵襲的に脳全体の活動を視覚化できる強力かつ無害な技術、機能的磁気共鳴画像法（ｆＭＲＩ）を開発したとき、頭蓋は透明になった。[*1] ｆＭＲＩは、脳の細胞と血管の結びつきを、次のように利用する。神経回路の活動が増大すると、ニューロンを取り巻くグリア細胞は、シナプスの活動の高まりを検知する。このエネルギー消費の増加を迅速に埋め合わせるために、グリア細胞は周辺の血管を開く。すると二、三秒後には、血流が増大し、より多量の酸素やブドウ糖《グルコース》が流入し始めるため、酸素を運搬するヘモグロビン分子を含む赤血球の数が増える。ｆＭＲＩのおもな特徴は、ヘモグロビン分子の物理的な特性を、距離を置いて検出する点にある。ヘモグロビンは、酸素を運んでいないときには小さな磁石として機能するのに対し、運んでいるときにはそのように機能しない。ｆＭＲＩ装置は、ごく小さな磁場のゆがみを検出すべく調整された巨大な磁石であり、かくして脳組織のあらゆる部位における直近の神経活動を間接的に反映する能力を持つ。

ｆＭＲＩは、人の脳の活動を、一秒間に数回まで、ミリメートル単位の分解能で視覚化できる。残念ながらニューロンの発火の経時変化を追跡することはできないが、現在では他の技術を用いれば、頭蓋を開かずにシナプスでの電流の経時変化を正確に計測できる。一九三〇年代に発明された古き良き脳波検査法（ＥＥＧ）は、現在では、最大二五六個の電極により頭部全体にわたって脳の活動をとらえ、ミリ秒単位でデジタル情報として記録する強力な技術に進化した。一九六〇年代には、脳磁図（ＭＥＧ）と呼ばれる、さらにすぐれた技術が登場した。これは、皮質のニューロンの放電にともなって生じる、ごくわずかな磁波を精密に記録する装置である。ＥＥＧもＭＥＧも、頭部に小さな導線を装着するか（ＥＥＧ）、頭部の周囲に高感度の磁場検出装置を置く（ＭＥＧ）ことで、非常に簡単に記録できる。

今や私たちは、ｆＭＲＩ、ＥＥＧ、ＭＥＧを用いて、視覚刺激が網膜から最終的に高度な前頭皮質に到達し、脳の活性化が生じる様子を追跡できる。また、認知心理学の技法と組み合わせることで、これらの装置は、意識を垣間見るための新たな窓を提供する。第１章で論じたように、さまざまな実験方法によって被験者に刺激を与え、意識と無意識の状態の最適な対比を得ることができる。マスキングや非注意性盲目を利用すれば、いかなる視覚イメージをも視界から消せる。識閾付近で視覚刺激を与えることで、それが半分のトライアルのみで知覚されるよう調節し、主観的な気づきのみが変化するよう仕向けることさえ可能だ。刺激、課題、成績が均一になるようしっかりと最適化された実験では、意識のみを、実験によって操作できる変数として扱える。言い換えると、同じ視覚刺激を、あるトライアルでは可視に、別のトライアルでは不可視にできるのだ。

あとは、意識が脳にいかなる変化を引き起こすかを調査すればよい。知覚刺激が意識されたトライアルでのみ活性化される脳領域があるだろうか？　あるのなら、それはどの領域か？　意識的知覚は、独自の脳の事象、脳波、振動を引き起こすのか？　その種の標識が見つかれば、それは意識のしるしとして扱える。

これらのような神経活動のパターンの存在は、書類のサインのように、意識的知覚の忠実な指標になるだろう。

本章では、このような意識のしるしが、いくつか存在することを見ていく。脳画像法のおかげで、意識の謎の解明がついに可能になったのだ。

意識のなだれ

イスラエルのテルアビブにあるワイツマン科学研究所の科学者カラニット・グリル＝スペクターは、二〇〇〇年に単純なマスキング実験を行なった。[*2] 彼女は、通常の画像を五〇分の一〜八分の一秒間フラッシュし、さらに攪乱した画像を表示させた。その結果、最初に表示された画像は、意識的知覚の閾値を上下し、被験者には見えたりまったく見えなかったりした。被験者の報告に基づくデータはみごとなカーブを描き、五〇ミリ秒以下で表示された画像は見ることが非常に困難になったが、一〇〇ミリ秒以上なら確実に見えた。

次にグリル＝スペクターは、被験者の視覚皮質をスキャンし（当時、脳全体のスキャンは容易ではなかった）、次のようなはっきりした分離を見出した。初期段階の視覚野では、画像が意識されたか否かにかかわらず活動が生じる。つまり、一次視覚皮質とその周囲の領域は、マスキングの程度とは関係なく、基本的にすべての画像によって活性化される。それに対し、紡錘状回および外側後頭側頭領域の皮質にある高次の視覚中枢に関して言えば、見えたという被験者の報告と、脳の活性化のあいだに緊密な相関関係が認められる。これらの領域は、顔、物体、言葉、場所などのカテゴリーへの画像の分類、そしてそれらの外観の恒常的な表象の生成に関与している。どうやら脳の活性化がこのレベルに達すれば、必ずや画像は意識されるらしい。

この実験とほぼ同時期に、私はマスクした単語の知覚をテーマに類似の実験を行なった。[*3] 私が使っていたスキャナーは、意識的知覚の閾値近辺を上下するようフラッシュした言葉を被験者が見たときにつねに活性化される領域を、脳全体にわたって撮影できた。この実験の結果は明確で、紡錘状回の高次の視覚野でさえ、意識の働きなしに活性化し得ることがわかった。事実、たとえば「piano（ピアノ）」と「PIANO」が同じ単語であることの、あるいは数字の「3」と「three」が同じ数を表すことの認識など、側頭葉、頭頂葉の高次の領域が関与する、至って抽象的な脳の作用も、識閾下で働く場合がある。[*4]

とはいえ、意識的知覚の閾値を超えると、高次の視覚中枢に大規模な変化が起こることを、私も確認できた。これらの領域の活動は、大幅に増幅された。文字認識を司る主要な領域「視覚性単語形状領域」では、脳の活動は、なんと一二倍に増幅されたのだ！　さらに、マスクされた単語が無意識のうちに留まった場合には活動が見られなかった領域にも、活性化が生じた。これらの領域は、頭頂葉と前頭葉に広範に分布しており、二つの大脳半球の中央にある前帯状回にも及ぶ（図16参照）。

この活動の増幅の程度を測定することで、われわれは、意識と無意識のプロセスを区別する増幅の度合いが、視覚入力の経路に沿う各領域間で変化することを発見した。皮質の最初の段階、一次視覚皮質では、被験者には見えていない単語によって引き起こされる活動も、簡単に検出可能なほど強い。しかし刺激情報が皮質内の経路に沿ってさらに進むと、活動はマスキングの効果によって弱くなる。このように、識閾

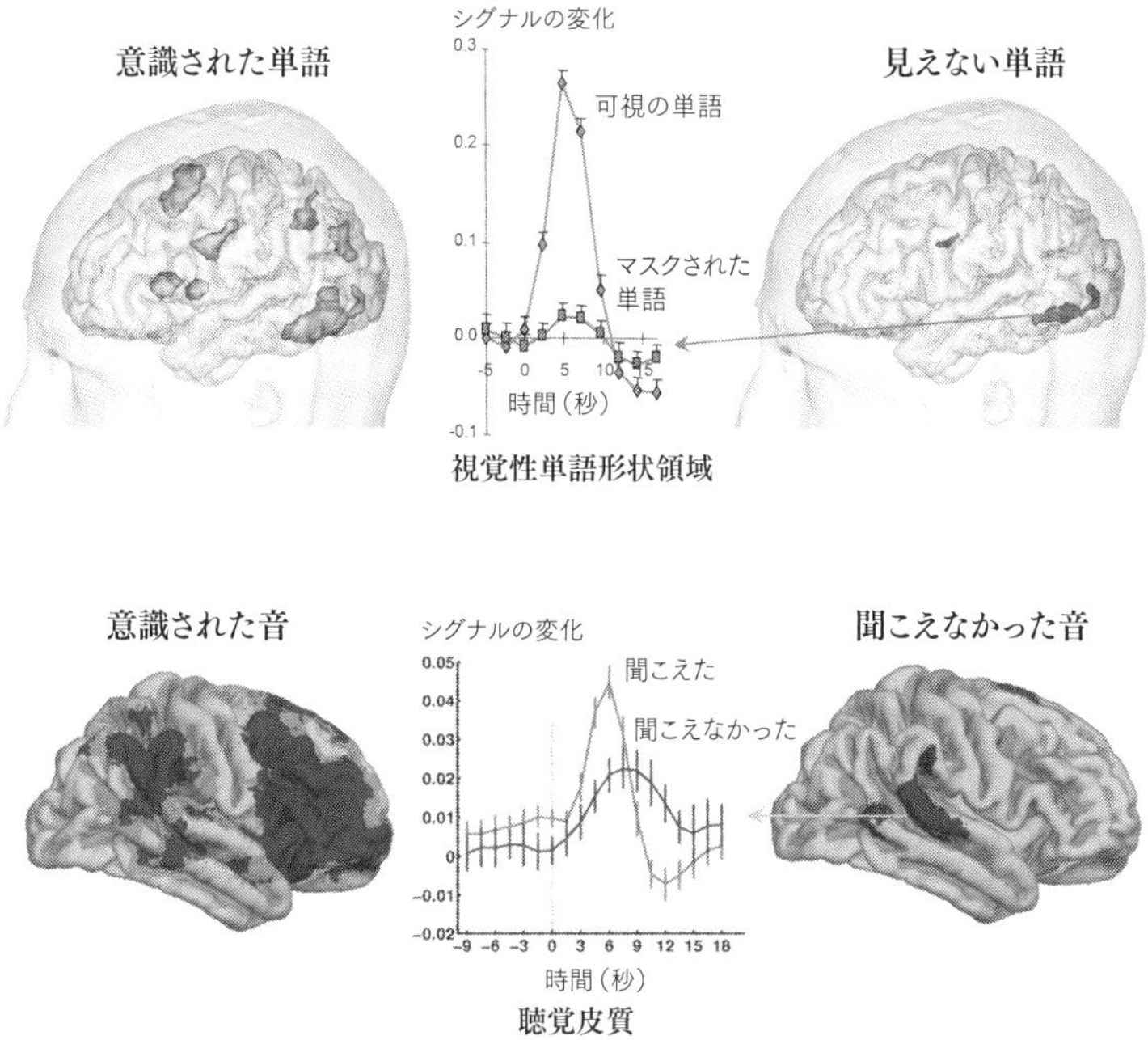

【図16】 意識的知覚の最初のしるしは、左右両側の前頭前野、頭頂領域を含む分散した脳領域をわたっての強い点火である。マスキングによって不可視化された単語は（上段）、リーディングに特化した神経回路を活性化する。しかし、まったく同じ単語が被験者に見えたケースでは、頭頂葉と前頭前野に広がる活動の大幅な増幅が引き起こされる。同様に聴覚野も、無意識のうちに留まる音の響きによって活性化し得るが（下段）、同じ音が意識されると、下側の頭頂および前頭前皮質の広い範囲に活動が広がる。

下の知覚は、水平線上では高く見えても、海岸に到達すると足首をなめる程度の高さになる波にたとえられる。[*5] それに対し、意識的知覚は津波にたとえられる。あるいは、なだれのほうがふさわしいかもしれない。というのは、小さな雪の塊が次第に大きくなり、最終的になだれを引き起こすように、意識の活動は、進むにつれ徐々に力を増していくからだ。

　それを確証するために私が行なった実験では、四三ミリ秒のみ単語をフラッシュした。したがってイメージは、網膜に最低限投影されたにすぎない。それにもかかわらず、イメージが意識されたトライアルでは、活性化は増幅されつつたえず進行し、やがて多くの脳領域で大規模な活動が引き起こされた。また、遠く離れた領域同士が緊密に結びつき、入ってくる脳波がすべての領域で同時にピークを迎えたり退潮したりした。この事実は、これらの領域間で、止められないなだれが引き起こされるまで活動を補強し合う、メッセージの交換がなされていることを示唆する。このような同期性は、ターゲットワードが無意識に留まったケースより、意識されたケースでのほうがはるかに強く見られる。したがって、複数の脳領域が関連する活動は、意識的知覚の重要な要因と見なせる。[*6]

　このように、これらの単純な実験は、次第に勢力を増しながら頭頂葉と前頭葉の複数の領域に拡大していく、感覚刺激に対する脳の活動の増幅という、最初の「意識のしるし」を生んだのだ。このしるしは、視覚以外の感覚に関しても、繰り返し見出されている。たとえば、騒音に満ちたｆＭＲＩ装置に横たわっている自分を想像してみよう。イヤフォンを通して、ときおり短い音のパルスが聞こえてくる。あなたには知らされていないが、音のレベルは、半分のパルスのみが聞こえるよう注意深く調節されている。これは、聴覚に関して意識と無意識の知覚の相違を比較する理想的な方法である。視覚と同様、聴覚に関しても結果ははっきりしている。無意識に留まる音は、一次聴覚野を取り巻く皮質のみを活性化するのに対し、音が意識されたトライアルでは、この初期段階の活性化を増幅する、脳の活動のなだれが生じ、下頭頂領域や前頭前野に広がっていく（図16参照）。[*7]

三つ目の例として、運動作用を取り上げよう。ターゲットが見えたときには動くよう指示されたとする。ただし、ターゲットの直前に動きを禁じる「動くな《ノーゴー》」の合図《キュー》を見たときには、動いてはならない。[*8] これは典型的な反応抑制課題で、「ノーゴー」トライアルにおいて、「ゴー」反応を起こそうとする強い傾向を抑制するためには、意識的なコントロールを行使しなければならない。さて、半分のトライアルでは、「ノーゴー」キューは識閾下で提示される。知覚されない指示に従うことは、はたして可能なのか？ 興味深いことに、脳はこの不可能に思える挑戦に応えられるのだ。識閾下で「ノーゴー」キューが提示されたトライアルでも、被験者の動きはわずかに遅くなった。これは、（第2章で見たように）部分的にせよ脳が無意識のうちに抑制力を行使していることを示唆する。脳画像が示すところでは、この識閾下の抑制は、運動指令のコントロールに関与する二つの領域、前補足運動野、前部島《とう》皮質に依存する。しかしここでも、意識的知覚は大規模な変化を引き起こす。「ノーゴー」キューが見えたトライアルでは、これら二つのコントロール領域の活動はほぼ倍になり、頭頂葉と前頭前野の領域によって構成される大規模なネットワークに拡大する（図17参照）。今や読者は、この頭頂葉と前頭前野の神経回路に精通していることだろう。そう、その突然の活性化は、再現可能な「意識的な気づきのしるし」として系統的に出現するのである。[*9]

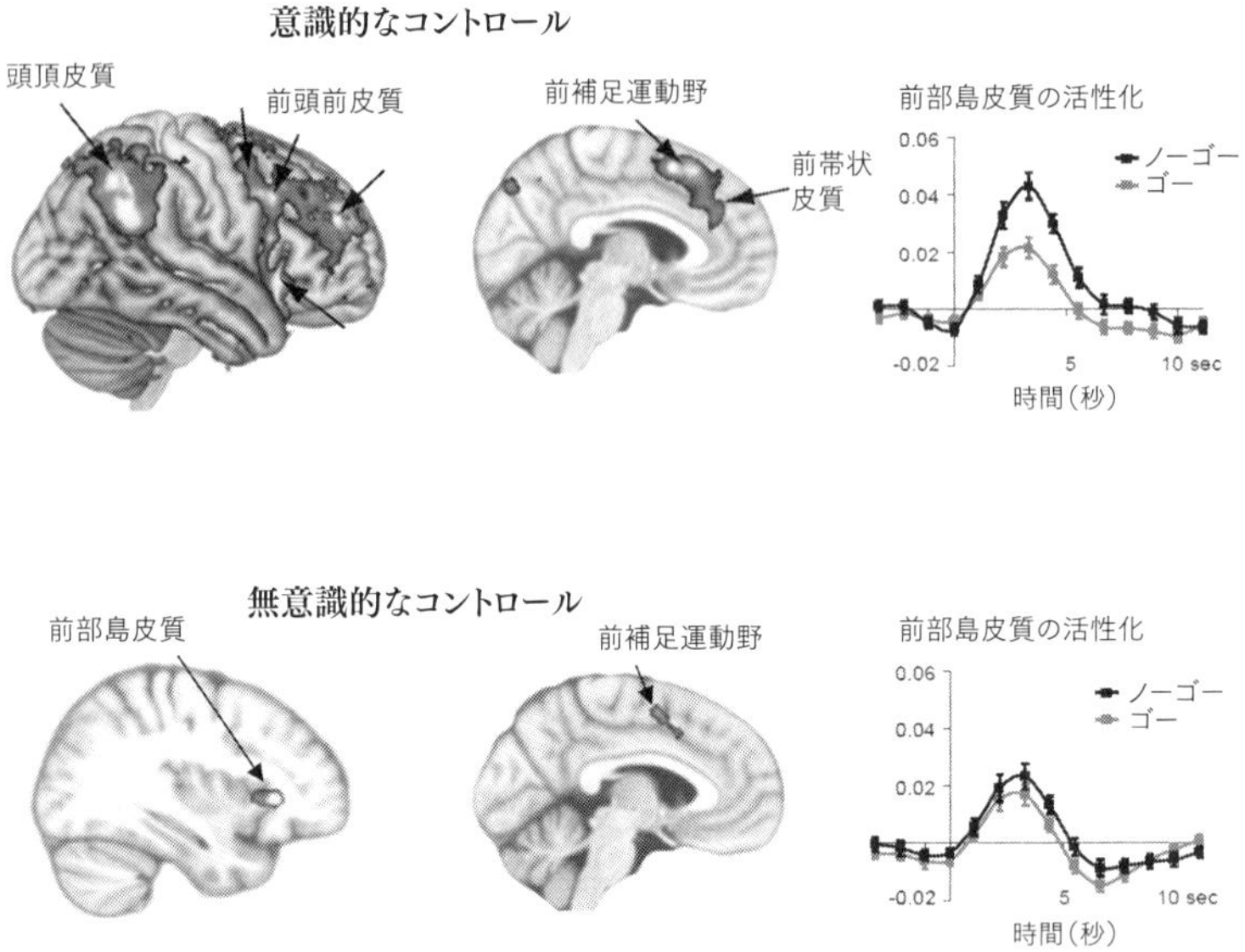

【図17】活動が意識されるかされないかについて、一部は、どの脳神経回路が活性化するかによって決まる。不可視の「ノーゴー」シグナルは、運動作用を監視し抑制する前補足運動野や前部島皮質などの、いくつかの特化した脳領域に達する。同じシグナルが見えた場合には、自発的なコントロールに結びついた多数の頭頂葉と前頭前野の領域がさらに活性化する。

意識のなだれはいつ起こるのか

fMRIは、脳のどこで活性化が生じるのかを特定する有能なツールではあれ、正確にいつ生じたのかは教えてくれない。つまり、被験者が刺激に気づいたときに、脳の諸領域がいかなる順番で、またどの程度の速さで活性化するのかは測定できない。意識のなだれの経時変化を正確に測定する際には、それに関してより正確な測定が可能な、EEGやMEGが用いられる。これらの装置を使えば、皮膚に取りつけられたいくつかの電極、あるいは頭部の周囲に置かれた磁気センサーによって、ミリ秒単位で脳の活動を追跡できる。

クレア・サージェントと私は、コンシャスアクセスの経時変化を測定する初めての実験を一九九五年に考案した。[*10] われわれは、意識的に知覚されるケースもあれば、まったく気づかれないケースもある同一のイメージが、皮質でいかなる消長をたどるのかを、「注意の瞬き」現象を利用して追跡した（図18参照）。第1章で見たように、「注意の瞬き」とは、一瞬注意をそらされると、目の前に提示されている視覚刺激を一時的に知覚し損なう現象を言う。われわれは被験者に、ターゲットワードを検知する課題を与えつつ、それに先行する文字列を目にしたときにはそれについて報告するよう求めて、一瞬彼らの注意をそらすよう仕向けた。この先行する文字列を記憶するには、一瞬その作業に注意を集中する必要があり、多くのトライアルでは、被験者はそのためにターゲットワードを見逃した。見逃しの発生が確実にわかるよう、各トライアルの最後に、カーソルを使って何を見たかを被験者に報告させた。カーソルを動かして、「何も見えなかった」「二、三の文字が見えた」「単語のほぼ全体が見えた」「単語が完全に見えた」ことを報告でき

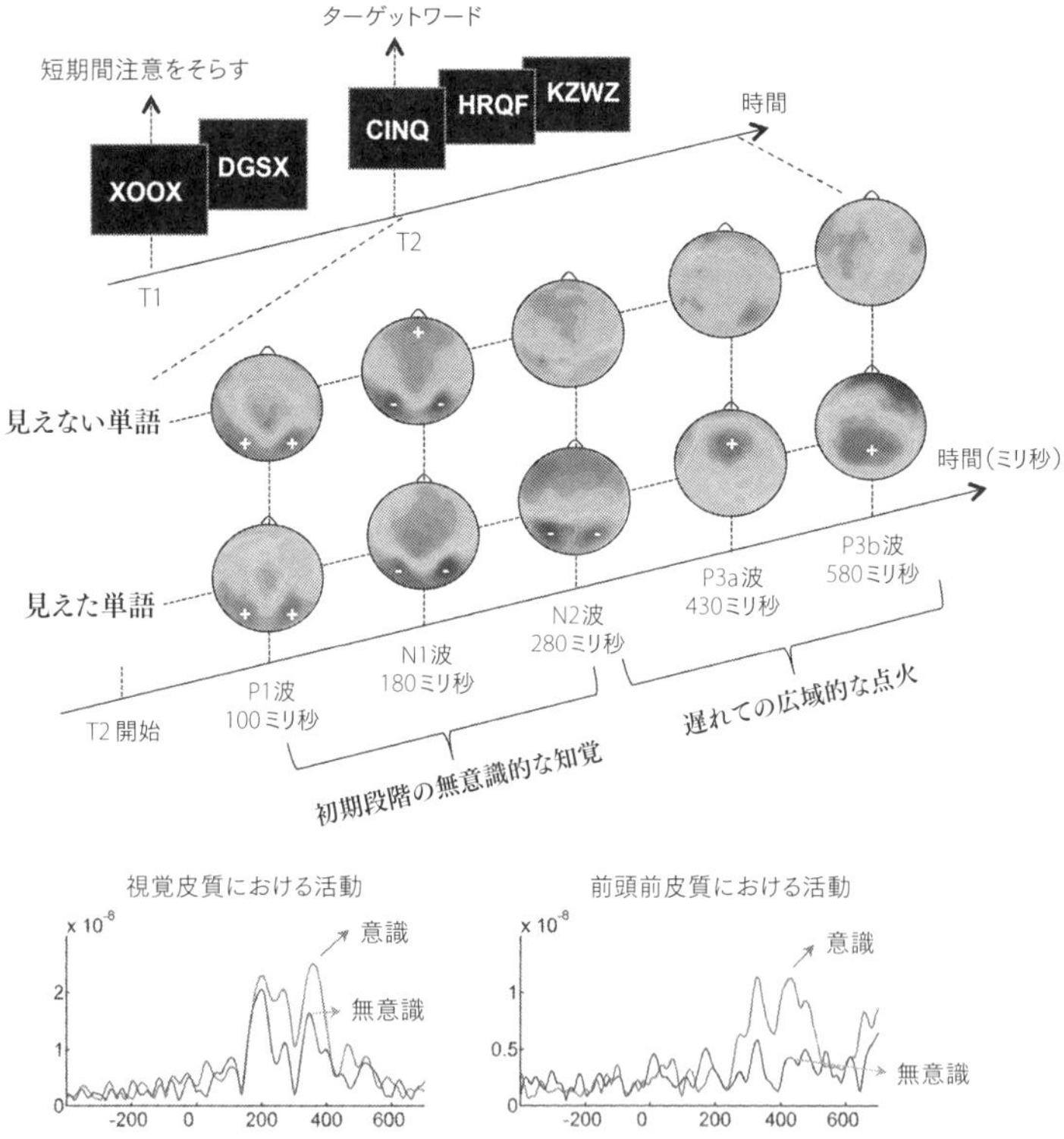

【図18】後頭、頭頂における遅い陽性の脳波は、意識的知覚の第二のしるしをなす。この実験では、注意の瞬きが生じているあいだに、すなわち別の課題に被験者が気をとられているまさにその瞬間に単語をフラッシュした。その結果被験者は、半分の単語を見逃した。見なかったと報告するケースが多々あったのだ。その際、頭部表面の脳波記録によって、被験者が見た単語、見なかった単語の脳内での消長が追跡されている。どちらの場合でも、最初は視覚皮質に同一の活動を引き起こした。しかし二〇〇ミリ秒が経過する頃に突然、意識的トライアルと無意識的トライアルで結果が異なり始めた。意識的トライアルでのみ、活動の波は増幅され、前頭前皮質と関連する脳領域に流入し、そして視覚野に戻ったのだ。この広域的な点火は、頭頂部に大規模な陽性の電位、P3波を引き起こす。

るようにしたのだ。

サージェントと私は、同じ単語が可視にも不可視にもなるよう、種々のパラメーターを調節した。それによって最適なバランスが得られると、被験者は、半分のトライアルでは「単語が完全に見えた」と、またもう半分のトライアルでは「何も見えなかった」と報告するようになった。こうして、完全に見えたか、まったく見えなかったかのいずれかを報告するケースが大部分を占め、部分的に見えたという報告はほとんど見られなくなった[*11]。

それと同時に脳波記録は、見えていない状態から知覚された状態にかけて活動が跳躍し、脳が突然の心の変化を被《こうむ》っていることを示していた。視覚システムの初期段階では、単語が見えても見えなくても、脳波の活動に変化はなかった。どちらのケースでも、他の実験同様、視覚皮質の後部にまったく同じ脳波の流れが引き起こされたのだ。これらはP1およびN1と呼ばれる。P1は一〇〇ミリ秒あたりでピークに達する陽性の脳波を、また、N1はおよそ一七〇ミリ秒でピークに達する陰性の脳波を指す。両波とも、視覚情報が視覚システムの階層を進行しつつあることを反映するが、この初期の進行は、意識にはまったく影響されないようだ。活性化の度合いは非常に強く、その強さは、被験者にターゲットワードが見えていようがいまいがまったく変わらない。明らかにターゲットワードは、被験者の見たか見なかったかの報告に関係なく、視覚皮質に到達している〔以後、被験者がターゲットを見たと報告したトライアルを意識的トライアル、見なかったと報告したトライアルを無意識的トライアルと訳す〕。

しかしその後たった数十ミリ秒が経過しただけで、活性化のパターンは劇的に変化する。単語の表示から二〇〇〜三〇〇ミリ秒が経過すると、無意識的トライアルでは脳の活動は衰退するのに対し、意識的トライアルでは脳の前面に向け着実に進行していく。およそ四〇〇ミリ秒が経過する頃には相違は巨大になり、ターゲットワードが意識された場合にのみ、左右の前頭葉、前帯状皮質、頭頂皮質に強い活動が認められる。五〇〇ミリ秒が経過すると、活性化は、一次視覚皮質を含む、脳の後部にある視覚野に戻ってくる。この逆方向の活性化は、われわれの他にも多くの研究者が観察しているが、それが何を意味するのかはよくわかっていない。もしかすると、意識的な視覚表象の記憶の維持に関係するのかもしれない。[*12]

われわれが与えた刺激は、意識的、無意識的いずれのトライアルでも、正確に同じものであった点に鑑みると、無意識から意識への移行の迅速さには目を見張るものがある。刺激が与えられたあと二〇〇〜三〇〇ミリ秒という、一〇〇ミリ秒以内に、まったく相違無しから、全か無かに変わったのだ。いずれのケースでも、ターゲットワードは、最初はほぼ同量の活動を視覚皮質に引き起こしながらも、意識的トライアルでは、この活動の波は勢力を増し、前頭葉と頭頂葉のネットワークの堤防を突破して、はるかに広大な皮質領域へと突然流入するらしい。それに対し無意識的トライアルでは、活動の波は脳の後部に位置するシステムに限定され、それゆえ意識はそれに触れられず、そこで起こっている事象にまったく気づかない。

とはいえ、無意識の活動はただちに鎮静するわけではない。無意識の活動の波はおよそ五〇〇ミリ秒間、左側頭葉内部の、単語の意味に関連する領域で反響し続ける。第2章では、注意の瞬きが生じているあいだ、被験者には見えていない単語の意味が活性化され続けることを見た。[*13] この無意識の解釈は、側頭葉の内部で生じる。したがって、前頭葉、および頭頂葉の広大な領域への、活動の波の流入のみが、意識的知覚の存在を示す。

意識のなだれは、頭頂部に取りつけた電極によって容易に検出できる単純な標識を生む。意識的トライアルでのみ、十分な電圧を持つ脳波がこの領域に浸透する。それは二七〇ミリ秒付近で始まり、三五〇〜五〇〇ミリ秒のどこかの時点でピークに達する。この大規模で緩慢な事象は、（刺激入力後三番目の大きな陽性ピークなので）P3波と呼ばれる。[*14] もちろんその大きさは数マイクロボルトにすぎず、単三電池より百万倍小さい。とはいえ、そのような電気的活動の高まりは、現在では増幅器を用いれば簡単に測定できる。P3波は、二つ目の意識のしるしであり、意識的知覚表象へのアクセスが突然得られるときにはつねに簡単に記録できることが、さまざまな方法によって示されている。[*15]

脳波記録を詳細に調査すると、P3波の発達は、被験者がターゲットワードを見落とした理由を説明することがわかった。われわれの実験では、実際には二つのP3波が検出された。最初のP3波は、被験者の注意をそらせるために表示された先行する文字列によって引き起こされたもので、この文字列はつねに意識的に知覚されていた。二番目のP3波は、ターゲットワードが見えたときに引き起こされた。おもしろいことに、これら二つの事象のあいだには一定の交換条件《トレードオフ》が存在する。最初のP3波が長く大きいと、二番目のP3波は、欠けることがはるかに多かった。そしてこのケースは、まさにターゲットワードが見落とされたトライアルに見られた。このように、コンシャスアクセスはプッシュ&プルシステムとして機能する。脳は、先行する文字列によって長時間占有されると（これは長いP3波によって示される）、次に表示されるターゲットワードに対して、同時に注意を向けられなくなるのだ。どうやら一方の単語の意識は、他方の単語の意識を除外するらしい。

ルネ・デカルトがこれを聞いたら、小躍りするに違いない。彼は、「私たちはいくつかのものごとに同時に注意を向けることができない」と最初に指摘した人物である。そして、意識に限界が存在する要因を、松果腺が一時には一方の側にしか傾きえないという単純な機械的事実に帰した。とうの昔に否定された、この脳の局所化説を別にすれば、デカルトは正しい。意識ある脳は、二つの点火を同時に経験することはできず、一時にはただ一つの意識的な「かたまり」を知覚できるにすぎない。言い換えると、前頭前野と頭頂葉が、共同して最初の刺激を処理しているあいだ、それらは、二番目の刺激の処理に取り掛かれない。かくして最初のアイテムへの集中は、二番目のアイテムの知覚をしばしば妨げる。ときに知覚されるケースもあるが、その際のP３波は顕著に遅れる。[*16] これは、第1章で取り上げた「心理的不応期」現象に相当し、二番目のターゲットワードは、意識にのぼる前に、意識が最初のターゲットを処理し終わるのを待たねばならない。

意識は外界に遅れをとる

これらの観察結果から、予期していなかったできごとの意識的な把握は、現実世界の推移よりもかなり遅れるという重要な結論が得られる。私たちは、外界から押し寄せる感覚シグナルのわずかな部分を意識しているにすぎないだけでなく、意識された部分に関しても、少なくとも三分の一秒の遅れが生じる。たとえて言えば、私たちの脳は、超新星を観察する天文学者のようなものだ。光の速度は無限ではないため、宇宙の彼方の星々からやってくる情報は、何百万年以上も経ってから地球に到達する。同様に、脳は外界の情報を緩慢に集めるために、意識上「現在のもの」と見なされる情報も、少なくとも三分の一秒は遅れている。この盲目の期間は、入力刺激が非常にかすかなために、意識的知覚の入り口に到達する前に十分な証拠の蓄積が必要なケースでは、〇・五秒に達することもある。これは、遠方の星々からの光をとらえるために、天文学者が高感度の写真乾板を用いて、長時間露光撮影することにもたとえられよう。[*17] すでに見たように、他の事象に気をとられていると、意識にのぼるタイミングはさらに遅れる。運転中の携帯電話の使用が戒《いまし》められるのは、まさにこのためだ。前方の車の停止ランプが点灯したのを見てブレーキを踏むなどの、反射反応だと思われる動作でも、他のことに気をとられていると緩慢になる。[*18]

私たちは皆、自分たちの注意力の限界をよく理解しておらず、外界で起こっている客観的なできごとに、主観的な知覚が遅れる事実を正しく認識していない。それでも通常、その点は問題にならない。私たちは、対応する視覚情報や聴覚情報が、すでに〇・五秒前には感覚器官に到達している事実を知らずに、美しい日没や交響楽を享受できる。静かに音楽を聴いているときに、正確にいつ音が発せられたかを気にしたりはしない。行動する必要が生じた場合でも、意識の遅延した反応をもってしてもほとんど問題がないくらい緩慢に、外界自体も変化するのが普通だ。「リアルタイム」で行動しなければならなくなったときに初めて、自分の気づきがいかに緩慢かを悟る。アレグロ楽章を弾くピアニストは、鍵盤上を跳ね回るおのおのの指の動作をいちいち気にしてなどいられない。意識は、必要とされる素早い指の動きについていけるはずがないのだ。意識の緩慢さを悟るには、たとえばトカゲが舌を出すところなど、素早くかつ予測不能なできごとの撮影を試みてみればよい。シャッターを押す頃には、トカゲの舌はとうに口内に戻っているはずだ。

幸いにも、このような遅延を埋め合わせる絶妙な仕組みが、脳には備わっている。その一つは、無意識の「自動操縦」である。はるか昔にデカルトが観察したように、燃えさかる火に触れた手は、痛みに気づくはるか以前に素早く引込められている。私たちの目や手は、状況に適合した反応をする。というのも、意識的な気づきの外で機能する、一連の迅速な感覚運動回路に導かれているからだ。確かにこれらの運動回路は、ろうそくの炎に向けて慎重に手を伸ばすときなど、意識された意図によって準備される場合もある。しかし行為そのものは無意識のうちに展開され、目標物の位置が突然変われば、その変化に気づくはるか以前に、手の動きは驚くほど迅速に調節される。[*19]

二つ目の仕組みは予期で、人の脳のほぼすべての感覚、運動領域には、外界のできごとを予期する学習メカニズムが備わっている。外界のできごとが予測可能なあり方で生じる場合、これらの脳のメカニズムは、正確な予期を形成する。そしてそれによって私たちは、予期していたできごとが実際に発生したときには、より素早く知覚できるのだ。ただし残念なことに、このメカニズムのゆえに、光の瞬間的な点滅など予期していなかったできごとが起こると、私たちはその開始時点を誤認する。たとえば、一定の速度で動く点を表示させ、あるタイミングでその真下に光を突然一瞬フラッシュさせると、後者が置き去りにされたかのようにずれて見える。[*20]予期していなかった刺激に比べて、予期していた刺激はつねにより素早く知覚されるというこの「フラッシュラグ」効果は、意識の要塞に至る長く曲がりくねった経路の存在を明らかにする。

私たちは、脳の予期のメカニズムがうまく機能しなかったときに初めて、意識によって課された長い遅延に突如として気づく。牛乳の入ったコップを思わず落としたとき、この現象をじかに経験できる。あなたは、意識が事態を把握しようとあがいていることにはっきりと気づくが、やがて自らの反応の遅さを嘆く結果に終わるだろう。

エラーの知覚は、他のいかなる物理的な属性の知覚とも同様、無意識の評価と、それに続く意識の点火という二つの段階を追って作用する。たとえば、光が一瞬点滅したとき、それから目をそむけるように言われたとする。しかし一般には、光が点滅した際、目はすぐにではなく、一旦それに引きつけられたあとでそむけられる。この実験で興味深いのは、被験者が最初のエラーに気づかない場合があることだ。本人は、すぐに目をそらしたと感じていても、実はそうではないのである。EEGを用いれば、その種の無意識のエラーが、脳内でいかにコード化されているかを観察できる。[*21] 最初の二〇〇ミリ秒間、皮質は、意識されているエラーにも、されていないエラーにも、ほぼ同一の反応を示した。帯状回のオートパイロットシステムは、たとえ意識されずとも、運動プランが指示通りに実行されていないことを検知し、エラーを通知するために激しく発火する。[*22] 他の感覚反応と同様、脳によるこの初期段階の反応は、完全に無意識のうちに生じ、気づかれないことが多い。しかし私たちがエラーに気づくと、後期の脳の反応、すなわち頭頂に装着した電極によって記録可能な強い陽性の反応が続く。それには「エラー陽性電位（Pe）」という名称がつけられているが、これは、感覚事象の意識的知覚に付随して起こる前述のP3波とほとんど区別がつかない。どうやら、行動と感覚刺激の入力は、非常に類似した方法で意識的に知覚されるらしい。これによっても、P3波が、意識による評価の存在を示す信頼できるしるしであることがわかる。そしてこのしるしは、引き金となった事象より、相当に遅れて生じる。[*23]

意識が生じる瞬間を特定する

批判的な読者は、「ほんとうにコンシャスアクセスの独自のしるしを特定できたのか？」「頭頂葉と前頭前野のネットワークに観察された点火と、それにともなうP3波には別の説明があるのではないか？」と疑問に思っているかもしれない。過去一〇年間、神経科学者たちは、考えられるすべての交絡要因をコントロールする〔他の要因の影響を排除する〕ために、実験を洗練する努力を重ねてきた。まだ完全とは言えないが、これらの巧妙な実験のいくつかは、意識的知覚を、感覚、運動に関わるそれ以外の事象からうまく分離することに成功している。次に、それについて見てみよう。

意識的知覚は、さまざまな結果を生む。ある事象に気づくときにはつねに、無数の可能性が生じる。言葉や身ぶりを用いて、それについて報告できるし、記憶に蓄えてあとで思い起こすこともできる。評価し働きかけることも可能だ。これらすべての処理は、その事象に気づいたのちに実行可能になる。ゆえにそれらは、コンシャスアクセスと混同されているのかもしれない。意識的トライアルで観察される脳の活動は、コンシャスアクセスと何か特有の関係があるのだろうか？

この難題に答えるために、われわれは、意識的トライアルと無意識的トライアルをできる限り一致させるよう骨を折った。最初に行なった実験では、われわれは、いずれのトライアルでも同様に行動するよう被験者に求めた。たとえば「注意の瞬き」の実験では、被験者は最初にターゲットワードを記憶し、それから見たか見なかったかを判断しなければならなかった[*24]〔著者によれば、ターゲット1として文字列XOOXかOXXOが表示され、被験者はそのどちらが表示されたかを特定しなければならず、また、第2ターゲットとして単語が表示され、それを検出しなければならなかった〕。異論はあろうが、単語を見なかったという判断は、見たという判断と同程度のむずかしさをともなう。また、「見えた」「見えなかった」いずれの場合でも、左手もしくは右手側にあるキーを押して、すなわち基本的に同じ動作によって報告するよう被験者に求めた。したがってこの種の実験手続上の要因によって、ターゲットが見えたトライアルのみで、頭頂葉と前頭前野の広範な活性化、および大規模なP3波が生じた理由を説明することはできない。

しかし次のような反論は依然として考えられる。ターゲットを見ることは、まさにその時点で一連の脳の処理を引き起こすのに対し、見ないことは、そのようなはっきりした活動の開始には何ら結びつかない。また、何も見なかったという判断は、トライアルが終了した時点でしか可能ではない。もしかすると、そのような時間的な経緯の違いによって、脳の活動の様態に変化が生じるのではないだろうか？

ハクワン・ラウとリチャード・パッシンガムは、盲視と呼ばれる驚くべき現象を利用した巧妙な実験を行なって、この可能性を否定した。[*25] 第2章で見たとおり、フラッシュされた識閾下のイメージは、目には見えないながら、ときに運動皮質にまで達する活性化を皮質に引き起こし得る。その結果被験者は、自分には見えていないと報告するターゲットに正確に反応する。それゆえこの現象は、盲視と呼ばれているのだ。二人は、意識的トライアルと無意識的トライアルのあいだで、被験者が正確に同じことをするようにし、さらには盲視の効果を巧妙に適用して、客観的な成績が等しくなるようにした。この微細な調節を行なっても、ターゲットの可視性が高かったケースほど、左側前頭前皮質に、それだけ強い活動が見られた〔該当論文を参照すると、実験は次のように行なわれた。ターゲットの表示からマスクの表示までの期間（SOA）を次第に長くなるよう変化させ、各SOAにおける成績（正答率）と可視性（被験者がターゲットを見たと報告した割合）を割り出した。そしてSOAを横軸、成績および可視性を縦軸とするグラフを描くと、両カーブはU字を描いて変化した。正答率を表すカーブがU字を描いたということは、同じ成績を示したSOAが二箇所（たとえば三三ミリ秒と一〇〇秒など）あることを意味する。しかし可視性については、この二箇所のSOAでは互いに異なった。また、可視性の高いほうのSOAでは前頭前野背外側部に、より強い活性化が認められた。したがってこの強い活性化は、視覚刺激に対する何らかの情報処理や運動制御の効率の差異よりも（成績はどちらのSOAでも変わらない）、可視性すなわち意識の何らかの本質的な特性を反映する可能性が高いと考えられる〕。この結果は健常な被験者を対象に得られたものだが、盲視患者GYを被験者に行なわれた実験でも、意識的トライアルで、今度は頭頂葉と前頭前野の広範な領域にわたり大規模な活動が検出された。[26]

しかし、さらに次のような反論を加えることは可能だろう。両トライアル間で反応は等しくなったとしても、今度は刺激が異なる〔ラウ&パッシンガムの実験については前訳注の通り。GYのケースでは、ターゲットが提示される視野と刺激の強度を変えることで両トライアル間の反応を等しくしている〕。この反論に応じるために、刺激と反応の両方を両トライアル間で等しくし、ターゲットが見えたか見えなかったかという主観的な感覚以外のあらゆる条件を同一にできないものか？　それができて初めて、意識のしるしをつきとめたことを懐疑家に説得できるだろう。

それは不可能ではないか？　いや、そんなことはない。博士研究を行なっていたイスラエルの心理学者モティ・サルティは、指導教官のドミニク・ラミーと共同で、この不可能に思える課題を達成し、P3波がコンシャスアクセスのしるしであることを確証したのだ。[27] 彼らは、次のような単純な実験的トリックを使い、被験者の反応に基づいてトライアルを分類した。サルティは、四箇所のうちの一箇所に一連の線をフラッシュし、「どこに表示されたか？」「実際に見たのか、それとも推測したのか？」と、ただちに被験者に尋ねた。そして、これらの問いに対する回答をもとに、彼はトライアルを簡単に分類できた。多くのトライアルは「気づきかつ正しい」に分類されたが、これはもちろん、被験者がターゲットを目にし、正しく答えたケースを指す。しかし盲視のために、何も見なかったと報告しながら正しく答えた、「気づかずかつ正しい」トライアルも多数あった。

この実験では、刺激と反応がまったく同じで、気づきの状態のみが異なるという、完全なコントロールが達成されている。EEG記録によれば、およそ二五〇ミリ秒までの、初期段階の脳の活性化は、まったく同一だった。それら二タイプのトライアル間で異なっていたのはP3波のみで、二七〇ミリ秒以降、無意識的トライアルより意識的トライアルでのほうが、P3波ははるかに大規模になった。また、増幅の程度のみではなく、空間配置《トポグラフィー》も両トライアル間で異なっていた。つまり、無意識的な刺激は、正しい反応へと至る無意識の処理の連鎖を反映すると見られる小規模の陽性の脳波を、後部頭頂皮質に引き起こしたにすぎないのに対し、意識的知覚のみが、左右前頭葉にこの活動の拡大を引き起こしたのだ。

サルティはさらに、無意識的なトライアルに関してそのような結果が得られたことを、あるケースでは被験者がランダムに反応し、別のケースでは通常の規模のP3波が生じたことによって説明できるか否かを検討している。しかし彼はこの説明を否定する〔著者によれば、サルティがそのような仮説によって実験の結果が説明できる可能性があると考えたのは特定の数学モデルに従ってとのこと。しかし得られたデータはこのモデルによっては説明できなかった〕。無意識的トライアルでも、確かに小規模のP3波が見られるが、それは意識的トライアルにおけるものと比べ、ごく小さくかつ短く、またはるかに後部の領域で生じる。それによってわかるのは、無意識的トライアルでは、脳の活動のなだれが起こりかけてもすぐに立ち消え、広域的なP3活動は生じないということだ。左右前頭前皮質にまで拡大するフルサイズのP3波のみが、意識的知覚に特有の神経活動の存在を真に反映するのである。

予期していなかった情報に気づくときにはつねに、脳は、突如として大規模な活動を開始するらしい。われわれは、一九四九年のベストセラー『行動の機構』で、[28]初めてニューロンの集合の振る舞いを分析したカナダの神経生理学者ドナルド・ヘッブに啓発されて、これを「グローバル・イグニション」と呼んでいる。[29]ヘッブは、互いに刺激し合うニューロンのネットワークが、広域にわたって同期した活動パターンをいかに迅速に形成するかを、とてもわかりやすく説明している。コンサートで熱狂した一部の聴衆が立ち上がると、その興奮が会場全体へと一斉に広がり満場の拍手喝采が巻き起こるように、皮質の上層に位置する大きな錐体ニューロンは、他の無数のニューロンへと一斉に興奮を伝える。われわれの考えでは、グローバル・イグニションは、この興奮の一斉伝達の規模が特定の閾値を超えて自己強化し始めると、すなわちあるニューロン群が他のニューロン群を興奮させ、さらに後者が前者に興奮を戻すようになると発生する。[30]その結果爆発的な活動が生じ、緊密に結びついたニューロン同士が高次の活動へと突入し、その状態が自己維持される。ヘッブはこれを、共鳴する「細胞集成体（cell assembly）」と呼ぶ。

この集合的な現象は、物理学者の言う「相転移」や、数学者の言う「分岐」に類似する。これらは、物理的なシステムの状態に突然生じるほぼ不連続の変化のことを指す。凍結による水の氷への変化は、液体から固体への相転移の典型例である。われわれは、意識について考えるにあたり、相転移の概念によって意識的知覚の持つさまざまな特性をうまくとらえられることに注目した。[31]水の凍結と同様、意識は境界を持つ。短い視覚刺激は識閾下に留まるのに対し、一定期間以上続いた視覚刺激は完全に目に見える。ほとんどの物理的な自己増幅システムは、不純物や雑音の度合いに応じて包括的な変化を引き起こすか、引き起こさないかの転換点《ティッピングポイント》を持つ。われわれは、脳もその例外ではないと考えた。

意識的なメッセージは、皮質の活動に脳全体にわたる相転移を引き起こし、さまざまな脳領域を、結束した状態へと凝結させるのだろうか？　そうであれば、いかにそれを証明できるのか？　アントワン・デル・キュルと私は、そのために単純な実験を考案した。[*32]　われわれは、水の入ったビーカーの温度をゆっくりと下げていくのと同じように、表示条件《パラメーター》の一つを連続的に変化させた。それから、被験者の主観的な報告と脳の客観的な活動が、劇的な相転移を起こしたかのごとく突然変化するか否かを調査した。

具体的に説明すると、まず画面に一瞬（一六ミリ秒間）数字を、さらに空白期間をおいていくつかのランダムな文字から成るマスクをフラッシュした。そしてトライアルごとに、空白期間の長さを一六ミリ秒単位で少しずつ延長していった。被験者の報告はいかなるものだったか？　彼らの知覚は連続的に変化したのだろうか？　その答えは「ノー」で、全か無かの相転移的変化を示した。マスクの表示を大幅に遅らせると、彼らは数字を見ることができたが、遅延期間が短いと、数字はマスクされ、文字だけを見た。重要なことに、数字を見たか見なかったかという二つの状態は、明確な境界によって隔てられる。知覚は非線形的であり、可視性は、遅延期間が延長されるにつれ徐々に向上していくのではなく（被験者は、数字が次第にはっきりと見え始めたとは報告していない）、一ステップで突然出現するのだ（「今は見えていない」「今見えた」）。およそ五〇ミリ秒の遅延が、知覚されたトライアルと知覚されなかったトライアルを分かつことがわかった。[*33]

この発見を得たわれわれは、さらにEEG記録を用いて、マスクされた数字に反応して、他にいかなる脳の事象が、一ステップで出現したかを調査した。その結果、ここでもP3波がその条件を満たすことがわかった。それに先立つあらゆる事象は、刺激によってまったく変化しないか、変化したとしても、被験者の主観的な報告とは無関係であるかのいずれかであった。

たとえば、P1波、N1波によって示される視覚皮質の初期の反応は、数字と文字のあいだの遅延期間には基本的に影響されない。これは意外な発見ではない。そもそも、すべてのトライアルで同じ数字が同期間表示されているので、最終的に被験者がそれを見ようが見まいが、脳に刺激が入ってきた最初の段階では、基本的に何らかの相違が生じるとは考えにくい。

それに続いて左右視覚野で生じる脳波は、依然として連続的に作用する。つまり、マスクによって中断される以前に、数字と文字間のタイムラグに直接比例して、視覚活動は成長する。フラッシュされた数字による視覚刺激は、文字によるマスキングによって活動が阻止されるまで脳内を進む。その結果、数字と文字間のタイムラグに厳密に比例して、これらの脳波は、大きさと持続期間が増大する。この刺激との比例的な関係は、被験者が報告する非線形的な全か無かの視覚経験とは一致しない。つまりこれらの脳波は、被験者の意識とは関係しないということだ。この段階では、被験者が数字を見なかったと断固として主張するトライアルでも、依然として強い活動が認められる。

数字の表示から二七〇ミリ秒が経過すると、脳波記録には広域的な点火パターンが現れ始める（図19参照）。脳波は分岐を突然示し、被験者が数字を見たと報告したトライアルでは、脳の活性化がなだれのように迅速かつ大規模に生じる。活動の増加の度合いは、マスキングの遅延期間のわずかな違いとは不釣り合いに高い。この結果は、コンシャスアクセスが、神経回路網《ニューラル・ネットワーク》における相転移と見なせる現象であることを実証する。

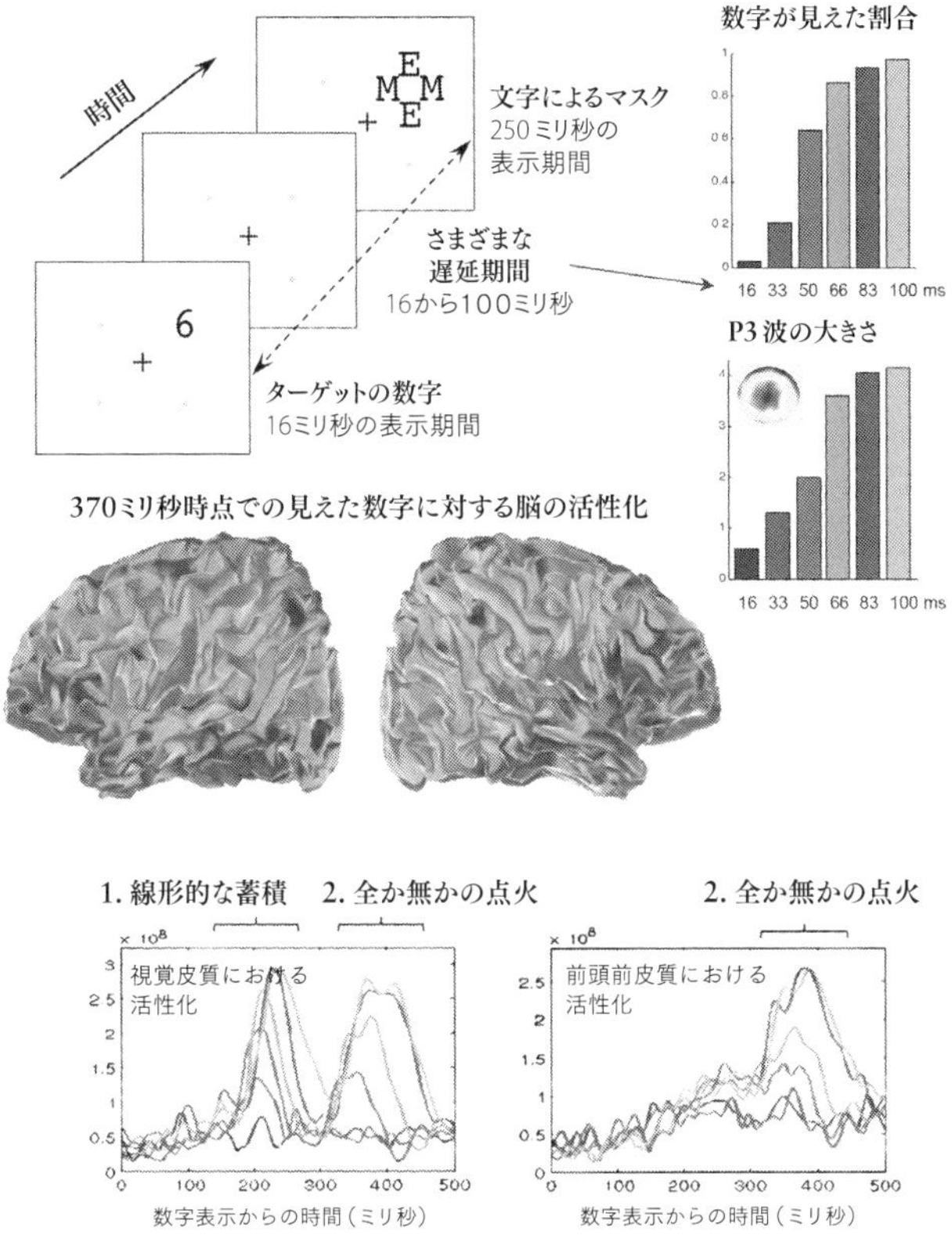

【図19】 意識的知覚は、脳の後期の活動に突然の変化を引き起こす。これは物理学者が「非線形的な相転移」と呼ぶものに相当する。この実験では、数字がフラッシュされたあと、さまざまな遅延期間をはさんでそれをマスクする一連の文字が表示された。視覚皮質の活動は、遅延期間が延びるにつれ、スムーズに増大していった。しかし意識的知覚は非連続的で、遅延期間がおよそ五〇ミリ秒の閾値を超えると、突然被験者に数字が見えるようになった。ここでも遅れて生じるP３波は、意識的知覚のしるしとして現れたのだ。被験者が数字を見たと報告したトライアルでのみ、表示からおよそ三〇〇ミリ秒が経過すると、前頭葉を含むいくつかの脳領域が全か無かの様態で突然点火した。

ここでも、頭頂における大規模な陽性電圧であるP3波が、意識のしるしとして出現しているようだ。それは、左右の後頭、頭頂、前頭葉のさまざまな領域内のノードから構成される大規模な神経回路の、同時に起こる活性化によって生じる。数字は画面のどちらか一方の側にのみ提示されていた点を考えると〔該当論文によれば、ターゲットワードは、各トライアルにおいて画面上の四つの位置のいずれか一つに提示されている〕、活性化が左右両側の脳領域に対称的なパターンをなして見られたのはとりわけ注目に値する。意識的知覚は明らかに、最初は光のフラッシュによって起こった微細な活動が、やがて大きく増幅されることで生じるのだ。脳のなだれのような活動は、多くの領域が同期しながら発火するとピークに達する。そしてそれは、意識的知覚が生じたことの合図になる。

意識ある脳の深層

ここまで取り上げてきた実験は、神経活動の実態を完璧にとらえているわけではない。fMRIや、頭部に電極を装着しての脳波記録は、脳活動の一端をとらえられるにすぎない。とはいえ近年になって、意識の点火の研究には新たな局面が開けた。医療の現場で、てんかん患者の脳内にじかに電極を設置する場合があり、それを利用して皮質の活動を直接的に観察できるようになったのだ。この方法が利用可能になると、われわれはそれを活用して、ターゲットワードによって喚起された脳の活動の経緯をたどれるようになった。[*34] それによって得られた発見は、他の研究チームのものとともに、グローバル・イグニションを導く意識のなだれという概念の正しさを強く支持する。[*35]

われわれが行なったある研究では、一〇人の患者を対象に得られたデータを総合して、ターゲットワードが皮質の内部へと段階的に進む様子を描くことができた。[*36] 視覚経路に沿って挿入された電極を通して得られたデータをもとに、段階を追って刺激の進行状況をモニターし、ターゲットが見えたか見えなかったかについての患者の報告に従って、その結果を分類したのだ。それによって、次のことがわかった。最初の活動は、見えたケースと見えなかったケースのあいだで酷似するが、すぐにその軌跡は、両ケース間で分岐し始める。およそ三〇〇ミリ秒が経過すると、相違は非常に大きくなる。見えなかったトライアルでは、活動はただちに衰退し、前頭葉の活性化はほとんど見られなかった。それに対して見えたトライアルでは、活動は大きく増幅された。かくして、初期の脳の活動における両トライアル間でのごくわずかな相違は、三分の一秒が経過するあいだに、大規模な活動の点火か無活動かの違いへと推移した。

このような焦点電極の配置によって、われわれは、意識されたメッセージがどの脳領域まで届いているかを評価した。ちなみに、電極はてんかんを監視する目的で挿入されたものであることを思い出されたい。したがって、特にわれわれの研究の目的に沿う位置に挿入されていたわけではない。それにもかかわらず、意識的に知覚されたターゲットワードは、電極が挿入された箇所の七〇パーセントに大きな影響を与えた。それに対し無意識的に知覚されたターゲットワードは、二五パーセントに影響を与えたにすぎなかった。この事実から、「意識されない情報が届く範囲が、脳の神経回路の狭い領域に限定されるのに対し、意識的に知覚された情報は、皮質の多くの領域に長期にわたって広範に分配される」という単純な結論が得られる。

頭蓋内の脳波の記録は、皮質の活動の時間的なパターンに関しても独自の窓を提供する。電気生理学者は、EEGシグナルにさまざまなリズムを見分ける。覚醒時の脳は、周波数帯域によっておおざっぱに定義される、さまざまな電気変動を示す。これらの周波数帯域は慣習によりギリシア文字で表され、それにはアルファ帯域（八〜一三ヘルツ）、ベータ帯域（一三〜三〇ヘルツ）、ガンマ帯域（三〇ヘルツ〜）がある。脳に達した刺激は既存の変動を攪乱し、衰退させたり変えたり、新たな周波数で置き換えたりする。得られたデータを分析すれば、そのようなリズムの効果を見出すことで、意識の点火のしるしの新たな側面を発見できる。

被験者に単語を提示すると、それが見えようが見えまいが、つねに高周波ガンマ帯域の脳波活動の増大が見られた。この現象は一般に、ターゲットワード表示後二〇〇ミリ秒以内に生じる神経放電を反映する。しかしこのガンマ帯域の活動は、ターゲットが見えた場合には継続するが、見えなかった場合には立ち消えた。そして三〇〇ミリ秒後には、全か無かの相違が現れた。同一のパターンは、ワイツマン科学研究所のラフィ・マラックらによっても観察されている（図20参照）。[*37] かくして、およそ三〇〇ミリ秒後に開始するガンマ帯域のパワーの増大は、意識的知覚の三番目のしるしと見なせる。

これらの実験の結果は、意識的知覚における四〇ヘルツの振動の役割に関する仮説に、新たな光を投げかける。一九九〇年代に、ノーベル生理学・医学賞受賞者の故フランシス・クリックと、クリストフ・コッホは、「意識は、皮質と視床のあいだの情報の循環を示す、四〇ヘルツ（一秒間に二五パルス）近辺の脳の振動に反映される」とする説を提唱した。

現在では、この仮説は誇張であることが判明している。無意識的な刺激でさえ、四〇ヘルツのみならず、ガンマ帯域全般にわたって高周波活動を引き起こし得るのだ。[*38] 実のところ、高周波活動に、意識、無意識両方の処理がともなうことには何の驚きもない。そのような活動は、ニューロンの放電を高周波の律動的なパターンへと彫琢《ちょうたく》する抑制要因が存在する場合はつねに、ほぼいかなる活性化した皮質のニューロン群にも認められる。[39] しかしわれわれの実験が示すところでは、それは点火された意識の状態が継続するあいだ、とりわけ強く増強される。意識的知覚のしるしになるのは、ガンマ帯域の活動の存在そのものではなく、その遅れての増幅なのだ。

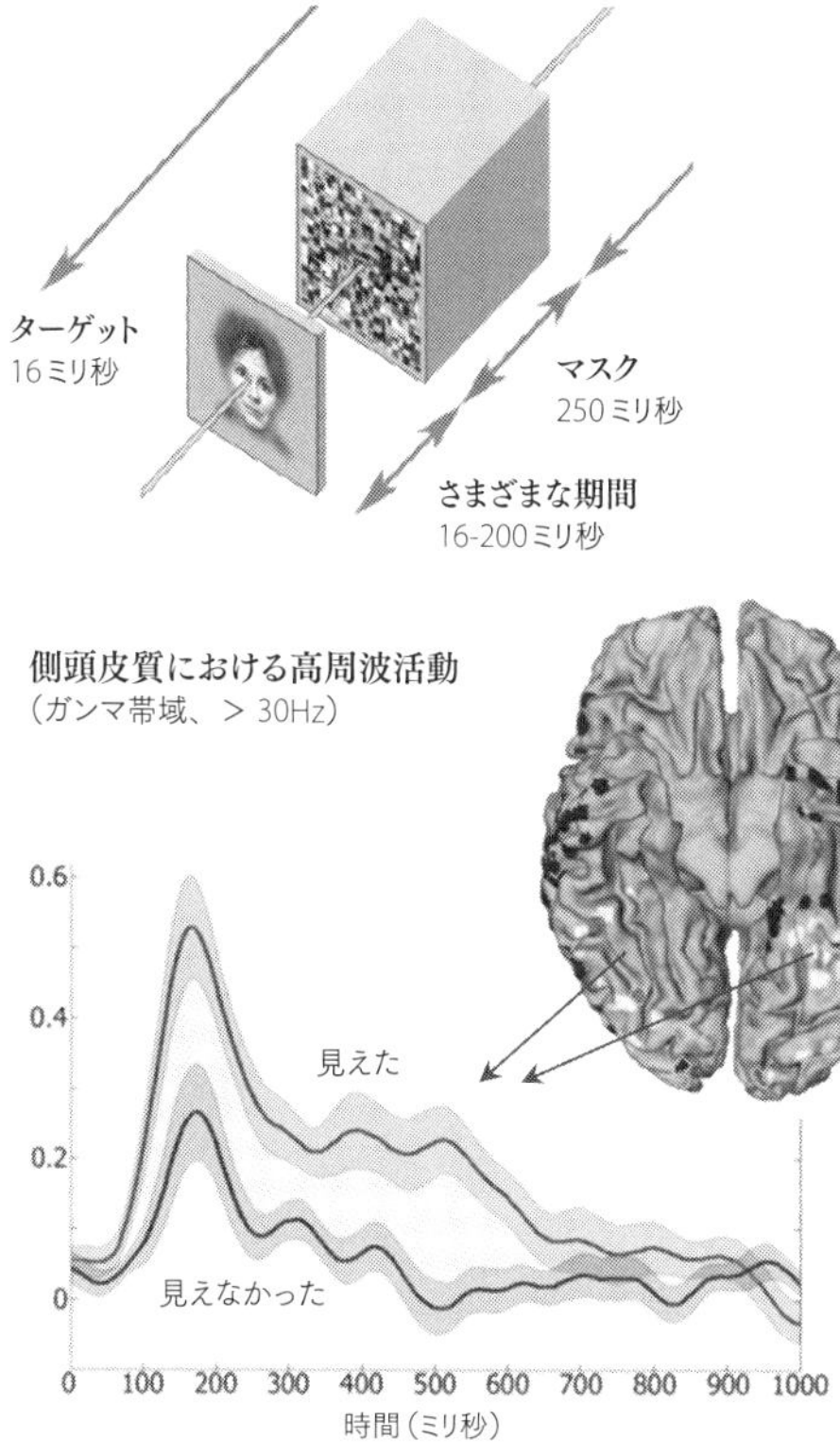

【図20】長期にわたる高周波活動の突発的な開始は、フラッシュされたイメージに対する意識的知覚をともない、よって意識の第三のしるしをなす。てんかん患者の皮質に電極が設置されるケースがまれにある。それを利用すれば、フラッシュされたイメージによって引き起こされるなだれのような活動を拾える。被験者がイメージを見落とした場合には、高周波の活動は短期間腹側視覚皮質をよぎるにすぎない。それに対しイメージを見たときには、なだれのような活動は自己増幅し、やがて全か無かの点火を引き起こす。意識的知覚は、局所的な神経回路の強い活性化を示す、持続する高周波の電気的活動の突発によって特徴づけられる。

脳はなぜ、ニューロンの同期した振動を生むのか？　おそらく、同期は情報の伝達を促進するからではないだろうか。[*40] 何百万もの細胞がランダムに放電する、皮質ニューロンの広大な森のなかで、活性化したニューロンの小さなグループを追跡することは容易ではない。しかしニューロンが一斉に叫び声をあげれば、その声ははるかに容易に聞きとられ、中継されるであろう。興奮したニューロンは、重要なメッセージを一斉伝達するために、放電を同期させることがある。要するに、同期は遠隔ニューロン同士のコミュニケーション経路を開くのだ。[*41] ともに振動するニューロンは、シグナルの交換の準備が整ったことを示す、機会の窓口を共有する。われわれ研究者がマクロレベルで観察する同期は、ミクロレベルでは何千ものニューロンが情報を交換し合っていることを示す。意識的な経験にとってとりわけ重要なのは、そのような情報交換が、二つの局所的な領域間のみならず、皮質の多くの遠隔領域間でも生じ、脳全体にわたる一貫した集合体を形成することだ。

この考えにたがわず、皮質をまたがる、電磁気シグナルの大規模な同期は、意識的知覚の四番目のしるしであることが、いくつかの研究チームによって確認されている。[*42] この効果も基本的にかなり遅れて現れ、イメージ表示後およそ三〇〇ミリ秒が経過してから、意識的に知覚された場合に限って、互いに遠く離れた場所に挿入された数々の電極によって同期が検知され始める（図21参照）。被験者に見えないイメージは、気づきを欠いたまま処理が実行される後頭領域に限定される、一時的な同期を生むにすぎない。それに対して意識的知覚は、長距離のコミュニケーションを含み、「脳のウェブ」とも呼べるシグナルの大規模な

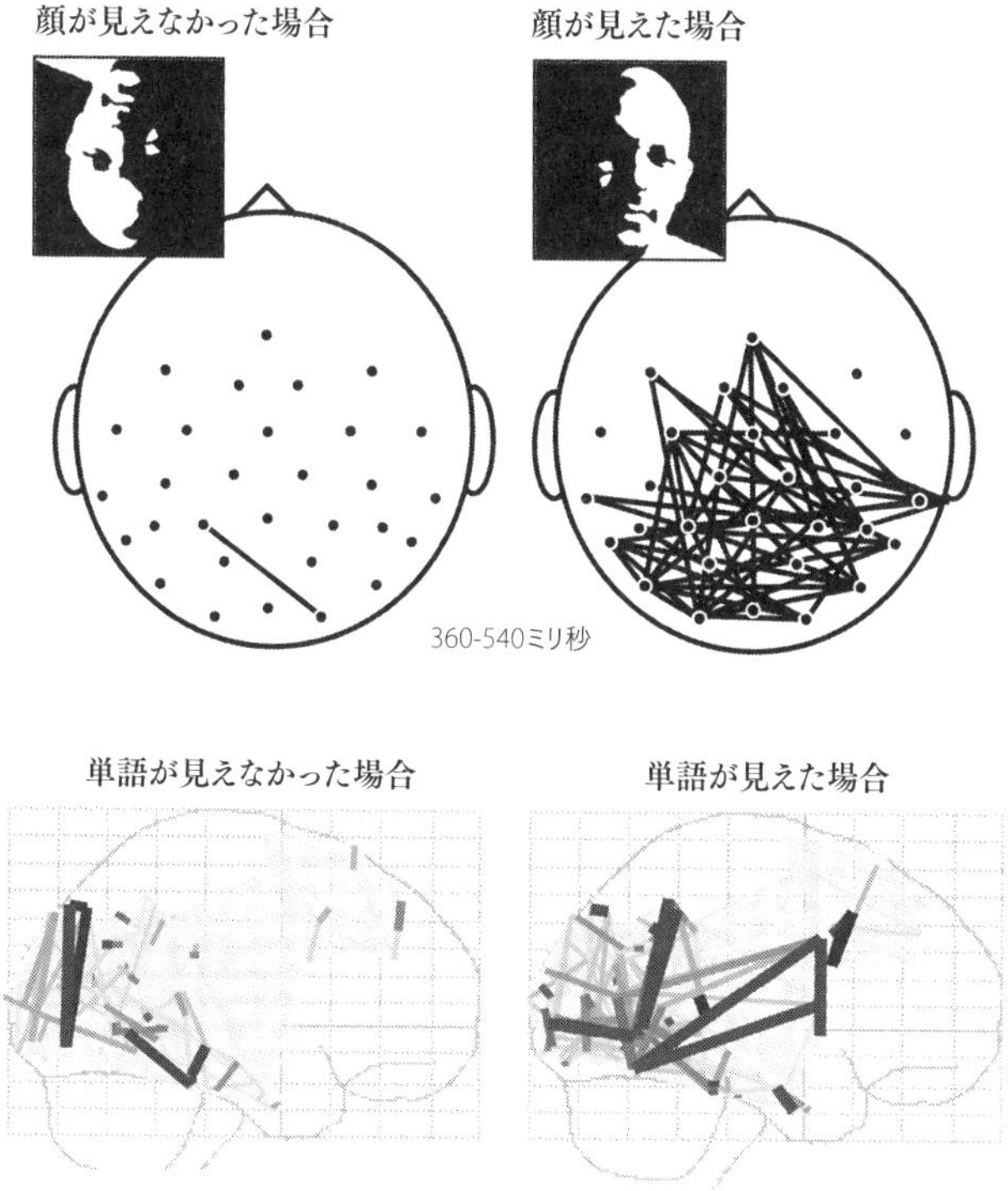

【図21】遠く離れた多くの脳領域同士の同期、そしてそれによる広域的な「脳のウェブ」の形成は、意識的知覚の四番目のしるしをなす。顔を見てからおよそ三分の一秒後に、脳の電気的シグナルは同期する（上段、各線は高度な同期を検出した電極のペアを示す）。三〇ヘルツを超えるガンマ帯域での高周波振動は、同期して変動する。これは、関連する領域が、神経結合の網の目《ウェブ》を通して高率でメッセージを交換し合っていることを示す。同様に、単語が意識されると（下段）、遠隔の皮質領域同士の（とりわけ前頭葉との）大規模かつ双方向の情報交換が、因果的関係によって示される。被験者が顔や単語を見逃したトライアルでは、局所的な小規模の同期が生じるにすぎない。

交換を生む。[43] この「脳のウェブ」は、研究によって異なりはするが、通常低い周波数帯域、つまりベータ帯域（一三〜三〇ヘルツ）、もしくはシータ帯域（三〜八ヘルツ）で確立する。おそらく、これらの遅い搬送周波数帯域は、数センチメートルの距離を隔てて情報交換が行なわれる際に生じる、著しい遅延を橋渡しするのにもっとも都合がよいのではないかと考えられる。

　何百万ものニューロンが、いかに時間と空間をまたいで意識的な表象をコード化するのかは、まだ正確にはわかっていない。周波数分析は有用な数学的技術だとはいえ、完璧な答えを提示するわけではないことを示す証拠が数多くある。脳はたいがい、厳密に決まった周波数では振動しない。むしろニューロンの活動は、幅広い周波数帯域で、さまざまなパターンによって増減を繰り返しながら変動する。にもかかわらず、何らかの方法によって、脳の遠隔領域間で同期を維持するのだ。さらに専門的なことを言えば、各周波数は、互いに「入れ子」になる傾向を持ち、また、高周波での爆発的な活動は、低周波での変動に比べ、予測可能なタイミングで衰退することが多い。[44] いずれにせよこれらの複雑なパターンを理解するには、新たな数学的手段が必要になる。

　われわれが脳波記録に適用している有効なツールの一つに、「グレンジャー因果性分析」と呼ばれるものがある。これは、二つの時間的な系列（たとえば二つの経済指標）が、一方が他方を「引き起こした」と言える様態で関係し合うのはいかなる場合かを決定する方法で、イギリスの経済学者クライブ・グレンジャーによって一九六九年に考案された。最近になって、それは神経科学にも応用されている。脳の内部はきわめて稠密に結合しているので、因果性の分析は必須だが、その特定はとても困難である。活性化は、感覚受容器から皮質にある高次の統合中枢へと、ボトムアップの方向に進むのだろうか？　それとも、高次の領域が、意識的に知覚される対象を特定する予測シグナルを下位の領域に伝達するような、トップダウンの方向で機能する構成要素が存在するのか？　解剖学的に言えば、ボトムアップの経路も、トップダウンの経路も、皮質のすみずみに存在する。長距離の結合のほとんどは双方向的で、通常トップダウンの投射〔神経的なつながり〕は、ボトムアップの投射より数で圧倒的に勝る。なぜそのような構成なのか、また、そのようなあり方が意識の発生に寄与しているのか否かは、依然としてほとんどわかっていない。

グレンジャー因果性分析は、この問いに答えるにあたり光明を与えてくれる。この方法は、二つのシグナルの一方が他方に時間的に先行し、後者の未来の値を予測するか否かを問う。この数学的ツールに従えば、過去のシグナルAの状態に基づく現在のシグナルBの状態の予測が、過去のBの状態のみに基づく予測よりも的確な場合、AはBを「引き起こす」と見なされる。なおこの定義では、AがBに影響を及ぼすと同時にBがAに影響を及ぼすという、双方向の因果関係の可能性を除外するわけではない点に留意されたい。

われわれは、この方法を脳波記録に適用し、意識の点火の力学を明確化した。[*45] とりわけ意識的トライアルでは、脳全体にわたる双方向の因果性の大規模な増大が観察された。この「因果の爆発」も、およそ三〇〇ミリ秒後にまったく突然に生じる。その頃には、電極挿入箇所の大部分は、緊密に絡み合った関係を織りなす大規模なウェブへと統合された。その際おもに見られたのは、視覚皮質から前頭葉に向かうボトムアップの関係だったが、逆のトップダウンの関係も認められた。

前方への波は、直観的にわかりやすい。感覚情報は、一次視覚皮質から皮質領域の階層をのぼって、抽象度の高い刺激の表象へと順次結実していかなければならない。だが、逆方向に伝わる波についてはどう考えればよいのか？　それは、やって来る活動を増幅する注意シグナルか、もしくは入力情報が高次レベルの現在の解釈に一致しているという単純なチェック結果を告知する、確認シグナルと見なすことができる。抽象的に言えば、脳は「分散されたアトラクター」〔アトラクターとは、力学系が時間経過のなかでそこに向かって収斂していく状態のパターン〕に、すなわち共鳴によって特徴づけられる活動状態がしばらく維持される、脳領域の大規模な点火パターンに達する。

無意識的トライアルでは、そのような現象は起こらず、決して脳のウェブが点火することはない。腹側視覚皮質に因果的な関係の形成が短い期間見られはするが、三〇〇ミリ秒を大幅に超えて続くことはない。非常に興味深いことに、この期間は、トップダウンのシグナルが支配する。その様子には、前部の領域が必死に感覚野を尋問しているといったおもむきがある。一貫したシグナルによる反応の欠如は、意識的知覚の欠如をもたらす。

ティッピングポイントとその前兆

ここまでの議論をまとめよう。意識的知覚は、皮質に点火の閾を超えさせるニューロンの活動の波によって生じる。意識される刺激は、最終的には多くの脳領域を緊密に絡み合った状態へと導く、自己増幅する神経活動のなだれを引き起こす。刺激の発生からおよそ三〇〇ミリ秒後に始まる意識された状態が保たれているあいだ、前頭葉の脳領域は、感覚入力についての情報をボトムアップの形態で知らされる。しかしこれらの領域は、逆方向に、すなわちトップダウンの形態で、脳の広範な領域に向けて大規模な投射を行なっている。その結果、互いに同期するさまざまな領域から成る脳のウェブが形成される。そしてそれは、とりわけ前頭葉と頭頂葉の諸領域に分散する活性化、P3波、ガンマ帯域の増幅、遠隔領域間での大規模な同期など、数々の意識のしるしを呈する。

　なだれとティッピングポイントのたとえは、正確にいつ脳内で意識的知覚が生じるのか、という問いをめぐる論争のいくつかに決着をつけるためのヒントを提供する。われわれのデータは、視覚刺激が提示されてからおよそ三分の一秒後を示唆するが、意識的トライアルと無意識的トライアルの相違を、もっと早い時期に、場合によっては一〇〇ミリ秒後に見出した研究者もいる。[*46] 彼らは間違っているのか？　いや、間違ってはいない。測定の精度を十分に上げれば、本格的な点火に先立って、脳の活動に小さな変化が検出されるケースも頻繁にあるからだ。だが、これらの相違は、意識の出現を予兆するのだろうか？　実はしない。第一に、それらは必ず検出されるとは限らない。意識的、無意識的両トライアルで同じ刺激を用い、意識的知覚の発生を遅れて生じる点火のみに関連づける、注目すべき実験はかなりある。[*47] 第二に、初期段階の変化の形状は、ターゲットを見たという被験者の報告と一致しない。たとえばマスキングの期間、初期段階で見られる事象は時間の経過につれ増大するが、主観的な知覚はそのような線型的関係を示さない。第三に、意識的トライアルでは、初期段階の事象として識閾下の大規模な活性化に加え、わずかな増幅が見られることがある。[*48] しかしそのような小さな変化は、意識的知覚のしるしとは見なし得ず、被験者がターゲットに気づかなかったと報告したトライアルでも、識閾下の大規模な活性化が見られることを意味するにすぎない。

　ではなぜ、初期の視覚活動が意識を予兆することを示す実験があるのか？　もっともあり得ることとして、ボトムアップの活動の増加におけるランダムな変動によって、のちに脳がグローバル・イグニションの状態へと突入する機会が増加した可能性が考えられる。一塊の雪玉が大規模ななだれを引き起こすように、あるいは蝶の羽ばたきがハリケーンを生むと言われるように、陽性の変動は、概して意識的知覚をもたらす方向へとバランスを傾ける。なだれが確率的な事象であり確実に起こるものではないのと同様、連続的な脳の活動がやがて意識的知覚へと至るか否かは、完全に確定的なものではない。まったく同じ刺激でも、場合によって知覚されたりされなかったりする。なぜそのような違いが生じるのか？　ニューロンの発火の予測不可能な変動は、入力刺激にうまく適合することもあれば、対立することもある。意識的知覚が生じたケース、および生じなかったケースについて、何千回ものトライアルを平均すれば、そのような小さな傾向《バイアス》が、統計的に有意なものとしてノイズのなかから立ち現れるのを確認できる。他のあらゆる条件が等しければ、初期段階の視覚野の活性化は、確かに無意識的トライアルより意識的トライアルにおけるほうが大きいが、それはわずかなものにすぎない。したがって、その段階で脳がすでにターゲットを意識していたと結論づけることは、最初の雪玉をなだれと見なすことと同様誤りだ。

視覚刺激が提示される前から、脳のシグナルに意識的知覚との関係を見出す実験さえある。[*49] これはずいぶん奇妙な話だ。脳の活動に、数秒後に提示される刺激に対する意識的知覚を示す兆候が、予め含まれているとはいったいどういうことか？　脳は超能力者なのか？　そんなばかなことはない。これらの実験で目にしているのは単に、平均して意識的知覚のなだれを引き起こす可能性が高い前提状態にすぎない。

つまりこういうことだ。脳の活動が、つねに流動していることは先に述べた。このような流動には、これから与えられるターゲット刺激に対する知覚を促進するものもあれば、課題に集中する被験者の能力を阻害するものもある。いまや脳画像法は、刺激の提示に先立って、それを知覚する準備が皮質にできていることを示すシグナルを拾えるほど鋭敏なものになっている。その結果、意識的知覚が生じたという知識から逆算し、時間を遡行して平均をとると、それら初期段階の事象が、のちの気づきの部分的な予測因子として機能していることを示唆する結果が得られる。しかしそれらは、まだ意識的な状態を構成してはいない。意識的知覚は、既存のバイアスと、入力される刺激が結びついてのちに点火を引き起こす際に生じると考えるべきであろう。

これらの観察結果は、「真の意識のしるしと、単なる意識との相関事象を区別しなければならない」という、非常に重要な結論を導く。意識的な経験をもたらす脳のメカニズムの解明は、ときに「意識に相関する神経活動（NCC）」の探究と呼ばれるが、この言い方は不適切だ。相関関係は因果関係ではなく、したがってそれだけでは不十分である。至って多くの脳の事象が意識的知覚に相関し、先に見たように、それには刺激自体に先行し、それゆえ意識のしるしとは論理的に見なし得ない変動のようなものも含まれる。われわれが探し求めているのは、脳の活動と意識的知覚の統計的な相関関係だけではなく、被験者の報告する主観的な経験を完全にコード化し、意識的知覚が生じたときには出現し、生じなかったときには欠落する系統的な意識のしるしなのだ。

意識的思考を解読する

もう一度批判的に検討してみよう。グローバル・イグニションは、単なる警告音、すなわち何かに気づいたときには必ず鳴るサイレンとして機能するにすぎないのではないか？　意識的思考の詳細とは、特に何の関係もないのではないだろうか？　主観的な経験の実際の内容とは無関係な、広域的な興奮の高まりにすぎないのでは？

脳幹や視床を構成する多目的な神経核の多くは、注意を要する瞬間を告知するように思われる。たとえば、青斑核《せいはんかく》は脳幹の下部に位置するニューロンの集団《クラスター》で、注意を要しストレスのかかる事象が起こると、ノルエピネフリンと呼ばれる神経伝達物質を、皮質の広範な領域に分配する。ノルエピネフリンの突発的な分泌は、視覚表象への気づきという事象に付随して起こると考えられ、この現象こそ、われわれがコンシャスアクセスの発生時に頭皮を通して観察した、大規模なP3波の活動を反映すると主張する研究者もいる。[*50] しかしノルエピネフリンニューロンの放電は意識と特有の関係がなく、全般的な覚醒には必須であっても、私たちの意識を織りなす、きめの細かな特徴とは無縁な、非特定的シグナルを構成する。[*51] そのような脳の事象を意識の媒介と呼ぶのは、玄関の外に新聞が届けられたときの音を、ニュースを伝える文と取り違えるようなものだ。

ならば、いかにして純粋な意識のコードを、それに付随する無意識の鐘やベルから区別できるのだろうか？　原理的に言えば、それに答えるのはたやすい。脳を精査して、内容が主観的な気づきに一〇〇パーセント相関する、解読可能な神経活動を探せばよい。[*52] われわれが探すべき意識のコードは、主観的な経験の完全な記録を含み、被験者の知覚とまったく同程度に詳細な情報に満ちているはずだ。そして、たとえ物理的な入力には含まれていたとしても、本人が気づいていない特徴は無視され、その逆に、幻想や幻覚でも、意識的知覚の主観的な内容はコード化されていなければならない。さらに言えば、意識のコードは、知覚された類似性の感覚を保持しなければならない。ダイヤモンド形と正方形を、回転角度が異なる同一の図形ではなく、まったく別の図形として認識するには、脳内の意識的な表象もそのようにコード化されている必要がある。

意識のコードは、恒常性が相応に高くなければならない。外界が安定していると感じているときには一定の状態を保ち、動いている様子を見ているあいだは変化しなければならない。この基準は、意識のしるしを探す際の強い制約条件になる。というのも、それによって初期段階の感覚野のすべてがほぼ確実に除外されるからだ。廊下を歩くとき、壁は絶えず変化するイメージを網膜へと投げかけてくるが、私たちはそのような視覚的な運動には気づかず、安定した部屋を知覚する。初期の視覚野は運動に支配されているが、気づきのレベルではされていない。眼球は、一秒間に三〜四回素早く動いている。そのため、網膜上でも、ほとんどの視覚野でも、外界のイメージ全体が揺れ動く。幸いにも、私たちはこの吐き気を催させる動きに気づかず、知覚は一定している。動く物体を見ているときでさえ、背景が反対方向に横滑りする様子を見たりはしない。したがって皮質内でも、意識のコードは、同様に安定しているはずである。内耳の運動センサーと、運動指令《モーションコマンド》に基づく予測のおかげで、私たちの脳は、何らかの方法で自己の運動を引き算し、外界を不変の実体として知覚しているのだ。まぶたの上から指で故意に眼球を動かしたときなど、予測可能な運動シグナルが無視されたときにのみ、外界全体が動いているように見える。

自らの運動に起因する視覚の横滑りは、脳が意識の外で、入力刺激に対して編集をかけるきっかけになる数々の要因のうちの一つにすぎない。感覚器官に到達するぼやけたシグナルから、意識の世界を分かつ特徴は、他にもたくさんある。たとえばテレビの映像は一秒間に五〇〜六〇回明滅しているが、脳波記録によれば、この目には見えないリズムは一次視覚皮質にはとらえられており、そこではニューロンが同じ周波数で明滅する[*53]。幸いにも、私たちはこの律動的な明滅を知覚しない。視覚野に入ってくるきめの細かな情報は、意識に到達する前に濾過されるからだ。同様に、微細な線から成る画面上の網の目も、最終的に気づかれなくとも、一次視覚皮質ではコード化される[*54]。

しかし意識は、単に盲目に近いというだけでなく、入力イメージを劇的に増強したり変形したりする能動的な観察者でもある。網膜上、および皮質での処理の初期段階においては、視野の中心は周縁に比べ著しく拡大している。視野の中心領域には、周辺より多くのニューロンが関与しているからだ。しかし私たちは、拡大鏡をのぞくかのごとく外界を見るわけではない。焦点を合わせた顔や文字が、突然拡大して見えたりもしない。このように、意識は絶え間なく知覚を安定させているのである。

初期段階の感覚データと、それを対象とする最終的な意識的知覚の大きな齟齬の最後の例として、色を取り上げよう。視野の中心部を除くと、網膜には色に反応する錐体細胞がごくわずかしか含まれていないにもかかわらず、周縁部に色覚が欠如しているわけではない。目の焦点を合わせるに従って、白黒の世界がカラーに変わっていくなどということはなく、私たちはつねにフルカラーの世界を見ている。さらに網膜には、視神経が脳に向かって延びる箇所に「盲点」と呼ばれる巨大な欠落が存在するにもかかわらず、実際は視界に黒い穴を見たりはしない。

これらの例が示すように、初期段階の視覚の反応には、意識のコードは含まれない。脳が知覚のジグソーパズルを解き、安定した外界の像を結ぶには、多くの処理が必要とされる。おそらくそのために、意識のしるしは、かくも遅れて生じるのではないだろうか。どうやら、皮質がジグソーパズルのばらばらなピースを見渡し、外界の安定した表象へとつなぎあわせるのに、最低でも三分の一秒はかかるらしい。

この見方が正しければ、この脳の後期の活動は、意識的な経験の完全な記録、すなわち私たちの思考のすべてをコード化したものを含むはずだ。このコードを解読できれば、主観や幻想を含め、個人の内面への十全なアクセスが可能になるのではないだろうか。

この展望はSFにすぎないのか？　いや、そんなことはない。神経科学者のロドリゴ・キアン＝キローガと、イスラエル人の同僚イツァーク・フリード、ラフィ・マラックは、人のニューロン一本一本の活動を選択的に記録することで、意識的知覚へのドアを開いた。[*55] 彼らは、特定の絵や場所や人物のみに反応し、意識的知覚が生じた場合にのみ点火するニューロンを発見したのだ。この発見は、ニューロンの非特定性を強調する解釈を否定する決定的な証拠になる。グローバル・イグニションの最中、脳は全体的な興奮状態にあるのではなく、非常に限定された特定のニューロン群が活性化し、その輪郭によって意識の主観的な内容が際立たされるのだ。

人の脳の奥深くで生じるニューロンの活動を、いかにして記録できるのか？　神経外科医が、頭蓋内に一連の電極を挿入しててんかん発作を監視する場合があることはすでに述べた。通常これらの電極は大きく、数千の細胞を対象に無差別に記録する。しかし神経外科医のイツァーク・フリードは、先駆的業績に基づいて、[*56] 個々のニューロンを対象に記録をとれるよう特に設計された、非常に微細な電極を用いる精巧なシステムを開発した。[*57] ほとんどの動物と同じく、人の脳における皮質のニューロンは、「スパイク」と呼ばれる不連続の電気的シグナルを交換する。そう呼ばれるのは、オシロスコープ上では、それらが電位の非常に鋭い逸脱として現れるからだ。興奮したニューロンは、通常一秒間に数スパイクを放つ。そして各スパイクは、軸索を伝わって、局所的な、もしくは遠隔の目標に迅速に到達する。フリードの大胆な実験のおかげで、目覚めた患者が日常生活を送っているあいだに、何時間も、場合によっては何日も、特定のニューロンが放つすべてのスパイクを記録できるようになった。

さてフリードらが、側頭葉前部に電極を挿入すると、ただちに目覚ましい発見が得られた。彼らは、人の個々のニューロンが、画像や名前、あるいは概念にすら著しく選択的に反応し得ることを発見したのだ。一人の患者に、顔、場所、物体、言葉などの何百もの画像を見せることで、特定の細胞は一つか二つの画像のみに反応するのが普通であることがわかった。たとえば、あるニューロンは、何と！　ビル・クリントンの画像を見せられたときにのみ放電し、他の人物には何の反応も示さなかった。[*58] ここ数年間に、人のニューロンが、患者の家族のメンバー、ホワイトハウスやシドニー・オペラハウスなどの名所、あるいはジェニファー・アニストンやホーマー・シンプソンなどのTVスターが写った、さまざまな写真に選択的に反応したという報告があがっている。特筆すべきことに、書かれた語句を見せるだけで、その語句の指す写真を見せたときと同じニューロンを活性化させることができるらしい。たとえば同一のニューロンが、シドニー・オペラハウスの写真と、「Sydney Opera」という語句の両方に反応して放電するのだ。

電極を適当な位置に挿入して、無作為に選ばれたニューロンの記録をとりながら、ビル・クリントン細胞を発見できるとは実におもしろい。それによって、いついかなるときにも、外界の光景に反応して、その種の無数の細胞が放電していることがわかる。また、側頭葉前部のニューロンは寄り集まって、人物や場所や概念を示す分散された内部コードを形成すると考えられる。かくしてクリントンの顔のような特定の画像のおのおのが、活性もしくは非活性の状態にあるニューロンの独自のパターンを誘導するのだ。そしてこの内部コードは、発火しているニューロンとしていないニューロンを精査することで、被験者の見ている画像を高い精度で推測するようコンピューターに学習させられるほど、きわめて正確である。[*59]

　これは明らかに次のことを意味する。これらのニューロンは、その都度の視野の内容にかなり特定されはするものの、高い不変性を持つ。言い換えると、それらの放電が指し示すものは、全体的な覚醒のシグナルでもなければ、無数の微細な変化でもなく、現在提示されている画像の要点、つまり意識的思考のためにコード化されているものと考えられる安定した表象なのだ。では、これらのニューロンは、本人の意識的な経験と何か関係があるのだろうか？　その答えは「イエス」だ。重要な指摘をすると、側頭葉前部では、画像が見えた場合にのみ、多くのニューロンが発火する。ある実験では、画像は、無意味なイメージによってマスクされ、その多くが不可視になるほどごくわずかな期間フラッシュされた。[*60] また患者は、画像を認識できたか否かをトライアルごとに報告した。その結果、次のことがわかった。大多数の細胞は、患者が画像を見たと報告したトライアルでのみ、スパイクを放つ。表示内容は、意識的、無意識的いずれのトライアルでもまったく同一だが、細胞の発火は、客観的な刺激よりも被験者の主観的な知覚を反映する。

　図22は、世界貿易センタービルの画像に反応した、ある細胞の発火パターンを示す。このニューロンは、意識的トライアルでのみ放電し、マスキングのために患者が何も見なかったと報告したトライアルでは、まったく不活発な状態にあった。同一の画像が同じ時間表示され、物理的、客観的な刺激の量が変わらなくても、主観性が重要な役割を果たした。画像が表示される期間を、ちょうど気づきが生じる閾値に設定すると、被験者は半分のトライアルで画像を見たと報告し、意識的知覚が生じたトライアルでのみ、この細胞が放つスパイクが記録されたのだ。この現象は何度も見られ、観察されたスパイクの数から、意識的

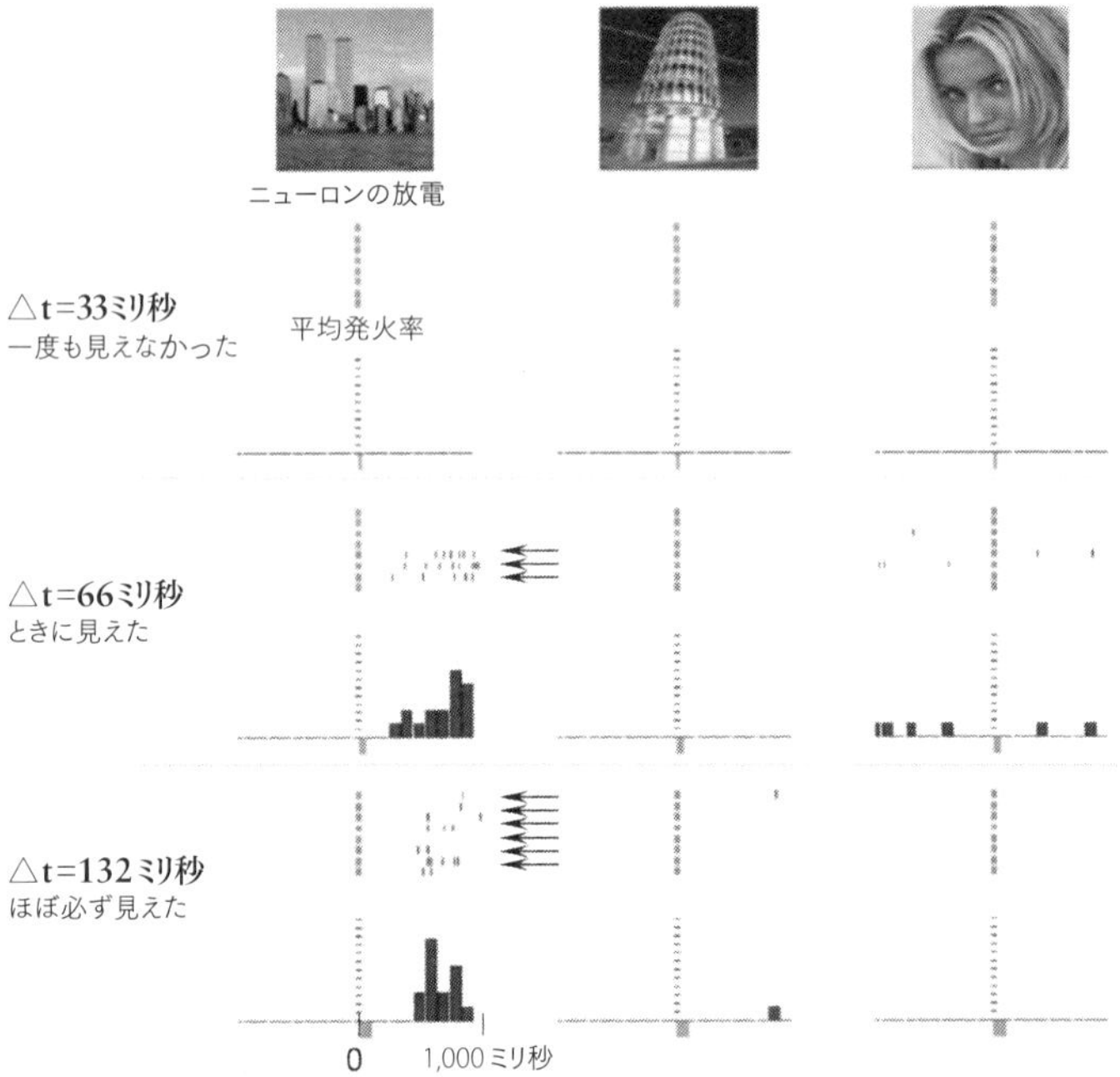

【図22】 意識的な知覚表象は、個々のニューロンによって追跡される。それらは、特定の画像が意識的に知覚されたときにのみ発火する。この例では、人間の側頭葉前部にある特定のニューロンが、見えたときに限って世界貿易センタービルの画像に選択的に反応し発火している。表示期間を長くすると、意識的知覚はより頻繁に生じる。ニューロンの放電は、被験者が画像を見たと報告したトライアルでのみ発生する（矢印によって示されるトライアル）。このニューロンは選択的で、顔やピサの斜塔などの画像にはほとんど反応しない。そして遅れて生じ持続する発火は気づきの内容を指し示す。無数のそのようなニューロンがともに発火し、私たちが見ているものをコード化するのである。

トライアルと無意識的トライアルを区別できるほどだった。要するに、主観的な心の状態は、脳の客観的な状態から解読し得るのである。

側頭葉前部の細胞が意識的知覚をコード化するのなら、その放電は意識が操作される方法とは無関係でなければならない。事実フリードらは、これらのニューロンの発火が、両眼視野闘争など、マスキング以外の方法が適用されたときの意識的知覚とも相関することを発見している。「ビル・クリントン細胞」は、クリントン元大統領の顔が一方の目に提示されたときだけ放電したが、チェス盤の画像を他方の目に提示し、両眼視野闘争によってクリントンの顔を視野から消すと、ただちに放電は停止した。[61] クリントンの顔は網膜上には映っているはずだが、主観的には競合イメージによって消され、彼の画像による活性化は、意識が醸成される高次の皮質中枢には到達できなかったのだ。

ところでキアン＝キローガらは、意識的トライアル、無意識的トライアルそれぞれの平均をとることで、われわれが発見した点火パターンを再確認している。被験者に画像が見えたトライアルではつねに、およそ三分の一秒後、側頭葉前部の細胞が激しく発火し始め、その状態がしばらく続く。画像の種類によって活性化される細胞が異なる点に鑑みれば、これら細胞の放電は、単に脳の覚醒を反映するだけではない。むしろ、意識の内容を示すととらえるべきだろう。つまり、活動もしくは不活動の状態にある細胞が構成するパターンは、主観的な知覚の内容を表す内部コードを形成する。

この意識のコードは明らかに安定しており、再生が可能だ。患者がビル・クリントンについて考えると、まったく同じ細胞が発火する。事実、外部からの客観的な刺激の入力がまったくなくても、彼の顔を思い浮かべるだけで、その細胞は活性化する。側頭葉前部のニューロンの大多数は、実際の画像にも、想像上のイメージにも、同じ選択性を示す。[62] さらには、記憶からの想起によっても活性化することがある。患者が『ザ・シンプソンズ』のビデオを見ている際に発火したある細胞は、暗闇でそのシーンを思い出すたびに再度放電した。

個々のニューロンが私たちの知覚や想像を追跡しているのは確かだが、たった一つの細胞だけで意識的思考を引き起こせると結論するのは間違いである。意識された情報は、無数の細胞に分散されると考えられる。関連する皮質領域の全体にわたって散在する数百万のニューロンのそれぞれが、外界の光景の断片をコード化しているところを想像されたい。それらのニューロンによる同期した放電は、マクロな脳の電位を生む。そしてそれは、頭蓋の内部や外部に設置された電極によって拾えるほど強い。たった一つの細胞の発火を離れた場所で検出することは不可能だが、意識的知覚は大規模な細胞集団を動員するので、視覚皮質によって放出された大規模な電位の地勢《トポグラフィー》をもとに、たとえば被験者が見ている対象が顔か建物かを言い当てられる。[63] 同様に、被験者が短期記憶に保持しているアイテムの場所、あるいは数さえ、頭頂皮質の遅い脳波のパターンをもとに決定できる。[64]

意識のコードは、一定の期間安定して維持されるため、何百万ものニューロンの活動を平均する、かなり粗雑な方法と見なせるｆＭＲＩによってさえ解読できる。最近のある実験では、患者に顔か家のいずれかを見せたあと、本人がどちらを見たのかを判別できるほど十分にはっきりとした活動のパターンが、腹側側頭葉の前部に検出された。[65] このパターンは、多くのトライアルにわたり安定していたが、無意識的トライアルでは、その種の再現可能な活動は生じなかった。

ミクロのサイズに縮小されたあなたは皮質に送り込まれ、何千もの放電するニューロンに囲まれていたとする。さてその状況で、意識的な知覚表象をコード化するスパイクを見分けるにはどうすればよいのか？　それには、継時的安定性、トライアル間での再現性、表面的な変化を超えて内容を維持する不変性という三つの特徴を備えた、一連のスパイクを見極めねばならない。たとえば、頭頂皮質の正中線上に位置し高度な統合を行なう領域、後帯状皮質の活動は、これらの条件を満たす。そこでは、視覚刺激によって引き起こされる神経活動は、目が動いても、対象そのものが動かない限り安定している。[*66] さらに言えば、この領域のニューロンは、外界の対象物の位置に合わせられ、私たちがあたりを見回しても、発火の恒常性を維持する。これは些細な指摘ではない。というのも、目が動くあいだ、全視覚イメージは一次視覚皮質では流動するが、後帯状回に達すると安定化するからだ。

このように恒常的な位置を追跡する細胞を持つ後帯状回は、海馬傍回と呼ばれ、「場所細胞」を擁する、海馬に隣接する組織に密接に結びついている。[*67] 動物では、これらのニューロンは、なじみの部屋の北西の隅など、自らの身体が特定の場所を占めているときに発火する。場所細胞も、さまざまな感覚入力に影響されずに高い不変性を保ち、その動物が暗闇を歩き回っていても、場所選択的な発火を維持する。特筆すべきことに、どうやらこれらのニューロンは、自分が占めているとその動物が考える場所をコード化するらしい。箱部屋の床、壁、天井の色を、別のなじみの部屋に類似するよう突然切り替えることで一匹のラットを「テレポート」すると、このラットの海馬の場所細胞は、短い期間二つの解釈のあいだで揺れ動いたあと、架空の〔テレポート後の〕部屋に適合した発火パターンに落ち着く[*68]〔このラットは、あらかじめ二つの部屋に慣らされている。なお、短期間二つの解釈のあいだで揺れ動いたということは、場所細胞は単に外部刺激のみに反応しているわけではないことを意味する〕。この領域における神経シグナルの解読はとても進んでいるので、神経細胞の集合的な発火パターンに基づいて、その個体が占める位置（占めると考えている位置）を判別することが可能なほどである。そしてそれは、空間的な移動が単に想像上のものにすぎない睡眠中にも当てはまる。近い将来、思考の骨組みを暗号化する類似の抽象的なコードの解読が可能になると考えても、それほど不自然ではない。

端的に言えば、神経生理学はいまや、意識的な経験の神秘を解明するための突破口を大きく開いたのだ。意識的知覚が生じている最中に、個々の画像や概念に固有なニューロンの活動パターンを、脳のさまざまな箇所で記録できる。それらの細胞は、現実のものであれ想像上のものであれ、特定のイメージを被験者が見たときにのみ強く発火する。どうやら意識された視覚的場面のおのおのは、本人がそれを見続ける限り〇・五秒以上安定して持続する、ニューロンの再生可能な活動パターンによってコード化されているようだ。

幻覚を誘導する

意識の神経学的しるしの探究は、これでハッピーエンドを迎えるのか？　まだそれには早すぎる。もう一つの基準が満たされる必要がある。真の意識のしるしと見なすには、脳の活動は、対応する意識の内容が出現するときに生じると言うだけでは不十分だ。この気づきへの内容の出現を引き起こすことが示されねばならない。

ここで、次のような単純な予測を立てられる。人為的に脳に特定の活動状態を誘導できるのなら、それに対応する心の状態を引き起こせるだろう。具体的に言えば、映画『マトリックス』もどきのシミュレーターを用いて、日没を見たときとまったく同じニューロンの発火パターンを再現できれば、私たちは、そのときの光景を幻覚としてそっくりそのまま追体験できるはずだ。

脳の状態の再現というアイデアはSF的に聞こえるかもしれないが、そんなことはない。それは毎晩起こっている。夢を見るとき、身体は動かずとも心は飛翔している。というのも、そのような心的内容を引き起こすべく組織化されたあり方で、ニューロンが一連のスパイクを放っているからだ。睡眠中のラットを用いた実験では、皮質と海馬に、目覚めているあいだに得た経験に直接相関する神経活動パターンの再現が記録されている。[*69] 人間に関して言えば、目覚める数秒前の皮質領域の活動状況によって、被験者が報告する夢の内容を予測できる。[*70] たとえば、顔に特化している領域に活動が集中していると、被験者は、夢に人が登場していたことを、目覚めたあとで予測どおり報告する。

これらの魅力的な発見は、ニューロンの活動と心の状態の符合を示してはいるが、因果関係を実証するわけではない。脳の活動のあるパターンによって特定の心の状態が引き起こされることの証明は、神経科学者が直面している難題の一つでもある。非侵襲的な脳画像法のほぼすべては、因果的ではなく相関的なもので、脳の活動と心の状態の相関関係を受動的に観察するにすぎない。とはいえ、無害かつ可逆的な技術を用いて人の脳を安全に刺激する、二つの特殊な方法がある。

経頭蓋《けいとうがい》磁気刺激法（TMS）と呼ばれる技術を用いれば、健常者の脳を頭蓋の外から活性化できる。二〇世紀初頭に開発され、[*71] のちに最新の技術を取り入れてよみがえったこの技術は、[*72] 現在広く活用されている（図23参照）。この装置は次のように機能する。蓄電池から、頭頂に設置されたコイルに強い電流を通す。この電流は、頭部を貫く磁場を発生させ、皮質の正確な位置「スイートスポット」に放電を引き起こす。この技術は、クリック音が聞こえるのと、たまに筋肉の軽いひきつりが引き起こされる以外、まったく無害であることが安全ガイドラインにより保証されている。このように、TMSを利用すれば、脳のほぼあらゆる領域に正確なタイミングで刺激を与えられる。

さらに正確に場所を特定したい場合は、脳内に挿入した電極によって直接ニューロンを刺激することができる。もちろんこのオプションの適用は、頭蓋内電極によってモニターされるケースが増えつつある、てんかん、パーキンソン病、運動障害を抱えた患者に限定される。患者の同意を得たうえで電極に弱い電流を通すのだが、これは手術中でさえ可能だ。脳には痛覚受容体が存在しないため、そのような電気

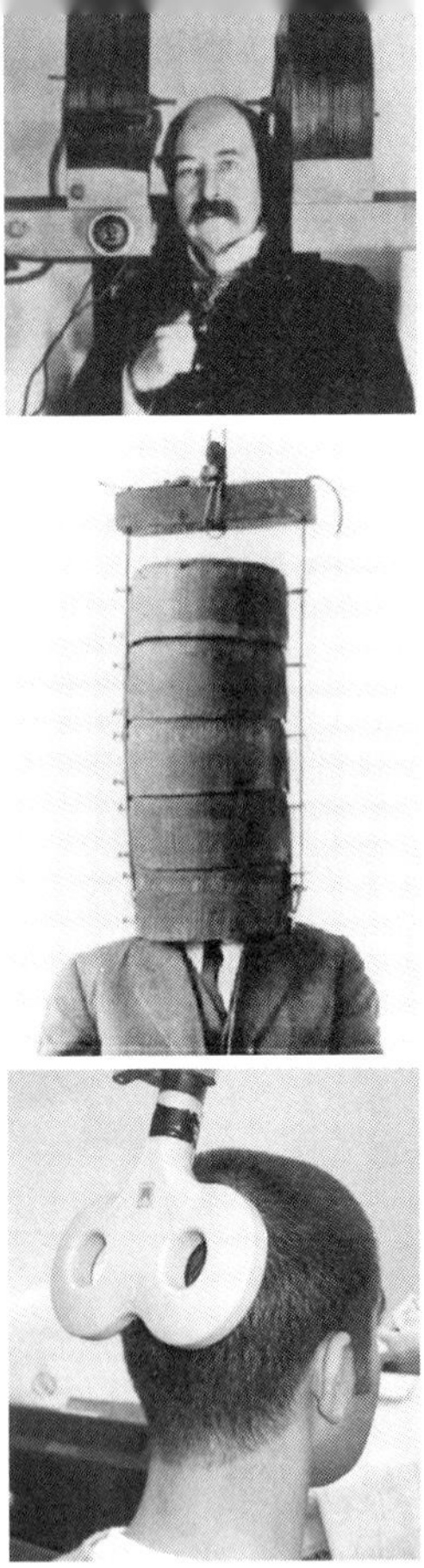

【図23】 経頭蓋磁気刺激法（TMS）を用いれば、人間の脳の活動に干渉して、意識的な経験に変化を引き起こせる。S・P・トンプソン（上段、一九一〇）、C・E・マグヌソン、H・C・スティーブンス（中段、一九一一）によって開拓されたこの技術は、現在ではよりシンプルにそして安価になった（下段）。瞬間的な磁場の適用により、皮質に電気パルスを生じさせ、知覚をかく乱したり、閃光などの幻覚を引き起こしたりできる。それを用いた実験により、脳の活動と意識的な経験の因果的な結びつきを実証できる。

的刺激は無害であり、また、言語に関連する神経回路などの、外科用メスが避けねばならない重要な領域の特定にも利用できる。世界各地の病院で、手術中にその種の奇妙な実験が普通に行なわれている。患者は、頭蓋を半分開かれた状態で完全に目覚めたまま手術台に横たわり、脳の正確な位置に挿入された電極に弱い電流が通されると、そのときの経験を注意深く叙述するのだ。

これらの調査の結果には、非常に高い価値がある。人間やその他の霊長類を対象に行なわれた多くの刺激研究は、神経活動の状態と意識的知覚のあいだに直接的で因果的な対応関係があることを示す。客観的な事象が起こらなくても、単に神経回路を刺激するだけで、意識的、主観的な感覚を引き起こすのに十分で、その内容は刺激を受けた回路に応じて変わる。たとえば、暗闇でTMSによって視覚皮質を刺激すると、閃光感覚《フォスフェン》と呼ばれる、光の感覚を生み出せる。電流適用後ただちに、刺激した場所に応じて異なる位置に、光のかすかな点が現れるのだ。MT／V5と呼ばれる、運動に反応する側頭の領域にコイルを移動させて刺激すると、知覚表象は突然に変化し、被験者はかすかな運動の感覚を報告する。また別の領域を刺激すると、色の感覚を引き起こせる。

視覚的場面の各要素が視覚皮質の別個の箇所に対応することは、ニューロンの活動記録によってかなり以前からわかっていた。後頭皮質のさまざまな領域では、ニューロンの集合は、形状、運動、色に反応する。いまや刺激研究は、これらニューロンの発火と、対応する知覚の関係が、因果的であることを示唆する。イメージそのものが与えられなくとも、これらの領域のどれかに焦点を絞って放電すれば、相応の質を持つ光の輝きや色など、対応する意識の内容をわずかながら引き起こせるのだ。

頭蓋内電極を用いれば、刺激の効果をさらに絞ることができる。[*73] 腹側視覚皮質の、顔を認識する領域に電極を挿入して放電すれば、ただちに顔の主観的知覚を引き起こせる。刺激箇所を側頭葉前部に移すと、患者の過去の経験に由来する複雑な記憶を再生させることが可能だ。ある患者はパンの焼ける匂いをかぎ、別の患者はフルオーケストラによる演奏を目のあたりにし、聴いた。なかには、出産やホラー映画鑑賞の追体験、あるいは子どもの頃に起こったできごとのプルースト的想起など〔マルセル・プルーストの大河小説『失われた時を求めて』の、紅茶に浸したマドレーヌを味わって過去の記憶をよみがえらせる有名なシーンを指す〕、さらに複雑で鮮明な夢のような状態を経験する者もいた。これらの実験の先駆者、カナダの神経外科医ワイルダー・ペンフィールドは、「皮質の小さな回路は、日常生活における大小さまざまなできごとの眠れる記録を含み、脳の刺激によってそれらを目覚めさせることができる」と結論した。

系統的な調査は、皮質のあらゆる箇所に独自の知識が保持されていることを示す。前頭葉と側頭葉の下に埋もれた皮質のさや状組織、島《とう》皮質を取り上げよう。この組織を刺激すると、息がつまる、焼ける、刺される、ひりひり痛む、暑くなる、吐き気がする、落下するなどの、さまざまな不快感が引き起こされる。[*74] 電極を動かし、皮質の表層からさらに深い位置にある視床下核に同様な電気パルスを与えると、泣き叫び、むせび泣き、単調な声、みすぼらしい姿勢、陰鬱な思考をともなう抑うつ状態が、ただちに引き起こされる。あるいは頭頂葉の特定の部位を刺激すると、めまいや、天井に浮揚して自分の身体を見下ろしているように感じる奇妙な体外離脱の経験さえ引き起こすことができる。[*75]

心の状態は、もっぱら脳の活動から生じるという事実を疑う向きは、これらの実例をよく考えてみるとよい。脳の刺激は、オーガズムから既視感に至る、ほぼいかなる経験をも引き起こせるようだ。しかしこの事実自体は、意識の因果的メカニズムを直接実証するものではない。刺激箇所に生じた神経活動は、ただちに他の回路にも伝播するため、因果関係はあいまいになる。事実最近の研究が示すところでは、最初に引き起こされる活動は無意識的で、それが頭頂皮質や前頭前皮質などの遠隔領域に伝わった場合にのみ、意識的な経験が生じる。

たとえば、フランスの神経科学者ミシェル・デスミュルジェによって報告された顕著な分離の例をあげよう。[*76] 手術中に、前運動皮質の比較的閾値の低い箇所を刺激したところ、患者の腕は動いたが、本人は何も起こらなかったと主張した（ちなみに、本人には自分の手足が見えなかった）。それに対し、下頭頂皮質を刺激すると、患者は手を動かそうとする衝動を意識したと、またさらに強い電流を発生させると、確かに手を動かしたと主張したが、実際にはこの患者の身体はまったく動いていなかった。

これらの実験結果には大きな意味がある。脳のすべての神経回路が、意識的な経験にとって等しく重要なのではない。感覚や運動を司る末梢の神経回路は、意識的な経験を引き起こさずに活性化し得る。それに対し、側頭、頭頂、前頭前皮質の高次領域は、被験者によって報告される意識的な経験に、より密接に関連する。というのも、これらの領域を刺激すると、客観的現実にいかなる根拠も持たない、純粋に主観的な幻覚を誘導する場合があるからだ。

次のステップは、最小限の条件の相違によって、知覚されるケースとされないケースを生む脳の刺激を作り出し、結果がいかに異なるかを精査することである。ロンドンの神経科学者ポール・テイラー、ヴィンセント・ウォルシュ、マーティン・アイマーは、それまでの多くの科学者同様、TMSを用いて一次視覚皮質を刺激し、皮質の活動のみによって生み出される光の幻覚、フォスフェンを引き起こした。[*77] しかし彼らは、およそ半分のトライアルで患者がフォスフェンを報告するよう、電流の強さを巧みに調節した。

そして、刺激が加えられた後、患者の脳波をミリ秒単位で記録することで、閾値レベルの電気パルスによって引き起こされた脳の活動を追跡した。

結果はとても啓発的だ。パルスが与えられた直後は、意識とは何の関係もなかった。一六〇ミリ秒が経過するまでは、脳の活動は、意識的、無意識的いずれのトライアルでも同様な様態で進行したのだ。その期間がすぎて初めて、頭部表面にP3波が出現し、しかもそれは、フォスフェンが知覚されなかったトライアルより、知覚されたトライアルでのほうがはるかに強かった。ただし、一六〇ミリ秒後というのは、P3波の発生としては通常よりも早い（およそ二〇〇ミリ秒）。これは、外部からの光とは異なり、適用された磁気パルスが初期の視覚処理を経過しなかったからで、それによってコンシャスアクセスに要する期間が短縮されたのである。

このように、脳の刺激の実験は、皮質の活動と意識的な経験の因果関係を実証する。暗闇でさえ、視覚皮質に対するパルス刺激は、視覚的な経験を引き起こし得る。とはいえこの関係は間接的であり、意識的知覚の形成には局所的な活動では不十分だ。引き起こされた活動が意識に達するには、まず遠隔の脳領域に伝達されねばならない。これによっても、意識的知覚は、一連のニューロンの発火による遅れての活動が高次の皮質中枢に伝播され、分散化された脳のウェブが形成されるときに生じる現象であることがわかる。この意識的な脳のウェブが形成される際、神経活動は皮質のなかを広く循環し、感覚野に戻ってくることも多々ある。かくして、ある一つの知覚イメージを対象とする、多数のニューロンによる断片的な活動が結びつけられるのであり、それによって初めて「見た」という経験が得られるのだ。

意識を破壊する

人為的に意識的な知覚表象を作り出せるのなら、その破壊も可能なのか？　あらゆる意識的な経験が、脳の広域ウェブで遅れて生じる活性化によって引き起こされるのであれば、それを妨げることで、意識的知覚を抹消できるはずだ。それを試みる実験は、理論上は簡単に行なえる。被験者にまず、意識的知覚の通常の閾値を十分に超える視覚刺激を与え、それから電気パルスを送って、遅い段階で成立した意識の基盤をなす長距離ネットワークに打撃を加える。その結果、被験者は「何も見えない」と報告するだろう。あるいは、パルスは単に神経活動によって形成される広域的な状態を破壊するだけでなく、別の状態で置き換えることも考えられる。その場合被験者は、新たなニューロンの状態に結びついた内容を意識し、外界とは関係のない主観的な経験を得るはずだ。

SFのように聞こえるかもしれないが、この種の実験はすでにいくつか行なわれ、かなりの成功を収めている。この実験のあるバリエーションでは、二つの異なるタイミングで二つの脳領域に刺激を与えられる二連発経頭蓋磁気刺激装置が用いられた。実験の手順は単純なものだ。運動知覚領域MT／V5を電気パルスで刺激する。それだけなら、運動視の意識的な感覚が生じる。次に、たとえば一次視覚皮質に第二のパルスを適用する。驚くべきことに、この第二のパルスの適用は、最初のパルスが引き起こして得た意識的な視覚感覚を抹消する。この結果は、パルスの適用によって最初に喚起されたフィードフォワードの活動の波のみでは意識的な経験を引き起こせないことを証明する。引き起こされた活動は、意識的に知覚される前に、一次視覚皮質（V1）に戻されなければならないのだ。[*78]　意識はこのような処理のループを経て生じるのであり、ニューロンの活動の反響や、皮質の結合によって構成されるウェブ上での循環を通して、意識的な経験が引き起こされる。

さらに興味深いことに、皮質の刺激と純粋な視覚イメージを組み合わせることで、新たな幻覚を作り出せる。たとえば、画像をフラッシュしたあと二〇〇ミリ秒が経過してから視覚皮質を刺激すると、意識にそのリプレイを引き起こせる。被験者は、再度同じ画像を見たと報告し、それを裏付けるように、表示から二〇〇ミリ秒が経過しても、視覚皮質にはその痕跡が残存していた。[*79] この効果は、画像を記憶するよう被験者に求めると、とりわけ強くなった。この結果は、心に画像を維持するあいだ、識閾下のレベルでは、脳が視覚皮質のニューロンの発火により文字通りそれを保持し、刺激パルスによって再生される準備が整った状態に保っていることを示唆する。[*80]

意識の世界を形成する脳のウェブは、どの程度広域的なのか？　オランダの神経生理学者ヴィクター・ラムによれば、領域Aが領域Bに語りかけ、次にBがAに応答するなどの局所的なループの形成は、十分に特定の形態の意識を引き起こすことができる。[*81] その種のループは活動を反響させ、「回帰処理」を、言い換えると出力元の神経回路に対する情報の再投入を引き起こす。ラムは「回帰処理として意識を定義することさえ可能だ」と述べる。[*82] 彼の見解に従えば、いかなるループも、一片の気づきを保持する。しかし私は、この見解には同意しかねる。皮質はループで満ちている。ニューロン同士は、ミリメートル単位の局所的なミクロ回路から、センチメートル単位の広域ハイウェイに至るまで、さまざまな規模で情報を交換し合う。これらのループのそれぞれが、いかにわずかでも意識の断片をもたらすのに十分なら、それはまさに驚くべきことだ。[*83] そう考えるより、反響する活動は意識的な経験が形成されるための必要条件ではあっても十分条件ではないと見るほうが妥当だと、私は思う。前頭前野と頭頂葉を動員する長距離ループのみが、意識的なコードを生成するのではないだろうか。

ならば、局所的な短距離ループの役割は何か？　おそらくそれは、外界の光景のさまざまな断片をつなぎあわせる、初期段階の無意識の視覚作用には不可欠なものなのであろう。[84] 視覚ニューロンは、受容野〔感覚処理系の個々のニューロンが、反応することのできる空間範囲〕が非常に小さいために、（図10に見られるもののような）大きな影の存在など、イメージの大局的な性質をただちに把握できない。それには、多数のニューロン間のやり取りがまず必要とされる。[85]

では、意識をもたらすのは、局所的なループなのか、それとも広域的なループか？　麻酔をかけられると失われるという理由で、局所的なループを主張する科学者もいる。[86] しかし、それは決定的な証拠にはならない。脳が麻酔の影響を受けると、意識の喪失の原因ではなく結果として最初に失われる作用の一つが、反響活動であることも考えられるからだ。

それとは違う結果も得られている。画像をフラッシュしてからおよそ六〇ミリ秒後に、より繊細な脳の刺激技術を用いて脳の活動に打撃を加えると、意識的知覚が影響を受けるが、重要なことに、同時にその刺激は無意識の処理も混乱させる。[87] 識閾下の視覚情報を対象に、偶然のレベルを超えて妥当な判断を下す能力である盲視も、意識的な視覚と同時に破壊されるのだ。この事実は、活動が局所的なループ内を循環する、初期段階における局所的な皮質処理が、もっぱら意識的知覚に関連しているのではないことを示唆する。そもそもそれらは無意識の作用に対応し、かなり時間が経過してから意識的知覚へと至る道筋へと、単に脳の活動を導くだけなのだ。

私の見方が正しければ、意識的な判断は、頭頂皮質と前頭前皮質の複数の領域が同期しながら行なう、遅れて生じる活動に由来し、ゆえにこれらの領域への打撃は、それに大きな影響を及ぼす。事実、健常者を対象にTMSを用いて脳の活動を阻害するさまざまな研究によって、頭頂葉や前頭葉への刺激が、一時的な不可視状態を生むことが示されている。マスキングや非注意性盲目などの、画像を一時的に不可視にする視覚条件のほぼすべては、左右の頭頂領域を短期間混乱させることで増強できる[*88]。たとえば、頭頂領域に打撃が加えられると、かすかに見えていた色の斑点が視界から消える[*89]。

もっとも注目すべき研究は、オックスフォード大学に所属していたハクワン・ラウらによって行なわれたもので、彼らは、左右両側の前頭前野の機能を一時的に阻害した[*90]。具体的に言うと、二〇秒の連打を一グループとした合計六〇〇回のパルス刺激を、背外側前頭前野に左右の順で浴びせた。この手法は、「シータバースト」と呼ばれる。というのも、この電気パルス群は、皮質が長距離のメッセージ授受を行なう際に用いる周波数の一つ、シータリズム（一秒間五サイクル）を特に攪乱するべく設定されているからだ。左右両側のシータバースト刺激は、ロボトミーに匹敵する効果を長期にわたり及ぼす。かくしておよそ二〇分間、前頭葉は抑制され、そのあいだに実験者は、知覚への影響を十分に調査できる。

結果は微妙で、客観的には何も変わらなかった。麻痺した被験者は、表示された形状が何かを（ひし形か正方形のどちらかが意識的知覚の閾値近辺で表示された）、正常時と同程度に正しく判断した。しかし、被験者の主観的な報告に関しては話が違う。彼らは数分間、自分の判断に確信が持てなかった。どの程度はっきりと刺激を知覚したかを評価できず、視覚が信頼できなくなったという主観的感覚を抱いた。正しく知覚し、行動しながらも、それがどの程度適切になされたかを示す日常的な感覚を欠いたのだ。

被験者の脳に打撃が加えられる前に彼らが行なった刺激の可視性の評価は、客観的な成績と強く相関していた。私たちと同様、刺激が見えたと感じたトライアルではつねに、ほぼ完璧な正確さで形状を言い当てられ、見えなかったと感じたトライアルでは反応は基本的にランダムだった。ところが、被験者が一時的なロボトミー状態に置かれると、この相関は失われた。まったく驚くべきことに、被験者の主観的な報告は、客観的な行動と無関係になったのだ。これはまさに、主観的知覚と客観的行動の分離という盲視の定義そのものである。通常は脳の大規模な損傷に関わるこの状態は、左右の前頭葉の作用に干渉することで、いまや健常者の脳にも引き起こせる。それによって、これらの領域が、意識に関わる皮質のループに関して、因果的な役割を果たすことが明らかになった。

思考する物体

しかし、それでは私とは何か？　考えるものだ。考えるものとは何か？
それは疑い、理解し、断言し、望み、意図し、拒絶するもの、
そして想像し、感じるものだ。
——ルネ・デカルト『省察』（一六四一）

すべての証拠を合わせると、還元論的な結論は避けられない。オーケストラの音からパンの焦げる匂いに至るまで、あらゆる意識的な経験は、類似の起源に、すなわち再生可能なしるしを示す大規模な脳神経回路の活動に由来する。意識的知覚が生じるとき、ニューロンのグループは、最初は特殊化した局所領域で、そしてやがては皮質の広い範囲で、互いに連携しながら発火し始める。最終的に活動は、初期の感覚野と緊密に同期しつつ、前頭前野と頭頂葉の大部分に浸透する。意識的な気づきは、一貫した脳のウェブが突

如として点火する、まさにこの時点で確立するらしい。

本章では、信頼できる意識のしるし、つまり被験者が意識的な知覚表象を経験したか否かを示す生理学的な標識を少なくとも四つ見出した。それらは「意識される刺激は、頭頂葉、および前頭前野の神経回路の突然の点火に至る激しいニューロンの活動を引き起こす」「コンシャスアクセスは、刺激が与えられてから三分の一秒が経過してから生じる、P3波と呼ばれる遅い脳波をともなう」「意識の点火はさらに、高周波振動の遅れての突発を引き起こす」「互いに遠く隔たった多数の皮質領域が、双方向の同期したメッセージ交換に参加し、広域的な脳のウェブを形成する」である。

これらの事象の一つ、もしくはそれ以上が起こったとしても、それらはまだ、意識の付帯徴候にすぎず、蒸気機関車の汽笛のように、系統的に意識に随伴していたとしても、寄与はしていない可能性がある。神経科学の方法を用いて因果関係を評価するのはむずかしい。とはいえ、いくつかの先駆的な実験によって、皮質の高次の神経回路に対する干渉は、無意識の処理には影響を及ぼさなくとも、主観的な知覚を混乱させ得ることが示されている。また、実在しない光点や、異常な身体運動の感覚などの幻覚を引き起こす刺激実験もある。これらの実験は、意識の状態の詳細な構図を描くには初歩的すぎるが、ニューロンの電気的活動が心の状態を引き起こしたり、それと同様にいとも簡単に破壊したりし得ることを疑いなく示してくれる。

われわれ神経科学者は、映画『マトリックス』でみごとに描かれていた、哲学者の空想「培養槽のなかの脳」を原理的に信じている。いかなる日常的な心の状態も、適切なニューロンを刺激したり沈黙させたりすることで幻覚としていつでも再現できる。そして神経活動のなだれは、心の交響楽を生む。そうわれわれは考えているのだ。

いまのところ、ウォシャウスキー姉弟〔『マトリックス』の監督〕が描くファンタジーの実現にはほど遠い。何十億ものニューロンをコントロールして、混雑したシカゴの街路や、バハマの日没に相当する状態を、皮質の表層に正確に描くことは今のところできない。それは永久に不可能なのか？　いや、不可能ではないはずだ。盲目、麻痺、パーキンソン病などを抱えた患者の機能の回復を目標に努力を続ける現代の生体工学者《バイオエンジニア》の手で、神経工学《ニューロテクノロジー》は急速に進化しつつある。今や、何千もの電極から成るシリコンチップを実験動物の皮質に埋め込んで、脳とコンピューターのインターフェースを大幅に拡張できるようになった。

さらに特筆すべきこととして、電流ではなく光によってニューロンを刺激する魅力的な技術、光遺伝学の急速な発展があげられる。この技術は、光子を、ニューロンの基本的な通貨たる電気信号に変換する、光に敏感な「オプシン」と呼ばれる分子が、藻類やバクテリアに発見されたことがきっかけになって生まれた。オプシン遺伝子はすでに知られており、遺伝子組み換えによってその性質を変えられる。オプシン遺伝子を持つウイルスを動物の脳に注入し、その発現を特定のニューロン群に限定することで、脳の道具箱《ツールキット》に新たな光受容体を加えられる。そして皮質の奥深くの、通常は光に反応しない領域にレーザー光線を当てると、突然ミリ秒の正確さでニューロンのスパイクの洪水を引き起こすことができるのだ。

光遺伝学の技術を用いれば、神経科学者は、いかなる脳の神経回路も選択的に活性化したり抑制したりできる。[*91] この技術を用いて視床下部を刺激し、眠っているマウスを目覚めさせることさえできた。[*92] すぐに、この技術を用いて、さらにさまざまな脳の活動状態を、ひいては特定の意識的な知覚表象を新たに引き起こせるようになるだろう。もはやこの分野からは目が離せない。今後一〇年以内に、私たちの心を支える神経コードの解読に向けて、突破口が開けるかもしれないからだ。

5

意識を理論化する

THEORIZING CONSCIOUSNESS

われわれは、意識的な処理のしるしを発見した。しかしそれはいったい何を意味するのだろうか？　なぜ生じるのか？　今や、主観的な内省と客観的な尺度との関係を説明する理論が必要だ。本章では、意識の理解をめぐるわが研究室の一五年にわたる努力の結晶、「グローバル・ニューロナル・ワークスペース」仮説を紹介する。この仮説の骨子は、「意識は脳全体の情報共有である」という実に単純なものだ。人類の脳は、適切な情報を選択して脳全体に伝播するために、とりわけ前頭前皮質において効率的な長距離神経ネットワークを発達させた。意識とは、私たちが一片の情報に注意を向け、この一斉伝達システムのなかでそれを活性化したまま保っておくことを可能にする、進化した装置なのだ。ひとたび意識されれば、情報は、現在の目標に従って柔軟に他の領域に送られる。かくして私たちは、それを名づけ、評価し、記憶し、未来の計画のために利用できるのである。神経回路網のコンピューター・シミュレーションは、グローバル・ニューロナル・ワークスペースが、脳波記録によって観察されたものとまったく同じ徴候を生むことを示す。それはまた、莫大な量の知識が、意識にはアクセスできない状態にある理由を説明する。

私は、（……）線や平面や立体であるかのごとく、
人間の活動や欲望について考察する。
――バルーフ・スピノザ『エチカ』（一六七七）

意識のしるしの発見は大きな前進だが、脳波やニューロンのスパイクによって、「意識とは何か」「意識はなぜ生じるのか」を説明することはできない。遅れて生じるニューロンの発火、皮質の点火、脳全体にわたる同期は、なぜ主観的な心の状態を生むのだろうか？　これらの脳の事象は、いかに複雑な心的経験を生むのか？　脳領域V4のニューロンの発火は色の知覚を、V5のそれは運動の感覚を引き起こすのはなぜか？　神経科学は、脳の活動と心的活動の対応関係を何度も実験的に特定してきたとはいえ、脳と心のあいだの概念的な溝《みぞ》は少しも埋まっていないようだ。

明確な理論がなければ、神経活動と意識の相関を見出そうとする努力は、松果腺が魂の座す場所だとするデカルトの説と同様、無益な試みに終わるだろう。この仮説に欠陥があるように思える理由は、意識の理論が解決しようとしているまさにその分裂、つまり「神経活動と心はまったく異なる次元に属する」という直感的なアイデアを擁護するからだ。これら二つの領域の系統的な関係を単に観察するだけでは十分ではない。求められているのは、包括的な理論的枠組み、すなわち心の事象が、脳の活動パターンにいかに関連するかを余すところなく説明する、一連の架橋的な法則を見出すことである。

現代の神経科学者の企図をくじく謎は、一九～二〇世紀にかけて物理学者たちが解決してきた謎と、それほど大きくかけ離れてはいない。彼らはたとえば、「通常の物質の全体的な特徴は、いかに単なる原子の配列から生じるのか？」「わずかな炭素、酸素、水素原子と、それを取り巻くほぼスカスカな空間から構成されるにもかかわらず、テーブルはなぜかくも堅固なのか？」「液体とは何だろうか？　固体、水晶、気体、炎とは何か？　それらの形状や特徴は、いかに原子の緩い織物から生じるのか？」を問うた。これらの問いに答えるには、物質の構成要素に対する鋭利な分析が求められる。しかしボトムアップの分析だけでは不十分であり、数学的な統合理論が必要だ。よく知られているように、ジェームズ・クラーク・マクスウェルとルートヴィッヒ・ボルツマンによって確立された気体の運動理論は、圧力や温度などのマクロ変数が、気体の原子の運動からいかに生じるかを説明する。この理論は、その後続々と構築される物質の数学的モデル、つまり接着剤、石鹸の泡、沸き立つ熱湯、太陽プラズマなど、ありとあらゆる物質を説明する、一連の還元論的な理論の嚆矢《こうし》をなした。

　脳と心の溝を埋めるためには、それに類する理論を構築する必要がある。意識的知覚が生じた瞬間、人間の脳内に存在する一〇〇〇億のニューロンのおのおのが、どのような発火パターンを示すのかを特定することは、いかなる実験によっても不可能であろう。数学的な理論のみが、いかに心を神経活動に還元し得るのかを説明できる。神経科学は、マクスウェル／ボルツマンの気体の理論のように、ある部分領域《ドメイン》を別のドメインに結びつける、一連の架橋的な法則を必要とする。これは簡単に解決できる課題ではない。脳という「凝縮された物質」は、おそらく地球上でもっとも複雑な物体であろう。単純な気体の構造とは異なり、脳のモデルは、何層もの入れ子構造をなす説明を必要とするはずだ。目のくらむような配置構造を持つロシア人形《マトリョーシカ》のごとく、認知は、心のサブルーチン〔処理の細分化により分割されたプログラムの一単位。モジュール〕やプロセッサーの高度な配置をもとに生じる。そしてそれらのおのおのは、脳全体に分散配置された神経回路によって実装され、さらにはその神経回路のそれぞれも何十種類もの細胞によって構成される。しかも一本のニューロンでさえ、万単位のシナプスから成り、分子交換の一大宇宙をなす。それをモデル化するには、途方もない時間がかかるだろう。

　これらの困難にもかかわらず、ジャン＝ピエール・シャンジュー、リオネル・ナカーシュと私は、この溝を埋める努力を過去一五年間続け、「グローバル・ニューロナル・ワークスペース」という、過去六〇年間に得られた心理学的なモデルを集約統合する、独自の意識の理論を提唱した。本章では、正確な数学的法則にはほど遠いとはいえ、「意識の本質は何か」「脳の同期した活動からいかに意識が生じるのか」「意識はなぜ、前章で見たような特有のしるしを示すのか」について、われわれはいまやいくつかの手がかりをつかんでいることを説明する。

意識は広域的《グローバル》な情報共有である

意識の基盤には、いかなる情報処理の仕組みが存在するのだろうか？　その存在理由は何だろうか？　そして情報処理に基づく脳の経済において、意識はいかなる存在理由を持ち、どのような機能を果たしているのか？　これらの問いに対する私の回答は簡潔なものだ。[*1] 特定の情報の断片に気づいていると私たちが報告するとき、それはその情報が特殊な保管領域に蓄積され、それを通じて他の脳領域にも利用可能になったことを意味する。気づかぬところで脳内を恒常的によぎる無数の心的表象のうち、現在の目標に合致したものが選択され、意識はそれを高次の意思決定システムが利用できるよう広域化する。私たちは、適切な情報を抽出し転送する、いわば心のルーターを備えているのだ。心理学者のバーナード・バースは、これを「グローバル・ワークスペース」と呼んだ。それは、私的な心のイメージを自由に喚起し、無数の特化した心のプロセッサーに伝達することを可能にする、外界から切り離された内的システムを言う（図24参照）。

この理論に従えば、意識は脳全体の情報共有にほかならない。私たちは、何かを意識するときはつねに、

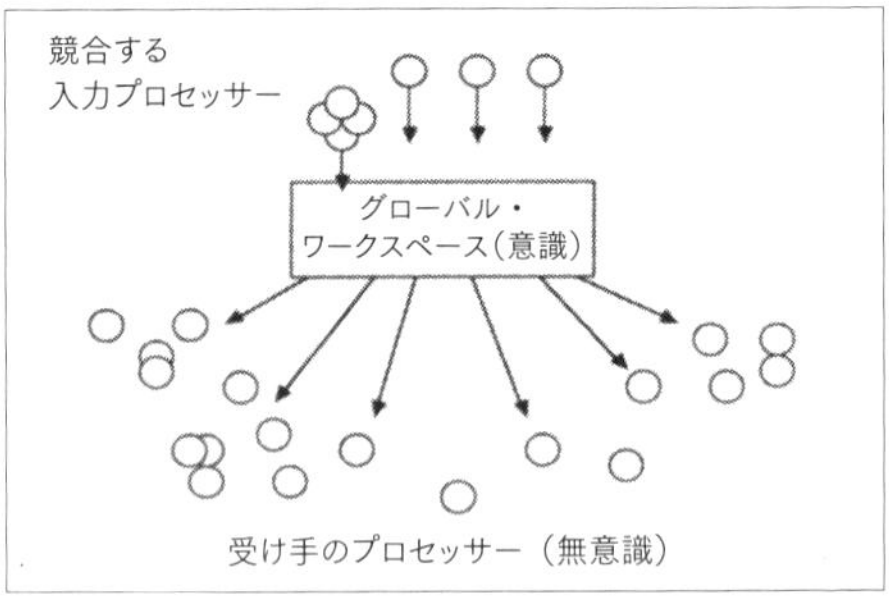

Baars 1989

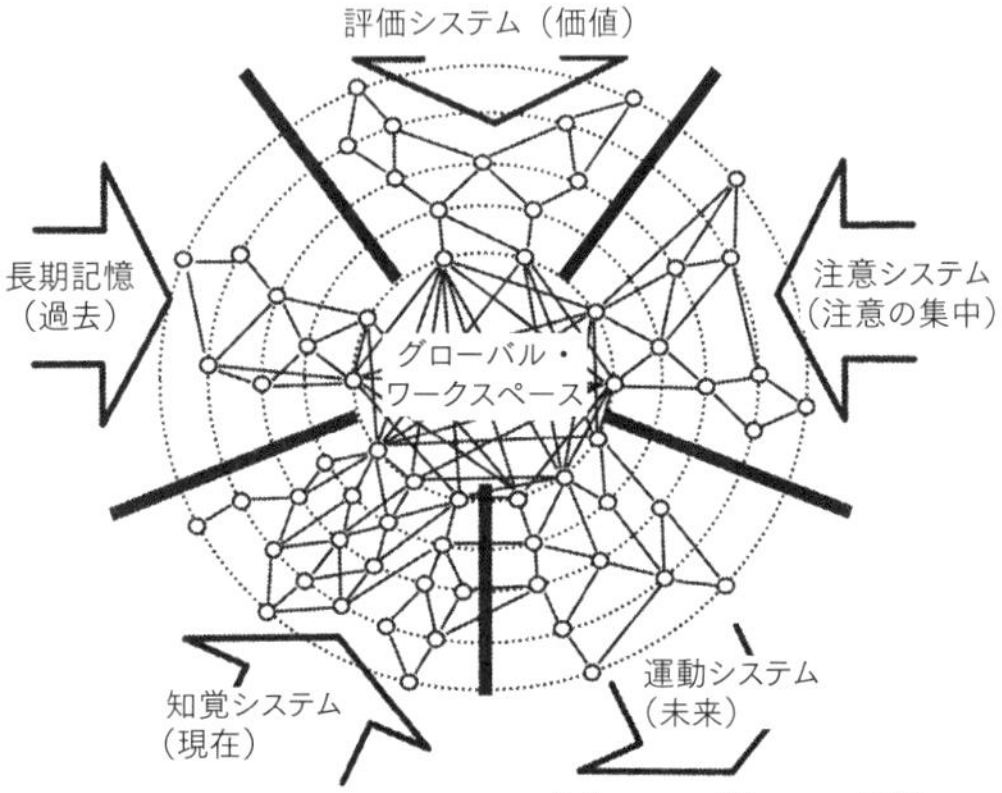

Dehaene and Changeux 1998

【図24】グローバル・ニューロナル・ワークスペース理論によれば、意識的な経験とは、情報の広域的な共有である。脳は、それぞれが特定の機能に特化した、何十もの局所的なプロセッサーを備えている（図では円で示される）。コミュニケーションシステムたる「グローバル・ワークスペース」は、それらのプロセッサー間での柔軟な情報の共有を可能にする。ワークスペースは、いついかなるときにも、いくつかのプロセッサーを選択してそれらがコード化する情報の一貫した表象を確立し、任意の期間心に保ち、他のほぼいかなるプロセッサーにも伝えられる。そして一片の情報は、ワークスペースにアクセスすれば必ずや意識される。

対応する外部刺激が途絶えたあとでも、それを長く心に留めておける。なぜなら、脳は情報をワークスペースに持ち込み、最初に知覚した時間と空間とは無関係に保持できるからだ。その結果、私たちはその情報を好きな方法で利用できる。たとえば、言語プロセッサーに送って、それに名前をつけられる。だから、誰かに何らかの情報を報告する能力は、意識の主要な特徴の一つをなす。また長期記憶に蓄えたり、未来の計画に用いたりすることもできる。情報の柔軟な伝播は、意識の主要な特質の一つなのだ。

ワークスペースという概念は、注意と意識に関する初期のさまざまな心理学説を統合したもので、早くも一八七〇年には、フランスの哲学者イポリット・テーヌが、「意識の劇場」というたとえを用いている。[*2]彼によれば、意識は、一度にはただ一人の演者の声しか聞けないように仕向ける幅の狭い舞台のごときものなのである。

人間の心は、フットライトのある先端では狭く、背景に退くにしたがって広くなる舞台にたとえられる。先端では、たった一人の演者が占める余地しかない。(……)先端から離れるにしたがって、光からより隔たるがゆえに、背後に控える他の演者は、ますます姿がぼやけていく。さらにこれらのグループの背後、舞台裏や脇に近い位置を占める無数の演者は、ほとんど姿が見えないが、呼ばれれば前に出てくる。なかにはフットライトが直接あたる位置まで進出する者もいる。あらゆるタイプの演者から構成されるこの沸き立つ集団の内部でつねに生じる予測不能な展開によって、その都度コーラスリーダーが決まっては、走馬灯のように聴衆の目の前からすぎ去っていく。

フロイトの登場に数十年先立つテーヌのこの比喩は、ただ一つの事項《アイテム》のみが意識にのぼること、また、私たちの心が膨大な種類の無意識のプロセッサーから成ることを巧みに表現する。ワンマンショーをサポートするために、心は大勢のスタッフを抱えているのだ。いかなる瞬間においても、意識の内容は、背後に控えるバレーダンサーたちが織り成す、目には見えない無数の活動から生じる。

哲学者のダニエル・デネットは、劇場のたとえには注意すべきだと警告する。というのも、それは

「小人《ホムンクルス》の誤り」という重大な過ちに私たちを導くからだ。[*3] 「彼らも」小劇場を含む小さな脳を備えているのだろうか？　それを観劇しているのは誰か？　脳の内部に座ってスクリーンを覗き込み、私たちの行動を指揮する小人などという、ディズニーもどきのばかげたファンタジーにまどわされないよう、私たちはつねに警戒を怠ってはならない。私たちの内部に、スクリーンを眺める「私」など存在しない。舞台そのものが「私」なのだ。知性を備えた観客を除去し、アルゴリズムに基づくはっきりとした作用で置き換えれば、舞台のたとえは間違いではない。デネットが気ままに述べるように、「営々と仕事をこなす愚か者の集団を組織することで、高くつく小人をお払い箱にする」のだ。[*4]

バーナード・バースが提唱するワークスペースモデルは、小人を排除する。グローバル・ワークスペースの観客は、脳内の小男ではなく、メッセージを受け取り、自己の能力に従ってそれに働きかける、無意識のプロセッサーの集合なのだ。集合的な知性は、適切に選択されたメッセージの広域的な交換を通して生じる。この考えは何も新しいものではなく、人工知能（ＡＩ）研究者が、共有された「黒板」によって、つまり現代のパソコンの「クリップボード」〔たとえばパソコンの操作で、ある文章をコピーしてのちにペーストする際、ペーストする前に一時的にコピーした文章を保存しておく領域〕に類似する共有データ構造を通して、サブプログラム同士がデータを交換するという概念を提唱した、ＡＩの創成期までその起源をさかのぼることができる。その意味において、意識のワークスペースは心のクリップボードだと言える。

狭すぎてたった一人の演者しか観客に演技を見せられない舞台というテーヌのたとえは、「意識は、一時にはたった一つの思考にしか対処できない、能力の限られたシステムから生まれる」という、長い歴史を有する考えをうまく言い表している。第二次世界大戦中、イギリスの心理学者ドナルド・ブロードベントは、情報と計算《コンピューティング》に関する新たな理論から借りた、さらに秀逸なたとえを考案した。[*5] 彼は、パイロットを対象に行なった調査によって、たとえ訓練しても、それぞれの耳に与えられる二つの異なる指示に、同時に注意を向けるのは困難であることを悟った。彼の推測では、意識的知覚は、「処理能力の限られた経路」、つまり一時には一つのアイテムしか処理できない、遅滞を引き起こす隘路《ボトルネック》を経なければならない。注意の瞬きや心理的不応期などのその後の発見は（第2章参照）、「注意が最初のアイテムに引きつけられているあいだは、私たちは他のアイテムにまったく盲目になる」とする、この考え方を強く支持する。現代の認知心理学者は、「中心的なボトルネック」[*6]、あるいは幸運な少数者のみが入場できるVIPラウンジにも似た「第二の処理ステージ」[*7] などとしてコンシャスアクセスをとらえる、基本的にブロードベントのものと等しい数々のたとえを提示してきた。

他の神経系での情報の流れをコントロールする高次の強力な「管理システム」として意識をとらえる三つ目のたとえは、一九六〇年代から七〇年代にかけて誕生した。[*8] ウィリアム・ジェイムズが一八九〇年の名著『心理学の根本問題』で指摘するように、意識は、「自己を統制するにはあまりにも複雑になりすぎた神経系のかじ取りをするために加えられた組織」[*9] であるように思われる。文字通りにとれば、この記述には二元論的な響きが聞き分けられる。意識は神経系にあとからつけ加えられたよそ者ではなく、完全な身内の参加者なのだ。この意味において、神経系は「自己を統制する」という驚くべき離れ業をなし遂げているのだが、その実現のためには階層的な構成が必要とされる。具体的に言えば、比較的最近の進化の産物たる前頭前皮質の高次中枢は、後部の皮質領域や皮質下神経核に存在する低次システムを先導し、ときに抑制する。[*10]

神経心理学者のマイケル・ポスナーとティム・シャリスは、「この高次の統制システムの内部で表象されると、情報はつねに意識される」と主張する。しかしこの見解は正しくない。第2章で見たように、被験者には見えない識閾下の刺激ですら、監視実行システムの抑制機能や、統制機能のいくつかを部分的に始動できるのだから。[*11] 逆に、意識のワークスペースに達したいかなる情報も、私たちの思考のすべてに、ただちに深甚な影響を及ぼし得る。実行機能としての注意は、グローバル・ワークスペースから情報を受け取る数々のシステムのうちの一つだ。したがって、私たちが気づいたものは何であれ利用可能なものになり、意思決定や意図的な行動を導く。そしてそれによって、それらが「自己の統制下に置かれている」という感覚が生まれる。言語、長期記憶、注意、意図に関するシステムはいずれも、意識された情報を交換し合う心のコミュニケーション装置から成る、この神経回路の一部を構成する。このようなワークスペースの働きのおかげで、私たちが気づいている情報は何であれ、任意のルートで配信され、文の主語になり、記憶の核心を構成し、注意の焦点となり、次の行為の中核をなし得るのだ。

モジュール性を超えて

心理学者のバーナード・バースと同様、私は意識がワークスペースの機能に還元されると考える。それは、価値ある情報を広い範囲でアクセスできるようにし、脳の種々のシステムに柔軟に配信する。原理的には、シリコンを基盤とするコンピューターなどの非生物的なハードウェアによってこれらの機能を再現することに、何の障害もない。しかし実際には、そのような機能はそれほど簡単には実現し得ない。現在のところ、脳がいかにそれらの機能を実装しているのかも、どうすればコンピューター上に再現できるのかも定かではない。コンピューターソフトウェアは一般に、厳密にモジュール化された〔機能ごとに細分化された〕様式で組織化されている。すなわち、各ルーチンは特定の入力情報を受け取り、厳密なルールに従って加工し、明確に定義された出力情報を生成する。特定のワープロソフトだけを取り上げれば、それが一片の文字列など、情報の断片を局所的な形態でしばらく保持する能力を持つのは確かだ。しかしコンピューターそれ自身は、それらの情報が、包括的な意味を持ち、他のプログラムにも公開されるべきものか否かを決定する手段を欠く。そのためにコンピューターは、恐ろしく狭量にならざるを得ない。与えられた課題は完璧に遂行するが、いかに高度な処理能力を備えていても、あるモジュール内で知られている事象は、他のモジュールとは共有し得ない〔ワープロソフトの例や次のクリップボードの例からもわかるとおり、このケースでの「モジュール」は、サブルーチンなどのプログラム内モジュールではなく、アプリケーション単位を指すと考えられる〕。クリップボードのような初歩的なメカニズムを通してのみ、コンピューター・プログラム間で情報を共有できるのだ。しかもその際、人間のユーザーという、知性を備えた機械仕掛けの神の介在が必要とされる。

皮質はコンピューターとは異なり、一連のモジュール化されたプロセッサーと、柔軟な経路選択《ルーティング》システムを持つことで、この問題を解決しているようだ。皮質の多くの部位は、特定のプロセスに特化している。たとえばある部位は、顔が網膜に映ったときにのみ反応する、顔の認識に特化したニューロンでもっぱら構成される。[*12] また、頭頂葉、および運動皮質の領域は、特定の運動、ならびにそれを実行する身体の部位に関わる機能に特化する。あるいは、さらに抽象的な機能を司る部位は、数、動物、物体、動詞などに関する知識をコード化する。ワークスペース理論が正しいとすると、意識はこのようなモジュール性の問題を緩和するために進化したのかもしれない。グローバル・ニューロナル・ネットワークのおかげで、モジュール化された脳のプロセッサーは、自由に情報を共有できるのだから。この「情報の広域的な共有」こそが、意識的な状態としての主観的な経験の正体なのだ。[*13]

進化の過程におけるこのような仕組みの優位性は明白である。モジュール性が有用なのは、知識のドメインのそれぞれに対して、皮質に独自の調整が求められるからだ。たとえば空間認識のための神経回路は、風景を認識したり、過去のできごとを記憶したりする神経回路とは異なる機能を実行しなければならない。しかし意思決定は、複数の知識の源泉に基づいてなされるケースが多々ある。水を求めてただ一頭でサバンナをさまようゾウを想像してみよう。このゾウの生存は、近くに水場を見つけられるか否かにかかっている。目の届かない遠方の場所に移動するという決定は、心の空間マップなどの利用可能な情報を効率的に活用する能力や、目印や経路を見分ける視覚的な認識能力、あるいは過去に水場の発見に成功したときのことや、失敗したときのことを思い出す能力に依拠して下されねばならない。アフリカの灼熱の太陽のもとで、疲弊をもたらす移動を開始すべきか否かなどの生死を分ける長期的決定は、手持ちのあらゆるデータに基づいてなされる必要がある。かくして意識は、現状が要求する必要性に見合ったすべての知識の源を柔軟に活用するための手段として、太古の昔に進化したのかもしれない。[*14]

進化したコミュニケーション・ネットワーク

進化を軸としたこの議論によれば、意識は結合性を意味する。柔軟な情報共有には、互いに遠く離れ、それぞれが特殊な機能を持つ数々の皮質領域を、一貫した役割へと結びつけられるようにする特定の神経構造が必要とされる。では人の脳内に、そのような構造を見つけられるだろうか？　すでに一九世紀後半には、スペインの神経解剖学者サンティアゴ・ラモン・イ・カハールが、脳細胞の特異性について指摘した。皮膚を構成するモザイク状に密集した細胞とは異なり、脳は非常に長く伸びた細胞、すなわちニューロンから構成される。長い軸索を持つニューロンは、長さがメートル単位に及ぶという、細胞としては独自の特徴を備えている。運動皮質のたった一つのニューロンが、特定の筋肉に指令を送るために、非常に遠く離れた脊髄の領域まで軸索を伸ばしているケースもある。カハールは、皮質では長距離投射を行なう細胞が密集し、二つの大脳半球の表面を覆う薄いマントを形成することを発見した（図25参照）。ピラミッド状の神経細胞は、皮質から脳の後部や他方の半球に向けて軸索を伸ばす。また、軸索は寄り集まって、直径数ミリメートル、長さは最大で数センチメートルの線維の束を形成する。いまや私たちは、被験者の脳内を縦横に走るこれらの線維の束を、ＭＲＩを用いて簡単に見つけられる。

重要な指摘をすると、すべての脳の領域が、等しく十全に結合し合っているわけではない。たとえば一次視覚野（Ｖ１）などの感覚野は一般に、おもに近隣の領域と、少数の結合を保つにすぎない。低次の視覚野は、Ｖ１領域は第一にＶ２と、Ｖ２はＶ３およびＶ４とやり取りするなどといった具合に、粗い階層制をなす。その結果、その作用は機能的にカプセル化される。視覚ニューロンは、最初は網膜からの入力のごく一部を受け取り、全体的な構図に対するいかなる「気づき」もなしに、比較的隔離された状態で処理する。

しかし高次の皮質連合野では、一対一接続による隣接領域との局所的な結合という性格は失われ、よっ

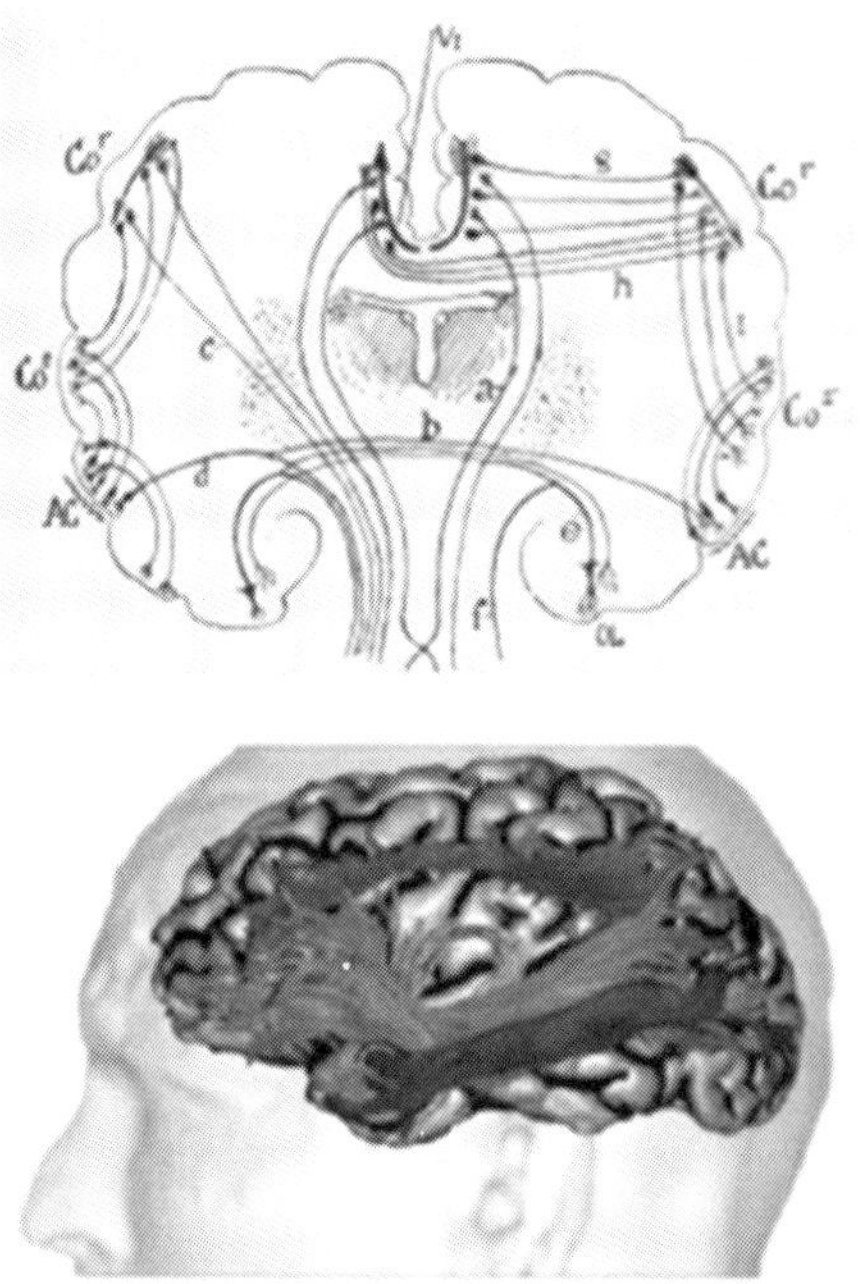

【図25】グローバル・ニューロナル・ワークスペースは、ニューロンの長距離結合によって支えられていると考えられる。一九世紀に人間の脳を解剖した著名な神経解剖学者サンティアゴ・ラモン・イ・カハールは、大きなピラミッド状の皮質ニューロンが、非常に遠く離れた領域に軸索を送り出していることをすでに記している（上段）。これらの長距離投射は、頭頂葉、側頭葉、前頭前野の各領域から構成される稠密に結合したネットワークに感覚情報を伝達することが、現在では知られている（下段）。これらの長距離投射が損傷を受けると、半側空間無視、すなわち視覚認識における片側空間の選択的な喪失が引き起こされる場合がある。

て認知作用のモジュール性も破られる。長い軸索を持つニューロンは、脳の前部に位置する前頭前皮質にもっとも多く見られる。この領域は、頭頂葉の下側、側頭葉の前部および中部、さらには脳の正中線上に位置する前帯状回や後帯状回の多くの領域と結合している。これらの領域は、大規模な中枢《ハブ》として、つまり脳の主要な相互接続センターとして特定されてきた。[*15] これらすべての領域は、相互投射によって緊密に結合しており、領域AがBに投射する場合、ほぼ間違いなくBはAに投射し返す（図25参照）。また、長距離神経結合は三角形を形成する傾向を持つ。たとえば、領域AがBおよびCに結合していれば、BとCも結合している可能性は高い。[*16]

これらの皮質領域は、視床の外側中心核や髄板内核（注意、覚醒性、同期に関与）、大脳基底核（意思決定や行動に関与)、海馬(日常のできごとの記憶や想起に関与)など、他の組織とも強く結びついている。皮質と視床を結ぶ経路は、とりわけ重要だ。視床は神経核の集まりで、それらのおのおのは少なくとも一つ、多くのケースでは数々の皮質領域と緊密なループを構成する。直接的な相互結合を持つほぼすべての皮質領域は、深部の視床を経由する並行経路を介しても情報を共有する。[*17] また視床からの入力は、皮質を刺激し、その活動を「高められた」状態で持続させる。[*18] 次章で見るように、視床とその相互結合による活動の低下は、脳が心を失う昏睡状態や植物状態への移行において重要な役割を果たす。

このようにワークスペースは、相互結合した脳領域の緊密なネットワーク、いわば会議室が一つもない分散化された組織に依存する。そして皮質という組織の上層部では、互いに遠く隔たった領域にある支部を担当する重役たちが、同期しながら大量のメッセージを送り合っている。特筆すべきことに、おもに前頭前野と頭頂葉に位置する、相互結合した多くの高次領域から構成される、この解剖学的ネットワークは、第4章で論じたネットワーク(その突然の活性化は、意識の最初のしるしになる)と一致する。いまや私たちは、一片の情報が気づかれるときはつねに、これらの関連し合う領域が整然と点火する理由を理解できる。何となれば、これらの領域は、互いに遠く隔たった脳領域間で一斉にメッセージを送り合うのに必要な、長距離神経結合を擁しているからだ。

この長距離ネットワークに参加する、皮質のピラミッド状ニューロンは、この課題にみごとに適応している(図26参照)。途方もない長さの軸索を構成する複雑な分子メカニズムを維持するには、ニューロンは巨大な細胞体を持たねばならない。遺伝的な情報がDNAに保持されている場所は、細胞核であることを思い出そう。だがそこで転写される受容体分子は、センチメートル単位で離れたシナプスまでどうにかし

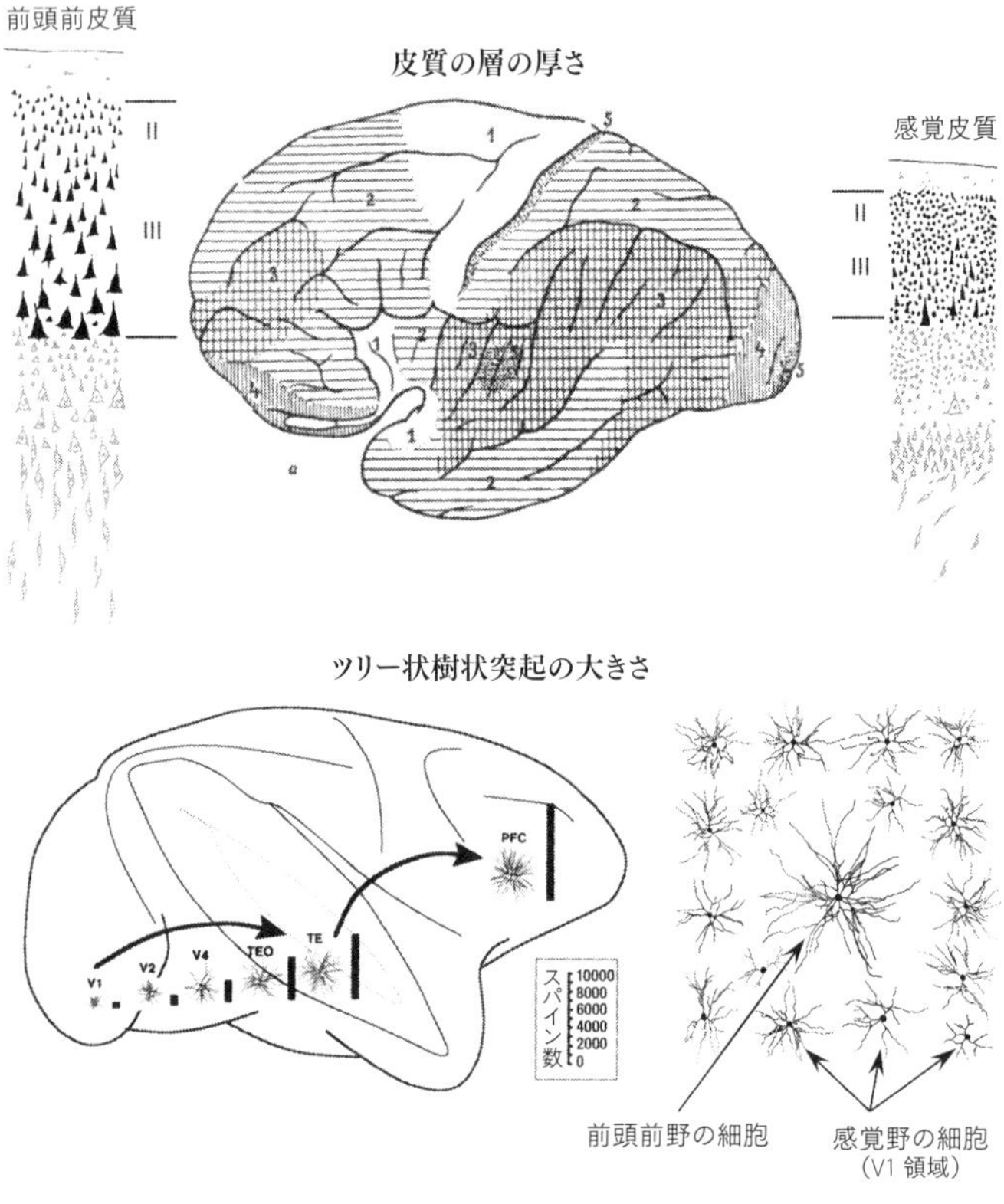

【図26】大きなピラミッド状のニューロンは、とりわけ前頭前皮質において意識的情報の広域的な一斉伝達にうまく適応している。皮質全体は層状に構成され、層IIとIIIは、遠隔領域に軸索を伸ばす巨大なピラミッド状のニューロンを含む。これらの層は、感覚野に比べ前頭前皮質のほうがより厚い（上段）。厚みのある層IIとIIIの領域は、意識的知覚が生じるあいだに最大の活性化を示す領域とおおむね重なる。またこれらのニューロンは、広域的なメッセージの受信にも適応している。他の領域からの投射を受ける、これらニューロンのツリー状樹状突起は、前頭前皮質のもののほうが、他の領域のものよりはるかに大きい（下段）。長距離コミュニケーションに対するこれらの適応は、他の霊長類の脳に比べ、人類の脳におけるほうが際立つ。

て到達しなければならない。この離れ業をやってのけられる巨大な神経細胞は、皮質の特定の層、すなわち二つの大脳半球間の情報交換を行なう脳梁結合にとりわけ関与する、層IIおよびIIIに集中する傾向が見られる。

すでに一九二〇年代に、オーストリアの神経解剖学者コンスタンティン・フォン・エコノモは、これらの層が均等には分布していないことを発見していた。それらは、意識的な知覚や処理にともなって活性化する緊密に相互結合した領域、具体的に言えば前頭前皮質や帯状皮質、あるいは頭頂および側頭葉の関連領域では非常に厚い。

さらに最近になって、クイーンズランド大学（オーストラリア）のガイ・エルストンと、スペインのハビエル・デフェリペは、ワークスペースの巨大なニューロンが、巨大な樹状突起を持つことを発見した。樹状突起がニューロンの受信アンテナとも呼べる組織である点を考えれば、そのようなニューロンが、多数の遠隔領域から発信されたメッセージの収集にとりわけ向いていることが理解できる。[*19] ピラミッド状ニューロンは、入力信号を受け取る密集した樹木状の組織である樹状突起を介して、他のニューロンからの情報を集める（「樹状突起〈dendrite〉」という用語は、「木」を意味するギリシア語に由来する）。送り手のニューロンがシナプスを形成する箇所に、受け手のニューロンは、棘《スパイン》突起と呼ばれる、マッシュルーム状の微細な解剖学的構造を発達させる。そして樹状突起は、無数のスパインでぎっしりと覆われる。ワークスペース仮説にとって重要なことに、エルストンとデフェリペは、脳の後部領域に比べ前頭前皮質では、樹状突起がはるかに大きく、またスパインの数も非常に多いことを示した（図26参照）。

さらに言えば、長距離コミュニケーションへの適応は、ヒトの脳にとりわけ明確に認められる。[*20] 他の霊長類と比べ、ヒトの前頭前野のニューロンには、より多くの分岐とスパインが見られる。また樹状突起のジャングルは、ヒトにおいてのみ独自の変異を経た遺伝子ファミリーにコントロールされる。[*21] それには、よく知られた遺伝子ＦｏｘＰ２、およびホモ属に特有のその二つの変異体が含まれる。[*22] この遺伝子は、言語ネットワークを調節し、[*23] その機能不全は、発音や発話に重大な障害をもたらす。[*24] ＦｏｘＰ２ファミリーは、ニューロン、樹状突起、軸索、シナプスを構築する役割を担ういくつかの遺伝子を含む。科学者たちは、ゲノム技術が提供する驚異的な手段を用いて、ヒトに特有な二つのＦｏｘＰ２変異体を持つ変異マウスを作り出すことに成功した。すると予想どおり、それらのマウスには、ヒトのものに似た格段に大きな樹状突起を持つピラミッド状ニューロンと、よりすぐれた学習能力が発達した（ただし話せはしなかったが）。[*25]

ＦｏｘＰ２とそれに関連する遺伝子ファミリーのおかげで、ヒトの前頭前野のニューロンは、一万五〇〇〇以上のスパインを持ち得る。この事実は、各ニューロンが、それとほぼ同数の他のニューロン（そのほとんどは皮質や視床の遠隔領域に位置する）に話しかけられることを意味する。この解剖学的構造は、脳のあらゆる場所から情報を集め、ひとたびその情報がグローバル・ワークスペースに入るにふさわしいと見なされたら、何千もの箇所に一斉伝達しなければならないという困難な課題を達成するための、完璧な適応であると考えられる。

ＦＢＩが一連の中継装置を追って電話の逆探知をするように、誰かの顔を認識する際に活性化されるすべての結合を追跡できたとしよう。どのようなネットワークが見えてくるだろうか？ 最初は、網膜内のごく短い結合によって入力イメージが処理される。次に、圧縮されたデータは大規模な視神経を通って、まず視覚系視床へ、それから後頭葉の一次視覚野に送られる。さらに局所的なＵ字状の神経線維を介して右側紡錘状回にあるいくつかのニューロン群に転送される。なおそこには、顔に調節されたニューロンで満たされた区画「顔クラスター」が発見されている。これらの活動はすべて、無意識のうちに生じる。次に何が起こるだろうか？　神経線維はどこにつながっているのか？　これらの問いに対し、スイスの解剖学者ステファニー・クラークは、驚くべき答えを見出した。[*26] 視覚情報は突然、長距離の軸索を通して、脳のすみずみに送られるのだ。右下側側頭葉からは、たった一段階のシナプスによって、大規模な結合が他方の大脳半球内を含めた遠隔の連合皮質に直接投射されている。なおこの結合は、言語ネットワークの主要なノードを構成する、下側前頭皮質（ブローカ野）と側頭連合皮質（ウェルニッケ野）に集中する。したがってこの段階で、入力された視覚情報に言葉が結びつく。

これらの領域それ自身が、ワークスペースの広域ネットワークに参加しているため、情報は、高次の実行システムの全域に伝播される。こだまし合う活性化されたニューロンの集合のなかで循環するのだ。私の理論に従えば、この密集したネットワークへのアクセスは、入力情報が意識にのぼるのに必要な条件のすべてである。

意識的思考を彫琢する

可能な意識的思考の驚くべき多様さを考えてみよう。顔、物体、風景、あるいは激しい怒りから名状しがたいシャーデンフロイデ〔ドイツ語で他人の不幸を喜ぶ気持ち〕に至るまで、さまざまな段階で表出される感情、あらゆる種類の地理的、歴史的情報、数学的知識、うそか真《まこと》かは問わず些細なゴシップ、種々の言語における単語の意味や発音……。あげればきりがない。にもかかわらず、次の瞬間には、それらのいずれもがあなたの意識的思考の対象になり得る。ニューロンで構成されるワークスペースに、いかにそのような豊かな可能性がコード化されているのだろうか？　意識の神経コードとはいかなるものか？　それは、無限とも言える思考の上演目録《レパートリー》をどのように維持しているのか？

神経科学者のジュリオ・トノーニは、思考のレパートリーの膨大さが、ニューロンによる意識的思考のコード化を明確に限定すると指摘している。[*27]その第一の特徴は、差異化の程度の大きさであろう。つまり、グローバル・ワークスペースでの活性化されたニューロンと、されていないニューロンの組み合わせは、無数のさまざまな活動パターンを形成できなければならない。意識の状態のおのおのには、他と明確に区別されるニューロンの活動状態が割り当てられねばならないのだ。その結果、意識の状態ははっきりとした境界を呈する。空を飛ぶあの何かは、鳥か飛行機かスーパーマンのいずれかであって、それらのすべてではあり得ない。無数の可能な思考を持つ明晰な心は、無数の可能な状態を備えた脳を要求する。

前章でも紹介したが、ドナルド・ヘッブは著書『行動の機構』（一九四九）で、脳における思考のコード化に関して先見的な理論を提唱し、「細胞集成体」という概念を導入した。それは一連のニューロンから成り、興奮性のシナプスによって相互結合しているため、外部刺激が失われてから長期間が経過しても活性化された状態を維持する傾向を持つ。彼の推測では、「繰り返し与えられるいかなる刺激も、皮質と間《かん》脳（およびおそらくはそれに加えて大脳基底核）の細胞から成り、短期間閉鎖システムとして機能し得る拡散構造、〈細胞集成体〉のゆるやかな発達を導く[*28]」。

細胞集成体のすべてのニューロンは、刺激パルスを送り出して互いに支え合う。その結果、神経回路内に局所的な活動の「丘」が形成される。このような局所的な細胞集成体が、脳の至るところで独立して活性化するので、それによって無数の状態の表現が可能な組合せコードを実現し得る。たとえば、いかなる視覚的な対象も、色、大きさ、さまざまな形状の断片によって表現できる。視覚皮質の脳波記録は、この見方を支持する。一例をあげると、どうやら消化器は、ハンドル、本体、ホースなどの各部分を表す、数百の活性化したニューロンから成る「区画」の組み合わせによってコード化されているらしい。[*29]

人工知能の開拓者ジョン・セルフリッジは、「伏魔殿」という有益なたとえを一九五九年に導入している。[*30] 彼は、おのおのが入力イメージに対して解釈の候補を提示する特殊化した「デーモン」の階層として脳をとらえた。線、色、目、顔、さらにはアメリカ大統領やハリウッドスターにさえ調整された視覚細胞の華々しい発見など、三〇年にわたる神経生理学の研究は、この考えを強く支持する。セルフリッジのモデルでは、デーモンたちは自分の好みの解釈を、入力イメージとの整合性が高ければ高いほどそれだけ声高に叫び合う。この叫びの波は、抽象度が順次高まる階層を通して伝播され、ニューロンは、当該イメージの持つ、より抽象度の高い特徴に反応できるようになる。たとえば、それぞれが目、鼻、髪の存在について叫ぶ三匹のデーモンが共謀して、顔の存在をコード化する四匹目のデーモンを刺激するなどという具合である。意思決定システムは、もっとも声の大きなデーモンに耳を傾けることで、入力イメージに対する見解、すなわち意識的な知覚表象を形成できるのだ。

セルフリッジの伏魔殿モデルには、一つ重要な改善がなされている。当初このモデルは、厳密に前進方向《フィードフォワード》の階層モデルに従って体系づけられていた。要するに、デーモンは、上位の階層に向かってしか叫ばず、上位のデーモンは、下位や同じ階層のデーモンにはまったく応答しなかったのである。しかし現実の神経系においては、情報は上位に向けて伝えられるばかりでなく、同階層内でも交換される。皮質は、ループや双方向の投射に満ちている。[*31] 個々のニューロン同士でさえ会話を交わす。つまり、ニューロンαがβに投射していれば、βはαに投射し返していると考えたほうがよい。[*32] いかなるレベルでも、相互結合したニューロンは、互いにサポートし合い、最上層を占めるニューロンは、少なくとも上方向と同程度に下方向にメッセージを伝えられるよう、下位のニューロンに応答する能力を持つ。

無数のループを考慮に入れた、現実的な「コネクショニスト」〔脳のニューラル・ネットワークをモデルにして、人間の認知機能をコンピューター上に実現しようとするアプローチ〕モデルに基づいて構築されたシミュレーションや数学モデルは、それらが非常に有益な特質を備えていることを示す。構成ニューロンの一部が興奮すると、グループ全体は「アトラクター状態」へと自己組織化する。言い換えると、ニューロンのグループは、長期間安定した状態を保つ再現可能な活動パターンを形成する。[*33] ヘッブの予測どおり、相互結合したニューロンは、安定した細胞集成体を形作りやすい。

これら反復再現されるネットワークは、コード化の組織として、頻繁に統一見解《コンセンサス》に至るというさらなる優位性を持つ。反復再現される結合を備えたニューロンのネットワークでは、セルフリッジのデーモンとは異なり、ニューロンは執拗に叫び合うばかりでなく、次第に知的合意に至り、知覚された光景の統一化された解釈を形成していく。最高度に活性化したニューロンは、互いにサポートし、次第に他の解釈を排除し始める。その結果、イメージの欠けた部分は回復され、雑音《ノイズ》は排除される。このようなプロセスが何度か繰り返されたあと、ニューロンが描く表象は、知覚されたイメージの明確に解釈されたバージョンをコード化したもの、すなわちより安定し、ノイズに強く、内的に一貫し、他のアトラクター状態とは明確に区別されたものとなる。フランシス・クリックとクリストフ・コッホは、この表象を勝利の「神経連合」と呼び、意識的な表象の完全な媒体と見なす。[34]

「連合」という言い方は、意識される神経コードの別の重要な側面を示唆する。すなわち、それは緊密に統合されていなければならない。[35] 一瞬ごとの意識は、一体でなければならないのだ。レオナルド・ダ・ヴィンチの「モナ・リザ」を鑑賞するとき、私たちは、身体から分離した手と、チェシャ猫〔ルイス・キャロルの『不思議の国のアリス』に登場する架空の猫〕のにやにや笑いと、空間を漂う目から成る、ピカソの絵にあるような幾何学的シーンを見るのではなく、感覚器官から取り込まれたこれらすべての感覚要素を、他のさまざまな要素（名前、意味、ダ・ヴィンチの天才についての知識など）と結びつけ、一貫した全体へと統合する。とはいえ初期の段階では、個々の要素は、腹側視覚皮質上で互いに数センチメートル離れた、個々のニューロン群によって処理される。では、いかにしてそれらは相互に結びつけられるのか？

一つの手段として、皮質の高次の部位によって提供される中枢《ハブ》を介した、ニューロンの広域的な集合の形成があげられる。神経学者のアントニオ・ダマシオが「収束域」[36]と呼ぶこれらの中枢は、とりわけ前頭前皮質に顕著に見られるが、側頭葉前部、下側頭頂葉、楔前部と呼ばれる正中線に沿った領域など、他の部位にも存在する。これらの領域はすべて、遠隔のさまざまな脳領域とおびただしい数の投射を送ったり受け取ったりしており、それによってそれらのニューロンは、時間と空間を超えた情報の統合を実現する。このような仕組みを通じて、複数の感覚モジュールが、ただ一つの解釈（「魅力的なイタリアの女性」〔モナ・リザ〕）へと収斂し得るのだ。そしてこの首尾一貫した解釈は、感覚信号を最初に発した諸領域へと一斉に戻され、それによって統合が保たれる。かくして情報の広域的な一斉伝達は、前頭前皮質、およびそれに関連する高次のネットワークに属する領域から低次の感覚野へと投射を戻す、長距離かつトップダウンの軸索を持つニューロンを利用することで、差異化されると同時に統合化された、ただ一つの意識状態が出現する状況を生む。

　ノーベル生理学・医学賞受賞者のジェラルド・エーデルマンは、この双方向の情報交換を「再入《リエントリー》」と呼ぶ。[*37] ニューロナル・ネットワークモデルに従えば、リエントリーは、視覚的場面の、可能な限りもっともすぐれた統計的解釈を行なう高度な計算を可能にする。[*38] その際、各ニューロン群は統計の専門家のごとく機能し、複数のグループが協力し合いながら入力情報の特徴を解釈する。[*39] たとえば、ある「陰影」の専門家は、光が左上から差している場合にのみ、イメージ中の暗い領域に関して何らかの決定を下す。そして、ある「照明」の専門家はその仮説に同意し、それに基づいて対象物の上部が光っている理由を解釈する。次に別の専門家は、それら二つの効果を斟酌しつつ、とらえられているイメージが顔らしいと判定する。そしてこのような情報交換は、イメージのあらゆる部分に対して暫定的な解釈が得られるまで続く。

思考の形状

　細胞集成体、伏魔殿、勝利の神経連合、アトラクター、収束域などの仮説は、いずれも相応の真実を含む。私が提起するグローバル・ニューロナル・ワークスペース理論は、それらに強く依拠している。[*40] この理論では、意識的な状態は、ワークスペースのニューロンの一部が数百ミリ秒間安定して活性化することでコード化され、多くの脳領域に分散するこれらニューロンはすべて、同一の心的表象の異なる側面をコード化すると考える。こうして、対象、意味の断片、記憶を処理する無数のニューロンが一度に活性化することで、私たちはモナ・リザがモナ・リザであることに気づくのだ。

コンシャスアクセスが続くあいだ、ワークスペースのニューロンは、その長い軸索を利用して情報を交換し合い、一貫した解釈を得るべく同期しながら大規模な並行処理を実行する。そしてそれらが一つに収斂するとき、意識的知覚は完成する。その際、意識の内容をコード化する細胞集成体は脳全体に広がり、個々の脳領域によって抽出される情報の断片は、全体として一貫性を保つ。というのも、関連するすべてのニューロン間で、長距離の軸索を介してトップダウンに同期が保たれるからだ。

この仕組みでは、ニューロンの同期が鍵になると考えてよいだろう。互いに遠く離れたニューロンが、背景で継続する電気的振動に各自のスパイクを同期させて巨大な集合を形成することを示す証拠が、相次いで得られている。[*41] それが正しければ、私たちの思考のそれぞれをコード化する脳のウェブは、集団の示す律動的なパターンに従って個体同士が光の明滅を調和させる、ホタルの群れに似ているとも言えよう。中規模の細胞集団でも、たとえば左側側頭葉の言語ネットワークの内部で単語の意味を無意識にコード化するケースなど、意識は欠いていたとしても局所的には同期しているのかもしれない。とはいえその情報は、前頭前皮質によってアクセスされないため、広く共有されず、よって無意識のうちに留まる。

意識に関わる神経コードがいかなるものかを示すイメージをもう一例あげよう。皮質には一六〇億のニューロンが存在し、各ニューロンはごく限られた範囲の刺激に特化している。その多様性は驚くべきものだ。視覚皮質だけを取り上げても、顔、手、物体、遠近、形状、直線、曲線、色、奥行きなどに対応するさまざまなニューロンを見出せる。各細胞は、視覚的場面に関わるわずかな情報を伝えるにすぎない。ところがそれらが集まると、思考の無数のレパートリーを表現できる。いかなる瞬間にも、この巨大な可能性のなかから、たった一つの思考の対象が、意識の焦点として選択されるというのが、グローバル・ワークスペースモデルの主張するところだ。その際、関連するすべてのニューロンは、前頭前皮質にある一部のニューロンの支援を受け、部分的に同期しながら活性化する。

この種のコード化の様式では、発火していないニューロンも情報のコード化に関わっている点を理解しておく必要がある。沈黙によって、対応する特徴が見当たらない、もしくは現在の心的状態には無関係であることを他のニューロンに暗黙的に伝えるのだ。このように意識の内容は、活性化したニューロンと、沈黙するニューロンの双方によって定義される。

意識的知覚の形成は、彫刻にもたとえられる。彫刻家は、大理石の塊から着手して、それを少しずつ削りながら彫琢していくことで、徐々に自らのビジョンを表現していく。それと同様、脳は、最初は何にもコミットせず基礎的な割合で発火しているにすぎない、ワークスペースの何億ものニューロンから着手して、そのほとんどを黙らせ、ほんの一部のみを活性化したままの状態を保つことで、私たちに外界の光景を見せる。こうして活性化した一群のニューロンは、意識的思考の輪郭を描く。

活性、もしくは不活性の状態にあるニューロンが描く光景は、第二の意識のしるし、すなわち頭頂でピークに達する陽性の大きな電位P3波（第4章参照）を説明することができる。意識的知覚が生じているあいだは、ワークスペースのニューロンの一部が活性化し、残りが抑制されることで、その瞬間の思考の内容が定義される。活性化したニューロンは、その長い軸索を通じてスパイクを送り出すことで、皮質全体にメッセージを一斉伝達する。しかしほとんどの場所では、これらの信号は、抑制性ニューロン〔刺激を受けると活動電位の発生を抑制するニューロン〕に到達する。すると、それらはサイレンサーとして機能し、一群のニューロン全体を黙らせる。「黙っていろ。おまえたちの声は、いまは必要ない」というわけだ。かくして意識的思考は、活性化して同期した諸細胞から成るいくつかの小区画と、抑制された細胞から成る巨大な区画によってコード化される。

さて、活性化された細胞では、その構造に従ってシナプス電流が表層の樹状突起から細胞体へと伝わる。これらのニューロンはすべて並行して走っているため、電流は累積され、頭部の表面では、意識された刺激をコード化する領域全体にわたって陰性の遅い脳波を生む。[*42] しかし抑制されたニューロンがその場を支配し、その活動によってやがて陽性の電位が形成される。活性化したニューロンより、抑制されたニューロンのほうがはるかに多いため、この陽性の電位は、やがて大規模な脳波を形作る。これが、意識の第二のしるしたるP3波の実体であり、それはコンシャスアクセスが生じる際にはいつでも容易に検出できる。[*43]

このようにグローバル・ニューロナル・ワークスペース理論は、P3波がかくも強く、また包括的で、再生可能である理由を難なく説明する。それはまた、思考が何に関するものではないかを主として示す。すなわち意識の内容を定義するのは、拡散する陽性電位ではなく、焦点が絞られた陰性電位であることを。それを裏付けるかのように、オレゴン大学のエドワード・ボーゲルらは、空間パターンを対象としたワーキングメモリの内容を追跡する、頭頂皮質の陰性電位に関するみごとな実験を報告している。[*44] それによれば、一連の対象物を記憶する際、遅い陰性電位は、被験者が何個の物体《オブジェクト》を見ているのか、さらにはそれらがどこにあるのかを正確に示す。この電位は、対象となる物体を心に保つ限り持続する。また、新たな物体を記憶すると増大し、それ以上覚えられなくなると飽和し、忘れると減退する。こうして覚えている物体の数を忠実に追跡しているのだ。このようにボーゲルの研究では、陰性電位は意識的な表象の輪郭を直接的に描く。これはまさに、われわれの理論から予測される結果でもある。

意識の点火をシミュレートする

現実性《リアリティー》に関する現代の科学は、
それがいかに現象するかの記述には満足しない。
今や求められているのは数学的な記述だ。
——ガストン・バシュラール『科学的精神の形成』（一九三八）

コンシャスアクセスは、グローバル・ワークスペース・ネットワークに、活性、不活性のニューロンのパターンを刻むことで思考を彫琢する。このたとえは、意識とは何かという問いに対する直観を高めるには十分かもしれないが、最終的には、「ニューラル・ネットワークはいかに機能するのか」、そして「なぜそれが脳波記録のマクロなパターンによって示される、神経生理学的なしるしを生むのか」を説明する、高度な数学理論で置き換えられねばならない。この方針に沿った研究で、ジャン＝ピエール・シャンジューと私は、コンシャスアクセスの基本的な特徴のいくつかを再現する、ニューラル・ネットワークのコンピューター・シミュレーションの開発に着手した。[*45]

われわれの目標は、グローバル・ワークスペース理論の定義に従って結合する場合、ニューロンがいかに振る舞うのかを探究することだった（図27参照）。小規模なニューロン連合の力学をコンピューター上で再

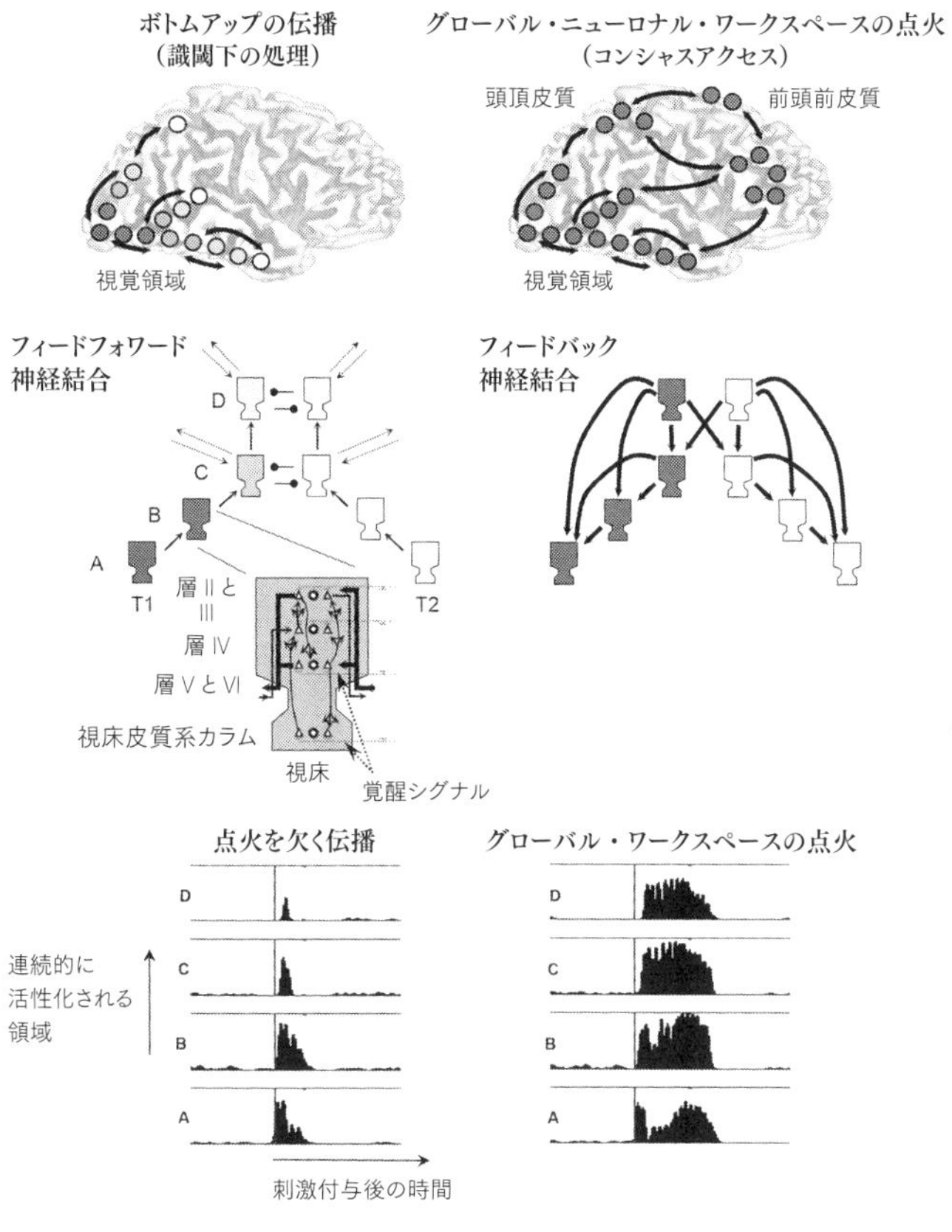

【図27】コンピューター・シミュレーションによって、無意識的および意識的知覚のしるしを模倣する。ジャン＝ピエール・シャンジューと私は、コンピューター上で、識閾下の処理や意識的な処理に関与する視覚野、頭頂領域、前頭前野の多数の区画をシミュレートした（上段）。四つの階層的な領域は、フィードフォワード、および長距離のフィードバック神経結合によって接続されている（中段）。各領域は、層状に組織化され視床のニューロンに結合する皮質細胞から構成される。このネットワークに短い刺激を与えると、活性化が低レベルから高レベルへと伝播し、それから潰えた。これは識閾下の知覚が生じているときの、皮質経路の短期間の活性化をシミュレートする。もう少し長い刺激を与えると、グローバル・イグニションが生じた。すなわち、トップダウン結合によって入力が増幅され、長く続く第二の活動の波が生じたのだ。これは意識的知覚が生じているあいだに観察される活性化をシミュレートする。

現するために、われわれは神経細胞のスパイクの送出を模倣する単純化した方程式によって、「統合と発火」のニューロンをシミュレートすることから始めた。その際、神経伝達物質を受け取る、いくつかの主要な脳の受容体《レセプター》の特徴をとらえたパラメーターを設定できる本物らしいシナプスを、各ニューロンに持たせた。

次にこれらの仮想《バーチャル》ニューロンを局所的な皮質柱《カラム》〔カラムは細胞の集まりのことで、コラム、柱、列などともいう〕にくくり、皮質の、相互結合した細胞層への下位分割をシミュレートした。ニューロンの「カラム」の概念は、「皮質の表面に対し垂直方向に重なり合って存在するニューロンは緊密に相互結合し、同一の創始細胞の区画から発達して、類似の反応を示す傾向がある」という事実に基づく。われわれのモデルは、この生物学的な構成を考慮して、シミュレートされたカラムの内部のニューロンが互いにサポートし合い、類似の入力に反応する傾向を持つよう設計した。

われわれはまた、皮質の特定の部位や、さまざまな箇所に強く結びつく複数の核によって構成される視床を小規模に再現した。その際それらのあいだを、軸索に沿ってスパイクが伝達される距離を考慮に入れつつ、実際の結合と同じ強度と遅延時間を設定して結びつけた。こうして、霊長類の脳の基本的な計算単位、視床皮質系カラムをシミュレートする大雑把なモデルを構築したのだ。われわれは、このモデルがリアルに作用するよう工夫した。つまり、何ら入力がなくとも、仮想ニューロンは自発的に発火し、ヒトの皮質によって生み出されるものと類似する脳波が形成されるようプログラミングしたのである。

われわれは、視床皮質系カラムの妥当なモデルを構築してから、そのいくつかを脳の長距離ネットワークに組み込んだ。四つの脳領域から成る階層をシミュレートし、それらのおのおのが、音と光という二つの事象をコードする二つのカラムを含むと想定した。したがってこのネットワークは、二つの知覚を区別するのみである。これははなはだしい単純化だが、現実的にシミュレーションを走らせるには、残念ながらそうせざるを得なかった。こうして、さらに多くの状態を含めても生理学的な特質は大きくは変わらないだろうと単純に想定しながら、シミュレーション実験を続けた。*46

周縁部では、知覚は並行処理される。つまり、音をコード化するニューロンと光をコード化するニューロンは、互いに干渉することなく同時に活性化される。しかし皮質の階層のより高次のレベルでは、ニューロンは積極的に抑制し合い、発火を統合するたった一つの状態、すなわち唯一の「思考」を持つことができる。

本物の脳と同様、皮質の領域は、フィードフォワードの形態で直列的に投射し合う。一次領域は感覚入力を受け取ってスパイクを二次領域に送り、そこからさらに三次、四次領域へと情報が送られるといった具合だ。重要なのは、長距離のフィードバック投射を介して、情報を下位領域へと送り返す仕組みをネットワークが備えている点で、それによって高次の領域は、自身に刺激を与えたまさにその低次の感覚野に、刺激によるサポートを与えられる。こうしてわれわれは、ニューロン、カラム、領域、そしてそれらを結ぶ長距離神経結合という複数の階層構造から成る、フィードフォワード、フィードバック結合の網の目を構築し、コンピューター上に単純化されたグローバル・ワークスペースを再現した。

プログラミングに苦労したあとで、ようやくシミュレーションを起動して、仮想ニューロンの活動を観察できたときには興奮した。知覚を模倣するために、視床のニューロンにわずかな電流を注入してみた。これは、網膜の光受容体が活性化され、それによる前処理を経たあとで、外側膝状体《がいそくしつじょうたい》と呼ばれる視床の一領域の中継ニューロンが刺激された場合に何が起こるのかを大雑把にシミュレートするものだ。それからわれわれは、所定の方程式に従ってシミュレーションを走らせた。はなはだしく単純化されてはいるものの、われわれの期待どおり、この模擬脳は、実際の実験で確認された生理学的な特性の多くを示した。こうしてわれわれは、これらの特性の起源を調査できるようになった。

その一つはグローバル・イグニションだ。刺激パルスを与えると、それは一次領域から二次領域を経て、さらに三次、四次領域へと、皮質の階層を順次ゆっくりとのぼっていく。このフィードフォワードの活動の波は、視覚野の階層をのぼるニューロンの活動の伝播を模倣する。しばらくすると、知覚対象をコード化するカラムの全体が点火し始める。大規模なフィードバック結合を通して、同一の知覚入力に対してコード化されたニューロンは、刺激シグナルを交換しながら強化し合う。そしてそれによって、活動の点火が突然発生する。その間、それに代わる知覚表象は積極的に抑制される。この活動は数百ミリ秒間続く。この長さは、最初に与えられた刺激の長さとは基本的に無関係で、ごく短い外部刺激によっても、持続する反響状態が引き起こされ得る。コンピューター・シミュレーションによるこれらの実験は、フラッシュされた画像に対して、脳が長期間持続する表象を生成する様子をうまくとらえている。

このモデルは、脳波記録によって観察されていた特性をみごとに再現した。ほとんどの仮想ニューロンは、受け取ったシナプス電流の総量に、遅れての突然の増加を示した。興奮は前方へ伝えられたが、発信元の感覚野にも戻された。これは、コンシャスアクセスが続くあいだ感覚野に検出される、後期の活動の増幅を模倣する。またシミュレーションでは、点火状態は、皮質カラムの内部において、あるいは皮質から視床を経てもう一度皮質へと、さらには皮質の遠隔の領域間で、多数の入れ子になったループを経ながら反響する、ニューロンの活動を引き起こした。そしてその効果によって、ガンマ帯域（三〇ヘルツ以上）を顕著なピークとして、広い周波数帯域で振動の変動に増加が見られた。グローバル・イグニションの際には、意識的な表象をコード化するニューロン間で、スパイクが強く結合して同期した。要するに、コンピューター・シミュレーションによって、実験で確認されたコンシャスアクセスの四つのしるしが再確認されたのだ。

シミュレーションを実行するにあたり、われわれは次のような数学的洞察を得た。コンシャスアクセスは、理論物理学者が「相転移」と呼ぶものに相当する。これは、物理的なシステムがある状態から別の状態へ突然移行することを言う。第4章で述べたように、相転移は、たとえば水が氷に変わる際に生じる。水の分子は、新たな特性を持つ堅固な構造へと突然集合するのだ。このように、相転移が生じるとシステムの物理的な特性は、突如として非連続的な変化を遂げる。それと同様、われわれのコンピューター・シミュレーションでも、スパイクを放つ活動は、自発性の低い恒常的な状態から、同期した交換が行なわれる高められた状態へと一時的に飛躍した。

この移行が、ほぼ非連続的に生じる理由は容易に理解できる。高次のニューロンは、自身を活性化させたまさにその一群のニューロンに刺激を送るので、システムは、不安定な峰によって分かたれた二つの安定状態を持つ。このためシミュレーションは、低いレベルの活動に留まるか、もしくは入力が一線を超えて増加するやいなや、わずかな活動が自己増幅のなだれを引き起こし、一群のニューロンを狂乱的な発火へと突然導くかのいずれかの状態へと移行する。よって、中間的な強度の刺激がいかなる状態をもたらすかは予測不可能であり、活動はすぐに減退するか、突然高められた状態に飛躍するかのいずれかになる。

シミュレーションによって得られたこの様相は、「意識は無意識的（識閾下の）思考と意識的（識閾上の）思考を分かつ閾値を持つ」という、一五〇年来の心理学の知見にも合致する。無意識のプロセスは、グローバル・イグニションを引き起こさずに領域から領域へと伝播するニューロンの活動に対応する。それに対しコンシャスアクセスは、同期した脳の活動が行なわれる高次の状態への突然の移行をともなう。

しかし言うまでもなく、脳は雪玉よりはるかに複雑だ。現実のニューラル・ネットワークを支配する力学のもとで実際に起こる相転移を適切に説明する理論の構築には、今後も相当な年月がかかるだろう。*47 実を言えば、われわれのシミュレーションは、すでに二つの入れ子状の相転移を含んでいる。その一つは、前述したグローバル・イグニションに関するものだ。だが、このグローバル・イグニションに対する閾値はそれ自身、全ネットワークの「覚醒」に対応する別の相転移の制御を受ける。かくして仮想皮質の各ピラミッド状ニューロンは覚醒シグナルを受け取るが、この微細な電流を表すパラメーター値は、脳幹、基底前脳、視床下部のさまざまな核から上昇して皮質を「オン」にする、アセチルコリン、ノルアドレナリン、セロトニンのよく知られた活性化効果を、高度に単純化された形態でシミュレートする。こうしてわれわれのモデルは、意識の状態の変化、つまり無意識的な脳から意識的な脳への切り替えをとらえた。

覚醒シグナルのレベルが低いと、自発的な活動が大幅に減退し、点火の特性は消滅する。強い感覚刺激でさえ、一次および二次領域で視床と皮質のニューロンを活性化しても、グローバル・イグニションの閾値を超えずにすぐに潰える。つまりその状態では、ネットワークはまどろんでいる、あるいは麻酔をかけられた脳のように振る舞う。*48 刺激には反応するが、それは周縁の感覚野においてのみで、活動は一般にワークスペース領域までのぼって、十分に発達した細胞集成体を点火する能力を持たない。しかし覚醒度を表すパラメーターの値を上げていくと、構造化した脳波が出現し、外部刺激による点火が突然得られた。そしてこの点火の閾値は、パラメーター設定された「眠気」の度合いによって変わった。この結果から、私たちは高められた覚醒性によって、かすかな感覚入力でさえ検知できる可能性が高まることがわかる。

多忙な脳

私は告げる。躍動する星を生むために、人は己のうちに混沌《カオス》を宿していなければならない。私は告げる。あなたは、自己の内部に混沌を宿している。

――フリードリッヒ・ニーチェ『ツァラトゥストラはかく語りき』（一八八三〜八五）

われわれのシミュレーションで検出されたもう一つの興味深い現象はニューロン活動の自発性であり、ネットワークを刺激し続ける必要はなかった。入力を欠いた状況でも、ニューロンは、シナプスでランダムに発生する事象に導かれて自発的に発火したのだ。そしてこの無秩序な活動は、やがてはっきりとしたパターンへと自己組織化した。

覚醒度を表すパラメーターに大きな値を設定すると、複雑な発火パターンが、成長したり減退したりする様子がコンピューター画面上で観察された。ときにそのなかに、いかなる刺激の入力も介在せずに引き起こされたグローバル・イグニションを確認できた。同一の刺激をコード化する皮質カラム全体が短期間活性化したあと、その活動は減退し、そのあとすぐに別の広域的な細胞集成体がそれにとって代わった。このように、きっかけになる刺激がまったく与えられなくても、ネットワークは一連のランダムな点火へと自己組織化したのだ。その様子は、外部刺激の知覚にともなって引き起こされる現象に類似する。唯一の相違は、自発的な活動には、ワークスペース領域の高次の皮質で生じ、感覚野へと下位の方向に伝播される傾向が強く見られる点で、これは外部刺激の知覚の場合とは逆である。

このような内因性の活動の突発は、実際の脳でも発生するのだろうか？ 答えは「イエス」だ。事実、組織化された自発的な活動は、神経系ではありふれている。本人が目覚めていようと眠っていようと、二つの大脳半球が、高周波の大規模な脳波を常時生成している事実は、脳波記録を見たことのある者なら誰もが知っている。この自発的な興奮は、脳の活動を支配するほど非常に激しい。それに比べ外部刺激によって喚起された活動は、平均化処理を十分に施したうえでかろうじて検出できる程度のものだ。刺激に喚起された活動は、脳が消費するエネルギーの総量のわずかな部分、おそらくは五パーセント未満を費やすにすぎない。神経系は第一に、自身の思考パターンを生む自律的な装置として機能するのだ。このように、暗闇で休息し「何も考えていない」ときでも、私たちの脳は休まずに、複雑かつ絶えず変化する一連のニューロンの活動をつねに生んでいる。

皮質の自発的な活動の組織化されたパターンは、最初は動物に見出された。ワイツマン科学研究所のアミラム・グリンヴァルドらは、目に見えない電位を、目に見える光の反射率の変化に変換する電位感受性色素を用いて、皮質の特定の区画を対象に、電気的活動を長時間記録した。[*49] 興味深くも、被験動物は麻酔をかけられていたにもかかわらず、複雑なパターンが記録された。暗闇のなかでいかなる刺激もない状態のもと、視覚ニューロンは高率で発火し始め、のみならずちょうど同じタイミングでニューロンの集合全体が、自発的に活性化したのだ。

類似の現象は人間の脳にも見られる。[*50] 脳画像が示すところでは、安静時にも脳は静まりかえっているわけではなく、皮質の活動のパターンには絶えず変化が起こる。通常は二つの大脳半球にまたがって分散するグローバル・ネットワークは、誰でも類似の様態で活性化する。なかには、外部刺激によって喚起されたパターンにきわめて近いパターンを示すネットワークもある。たとえば、言語回路の大部分は、ストーリーに耳を傾けている際に活性化するが、暗闇でじっとしているときにも自発的に発火する。この事実は「内言語」という概念を支持する。

このような安静状態における活動の意味は、現在でも神経科学者のあいだで論争の的《まと》になっている。解剖学的に結合した既存のネットワークに沿う、脳のランダムな放電を示すにすぎないケースもあるだろう。というより、それ以外のルートがあり得るのだろうか？　実を言えば、関連する活動の一部は、睡眠中や麻酔下、さらには意識のない患者にも見られる。[*51]　しかし、覚醒し、注意を集中している被験者では、それとは別の部分によって、まさにその瞬間に働いている思考の存在が直接的に示されているように思われる。たとえば、デフォルトモード・ネットワークと呼ばれる安静時ネットワークは、自分が置かれている状況を考えたり、自伝的な回顧をしたり、自分と他人の考えを比較したりするときにはつねにスイッチが入る。[*52]スキャナーに被験者を寝かせ、彼らの脳がデフォルトモードに入るのを待ってから、何を考えていたのかを尋ねると、その他のタイミングで尋ねた場合に比べ、自由に思考し、記憶の想起にふけっていたと彼らが返答する割合は高い。[*53]このように、自発的に活性化する安静時ネットワークは、その人の心的状態を少なくとも部分的に予示する。

要するに、ニューロンの不断の放電が黙考を生むのだ。また、この内的な思考の流れは外界と競い合う。高いレベルでデフォルトモードの活動が続くあいだは、画像などの刺激を突然提示しても、外界に注意を払っている場合とは違って、大規模なP3波は生じない。[*54]つまり内因性の意識状態は、外界のできごとに気づく能力に干渉する。自発的な脳の活動は、グローバル・ワークスペースに広がり、深くもの思いに沈んでいるときには、長期にわたり他の刺激へのアクセスを遮断する。第1章で取り上げた「非注意性盲目」

は、この現象の一形態である。

コンピューター・シミュレーションが、それとまったく同じ内因性の活動を示す様子を見たとき、われわれは感無量だった。[*55] 自発的な点火の突発はわれわれの目の前で起こり、覚醒度を表すパラメーターの値を上げると、広域的な一貫性が高まる傾向が見られた。重要な指摘をすると、この期間に外部入力によってネットワークを刺激したところ、その強さが通常の点火の閾値をはるかに超えていても、活動の進行は阻止され、グローバル・イグニションには至らなかった。つまり、内的な活動が外的な刺激と競い合ったのだ。また、脳が複数のものごとに同時に注意を向けられないことを示す二つの現象、非注意性盲目と注意の瞬きをシミュレーションで再現できた。

自発的な活動はまた、まったく同じ入力刺激が、爆発的な点火を導くケースもあれば、わずかな活動しか引き起こさないケースもある理由を説明する。それは、刺激に先立つノイズレベルの活動パターンが、入力される一連のスパイクに適合するのか、それとも不適合なのかに依存する。人間の脳と同様、われわれのシミュレーションでも、活動のランダムな変動は、かすかな外部刺激に対する知覚を歪曲した。[*56]

脳のなかのダーウィン

自発的な活動は、グローバル・ワークスペースモデルの特徴のなかでも、もっとも見落とされやすいものの一つだが、私個人の考えでは、もっとも独自で重要な特質の一つだ。人間の脳の基本的なモデルとして、反射弓という廃《すた》れた概念にいまだに固執している神経科学者はあまりにも多い。[*57] ルネ・デカルト、チャールズ・シェリントン、イワン・パブロフらに起源を持つこの概念は、目が腕に指令を発する様子を示す、デカルトの有名な図式(一五頁、図2参照)を見ればわかるように、単に感覚器官から筋肉にデータを転送するだけの入出力装置として脳を描く。いまや私たちは、この概念が根本的な誤りであることを知っている。自律性は、神経系の第一の特徴だ。ニューロンの内因性の活動は、外部刺激を支配する。それゆえ、脳は環境にただ受動的に従うのではなく、それ自身の確率的《ストカスティック》な活動パターンを生む。脳の発達中に、妥当なパターンは維持され、そうでないものは除去されるのである。*58 子どもにとりわけよく見られるこの創造的なアルゴリズムは、思考を対象に、ダーウィンの言う自然選択のプロセスを適用する。

ウィリアム・ジェイムズが提起する有機体《オーガニズム》という概念の基盤には、この考え方が存在する。彼は、「〈脊髄がいくつかの反射作用を備えた機械であるのと同じように、大脳半球はそれを数多く備えた機械だ。違いはただそれだけだ〉となぜ言えないのか?」と修辞的に問い、次のように答える。進化した脳の回路は、「不安定な均衡状態の一つに置かれることが自然であるような組織」として機能し、それによって「その所有者が、環境のごくわずかな変化に自らの行為を適応できるようにする」。

この能力の核心には、神経細胞の興奮性がある。ニューロンは進化の早い段階で、自己活性化し、自発的にスパイクを放つ能力を獲得した。神経細胞の興奮は、脳の回路によって濾過《ろか》もしくは増幅され、目的を持った探索行動に変わる。かくしていかなる動物も、階層的に組織化された「中枢パターン発生器」、すなわち自発的な活動によって歩行や遊泳の律動的な動きを生む神経回路網のおかげで、ランダム性を一部に取り入れたあり方で環境を探索するのだ。

霊長類、および他の多くの生物種においては、純粋に認知的なレベルで類似の探索がなされていると考えられる。グローバル・ワークスペースは、外部刺激を欠いても、変動する活動パターンを自発的に生むことで、新たな計画を立て、実行し、結果が期待に沿わなければ自由に変更する能力を私たちに与えてくれる。

ダーウィンによって提起された、自然選択を介しての種《しゅ》の変化のプロセスは、グローバル・ワークスペースの内部でも生じる。[*59] 自発的な活動は「多様性の発生器」として機能し、そのパターンは、脳による将来の報酬の評価によって恒常的に彫琢される。この機能を備えた神経回路網は非常に強力だ。ジャン＝ピエール・シャンジューと私は、コンピューター・シミュレーションによって、ロンドン塔課題〔ハノイの塔に似たパズル〕などの複雑な課題やパズルを解けることを示した。[*60] 選択に基づく学習のロジックは、通常のシナプスの学習ルールと組み合わさって、誤りから学習し、問題の背後に存在する抽象的な規則を抽出する能力を備えた堅固な構造を生む。[*61]

「多様性発生器（Generator of Diversity）」は「GOD」と略せるが、自発的な活動の背後に何か神秘的な力が潜んでいるわけでもなければ、もちろん物質に対する心の影響という二元論的な作用が控えているわけでもない。興奮性とは、神経細胞に備わる、自然な物理的特性のことである。あらゆるニューロンにおいて、膜電位〔細胞の内と外の電位の差〕は絶えず変動する。この変動はおもに、シナプス小胞で神経伝達物質がランダムに放出されることで生じる。そしてこのランダム性は、分子を絶えず揺り動かしている熱雑音《サーマルノイズ》によって発生する。シリコンチップの製造にあたり、〔ビット値の〕0と1に対して明確に区別された電位を与えるべく、エンジニアがサーマルノイズの影響を抑えようとするのと同様、進化はこのノイズの影響を最小限に抑えようとするのではないだろうか？　実を言えば、それは脳には当てはまらない。

ニューロンはノイズを許容するばかりでなく、増幅するのだ。それはおそらく、複雑な問題に対する最善の解決方法を発見しようとするときには、ある程度のランダム性が役立つからだと考えられる。(「マルコフ連鎖モンテカルロ法」「擬似焼きなまし法」などの多くのアルゴリズムは、ノイズの効率的な源泉を必要とする)。

ニューロンの膜電位の変動が特定の閾値を超えると、スパイクが放出される。われわれのシミュレーションが示すところでは、ランダムなスパイクは、広域的な活動パターンが出現するまでに、多数のニューロンを皮質カラム、細胞集成体、神経回路へと結びつける無数の結合によって形成される。最初は局所的なノイズであったものが、暗黙的な思考や目標に適合した自発的な活動から成る、構造化されたなだれへと発達していく。「意識の流れ」のなかで私たちの心に常時浮かび、内的世界の生地をなす言葉やイメージは、成長と教育の過程で築かれてきた何兆ものシナプスによって刻まれるランダムなスパイクに、その究極の起源を持つ。

無意識のカタログ

グローバル・ワークスペース理論は、実験の観察結果を再確認するための重要な解釈ツール、すなわち一種のプリズムとして用いられるようになった。成功の理由の一つとして、人間の脳内で生じるさまざまな無意識のプロセスを明確に説明できることがあげられる。いまやわれわれは、一八世紀のスウェーデンの博物学者カール・リンネがあらゆる生物種を対象に「分類学《タクソノミー》(植物と動物の、タイプとサブタイプへの系統的な分類)」を構想したのと類似の方法で、無意識の分類学を提案できる。

「脳の作用のほとんどは無意識のうちに生じる」という、第2章の主たるメッセージを思い出そう。私たちは、呼吸から姿勢のコントロール、そして低次の視覚から繊細な手の動き、さらには文字認識から文法に至るまで、自分が何をしているのか、何を知っているのかに気づいていない。非注意性盲目が生じると、着ぐるみのゴリラが胸を叩く様子でさえ見落とす。私たちのアイデンティティや行動様式は、無数の無意識のプロセッサーによって織り上げられているのだ。

グローバル・ワークスペース理論は、この混乱したジャングルにいくばくかの秩序をもたらす。[*62] それは、メカニズムが劇的に異なる個々の脳領域における無意識の働きを分類する（図28参照）。非注意性盲目では何が生じるかを考えてみよう。それが起こると、意識的知覚が現れる通常の閾値をはるかに超えて視覚刺激が与えられるのに、別の課題によって心が完全に占められているため、それに気づかない。私はこの文章を妻の実家で書いている。それは一七世紀の農家で〔ヨーロッパの石造建築は何世紀も使用に耐える〕、その魅力的な居間に置かれている巨大なホール時計の振り子が、たった今私の目の前で揺れ、時を刻んでいる。しかし本書の執筆に集中していると、時計のリズミックな音は、私の心から消え去る。このように、気づきは非注意性盲目によって妨げられるのである。

われわれは、この種の無意識の情報には「前意識の」という形容詞を加えて分類するよう提案する。[*63] それは待機中の意識を指す。つまり、情報はすでに発火するニューロンの集合によってコード化され、注意の対象になりさえすればいつでも意識され得るが、実際にはまだされていない状態を言う。われわれはこの用語をジークムント・フロイトから拝借した。『精神分析概説』で彼は、「プロセスのなかには、（……）意識されなくなっても、再度難なく意識できるものもある。（……）かくのごとく振る舞う、すなわち意識

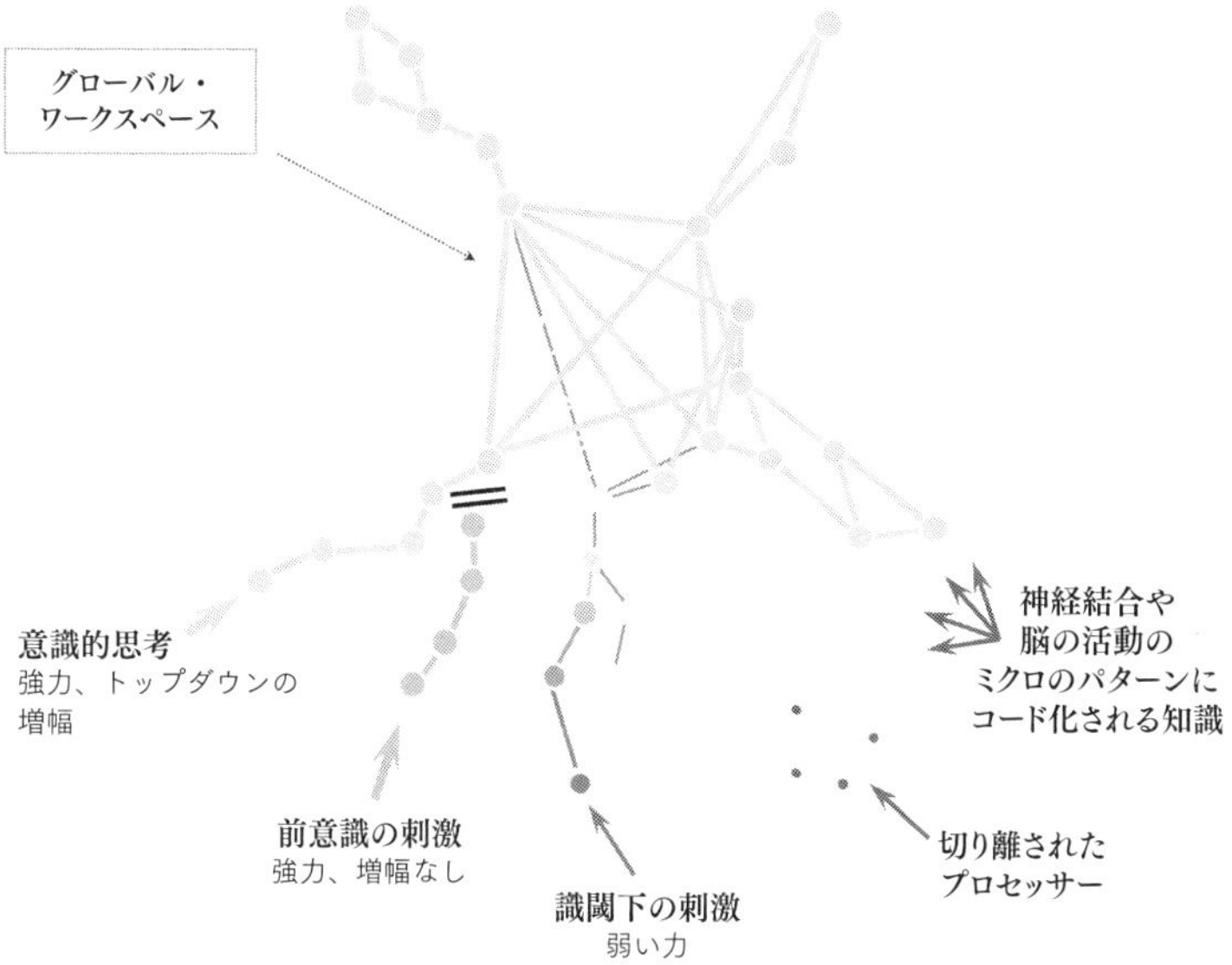

【図28】 いくつかの理由により、知識は無意識のうちに留まる場合がある。いついかなるときにも、ワークスペースは、ただ一つの思考によって点火される。その他の対象は意識にアクセスできない。注意の対象になっていないため、ワークスペースへの進入を拒否されたか（前意識）、微弱すぎて十分に発達した活動のなだれをワークスペースのレベルに至るまで引き起こせなかったか（識閾下）のいずれかだからである。また私たちは、ワークスペースから切り離されているプロセッサーにコード化される情報には気づかない。最後の理由として、無意識の情報の大部分は、神経結合や脳の活動のミクロのパターンのなかにコード化されることがあげられる。

的な状態といとも簡単に交換可能な無意識的状態はすべて、〈意識にのぼる能力を持つ〉と、もしくは〈前意識〉と記述すべきだろう」と述べる。

グローバル・ワークスペースのシミュレーションによって、前意識の状態を生む神経メカニズムがいかなるものかを推定できる。[64] シミュレーションに刺激を与えると、それによって引き起こされた活動が伝播し、最終的にはグローバル・ワークスペースを点火する。すると次に、この意識的な表象は、二番目の刺激が入ってこないよう、周囲に抑制の壁を築く。この中枢での競争は避けられない。意識的な表象は、何であるかと同程度に、何ではないかによっても定義されると、先に述べた。われわれの仮説によれば、ワークスペースのニューロンには、現在の意識の内容を限定し、それが何ではないかを報せるために、強制的に沈黙させねばならないものもある。このような抑制の拡大は、皮質の高次の中枢にボトルネックを生む。いかなる意識ある状態においても必須の部分を構成する、活動を抑制されたニューロンの存在は、二つの物体を同時に見たり、努力を要する二つの課題を一度に遂行したりすることを妨げる。しかしそれは、低次の感覚野の活性化を排除するわけではない。低次の感覚野は、ワークスペースが最初の刺激によって占められている場合でも、明らかにほぼ通常のレベルで機能する。前意識の情報は、グローバル・ワークスペースの外部に存在する、そのような一時的記憶領域に蓄えられる。そしてその情報は、私たちがそれに注意を向けない限り、そこでゆっくりと朽ちていく。短期間なら、朽ちてゆく前意識の情報は、回復して意識にのぼらせることができる。その場合、私たちは過去の事象を振り返って経験する。[65]

前意識の状態は、われわれが「識閾下の状態」と呼ぶ、別のタイプの無意識とは際立った対照をなす。目に見えないほどごくわずかな期間、かすかにイメージをフラッシュしたとしよう。この場合に生じる状況は、前意識とは大きく異なる。いくら注意を向けても、隠れた刺激は知覚できない。図形に〔時間的に〕前後をはさまれてマスクされた単語に、私たちは気づけない。この種の識閾下の刺激は、視覚、意味、運動を司る脳領域に検出可能な活動を引き起こすが、この活動はごくわずかな期間しか持続しないため、グローバル・イグニションには至らない。われわれのコンピューター・シミュレーションでも、この状況が確認されており、短い活動パルスはグローバル・イグニションを引き起こせなかった。なぜなら、高次の領域から低次の感覚野に向けてトップダウンにシグナルが戻され、入ってくる活動を増幅する機会が得られる頃には、もとの活動はすでに失われ、マスクに置き換えられているからだ。[*66] 巧妙な心理学者たちは、グローバル・イグニションが一貫して妨げられるほど弱く短い、あるいは雑然とした刺激をいとも簡単に考案し、脳にトリックを仕掛けられる。「識閾下」という用語は、グローバル・ニューロナル・ネットワークの岸辺に津波を起こす以前に、入ってくる感覚の波が消え去る、この種の状況に適用される。前意識の刺激は、それに注意を向けさえすれば意識されるのに対し、識閾下の刺激は、いくら努力しても意識し得ない。これは重要な相違であり、脳のレベルで種々の違った結果をもたらす。

前意識と識閾下の区別が、無意識の分類のすべてではない。呼吸を考えてみよう。私たちの一生のあらゆる瞬間に、脳の奥深くの脳幹で生成され心筋に送られる、調和のとれたニューロンの発火パターンによって、生命を維持する呼吸のリズムが形作られる。このリズムは、巧妙なフィードバックループによって血中の酸素と二酸化炭素のレベルに合わせられる。この高度な神経装置は、完全に無意識のうちに作用する。なぜそう言えるのか？　その際のニューロンの発火は、非常に強く時間的に引き延ばされる。したがって識閾下の作用ではない。しかしいくらそれに注意を集中しても、それを意識化することはできない。よって前意識の作用でもない。われわれの分類では、このケースは無意識の作用の三番目のカテゴリー、「切り離されたパターン」を構成する。呼吸をコントロールする発火パターンは脳幹に限定され、前頭前皮質や頭頂皮質のグローバル・ワークスペース・システムからは切り離されている。

　意識されるためには、細胞集成体内の情報は、前頭前皮質やその関連領域に存在するワークスペースのニューロンに伝達されねばならない。ところが呼吸のデータは、脳幹のニューロンに閉じ込められている。したがって血中の二酸化炭素濃度を告知するニューロンの発火パターンは、他の皮質領域には伝わらないので、私たちはその情報に気づかない。このように、機能が特化した神経回路の多くは、非常に深く埋め込まれているため、気づきに達するのに必要な結合を欠く。おもしろいことに、それに気づく唯一の方法は、別の感覚様式を介することだ。たとえば私たちは、胸の動きに注意を向けると、間接的に呼吸の様態に気づく。

　私たち誰もが、自分の身体は自分でコントロールしているかのように感じるが、ニューロンが発する無数のシグナルが、高次の皮質領域からは切り離された状態で、気づきに達することなく、つねに脳のモジュール間を行き交っている。卒中患者には、その状況が悪化した状態に置かれている者もいる。白質で構成される経路の損傷は、特定の感覚や認知システムを切り離し、突如として意識によってアクセスできないようにする場合がある。顕著な例の一つに、二つの大脳半球を結ぶ神経線維の巨大な束、脳梁が、卒中によって損傷を受けると発症する離断症候群がある。この症状を抱える患者は、自身の運動制御に対する気づきを完全に喪失する場合がある。さらには、自分の左手の動きを否認して、「それは勝手に動いている」「私にはコントロールできない」などとコメントすることもある。この現象は、左手を動かす指令が右半球に由来するのに対し、言葉によるコメントは左半球によって形成されることから生じる。これら二つのシステムがひとたび切り離されると、患者の脳には、二つの損なわれたワークスペースが別個に存在するようになり、互いに他方が持つ情報に気づけない状態に陥るのだ。

ワークスペース理論に従えば、ニューロンの持つ情報が無意識に留まる第四の様態として、複雑な発火パターンへの希釈があげられる。こう言っただけではわかりにくいので、具体例として、目で判別できないほど稠密に表示された、もしくは素早く明滅する（五〇ヘルツ以上）格子模様を考えてみよう。それを見たあなたは一様に灰色がかった画面を知覚するだけだが、実験が示すところによれば、脳内では格子模様は実際にコード化されている。そう言えるのは、格子の方向によって、それぞれ別の視覚ニューロン群が発火するからだ。[*67] では、なぜこの神経活動のパターンは意識されないのか？　おそらくその理由は、それが一次視覚野の極端に錯綜した時空間的な発火パターンに依拠し、高次の皮質領域にあるグローバル・ワークスペースのニューロンには、はっきりと識別し得ないほど複雑なコード化がなされているからであろう。神経コードについて十全な理解が得られているわけではないが、われわれの見るところでは、一片の情報が意識されるには、それはニューロンのコンパクトな集合によって、もう一度明確な形態でコード化し直される必要がある。視覚皮質の前部領域は、自身の活動が増幅され、情報を気づきにもたらすグローバル・ワークスペースの点火が引き起こされる前に、特定のニューロン群を意味のある視覚入力に割り当てなければならない。情報は、無数の無関係のニューロンの発火に紛れて希釈されたままだと、意識され得ないのである。

私たちが目にするどんな顔も、耳にするいかなる言葉も、無数のニューロンのおのおのが、視覚や聴覚的場面のごくわずかな部分を検知し、時空間的にひどく錯綜した様態で一連のスパイクを放つ無意識のメカニズムのもとで始まる。これらの入力パターンのそれぞれには、解読できさえすれば、話者、メッセージ、情動、部屋の大きさなど、数限りない情報が含まれていることがわかるだろう。だが、この段階では解読はできない。私たちがこれらの潜在的な情報に気づくのは、高次の脳領域で、それらが意味づけられたカテゴリーに分類されたあとでのことだ。このように、メッセージの明確化は、次第に抽象性を増す特徴を感覚入力から順次抽出する、階層的に構造化された感覚ニューロンの重要な役割なのである。感覚のトレーニングは、かすかな光景や音に気づけるようにする。というのも、ニューロンはあらゆるレベルで、微細な感覚メッセージを増幅すべく、自らの特性を調節するからだ。[*68] 学習する以前にも、メッセージは感覚野に達してはいるが、気づきにはアクセスできない希釈された発火パターンによって、暗黙的に存在するにすぎない。

この事実から、フラッシュされた格子模様やかすかな意図など、脳内には、本人さえ知らないシグナルが行き交っていることがわかる。[*69] 脳画像法によって、これらの暗号形態の解読が可能になりつつある。アメリカ陸軍は、訓練を受けた観察者に、一秒あたり一〇回の高速度で明滅させながら衛星写真を見せ、脳の電位をモニターして、敵の航空機の存在に対する無意識的な直観を検出するというプログラムを開発した。無意識の領域には、無尽蔵の資源が発掘されるのを待っている。コンピューターに支援された神経コードの解読技術の発達は将来、感覚によって検知されながら意識には見落とされているミクロのパターンを増幅することで、厳密な形態の超感覚的知覚、すなわち環境に対する高められた感覚の利用を可能にするかもしれない。

最後になるが、無意識の知識の五つ目のカテゴリーは、潜在的な結合という形態で、神経系に伏在する。ワークスペース理論によれば、脳全体にわたって活性化された細胞集成体が形成された場合にのみ、私たちはニューロンの発火パターンに気づく。とはいえ莫大な量の情報が、静的なシナプス結合に蓄えられている。生まれる前ですら、ニューロンは外界を統計的にサンプリングし、それに神経結合を適合させている。数百兆の単位で人の脳内に存在する皮質シナプスは、私たちの全生涯の眠った記憶を含む。とりわけ環境に対する脳の適応の最盛期をなす生後数年間は、毎日何百万ものシナプスが形成されたり、破壊されたりしている。こうして各シナプスには、シナプス前細胞と後細胞の発火の可能性に関して〔刺激を伝えるニューロンをシナプス前細胞、受け取るニューロンをシナプス後細胞という〕、ごくわずかずつ統計的な情報が保たれているのだ。

このような結合の力によって、脳のいたる所で、学習された無意識の直観が支えられている。低次の視覚野では、皮質結合は、隣接する直線がいかに結びついて対象物の輪郭を構成するかについて、統計情報を編集する。[*70] 聴覚・運動野では、音のパターンに関する暗黙の知識が蓄えられる。ピアノの練習を何年も続けると、これらの領域の灰白質の密度に検知可能な変化が生じるが、これは、シナプスの密度、樹状突起の大きさ、白質の構造、ニューロンを支えるグリア細胞の変化に起因すると考えられる。[*71] また、海馬（側頭葉の下に位置するカールした組織）には、いつどこで誰と一緒にいるときに、どのようなできごとが起こったかに関して、シナプスによってエピソード記憶が集められる。

私たちの記憶は、何年間も眠ったままでいられる。その内容は、複数のシナプス・スパインに圧縮して分配される。このシナプスの知恵を直接取り出すことはできない。なぜなら、そのフォーマットは、意識的思考を支援するニューロンの発火パターンとはまったく違うからだ。想起するためには、記憶は眠った状態から活性化された状態へと変換されねばならない。記憶の想起に際して、シナプスは正確に発火パターンが再現されるよう促す。この働きがなければ、私たちは過去のできごとを思い出せない。記憶の意識化とは、過去に経験した意識の瞬間の再現、つまりかつて存在した活性化パターンの近似的な再構築なのだ。脳画像法が示すところでは、記憶は、過去のできごとを意識に再現する前に、前頭前皮質、およびそれと相互結合する帯状回に広がる、ニューロンの明示的な活動パターンにまず変換されなければならない[*72]。過去を想起する際に生じる、遠隔の皮質領域をまたがる再活性化は、われわれが提起するワークスペース理論の予測に完全に合致する。

潜在的な結合と能動的な発火の相違によって、言葉を発するときに従う文法に私たちがまったく気づかない理由を説明できる。「John believes that he is clever」という文で、代名詞の「he」はジョン自身を指しているのだろうか？　そのとおり。では「He believes that John is clever」はどうだろう？　この場合の「He」はジョンを指していない。「The speed with which he solved the problem pleased John」は？　この場合は「イエス」だ。私たちは答えを知っている。だが、いかなる規則に従って判断しているかはわかっていない。私たちの言語ネットワークは、語句や文章の処理のために配線されているが、私たちの気づきは、いかんせんその配線図にはアクセスできない。グローバル・ワークスペース理論は、その理由を教えてくれる。それは、コンシャスアクセスによっては処理できないフォーマットで書かれているのだ。

文法は算術と鋭い対照をなす。24×31を計算するとき、私たちは完全にその過程を意識している。各段階での途中計算の性質と順序、さらにはときに犯す間違いさえ、内省によってアクセスすることができる。

それに対して言葉を処理する際には、逆説的にも、私たちはそれに対応する内的なプロセスについて語ることができない。統語プロセッサーによって解決される課題と、算術問題の難度は変わらない。しかし私たちは、いかにそれが解決されているのかをまったく知らない。なぜこのような相違が存在するのか？　複雑な算術計算は、ワークスペース・ネットワークの主要ノード（前頭前野、帯状回、頭頂葉の領域）の直接的な管理のもとで、一ステップずつ実行される。そしてその種の複雑な手続きは、意識の基盤をなす神経回路を構成する、前頭前野のニューロンの発火パターンに明示的にコード化されている。つまり個々の細胞の集まりによって、目的、方針、手順、実行ステップ、さらにはエラーやその是正方法までがコード化されているのだ。[*73] それに対し文法は、左上側側頭葉と下前頭回を結ぶ接続の束によって実装され、したがって背外側前頭前皮質にある、心的努力を必要とする意識的な処理のネットワークを動員しない。[*74] 麻酔下でも、言語を司る側頭皮質の大部分は、気づきの働きなしに自律的に言語を処理し続ける。[*75] ニューロンによる文法規則のコード化の方法はまだ解明されていないが、私の予測では、それは暗算のコード化方式とは根本的に異なるはずだ。

主観的な状態

本章のまとめをしよう。グローバル・ニューロナル・ワークスペース理論は、意識とそれを生む脳のメカニズムについて実験で得られた数々の観察結果を説明する。たとえば、脳に蓄積されている知識のごくわずかな部分にしか私たちが気づけない理由を明らかにする。意識のアクセスの対象になるためには、情報はニューロンの活動の組織化されたパターンとして高次の皮質領域でコード化されねばならない。そしてこのパターンは、グローバル・ワークスペースを形成する、互いに緊密に結合した諸領域から成る神経回路を点火しなければならない。この長距離点火の特徴は、脳画像法を用いた実験で特定された意識のしるしを説明する。

われわれが開発したコンピューター・シミュレーションは、コンシャスアクセスのいくつかの特徴を再現するが、意識を備えた本物の脳を模倣するにはほど遠い。このシミュレーションに意識があるとは、とても言えない。しかし原理的に言えば、コンピューター・プログラムによって意識の状態を細部にわたりシミュレートすることは可能だ。より進化したシミュレーションでは、ニューロンがとり得る何十億もの状態の維持が可能になるだろう。また、活動を単に伝播するだけではなく、入力情報をもとに、たとえば特定の顔を検出する可能性や、目標物に手が届くか否かを計算するなどの有益な統計的推論を実行できるようになるだろう。

われわれは、ニューロンのネットワークをいかに配線すれば、その種の統計的な計算が可能になるのかを検討し始めたところだ。[*76] 初歩的な知覚判定は、特化したニューロンが提供するノイズに満ちた証拠の蓄積を通して生じる。[*77] 意識の点火が生じると、それらニューロンの一部は、統一された解釈に至り、次になすべきことの決定を導く。セルフリッジの言う伏魔殿のデーモンのごとく、複数の脳領域が一貫性を求めて争う巨大な闘技場を想像してみればよい。これらの脳領域はつねに、定められた規則に従いながら、受け取った多様なメッセージをもとに一貫した解釈を見出そうとしている。そして当面の目標を満たす一貫した解答が得られるまで、長距離神経結合を介して、ばらばらな情報を今度はグローバルなレベルで照合し証拠を蓄積していく。

この装置は、外部からの入力には部分的な影響を受けるにすぎない。そのモットーは、自律性なのだ。自発的に活動するこの装置は自ら目標を定め、それに従って脳のそれ以外の活動がトップダウンに形成されていく。かくして、長期記憶を引き出し、心的表象を形成し、論理や言語的規則に従ってそれらを変換するよう他の領域を導く。ニューロンの活動の恒常的な流れは、無数の並列《パラレル》プロセッサーを注意深くより分けながら、脳内のワークスペースを循環している。そして、何らかの一貫した結果が得られるたびに、決して中断することのない心のアルゴリズム、すなわち意識的思考の流れのなかで、新たな一歩が踏み出されるのである。

ニューロンが実際に用いる原理に基づいて、このような統計的な大規模並行処理装置をシミュレートする試みは、実に魅力的だ。ヨーロッパでは、研究者たちがヒューマン・ブレイン・プロジェクトに集結して、人間の持つ皮質ネットワークを理解し、シミュレートすることを目指す画期的な試みが実施されている。百万単位のニューロンと十億単位のシナプスから構成されるネットワークのシミュレーションなら、「ニューロ・モーフィック・マイクロチップ」〔脳を模倣するマイクロチップ〕を基盤に用いることで、すでに実現可能な範囲にある。*78 一〇年後には、この種のコンピューターツールの活用によって、脳の状態が意識的経験をもたらすあり方が、現在よりはるかに明確になっているだろう。

6

究極のテスト

THE ULTIMATE TEST

読者よ、訊かないでくれ！
私がいかにこごえ、気が遠くなりそうになったかを。
訊かれても、私は答えないからだ。
言葉で私の経験を語ることなどできない。
私は、死んでもいなければ、生きてもいなかったのだ。
——ダンテ・アリギエーリ『神曲』（一三〇七～二一頃）

意識に関するいかなる理論も、究極のテスト、つまり臨床テストに向き合わなければならない。毎年、何千人もの患者が、昏睡状態に陥っている。そして多くの患者は、無反応のまま生涯を終える。この状態は「植物状態」と呼ばれ、恐れられている。芽生えつつある意識の科学の力で、彼らを救えるのか？　その答えは、留保つきながら「イエス」である。「意識メーター」の夢は、手の届くところまで来ている。脳のシグナルの高度な数学的分析によって、患者の意識の有無を確実に判定できるようになりつつある。臨床的な介入も、まもなく可能になるだろう。脳の深部への刺激によって、意識の回復を促せるようになるはずだ。また、脳とコンピューターのインターフェースを通じて、意識がありながら完全に麻痺した「閉じ込め症候群」の患者とのコミュニケーションを回復することも可能になるだろう。新たなニューロテクノロジーは、意識の病に対処する臨床的な介入方法を変えていくはずだ。

毎年、自動車事故、卒中、自殺未遂、一酸化炭素中毒、水難などによって、おびただしい数の大人や子どもが重度の障害に陥っている。動くことも話すこともできない、昏睡状態の患者や四肢麻痺患者は、精神生活の輝きを失ったかのように見える。だが、心の奥深くには、まだ意識は宿っているのかもしれない。アレクサンドル・デュマは『モンテ＝クリスト伯』で、無傷の意識が、麻痺した身体という墓場に生きたまま埋められている様子を劇的に描く。

ノワルチエ氏は、屍のように身動きもせずに、知的で生き生きとした眼で、息子夫妻をじっと見ていた。（……）視覚と聴覚が、このすでに四分の三は墓にはいりかけている生ける屍に、二つの火花のように、生命を与えているただ二つの感覚であった。その上、この二つの感覚のうちの一つだけが、この彫像に生命を与えている内部生命を、外に表わすことができるのだった。そして、この内部生命を示している視線は、夜どおし砂漠《さばく》に迷った旅人に、この沈黙と闇《やみ》の中で、まだだれか眠らずにいる人がいることを教える、はるかかなたの灯火の一つに似ていた。〔松下和則・松下彩子訳『集英社版世界文学全集25』〕

ノワルチエ氏はフィクションの登場人物であり、この文章はおそらく、閉じ込め症候群に関する、文学史上初の記述ではないかと考えられる。しかしこの種の状況は、実際に起こり得る。フランスのファッション雑誌『ELLE』の編集長ジャン＝ドミニック・ボービーは、四三歳のときに人生が急転した。彼の言葉によれば、「それまで、脳幹などという言葉は知らなかった。だがそのとき、この組織が、脳と脊髄を強く結びつけ、心のコンピューターの必須の構成要素であることを知った。脳血管性の障害によって脳幹が機能不全に陥ったとき、私はこの必須の組織の存在にいやでも気づかされたのだ」

一九九五年一二月八日、卒中のためにボービーは二〇日間続く昏睡状態に陥った。病棟で目覚めたときには、片方の目と頭部の一部以外は完全に麻痺していた。その後彼は、一五か月間生き永らえ、そのあいだに一冊の本を構想し、執筆し、出版することができた。閉じ込め症候群患者の内的世界を感動的に綴った著書『潜水服は蝶の夢を見る』（一九九七）は、たちまちベストセラーになった。身動きがとれない自己の身体に閉じ込められたボービーは、アシスタントがE、S、A、R、I、N、T、U、L、O、M……とアルファベットを使用頻度の高い順に唱えるあいだに、左目のまばたきによって一文字ずつ指定しながら一冊の本を著したのである。こうして二〇万回のまばたきによって、卒中で損なわれた美しき心を描く物語が生み出された。なお彼は、この本が出版されてからわずか三日後に、肺炎のために亡くなった。

『ELLE』の元編集長は、ときにユーモアを交えながらも厳粛な筆致で、フラストレーション、孤独、コミュニケーションの欠如に苛まれ、折に触れて絶望に耐えねばならない、そんな毎日の試練を克明に描く。身動きのとれない身体に閉じ込められたとはいえ（彼はそれを潜水服にたとえる）、彼の簡潔で優雅な文章は蝶のように軽やかに舞う（心の自由なはばたきを蝶にたとえている）。ボービーの生き生きとした想像力と機敏な文章ほど、意識の自律性をみごとに証明するものはない。身体の牢獄に永遠にとらわれていても、彼の心の内部では、視覚から触覚、あるいは快い香りから深い感情に至るまで、無数の心的状態が、自由に流動している。

しかしボービーと類似の状況に置かれた多くの患者は、彼らがいまだ豊かな内的世界を保っている事実に誰も気づいていないという悲惨な状況にある。[*1] ボービーによって創設され、最新のコンピューター・インターフェースを介して患者自身が運営するフランス閉じ込め症候群協会の最近の調査によれば、患者の意識の存在に最初に気づくのは、通常は医師ではないのだそうだ。半分以上のケースでは、家族がまず気づく。[*2] 悪いことに、脳の損傷後適切な診断が下されるまで、平均して二・五か月がかかる。四年間診断が下されなかった患者もいる。患者の麻痺した身体は、ときおり不随意のひきつりや、定型化した反射を示すだけなので、意図的な目の動きやまばたきは、気づかれたとしても、反射作用によるものと見なされる場合が多い。最善の病院においてさえ、まったく無反応で「植物状態にある」と分類されていた患者のおよそ四〇パーセントは、精密検査によって、最小限の意識の徴候を示すことがいずれ判明する。[*3]

意識の存在を表明する能力を欠いた患者の存在は、神経科学に喫緊の課題をつきつける。意識を説明するすぐれた理論は、それを失う患者と失わない患者がいる理由を説明できてしかるべきだ。そしてとりわけ、具体的な支援を提供できなければならない。意識のしるしを検出できるのなら、その知識は、それをもっとも必要とする患者、つまり意識の徴候の検出が、まさしく生死を分けるような患者に適用されなければならない。世界各地での集中治療室における死の半数は、生命維持装置を外すという臨床的判断によ る。[*4] 残されている意識を検知する手段の欠如から、あるいはやがて昏睡状態から目覚めて貴重な心的生活を取り戻せるであろうことを予見する能力の不足から、いったい何人のノワルチエ氏やボービーが死に追いやられているのだろうか？

とはいえ現在では、明るい見通しが立ちつつある。神経科学者や、脳画像法を駆使する研究者は、意識の状態の特定に大きな進歩をもたらしてきた。神経科学は今や、患者の意識を検知し、彼らとコミュニケーションを確立するための、より簡素で安価な方法の導入へと歩を進めている。本章では、このエキサイティングな科学、医学、テクノロジーの最前線を展望する。

心はいかに失われるのか

外界とのコミュニケーションを阻害する、数々の意識の神経学的障害を整理しておこう（図29参照）。[*5] まず、よく知られた用語「昏睡状態《コーマ》」（「深い眠り」を意味する古代ギリシア語の「κωμα」に由来する）を取り上げよう。というのも、ほとんどの患者はこの状態から始まるからだ。昏睡状態は、たいてい脳に損傷を受けたあと数分から数時間以内に起こる。原因はさまざまで、頭部外傷（典型例としては自動車事故）、卒中（脳の血管の破裂または閉塞）、酸素欠乏症（心停止、一酸化炭素中毒、水難事故などによって脳への酸素の供給が失われること）、中毒（過度の飲酒によっても起こり得る）などが考えられる。臨床的には、昏睡状態は目覚める能力の長引く喪失として定義される。患者は、目を閉じ無反応のまま横たわり、いくら刺激を与えても目覚めず、自己や環境に対する気づきをいっさい示さない。なお、昏睡状態という用語を臨床の現場で適用するには、その状態が一時間以上続かなければならない（よって、一時的な失神、脳震盪、意識もうろう状態とは区別される）。

しかし昏睡状態の患者は、脳死状態にあるのではない。脳死は、それとはまったく異なる状態を指し、脳幹反射の完全な欠如に加え、平坦脳波、呼吸能力の喪失によって特徴づけられる。脳死患者をポジトロン断層法（PET）や、超音波ドプラー法などによって測定すると、皮質の代謝や、脳への血液の灌流《かんりゅう》が途絶えていることがわかる。脳死の確定的な診断は、低体温症や、薬物や毒物の効果が排除されれば、六時間から一日で下せる。皮質や視床のニューロンはすぐに変質して消失し、その人を定義する全生涯の記憶は永久に失われる。したがって脳死は不可逆である。いかなる技術をもってしても、分解した細胞や分子を再生させることはできない。バチカンを含め[*6]、ほとんどの国では、脳死によって死を同定している。

では、昏睡状態が脳死と劇的に異なるのはいかなる点においてか？ 神経科医は、昏睡状態と脳死をいかに区別できるのか？ 第一に言えるのは、昏睡状態においては、身体に何らかの同調した反応が継続して見られることだ。高次の反射反応の多くも失われてはいない。たとえば昏睡状態にある患者のほとんどは、のどを刺激されるとむせる。また強い光をあてられると瞳孔は収縮する。これらの反応は、脳の深く脳幹に存在する無意識の神経回路の一部が依然として機能していることを示す。

昏睡状態にある患者の脳波は平坦どころではなく、緩慢なペースで変動し続ける。睡眠時や麻酔下で見られるものと同種の低周波の脳波が見られるのだ。皮質や視床の細胞の多くは、依然として生きており活動状態にあるが、ネットワーク

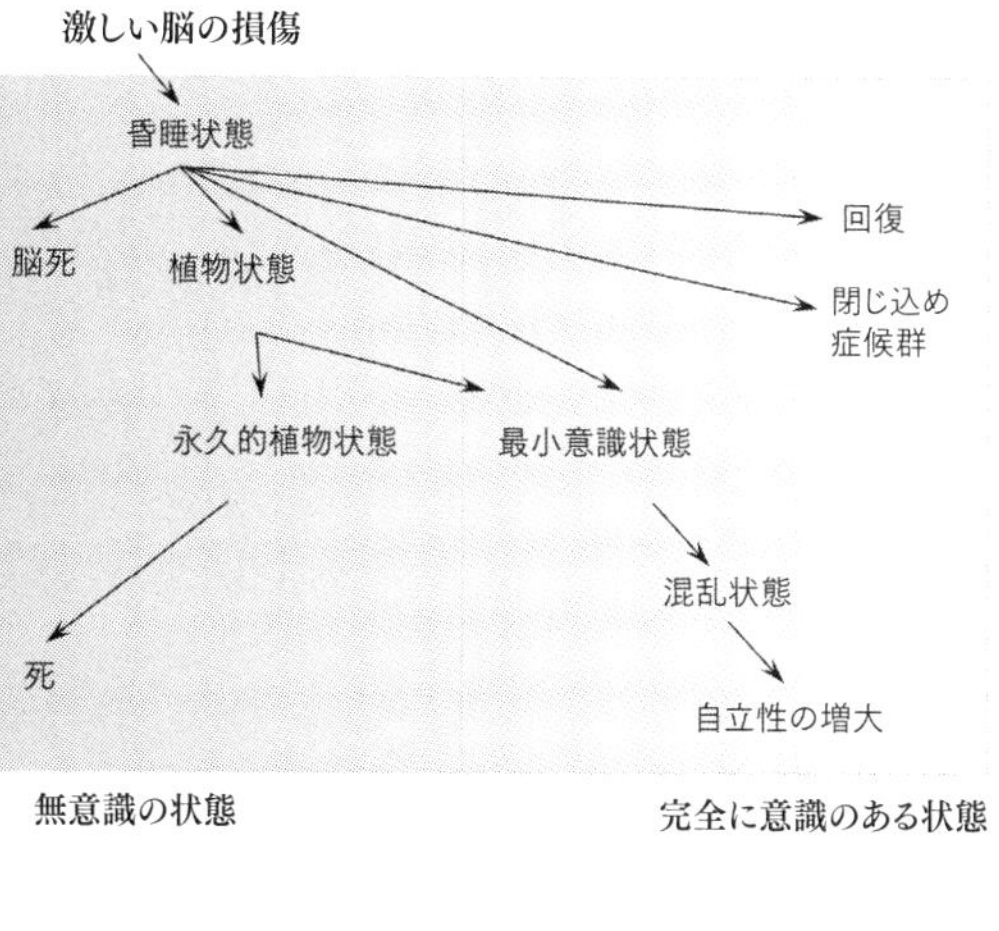

【図29】脳の損傷は、意識やコミュニケーションに関するさまざまな障害を引き起こす。この図では、患者の状態の主要なカテゴリーが、おおよそ意識の残余の程度と日中におけるその安定度に従って左から右へと分類されている。矢印は、時間の経過につれ患者の状態がどのように変化するかを示す。意識に関して臨床的兆候をまったく示さない植物状態の患者と、ある程度の自発的な活動を実行する可能性がまだ残されている最小意識状態の患者のあいだには、最小限の相違が見られる。

は不適切な状態に置かれている。まれなケースでは、高周波のシータ波やアルファ波のリズムも認められるが（アルファコーマ）、あたかも脳の大部分が、健全な視床－皮質ネットワークを特徴づける脱同期化したリズムではなく、過剰に同期化した脳波で満たされているかのような、異常な規則性がともなわれる。[*7]私の同僚、神経学者のアンドレアス・クラインシュミットは、アルファ波のリズムをワイパーにたとえる。健常者の脳においてもアルファ波は、音に集中する際に視覚領域を閉鎖するなど、特定の領域を締め出すために用いられている。[*8]昏睡中は、プロポフォール（マイケル・ジャクソンの死因となった鎮静剤）による麻酔下と同様[*9]、巨大なアルファ波のリズムが皮質に侵入し、意識が生じる可能性が排除されるらしい。しかし、細胞は依然として活動状態にあるので、通常のリズムがいつの日か戻ってくる可能性はある。

　このように、昏睡状態にある患者の脳は、明らかに活動している。彼らの皮質は、変動する脳波を生むが、「深い眠り」から脱して意識を喚起する能力を欠く。幸いにも、昏睡状態は通常、長くは続かない。感染などの合併症を避けられれば、大多数の患者は、数日、あるいは数週間のうちに徐々に回復する。その際に認められる最初の徴候は、たいがい睡眠・覚醒サイクルの回復である。その後、昏睡状態の患者のほとんどは、意識、コミュニケーション能力、意図的な行動を起こす能力を取り戻す。

　しかし不運なケースでは、気づきを欠く目覚めというとても奇妙な状態で回復が止まる場合がある。[*10]患者は毎日目覚めるのだが、ダンテの描く辺獄《リンボ》〔カトリック教会で、死後にさまよう地獄の手前のどっちつかずの領域〕を「生きても死んでもいない」状態でさまよっているかのごとく、目覚めてはいてもまったく反応を示さず、周囲の様子にまったく気づいていないらしい。意識の兆しなしに睡眠・覚醒サイクルが維持される状態は植物状態の最大の特徴であり、「無反応覚醒」として知られる。ちなみに、この状況は何年も続き得る。

患者は自発的に呼吸を続け、人為的に栄養補給を続ければ死にはしない。アメリカ人の読者なら、テリ・シャイボの事例を覚えているだろう。彼女は一五年間植物状態で生き続け、家族、フロリダ州、さらには当時の大統領ジョージ・W・ブッシュさえもが、それをめぐって法廷闘争を繰り広げた。そして二〇〇五年に栄養注入チューブのとり外しが命じられ、彼女は死んだ。

「植物の（vegetative）」とは正確にはどういう意味か？　この言い方は、無力な「植物（vegetable）」を連想させ不適当だが、悲しいことに、患者がぞんざいに扱われる病棟では、このニックネームが定着している。この形容詞は、オックスフォード英語辞典によれば「知的活動や社会的交流を欠いた、単なる身体的生活を送ること」を意味する動詞「vegetate」から、神経学者のジュネットとプラムによって造語された。[*11] 心拍数、血管緊張、体温の調節などの自律神経系に依存する機能は、一般に損なわれてはいない。患者はまったく動かないわけではなく、ときおり身体や目によって緩慢ながらはっきりとした動作を見せる。明確な理由もなく、突然微笑したり、泣いたり、顔をしかめたりする。その種の動作は、患者の家族に大きな混乱をもたらすこともある（テリ・シャイボのケースでは、それによって両親は、まだ彼女を助けられると考えた）。しかし神経学者は、その種の身体反応が反射によって生じ得ることを知っている。脊髄や脳幹は、特定の目的のない不随意の動作をときに生む。重要なことに、患者は決して他者の声に反応せず、無意味なうなり声は発しても言葉は決して口にしない。

医師は、患者が最初に損傷を受けてから一か月が経過すると「持続的植物状態」の診断を、また、損傷が酸素欠乏症によるものか、それとも頭部外傷によるものかに従って、三か月から一二か月後には「永久的植物状態」の診断を下す。しかしこれらの用語が適切か否かについて、さまざまな議論がある。というのも、それらは回復不可能性を含意し、無意識の状態が永続することを示唆するからだ。もしかすると、時期尚早に生命維持装置を外す決定がなされるかもしれない。臨床家や研究者によっては、より中立的な「無反応覚醒」という表現を好む者もいる。この叙述的な言い回しは、現在と未来における患者の状態の本性に関する判断を未決にしておく。実を言えば、これから見るように、植物状態とは、現在のところそれほど正確には理解されていないさまざまな状態を総称する言い回しであり、それには意識はあってもコミュニケーションの能力を欠くなどのまれなケースも含まれる。

重度の脳損傷を負った患者には、わずか数時間でも、意識の状態が大幅に変動する場合があり、ときにある程度自発的にコントロールされた行動を示す。この状態に置かれた患者は、それゆえ「最小意識状態」にあるとして分類される。この用語は、ある神経学者の作業グループが二〇〇五年に導入したもので、理解力と意志力が残されていることを示す、一貫性がなく限定された反応をまれに見せる患者に言及する。[*12] 最小意識状態の患者は、場合によってはまばたきによって他人の言葉に反応したり、鏡を目で追ったりする。このように、通常は何らかの形態で患者とコミュニケーションをとることができ、しかも多くの患者は、声に出して、もしくはうなずくことで「イエス」「ノー」を答えられる。また最小意識状態の患者は、突然微笑したり泣いたりする植物状態の患者とは異なり、状況に合った情動を表現することがある。

確実な診断を下すには、たった一つのヒントでは不十分であり、意識の兆候は、ある程度の一貫性を持って観察される必要がある。とはいえ逆説的にも、最小意識状態の患者は一般に、自分の思考を一貫して表現できない状態に置かれている。彼らの振る舞いは、至って変わりやすい。一貫した意識の徴候がまったく見られない日もあれば、朝には見られ晩には見られない日もある。また、患者が笑った、泣いたなどの判断は、高度に主観的なものにならざるを得ない。神経心理学者のジョセフ・ジアキーノは、診断の信頼度を向上させるために、コーマ・リカバリー・スケール（CRS）と呼ばれる、厳密にコントロールされた方法で適用する一連の客観的な臨床尺度を開発した[*13]。これは、物体を認識し操作する、あるいは自発的に、もしくは声による指示に従って何かを凝視する、さらには突然の音に反応するなどの単純な機能を評価する尺度である。その適用にあたり医療チームは、一貫した方法で患者に質問できるよう、そして非常に緩慢な、あるいはかろうじて認められる反応すらも見逃さないよう訓練を受ける。テストは一般に、同じ日の異なる時間帯に何度か繰り返される。

この尺度を用いることで、医療チームは植物状態と最小意識状態をはるかに正確に区別できる[*14]。もちろんこの情報は、生命維持装置を外す決定に関してのみならず、回復の可能性の予測にも重要だ。統計的に言えば、最小意識状態と診断された患者は、何年も植物状態にある患者に比べ、安定した意識をとり戻す見込みが高い（とはいえ特定の個人を対象としての予測は、非常に困難ではあるが）。回復は、非常にゆるやかな経過をたどるのが普通で、何週間もが経過するうちに、患者の反応が徐々に安定し、一貫したものになっていく。とはいえまれなケースでは、患者は数日のあいだに突如として目覚めることもある。他者とのコミュニケーション能力を回復すれば、その患者は、もはや最小意識状態にあるとは見なされない。

最小意識状態にあるとき、人は何を経験するのか？　そのような患者は、過去の記憶、未来の希望、そして現在に対する豊かな意識（苦悩や絶望に満ちているかもしれないが、おそらくはもっとも重要なものであろう）をともなう、正常な内的世界を経験しているのだろうか？　それとも曖昧模糊とした内的世界に住み、他者が確認できる反応を示すだけのエネルギーを喚起する能力を失っているのか？　その答えはよくわかってはいないが、反応に巨大な変動がある点を考えると、後者が正しいように思われる。最小意識状態は、たとえて言えば、殴られて昏倒したり、麻酔をかけられたり、あるいは泥酔したときに誰もが経験するような、鈍く混乱した心の状態に近いのではないだろうか。

おそらくこの点において、最小意識状態は、ジャン＝ドミニック・ボービーが経験した「閉じ込め症候群」とは大きく異なるのだろう。閉じ込め症候群は通常、はっきりと限定された領域、一般には脳幹の隆起部の損傷に起因する。そのような損傷は、極度の正確さで皮質脊髄路を切断する。とはいえ皮質や視床には損傷が及ばないため、意識はそのまま残ることが多い。患者は、昏睡状態から目覚めると、自分が麻痺した身体に閉じ込められ、声も出せなければ、体も動かせないことに気づく。目は静止しているが、別の神経経路を介して生じる垂直方向のわずかな動きとまばたきだけは一般に可能で、それによって外界とコミュニケーションをとることができる。

フランスの自然主義小説家エミール・ゾラは『テレーズ・ラカン』（一八六七）で、閉じ込め症候群に陥り四肢が麻痺したラカン老夫人の内的世界を生き生きと描く。ゾラは、目が、哀れな老婦人のたった一つの心の窓であることを詳しく説明する。

そのまんなかに生きた目をふたつ、ぽつんと置いたようなものにすぎない。この目だけが動いて、眼窩《がんか》のなかをぐるぐる回っている。ほっぺたや口は、まるで石にでもなったみたいに動かないのだから、なんとも不気味である。（……）老婆の目には、日増しに優しさが、透徹した明るさがそなわってきた。なにかを頼んだり、礼をいったりするとき、両方の目を、まるで手のように、口のように使いこなすまでになった。このようにして、奇妙とはいえ、魅力的な方法で、自分に欠けている器官を補ったのだ。顔の肉はだらりと垂れさがり、ひきつってもいたけれど、その真ん中では、ふたつの瞳が、いわば天上的な美しさできらきら輝いていた。〔宮下志朗訳『ゾラ・セレクション1』藤原書店〕

ときに閉じ込め症候群患者は、コミュニケーション能力の極度の低下にもかかわらず、明晰な心を維持し、自らの欠陥のみならず、自己の心的能力や、自分が受けているケアについてもはっきりと気づいている。そのような状況がつきとめられ、苦痛が緩和されれば、彼らは十分に満ち足りた生活を送り得る。皮質や視床が損傷を受けていなければ、自律的な心の状態を維持するに十分であることは、閉じ込め症候群患者が、日常生活のあらゆる側面を経験し続けることからもわかる。ラカン老夫人は、自分の息子を殺した姪とその恋人が目前で自殺するところを、何事も見逃さない両の目でしかと見届けながら甘い復讐の喜悦にひたる。デュマの『モンテ＝クリスト伯』では、麻痺したノワルチエ氏は孫娘に、何年か前に自分が殺した男の息子と彼女が結婚しようとしていることを何とか伝える。

現実の閉じ込め症候群患者の生活は、それほど劇的ではないはずだが、尋常でないことに変わりはない。コンピューターを利用した視線追跡装置の助けを借りて、Eメールに返事をし、非営利団体を運営する者もいる。あるいはフランスの会社役員フィリップ・ヴィガンのように、二冊の本を書き、一児の父になる者もいる。昏睡状態、植物状態、最小意識状態の患者とは異なり、彼らは意識の障害を受けていない。高揚した気分を維持している者さえいる。彼らの心的生活の質を測定した最近の調査によれば、過半数は、恐ろしく不快な最初の数か月がひとたびすぎると、健常者の平均レベルに匹敵する幸福度を報告する。*15

皮質ゆえにわれあり

コミュニケーション能力を失った患者を、昏睡、植物、最小意識、閉じ込めの各状態に分類する方法が確立したかに思われた二〇〇六年、著名な科学雑誌『サイエンス』に、臨床的なコンセンサスを打ち砕く衝撃的な論文が掲載された。イギリスの神経科学者エイドリアン・オーウェンの手になるこの論文は、植物状態のあらゆる臨床的徴候を呈しながら、意識がかなり残存することを示す脳の活動が見られる患者の例を報告している。[16] この報告は恐ろしいことに、通常の閉じ込め症候群患者よりもさらに悪い状況に置かれた患者、すなわち意識がありながら、まばたきすらできず、その事実を伝えるいかなる手段も持たない患者がいることを示唆する。とはいえ、既存の臨床的見解を破壊したものの、同時にこの報告は希望の灯にもなる。脳画像法は今や、意識の存在を検知し、これから見るように、患者と外界の結びつきを再確立するのに十分なほど、きわめて高精度なものになっているからだ。

オーウェンらが研究の対象にした患者は、交通事故に遭遇し、前頭葉の両側を損傷した二三歳の女性だった。五か月が経過しても、彼女は、睡眠・覚醒サイクルは維持しながらまったく無反応のままだった。この状況は植物状態の定義そのものだ。熟練したメンバーから構成される臨床チームの誰もが、気づき、コミュニケーション能力、自発的コントロールの徴候をまったく見出せなかった。

しかし脳の活動を視覚化すると、驚くべき発見が得られた。植物状態の患者に対して皮質の状態を監視するよう要請する研究指針《プロトコル》の一つに従って、彼女は、一連のｆＭＲＩ検査を受けていた。そして彼女に文章を聞かせたとき、驚いたことに、皮質の言語ネットワークが全面的に活性化するのが観察された。聴覚と音声理解を司る神経回路を含む上側頭回と中側頭回が、強く発火したのである。また、あいまいな単語を加えて文をわかりにくくすると、左下前頭皮質（ブローカ野）に強い活性化が見られた。

　これらのような皮質の活動の増加は、彼女の音声認識が言葉の分析や文の統合の段階に達していることを示唆する。しかし彼女は、ほんとうに言われたことを理解したのだろうか？　言語ネットワークの活性化は、それ自体では気づきの存在を証明する決定的な証拠にはならない。既存の研究によれば、言語ネットワークの大部分は、睡眠中や麻酔下でも保たれる。[*17] この患者が言われたことを理解しているか否かを確かめるため、オーウェンはさらに、「テニスをしているところを思い浮かべてください」「自宅の室内を巡回しているところを思い浮かべてください」「リラックスして何もしないでください」など、特定の行動を開始または中止させる複雑な指示を含む文を正確なタイミングで聞かせ、新たな脳スキャンテストを続けた。こうして、「テニス」「巡回《ナビゲーション》」などの言葉によって生き生きとした想像的活動が喚起される三〇秒ほどの期間と、「リラックス」という言葉をきっかけとする三〇秒程度の休息期間が交互するようにしてテストしたのだ。

　ものを言わず身動きもしない患者がこれらの指示を理解しているのか否か、ましてやそれらに従っているのか否かは、スキャナーがなければオーウェンらには知りようがなかった。しかし答えはｆＭＲＩによって簡単に得られた。彼女の脳の活動は、実験者の言葉による指示を密接に追っていたのだ。テニスをしているところを想像するよう彼女に指示すると、その要求に正確に従って、補足運動野が三〇秒ごとにオンになったりオフになったりした。また、部屋を巡回しているところを想像するよう指示すると、海馬傍回、後部頭頂葉、前運動皮質など、空間表象を司る脳領域を含む脳のネットワークが活性化した。驚くべきことに、これらは健常者が同じ想像課題を遂行したときに活性化する脳領域とまったく同じだった。

では、彼女には意識があるのだろうか？　それに疑問を呈する科学者もいる[18]。彼らは次のように問う。「おそらくこれらの領域は、本人が指示を意識して理解しなくても、まったく無意識のうちに活性化し得るのではないだろうか」「〈テニス〉という名詞を聞くだけで、運動野が活性化するのに十分ではないのか。というのも、行為は言葉の意味の一部として統合化されているからだ。また、それと同様、〈巡回〉という言葉を聞くだけで、空間の感覚が喚起されるのではないだろうか」。つまり、脳の活動は、意識がなくても自動的に生じるかもしれないということだ。哲学的に問い直すと、脳画像は、心の存在もしくは非存在を証明できるのだろうか？　アメリカの神経学者アラン・ロッパーは、この問題について否定的なコメントをし、「医師と社会には、〈私の脳は活動している。ゆえにわれあり〉と考える準備はまだ整っていない。それはデカルトに馬を引かせることになろう」〔put Descartes before the horse の訳。本来の put the cart before the horse は「本末転倒」の意〕というウイットに富んだ悲観的結論を表明している[19]。

ウイットはともかく、この結論は正しくない。いまや私たちは、脳画像時代の夜明けを迎えており、真に客観的な脳画像をもとに、残されている意識の存在を確認するなどといった複雑な問題も解決しつつある。オーウェンがみごとな対照実験を行なったとき、論理的に堅固な批判も粉砕された。それは次のような実験だ。彼は健常者をスキャナーに寝かせ、二つの単語「テニス」「巡回」を聞かせた。この対照実験では、これらの単語を聞いたときに何をすべきかを被験者に指示していない[20]。さほど驚くべきことではないが、これら二語によって喚起された脳の活動は、互いに相違が見られなかった。つまり、何も指示されていないこれら被験者の脳の活動パターンは、患者や健常者に想像課題を与えたケースで活性化されたネットワークの活動パターンとは異なっていた。この発見は明らかに、科学者による先の疑問を否定する。というのも、この対照実験とは違ってオーウェンの二三歳の女性患者は、課題に合ったあり方で前運動野、頭頂葉、海馬領域を活性化させ、単に特定の単語に無意識に反応する以上のことをしたのだから。彼女は、課題について考えているように思われる。

オーウェンらが指摘するように、患者が言葉をきっかけとして、要求された心的課題を実行していない限り、ただ一つの単語を聞いただけで、まるまる三〇秒にわたり脳の活動が引き起こされるとは考えにくい。グローバル・ニューロナル・ネットワークモデルからすれば、単語が無意識の活動しか喚起しないのなら、その活動は、せいぜい数秒続いたあとで急速に消失し、もとの基準レベル《ベースライン》に戻ることが予想される。それに対し、前頭前野と頭頂葉の特定の領域に三〇秒間持続する活動が観察されれば、その事実は、ワーキングメモリにおける意識的思考の存在をほぼ確実に裏づける。課題を恣意的に選んだとしてオーウェンらを批判することも可能かもしれないが、彼らの選択は賢明で実際的なものだ。患者にも想像課題の実行はたやすいが、それによって喚起される脳の活動が意識の働きなしに生じ得るとは考えにくい。

閉じ込められた蝶を解き放つ

植物状態の患者には意識のある者もいることにまだ疑問を感じるのなら、その疑いは、著名な医学雑誌『ニューイングランド・ジャーナル・オブ・メディシン』に掲載されたある論文を読めば完全に消え去るだろう。[*21] この論文は、脳画像法によって、植物状態の患者とのコミュニケーション経路を確立できることを証明している。論文で取り上げられている実験は驚くほど単純なものだ。著者らはまず、オーウェンの想像課題を再検証する。意識の障害を持つ五四人の患者のうち五人は、テニスをしているところや、部屋を巡回しているところを想像するよう指示すると、特有の脳の活動が出現した。四人は植物状態にあり、そのうちの一人に二度目のMRIセッションを実施した。そしてスキャンに先立って、「あなたには兄弟がいますか？」などの個人的な質問をした。その際、著者のマーティン・モンティらは次のように指示し、純粋に心的な手段で答えさせた。「答えが〈イエス〉ならテニスをしているところを、〈ノー〉なら自宅の室内を巡回しているところを思い浮かべてください。そして〈答えは〉という言葉が聞こえたら想像を開始し、〈リラックス〉という言葉が聞こえたら中断してください」

この巧妙な戦略は、みごとに功を奏した（図30参照）。六つの質問のうちの五つに関して、すでに特定されていた二つの脳のネットワークのうちのどちらかが、はっきりとした活動を示した（残りの一つの質問には、どちらのネットワークも活性化せず、反応は記録されなかった）。実験者自身は正しい答えを知らなかったが、脳の活動と患者の家族が提供する情報を比べると、五つの質問とも合致していた。

この驚くべき発見の意味をよく考えてみよう。患者の脳内には、一連の心的プロセスが無傷のまま残っているはずだ。第一に、彼は質問を理解して正しい答えを引き出し、スキャンに先立つ数分間ワーキングメモリに保持している。これは、言語理解力、長期記憶、ワーキングメモリが正常に機能していることを意味する。第二に、彼は、「イエス」をテニスに、また「ノー」を部屋の巡回に恣意的に関連づけた実験者の指示に意図的に従っている。このように患者の脳は、一連の任意のモジュールを経由して柔軟に情報を伝達している。この発見はそれだけでも、彼のグローバル・ニューロナル・ワークスペースが無傷であ

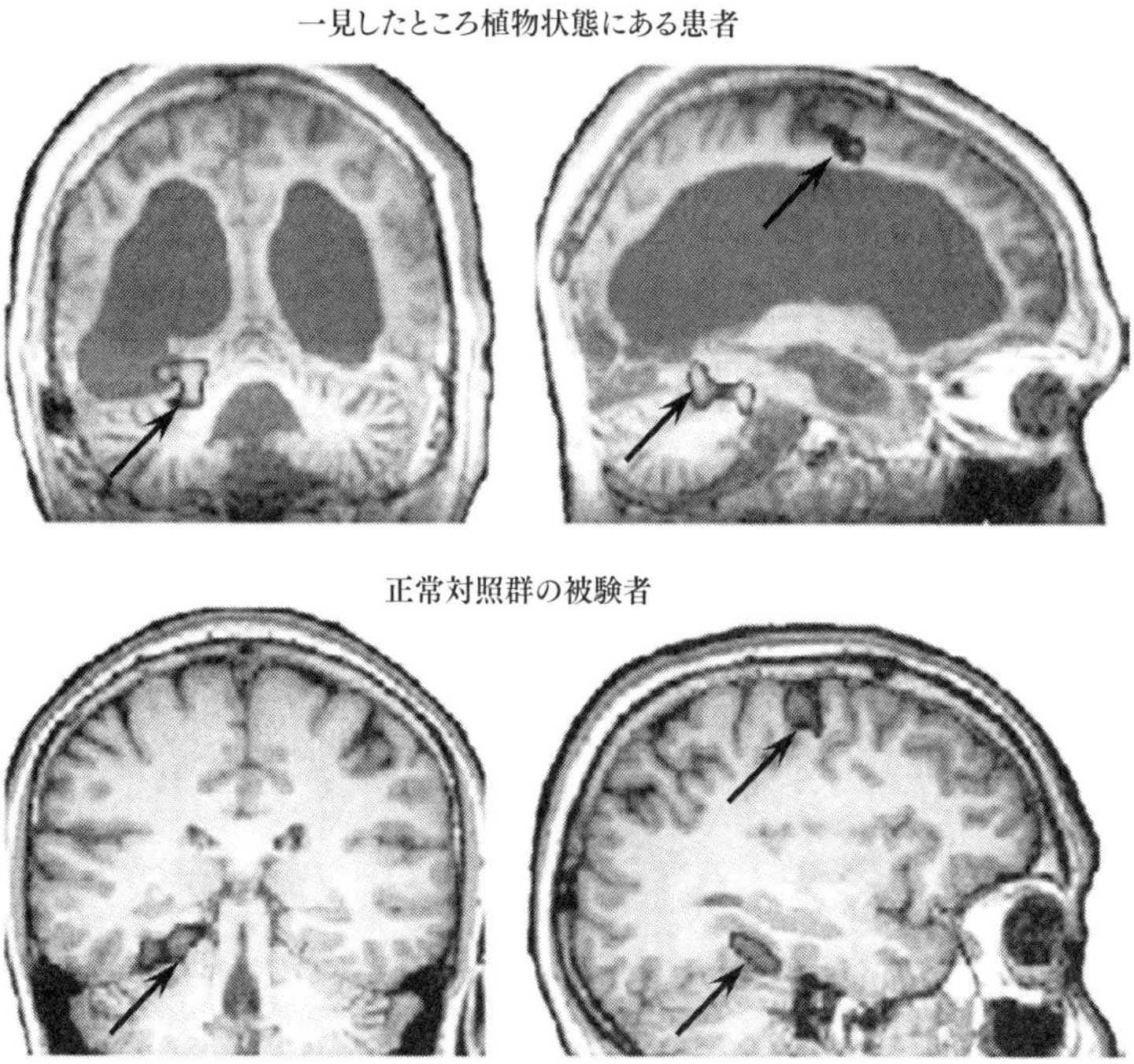

【図30】一見すると植物状態にある患者には、複雑な心的課題を与えるとほぼ正常な脳の活動を示し、意識があると考えられる者もいる。上段の患者は動きも話せもしないが、言葉による質問に対し脳を活性化させることで反応した。その際彼は、「ノー」と答えるには自宅の室内を巡回しているところを、「イエス」と答えるにはテニスをしているところを思い浮かべるよう指示された。彼の父親の名前がトマスであるかどうかを尋ねられると、空間移動に関与する脳領域が、正常の被験者とまったく同様に活性化した（これは正しい答え「ノー」を表す）。この患者は、コミュニケーション能力や意識を持つことを示す兆候をまったく見せなかったので、植物状態にあると考えられていた。彼が負った大きな損傷は、図でもはっきりと見てとれる。

ることを示す。第三に、彼は適切なタイミングで指示に従い、続く五回のスキャンを通じて柔軟に反応を変えた。この実行注意と課題切り替えの能力は、中央実行系〔情報処理を行う認知システム〕が保持されていることを示す。証拠はわずかで、厳格な統計家なら、五問ではなく少なくとも二〇問には答えて欲しかったと言うかもしれないが、この患者には意識と意志が依然として残されているという結論は避けられない。

この結論は既存の臨床カテゴリーを打ち砕き、外見上のみ植物状態にある患者がいるという厳しい現実を私たちにつきつける。意識という蝶が羽ばたいているにもかかわらず、その事実が、徹底的な検査によっても見逃されているケースがあり得るのだ。

オーウェンの研究が発表されると、このニュースはメディアを通してただちに広がった。しかし残念ながら、さまざまな誤解が生じた。ジャーナリストのなかには、「昏睡状態の患者には意識がある」などという愚かな結論を引き出した者もいる。研究では、そんなことは言っていない。そもそも研究の対象者は、植物状態と最小意識状態の患者であり、昏睡状態の患者は一人も含まれていない。しかも、テストに反応したのはその一部の一〇〜二〇パーセントで、「スーパー閉じ込め症候群」の患者は比較的まれにしか存在しない。

実を言えば、そのような患者がどのくらいいるのかはよくわかっていない。というのも脳画像法を用いたテストは非対称的だからだ。つまり、肯定的な結果が得られた場合には、意識はあるとほぼ確実に言えるが、聴覚消失、言語障害、覚醒度の低さ、注意力を維持する能力の欠如などのさまざまな理由によって、意識があるのにテストに通らないケースは多々考えられる。特筆すべきことに、反応を示した患者はすべて、脳に外傷を受けていた。それに対し、重度の卒中や酸素の欠乏のために意識を失った患者が、課題遂行能力を示すことはなかった。おそらく彼らの脳は、テリ・シャイボのように、皮質のニューロンに広範かつ根本的に回復不可能な損傷を受けたからだと考えられる。植物状態の患者に無傷の意識を発見する「奇跡」は、わずかなケースでのみ起こるのであり、それを利用して、すべての昏睡状態の患者に無制限の医療サポートを提供するよう求めるプロライフ議論を展開することには、かなりの無理がある。

さらに驚くべきことに、三一人の最小意識状態の患者のうち三〇人は、テストに通らなかった。ところが臨床テストでは、これらの患者の全員が、ときおり意志や気づきの存在を示す徴候を見せていた。皮肉にも脳画像法によるテストでは、一人を除く全員が、それを示せなかったのである。なぜか？　もしかすると、覚醒度が低いときにテストしたのかもしれない。あるいは、奇妙でうるさいMRI装置に寝かされて集中できなかったということも考えられる。はたまた、認知機能の極端な低下のために、複雑な課題を遂行できなかったのかもしれない。いずれにせよ、少なくとも次の二つのことは言える。一つは、「〈最小意識状態〉の診断が下されても、それはその患者に完全に正常な意識があることを意味するわけではない」という点で、もう一つは「オーウェンの想像課題は、意識を過小に見積もる可能性をともなう」という点である。

これらの問題のゆえに、一発で意識の存在を確実に実証するテストは今後も考案されないだろう。倫理的な方針は、そのようなテストをいくつも考案し、そのなかに患者の心の蝶とコミュニケーションを確立できるものがないかどうかを確認することだ。理想を言えば、テストはテニスをしているところを想像するなどといった方法より単純なものであるべきで、さらに言えば、意識が時間の経過につれ変動する閉じ込め症候群患者を取りこぼさないよう、何日も繰り返されるべきであろう。残念なことに、fMRIはこの目的にはあまり向いていない。というのも、非常に複雑で高価な装置であるため、通常患者は一度か二度スキャンを受けるにとどまるからだ。エイドリアン・オーウェン自身が指摘するように、「患者とコミュニケーション経路を開設しながら、患者と家族のために日常的に支援を継続できないのは非常に残念だ[*22]」。自発的な反応のはっきりとした徴候を見せたオーウェンの二人目の患者でさえ、閉じ込め状態という牢獄に戻る前に一度テストできただけだった。

　このいらだたしい状況の打破が急務だと悟ったいくつかの研究チームは、はるかに単純な脳波検査(EEG)の技術を用いた脳/コンピューター・インターフェースの開発を急いでいる。EEGは、頭部表面から入力される電気信号の増幅を必要とするだけの安価な技術で、臨床現場で日常的に利用できる[*23]。

　しかし残念なことに、テニスをしているところや室内を巡回しているところを患者が思い浮かべるのを、EEGで追跡することはきわめて困難だ。ある研究では、「ビープ音が聞こえたときには、右手を固く握って再びリラックスさせるところを想像してください。その際、この動作を実際に実行したら感じられるはずの筋肉の感覚に注意を集中してください」という、より単純な指示を出している[*24]。同じ研究の別のトライアルでは、足の指を小刻みに動かすところを想像するよう患者に求めた。かくして患者がこれらの指示を心のなかで実行するあいだ、実験者は、運動皮質の脳波活動にトライアル独自のパターンを探すのだ。その際、各患者に対しコンピューターを用いた機械学習アルゴリズムを適用し、「手を握るトライアル」対「足の指を動かすトライアル」へとシグナルのパターンを分類した。その結果、一六人の植物状態の患者のうち三人に関して、この分類が成功した。ただし、この技術は信頼度が低いので、偶然の可能性を完全に排除することはできない(意識のある健常者ですら、一二例のうち九例しか成功していない)[*25]。ニューヨークのニコラス・シフが率いる研究チームは、五人の健常者と三人の患者に、泳いでいるところか、自宅にいるところを想像させている。[26] この実験も、信頼できる結果が得られたかのようには見えるが、サンプルが小さすぎて決定的とは言えない。

現時点ではまだ不足があるとはいえ、この種のEEGに基づくコミュニケーションは、今後の研究にとってもっとも実践的な手段だと言える。[27] 脳にコンピューターをつなぐという挑戦に強い関心を抱くエンジニアも多くおり、ますます高度なシステムが開発されつつある。現在のところ、それらのほとんどは、多くの患者には不得手な、視覚的な注視や注意に基づくものだが、聴覚的な注意や運動イメージを解読する技術にも進展が見られる。ゲーム産業は、軽量な無線記録装置を開発してこの分野に参入してきた。外科手術によって、麻痺した患者の皮質に直接電極を埋め込むことも可能になってきた。そのような装置を用いれば、四肢麻痺患者は、ロボットアームを心で操れる。[28] 将来、言語領域にその種の装置を埋め込んで、音声合成によって患者の言いたいことを実際の音声に変えられるようになる日が来るかもしれない。[29]

いまや広大な研究領域が開けてきた。それらの研究は、閉じ込め症候群患者とコミュニケーションを図るためのさらに高性能な装置ばかりでなく、残存する意識を検知する装置の開発も可能にするだろう。リエージュ大学（ベルギー）のスティーブン・ローリーズが率いるコーマ・サイエンス・グループなどの先進臨床研究センターでは、脳／コンピューター・インターフェースはすでにテストに組み込まれており、植物状態の患者が運び込まれるたびに用いられている。おそらく二〇年後には、自分の意思で車いすを操る四肢麻痺患者や閉じ込め症候群患者の姿が、日常的に見られるようになるだろう。

意識による新奇性の検出

エイドリアン・オーウェンの草分け的研究には驚嘆の念を禁じ得ないが、それでも私のなかの理論家は不満を感じている。彼の考案したテストに通るには、疑いもなく意識が必要だが、その試みは、いかなる意識の理論にも簡単には結びつけられない。このテストは言語、記憶、想像力を動員するために、意識がある患者でもそれに通らないケースはいくらでも考えられる。もっと単純な意識のリトマス試験紙を考案できないものか？　脳画像法の進歩のおかげで、いまや私たちは意識のしるしをいくつも特定できた。患者に意識があるか否かを診断するために、それらをモニターできないものだろうか？　理論に基づくその種の最低限のテストは、幼児、早産児、さらにはラットやサルに何らかの形態の意識が備わっているか否かの判定という、非常に困難な問題を解明する際にも役立つはずだ。

二〇〇八年、パリの南部オルセーで同僚のトリスタン・ベキンシュタイン、リオネル・ナカーシュ、マリアノ・シグマンとランチを食べていたとき、「もっとも単純な意識の検知器を考案するにはどうすればよいか？」が話題になった。われわれはただちに、「もっとも簡素で安価な脳画像技術、EEGを基盤とすべき」ということで意見の一致を見た。そしてそれは聴覚刺激に基づくべきだとも。というのも、聴覚は大部分の患者において維持されているのに対し、視覚は損なわれているケースが多いからだ。ただし聴覚刺激の活用という点に関して言えば、われわれが発見した意識のしるしは、おもに視覚実験に基づくという問題があった。それでもわれわれは、コンシャスアクセスという包括的な原理が、聴覚にも適用可能であると確信していた。

われわれは、実験で何度も記録されてきたもっとも明確なしるし、つまり皮質の諸領域によって構成される、脳のウェブの同期した点火を示す大規模なP3波に焦点を絞ることにした。聴覚的にP3波を引き起こすのはとても簡単だ。クラシック音楽の静粛なコンサートの最中に、突然誰かの携帯電話が鳴り出したところを想像してみればよい。この予期せぬ携帯の音に注意を向け、突発事に気づくと、あなたの脳には大規模なP3波が生じるはずである。[*30]

われわれが考案した方法は、「ビー　ビー　ビー　ビー……」など、規則正しく同じ音を繰り返し、そのうち突然「ブー」などの異なる音を鳴らすというものだ。被験者が目覚めて集中していれば、この逸脱音は、P3波のような意識の存在を示す事象を系統的に引き起こす。この脳の反応が単に音の強さや、他の低次の要因によって引き起こされたのではないことを確認するために、別の一連のトライアルでは、パターンを逆転させ、「ブー　ブー　ブー　ブー……」を標準音に、また「ビー」を逸脱音にしてテストした。われわれはこのトリックを用いて、与えられた文脈内で特定の音が生じたときの意外性だけのためにP3波が生じることを実証できた。

しかしこのシナリオでは、逸脱音によって、P3波のみならず、無意識の処理を表す一連の初期段階の脳の反応も引き起こされるという複雑な結果が得られている。逸脱音が発せられてから一〇〇ミリ秒しか経過しないうちに、聴覚皮質は、大きな反応を示したのだ。これは「ミスマッチ反応」、あるいは陰性電位として頭頂部で生じるために「ミスマッチ陰性電位（MMN）」と呼ばれる。[*31] 問題は、このMMNが意識のしるしではなく、本人が注意を集中していようが、ぼんやりしていようが、あるいは本を読んでいても、映画を観ていても、さらには眠っているときでも、昏睡状態にあってさえ、音の新奇性に対して喚起される自動反応である点だ。人間の神経系には、うまい具合に、無意識のうちに機能する新奇性検出器が備わっているらしい。この装置は、逸脱音をすばやく検出するために、入力された刺激と、過去の一連の音に基づく予測を比較する。脳内ではこの種の予測が至るところで実行されており、おそらくはいかなる皮質の区画にも、予測や比較を行なう単純なニューロンネットワークが存在するのであろう。[*32] またこれらの作用は自動的で、その結果だけが気づきや注意の対象になる。

　これは、新奇性という尺度が意識のしるしとして通用しないことを意味する。昏睡状態の患者の脳でさえ、新奇な音を検知できるのだから。MMN反応は、聴覚皮質が新奇性を検知する能力を失っていないことを示すだけで、患者に意識があることを証明するわけではない。[*33] つまりこの反応は、高度ではあれ気づきの外で機能する、初期段階の感覚作用に属する。われわれの課題は、それに続いて起こる脳の事象を分析することだった。患者の脳は、意識の存在の指標となる、ニューロン活動のなだれを遅れたタイミングで生むのだろうか？

　新奇性に対して、意識による遅れての反応を喚起するテストを実施するために、われわれは、局所的新奇性と大局的新奇性を対置させる新たなトリックを考案した。たとえば「ビー　ビー　ビー　ビー　ブー」など、最終音のみが異なる音の連続を聞いたとしよう。最後の逸脱音に反応して、脳は最初のうちはMMNを、そして遅れてP3波を形成する。この五音の連続を数回繰り返す。すると脳は、四つの「ビー」のあとに一つの「ブー」が続くパターンに慣れ、そのために意識のレベルでは意外性は消失する。特筆すべきことに、それでも最後の逸脱音は、初期のMMN反応を引き起こし続ける。どうやら聴覚皮質は、かなり愚鈍な新奇性検出器を備えているらしい。大局的なパターンには気づかずに、「ビー」音が連続するという予測に執着し、それが最後の「ブー」音によって侵犯されると見なすのだ。

P3波はそれよりもはるかに賢く、ここでも密接に気づきに関連する。被験者が五音の大局的なパターンに気づき最後の逸脱音に意外性を感じなくなるやいなや、P3波は消える。このような状態が得られたあとで、たまに「ビー　ビー　ビー　ビー　ビー」という逸脱音を含まない五音を提示することで、さらにその規則性を破ることができる。するとこのようなまれに起こる逸脱は、再び遅れてのP3波を引き起こす。この結果は非常に興味深い。なにしろ脳は、まったく単調な五音を新奇なものとして分類したのだから。それが可能なのは、この単調な音の連続が、ワーキングメモリに残る既存の音の連続からは逸脱している事実を脳が検出できたからにほかならない。

こうしてわれわれは、初期の無意識の反応がなくてもP3波を引き起こせることを確認できた。さらに言えば、被験者に逸脱パターンを数えさせれば、その増幅さえ可能だ。明示的な回数のカウントはP3波を大幅に増大させ、簡単に検知できるマーカーに変えるのである（図31参照）。それを見さえすれば、私たちは、その患者が気づきを維持し、指示に従う能力を持つことを確信できるだろう。

実験では、この局所／大局テストは有効に機能する。わがチームは、非常に短い記録セッションのあとでも、この広域的なP3波反応を、すべての健常者に容易に見つけられた。またそれは、被験者が注意を集中し、包括的な規則に気づいたときにのみ見られた。[*34] 聴覚によるP3波は、困難な視覚課題を与えて注意をそらすと消失したが、心を自由にさせておくと、聴覚刺激の規則性とその侵犯について実験終了時に報告できた被験者のみに見られたのだ。つまり規則に気づかなかった被験者には、P3波は出現しなかった。

大局的な逸脱によって活性化される脳領域から成るネットワークは、意識の点火を示唆する。われわれはてんかん患者を対象にEEG、fMRI、頭蓋内記録を用いることで、大局的な逸脱が出現すると、グローバル・ワークスペース・ネットワークが活性化されることを確証した。大局的な逸脱を耳にすると、脳の活動は聴覚皮質内に留まらず、両側前頭前皮質、前帯状回、さらには頭頂や、後頭の領域を含む広範なワークスペース神経回路へと拡大した。この事実から、音の新奇性に関する情報が広く脳内に一斉伝達されたことがわかる。そしてそれは、その情報が意識された徴候を示す。

このテストは臨床現場でも有効に使えるのだろうか？　意識のある患者は、音の大局的新奇性に反応するのか？　八人の患者を対象に行なった最初の実験は大成功を収めた。[*35]　植物状態の患者四人全員が、大局的な逸脱に反応を示さなかったのに対し、四人の最小意識状態のうちの三人には、それが見られた（そして三人とものちに意識を回復した）。

同僚のリオネル・ナカーシュは、その後パリのサルペトリエール病院でこのテストを恒常的に実施するようになり、非常によい結果が得られている。[*36]　大局的な反応が見られる場合、つねに患者には意識があると思われた。二二人の植物状態の患者のうち、二名だけが例外的に

【図31】 局所／大局テストによって、脳に損傷を負った患者の残存意識を検出できる。このテストは、五つの音の連続を何度も患者に聞かせるというものだ。五音のうち最終音のみが異なると、聴覚野は「ミスマッチ反応」を示す。これは局所的な新奇性に対する自動反応で、無意識のうちに生じる。そのため深い眠りに落ちている人や、昏睡状態の患者にも見られる。しかし意識のレベルでは、脳は繰り返されるメロディーにすぐに順応する。ひとたび順応すると、今度は最終音の新奇性を取り去った、まったく同じ音の連続によって、新奇性に対する反応が引き起こされる。重要な指摘をすると、この高次の反応は、意識のある患者だけに見られるようだ。そしてそれは、P3波、頭頂葉や前頭前野に分布する諸領域の同期した活性化など、あらゆる意識のしるしを示す。

P3波を示し、その後数日以内に最小意識状態へと回復した。これは、オーウェンの研究で反応を示した患者同様、彼らにはテスト中にもすでに意識があった可能性を示唆する。

集中治療室では、局所／大局テストはときに重要な役割を果たす。一例として、ひどい自動車事故に遭遇した若者のケースを紹介しよう。この若者は、三週間昏睡状態に陥ったまままったく反応がなく、あまりに多くの合併症を誘発したため、医療チームは治療を続けるべきか否かを検討していた。しかし彼の脳は、大局的な逸脱に依然として反応を示していた。もしかすると彼は、一時的に一種の閉じ込め状態にあり、残存する気づきを表現できないでいるのではないだろうか？　そう考えたリオネルは、数日のうちに回復に向かう可能性があると医師を説得した。そしてその指摘どおり、この患者はやがて意識を完全に回復した。事実、状態は劇的に快方に向かい、彼はほぼ普通の生活を送れるようになったのである。

グローバル・ワークスペース理論は、このテストがうまく機能する理由を説明する。音の連続の繰り返しを検知するためには、被験者は連続する五音を記憶し、それらを一秒以上が経過してから発せられる次の五音と比べなければならない。第3章で述べたように、数秒間情

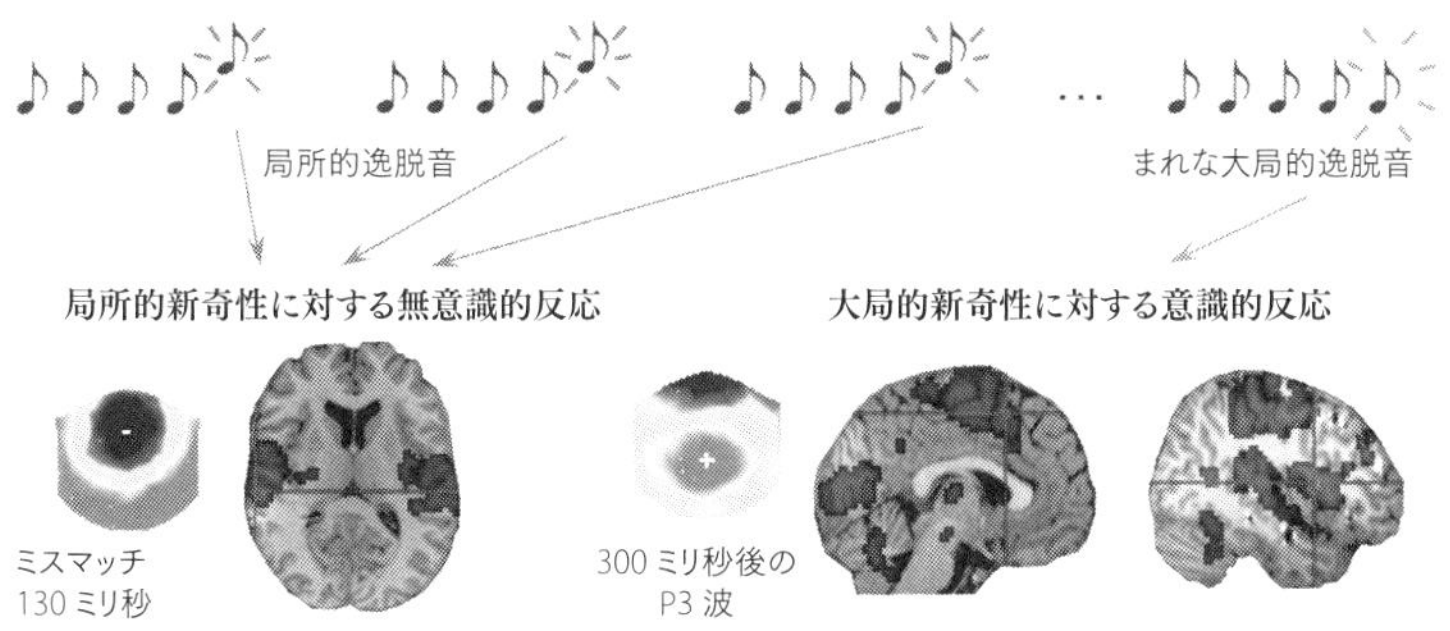

報を記憶しておく能力は、意識ある心の証しでもある。われわれのテストでは、この機能は、「個々の音を包括的なパターンへと統合する」「いくつかの包括的なパターンを比較する」という二つの局面で必要とされる。

また、われわれのテストは、二次レベルの情報処理も動員する。同一のビープ音の連続に、新奇性を見出すために必要な手続きを考えてみよう。「ビー　ビー　ビー　ビー　ブー」という音の連続を繰り返し聞いていると、脳は、最後の逸脱音に慣れる。この逸脱音は、聴覚野では依然として一次レベルで新奇性シグナルを生むが、二次レベルのシステムではその音を何とかして予測する。[*37]その後まれに五音とも「ビー」から成る音の連続を聞くと、この二次レベルのシステムは不意をつかれる。この場合の新奇性とは、決定的な新奇性が存在しないことである。われわれのテストがうまく機能するのは、一次レベルの新奇性検出器を迂回して、前頭前皮質のグローバル・イグニションに、よって意識に密接に関連する二次レベルのシステムの能力を選択的に動員しようとするからだ。

皮質をピングする

わが研究チームは、局所／大局テストが意識の指標になることを示す実例を十分に手にしている。とはいえ、テストはまだとても完璧とは言えない。テストには通らなかったにもかかわらず、昏睡状態から回復し意識をはっきりと取り戻した患者の事例、つまり偽陰性の結果が多数得られているからだ。だが、取得データに高度な機械学習アルゴリズムを適用することで、さらなる改善を期待できる。[*38]このグーグルに類似するツールを用いれば、大局的新奇性に対する脳のあらゆる反応を、特定の患者に例外的に認められる固有なものも含め検索できる。しかしこの方法を用いても、最小意識状態の患者や、コミュニケーション能力を回復した患者のおよそ半分については、まれに生じる大局的な逸脱に対する反応を検知できなかった。

統計学では、このような状態は、特異度は高いが感度は低いケースと見なされる。要するにわれわれのテストは、オーウェンの実験同様、非対称的なのだ。肯定的な結果が得られた場合には、患者には意識があるとほぼ確実に言える。しかし否定的な結果をもって、患者に意識はないとは結論できない。このような感度の低さには、いくつかの理由がある。われわれが用いたEEG記録にはノイズが多いことがその一つ。電子装置の山に囲まれた病院のベッドで、ときにじっとしていない、あるいは視線を固定できない患者を被験者にして、明確なシグナルを検知するのは非常に困難だ。意識はあっても、テストの意味を理解していない患者もかなりいるだろう。障害が重ければ、逸脱音を数えたり、それとして検知したりする能力を欠くであろう。あるいはそもそも、単に数秒以上、ビープ音に注意を集中できない患者もいるはずだ。

それでもこれらの患者は、自らの内的世界を維持している。われわれの理論が正しければ、このことは、彼らの脳が、互いに遠く隔たった皮質領域同士で情報を伝え合う能力を依然として残していることを意味する。では、どうすればそれを検出できるのか？　二〇〇〇年代後半、ミラノ大学のマルチェッロ・マッスィミーニは巧妙なアイデアを思いついた[*39]。われわれのテストは、もっぱら感覚シグナルの脳への伝達を対象にしているが、マッスィミーニは内部刺激を用いることを提案したのだ。彼は次のように考えた。電気的活動を直接皮質に引き起こせばよい。ソナーのピング〔ピングとは、シグナルを送り、その反響によって何らかの状態を確認すること」のように、この強い刺激は皮質や視床に伝わり、その反響《エコー》の強さや期間は、刺激が伝播した領域の統合度を示すはずだ。活動が遠隔領域に届き長期間反響すれば、その患者にはおそらく意識がある。特筆すべきことに、この方法では、刺激に注意を向ける必要も、それに対する理解も特に必要とされない。患者が気づいていなくても、電気パルスによって、皮質の長距離経路の状態を精査できるのだ。

このアイデアを実現するために、マッスィミーニは、TMSとEEGという二つの技術を、巧みに組み合わせて用いた。第4章で述べたように、TMSは、頭部の近くに置いたコイルに電流を通すことで磁気誘導を引き起こして皮質を刺激する技術であり、またEEGは、言うまでもなく、これまで長く用いられてきた脳波記録方法である。マッスィミーニのトリックは、TMSで「皮質をピング」し、磁気パルスによって誘発された脳の活動の伝播をEEGによって記録するというものだ。それには、TMSによる強い電流の影響から迅速に回復し、わずか数ミリ秒後に生じる脳の活動を正確に描き出す能力を持つ特殊な増幅器が必要とされる。

マッスィミーニがこれまでに得た結果は実に興味深い。彼はまず、覚醒、睡眠、麻酔状態にある健常者を対象にテストを実施した。被験者に意識がないときには、TMSパルスは最初のおよそ二〇〇ミリ秒に限定される、短く焦点の絞られた活動しか引き起こさなかった。それに対し、被験者に意識があるケースでは(あるいは夢を見ているときでも)、まったく同じパルスによって、複雑で長期間持続する一連の活動が脳に引き起こされた。その際、刺激を与える箇所の正確さはどうやら関係がないようだった。皮質のどの位置にパルス刺激を与えても、その後の反応の複雑さと期間によって、有用な意識の指標が得られたのだ。[*40]

この結果は、わがチームが感覚刺激を用いて行なった実験の結果とも合致する。このように、三〇〇ミリ秒が経過してから生じる、脳全体を覆うネットワークへのシグナルの伝播は、意識の存在を示す指標になる。

マッスィミーニは、植物状態と最小意識状態の患者を五人ずつ、および閉じ込め症候群患者二人を対象にテストしている。[*41] 被験者数は少ないが、テストは一〇〇パーセント正確であった。意識のある患者のすべてが、皮質へのパルス刺激に対して複雑かつ長続きする反応を示したのだ。また、別の五人の植物状態の患者を対象に、数ヶ月にわたる調査が行われている。調査期間中、そのうちの三人は「最小意識状態」を取り戻し、コミュニケーション能力もある程度回復しているが、まさにこの三人の脳のシグナルには、複雑性の回帰が見られた。グローバル・ワークスペースモデルが示唆するように、前頭前野や頭頂葉へのシグナルの伝播が、患者の意識のレベルの、とりわけ信頼性の高い指標になったのだ。

自発的な思考を検知する

マッスィミーニのパルステストがどれほど有効なのか、また、意識を検知するための臨床ツールの標準になるのかどうかは、現在のところ定かではない。もっとも注目すべき点は、このテストがあらゆるケースに適用可能であると考えられることだ。とはいえ、この技術は単純なものではない。どんな病院にも、TMSの生み出す強い衝撃を吸収する能力を持つ、高密度EEGシステムを設置できるというわけではない。理論的に言えば、もっと単純な方法が考えられる。グローバル・ワークスペース仮説が正しければ、暗闇でも、また外部刺激がなくても、意識のある被験者は、脳領域間の遠距離コミュニケーションの存在を示す徴候を見せるはずだ。脳の活動の恒常的な流れが、前頭前野と頭頂葉のあいだを行き交い、遠隔の脳領域間の同期が出現する変動期間が生じるだろう。そしてこの活動は、とりわけ中間（ベータ）、および高（ガンマ）周波数帯域における、電気的活動の高められた状態に結びつく。そのような遠隔領域間での情報の一斉伝達は、大量のエネルギーを消費する。ならば、もっと簡単にそれを検知できないのか？

意識が失われると、脳の広範な代謝活動が低下することが、PETによる測定を通して長いあいだ知られてきた。PETスキャナーは、高エネルギーガンマ線を検出する高度な検知器であり、それを用いて、身体のあらゆる部位を対象にグルコース（エネルギーを供給する化学物質）の消費量を測定できる。これは次のような原理に基づく。放射性化合物の痕跡によってしるしをつけた、グルコースの前駆物質を患者に注射し、PETスキャナーを用いて放射性崩壊のピークを検出する。その検出は、該当箇所においてグルコースが消費されつつあることを示す。この方法によって次のような注目すべき結果が得られた。麻酔下、もしくは深い睡眠状態にある健常者には、皮質全体を通じてグルコースの消費に五〇パーセントの低下が見られた。また、類似のエネルギー消費の低下は、昏睡状態や植物状態にある患者にも認められた。すでに一九九〇年代の初期に、スティーブン・ローリーズが率いるリエージュ大学の研究チームは、植物状態の患者における脳の代謝の異常を示す際立った脳画像を撮影している（図32参照）。[*42]

グルコース消費量、さらには酸素代謝量の低下の度合いは、脳の領域によって異なる。意識の喪失は、両側前頭前野と頭頂葉、加えて帯状回と楔前部の正中線に沿った領域の活動の低下にとりわけ関係するようだ。これらはもっとも長距離投射に富んだ脳領域であり、グローバル・ワークスペース・ネットワークとほぼ正確に重なる。この事実は、このシステムが意識的な経験に必須のものであることの、さらなる証

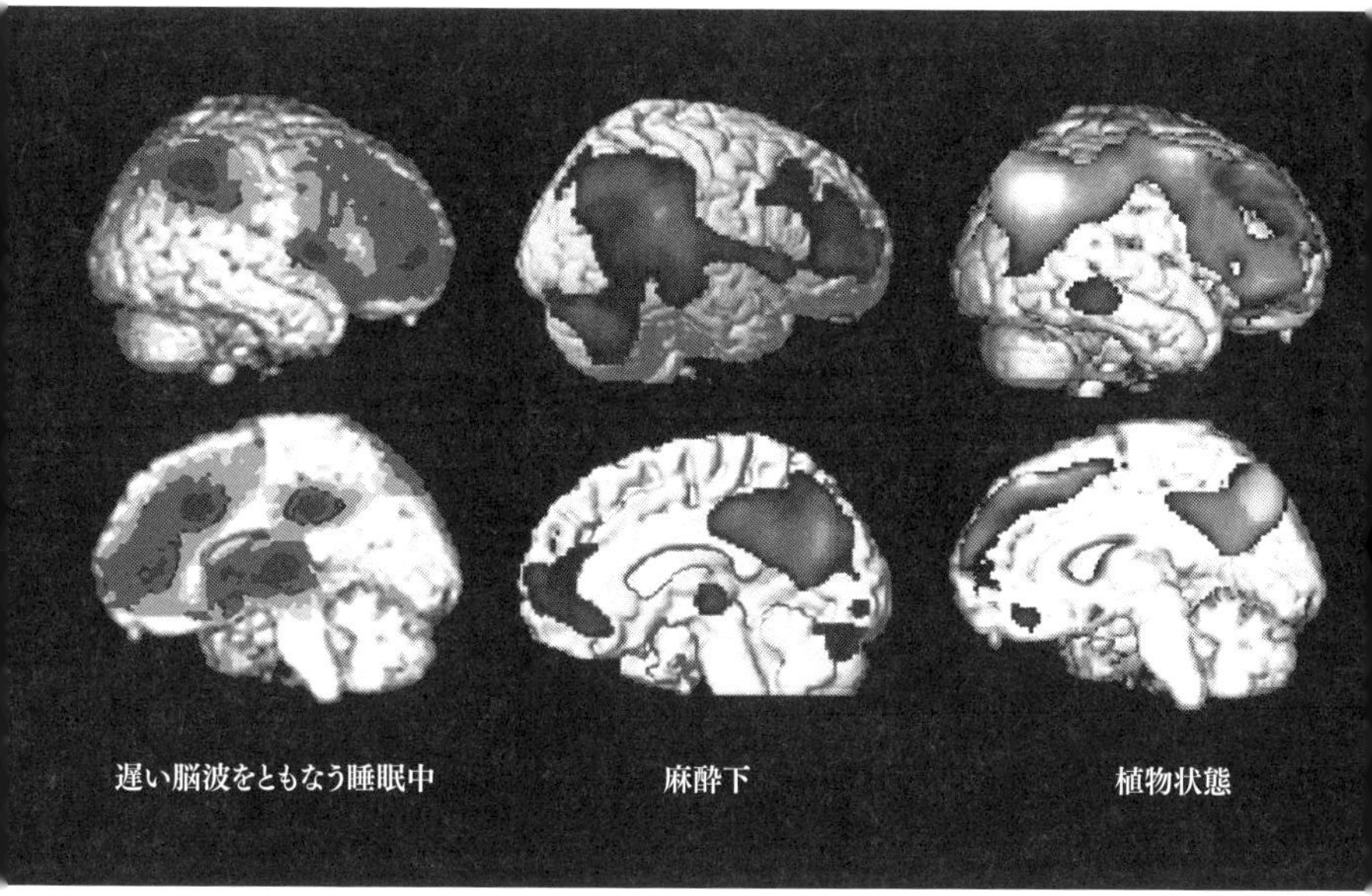

【図32】遅い脳波をともなう睡眠中に、麻酔下で、あるいは植物状態の患者に見られる意識の喪失の基盤には、前頭葉および頭頂葉における代謝の低下が存在する。活動の低下は他の領域にも認められるが、グローバル・ニューロナル・ワークスペースを形成する諸領域は、意識が失われるたびにエネルギー消費の低下を示す。

拠になるだろう。その他の感覚、運動皮質の孤立した領域は一般に、意識的な反応を欠いていても解剖学的な損傷の影響を免かれ、代謝活動を行なうことができる。[*43] たとえば、ときおり顔を動かす植物状態の患者は、焦点性運動を司る領域に活動が見られる。ある患者は、過去二〇年間、周囲の状況とはまったく無関係に、無意識のうちにときおり言葉を発し続けていた。この患者のニューロンの活動と代謝は、左半球にある言語を司る皮質領域の残存する、わずかな区画に限定されていた。そのようなときおり生じる活動だけでは、意識を維持するのに十分ではなく、より広範な〔ニューロンの〕コミュニケーションが必要なことは言うまでもない。

残念ながら、脳の代謝それ自身は、意識の有無を推定する際の判断材料として十分なものではない。皮質の代謝がほぼ正常な植物状態の患者もいる。おそらくそのような患者の脳の損傷は、皮質それ自体ではなく、間脳の上行性の構造に影響を及ぼしているのだろう。それとは対照的に、そしてより重要なことに、部分的に回復して「最小意識状態」へと移行した植物状態の患者の多くは、正常な代謝を示さない。回復前と回復後の画像を比較すると、ワークスペース領域におけるエネルギー消費の増大が認められるが、それは大きなものではなく、一般に代謝は正常な状態には戻らない。その理由は、皮質が修復不可能な損傷を受けているからだと考えられる。最新のＭＲＩ装置による高精度の画像も、単に示唆的なものにすぎず[*44]、意識の有無を決定する間違いのない予測因子を提供するわけではない。現時点では、解剖学的、あるいは代謝を示す機能的脳画像法のみによっては、意識の基盤をなす、神経系の情報の循環を正確に測定することは不可能である。

残存意識を検出する、より効率的な検知器を考案するにあたって、同僚のジャン＝レミ・キング、ジャコボ・シット、リオネル・ナカーシュと私は、脳波を皮質のコミュニケーションの標識として用いる方法に戻ることにした。[*45] ナカーシュのチームは、植物状態、最小意識状態の患者、および意識のある患者およそ二〇〇人を対象に、二五六個の電極を用いて脳の電気的活動をとらえ、その高密度な記録を取得した。これらのデータを用いて、皮質の情報交換量を測定できるだろうか？ 物理学者でコンピューターサイエンティスト、かつ精神分析医でもあるシットは、文献を渉猟して、巧妙なアイデアを思いついた。彼は、二つの脳領域間で共有される情報の量を測定するために、「wSMI（weighted Symbolic Mutual Information）」と呼ばれる、数学的な量を迅速に計算するプログラムを考案したのである。[*46]

このプログラムを患者のデータに適用すると、植物状態の患者とそれ以外の患者がはっきりと区別された（図33参照）。意識がある被験者と比較すると、植物状態の患者は、情報共有量が著しく低下していた。これは、少なくとも七～八センチメートル離れた電極のペアに焦点を絞ると、とりわけうまく当てはまった。この事実からも、遠隔領域同士の情報の一斉伝達は、意識ある脳の特権だと言える。また、その方向を測定することで、脳の会話が双方向的であることがわかった。機能の特化したスペシャリスト的領域たる後頭葉は、ジェネラリスト的領域である頭頂葉と前頭前野にシグナルを送り、それから逆方向にシグナルが戻されるのだ。

患者の意識は、ＥＥＧの他のさまざまな特徴に反映される。[*47] 種々の周波数帯域でのエネルギー量を測定する数学的な手段を適用したところ、特に驚くべきことではないが、意識の喪失によって、神経信号やニューロンの処理を特徴づける高周波数帯域における活動が消失し、睡眠時や麻酔下で典型的に見られる非常に低い周波数帯域での活動が残ることが見出された。[*48] また、脳波振動の同期を測定したところ、皮質

領域には、意識があるうちは領域間での情報のやり取りを調和させる傾向があることがわかった。

これらの数学的な方法を用いた測定の結果は、おのおのやや異なる角度から意識という現象に光を当て、同一の意識状態に対して補完し合う視点を提供する。それらを統合するために、ジャン＝レミ・キングは、さまざまな測定手段をいかに結びつければ、患者の臨床状態の最適化された予測が得られるかを完全に自動的に学習するプログラムを開発した。それにより、二〇分間のEEG記録を用いて精度の高い診断が下せるようになり、われわれは、植物状態の患者を意識があるとして誤診することはほぼなくなった。プログラムの誤りのほとんどは、最小意識状態の患者を植物状態として診断することにあった。ただし、ほんとうにその点において不正確であったのかどうかは確言できない。というのも、最小意識状態の患者でも、二〇分が経過するうちに意識が失われる可能性もあるからだ。おそらくは別の日に測定を繰り返すことで、より正確な診断が下せるかもしれない。

また、逆のエラーも起こった。つまりプログラムはときに、臨床検査で植物状態と判定された患者を、最小意識状態と診断した。これは純粋な誤りだろうか？　もしかするとこれらの患者は、植物状態にあ

【図33】 皮質の遠隔領域間で伝達される情報は、脳に損傷を負った患者の意識の程度を示すすぐれた指標になる。左図を描くために、意識のある、もしくはないほぼ二〇〇人の患者を対象に、頭部に設置した二五六個の電極から脳波シグナルを記録した。それから、左図では弧で示される電極のペアのおのおのに対して、われわれは対応する脳領域間で共有される情報量の数学的指標を算出した。それによって、意識のある患者および対照群の被験者に比べ、植物状態の患者は情報の共有量がはるかに少ないことがわかった。この発見は、「情報交換は意識の本質的な機能である」という、グローバル・ワークスペース理論の核心的な主張と一致する。追跡調査では、情報共有の度合いの高さを示したごくわずかな植物状態の患者は、数日もしくは数か月以内に意識を取り戻す可能性が大きかった。

るように見えても実際には意識があり、完全な閉じ込め状態に置かれている逆説的な症例に該当するのではないか？　ＥＥＧ記録を取得してから数か月間、臨床的に植物状態とされていた患者のさらなる臨床診断を追っていたが、われわれは非常に興味深い事実を発見した。コンピューター・プログラムは当初、彼らの三分の二に対しては、臨床診断に合致する植物状態の判定を下していたが、最小意識状態を回復したのはそのうちの二〇パーセントにすぎなかった。しかし残りの三分の一については、当初われわれのプログラムは意識の徴候を検出したのに対し、臨床診断では植物状態とされていたが、そのうちの実に五〇パーセントは、数か月が経過するうちに、意識があるとしてはっきりと臨床的に診断される状態に移行した。

　予測能力のこの差は、結果の大きな相違をもたらす。自動的な脳診断プログラムを用いれば、行動や態度として表に現れるはるか以前から、意識の徴候を検知できる。今や理論に基づく意識のしるしの診断は、熟練した臨床医師より鋭敏になったのだ。このように、新たな意識の科学は、いまや最初の実を結びつつある。

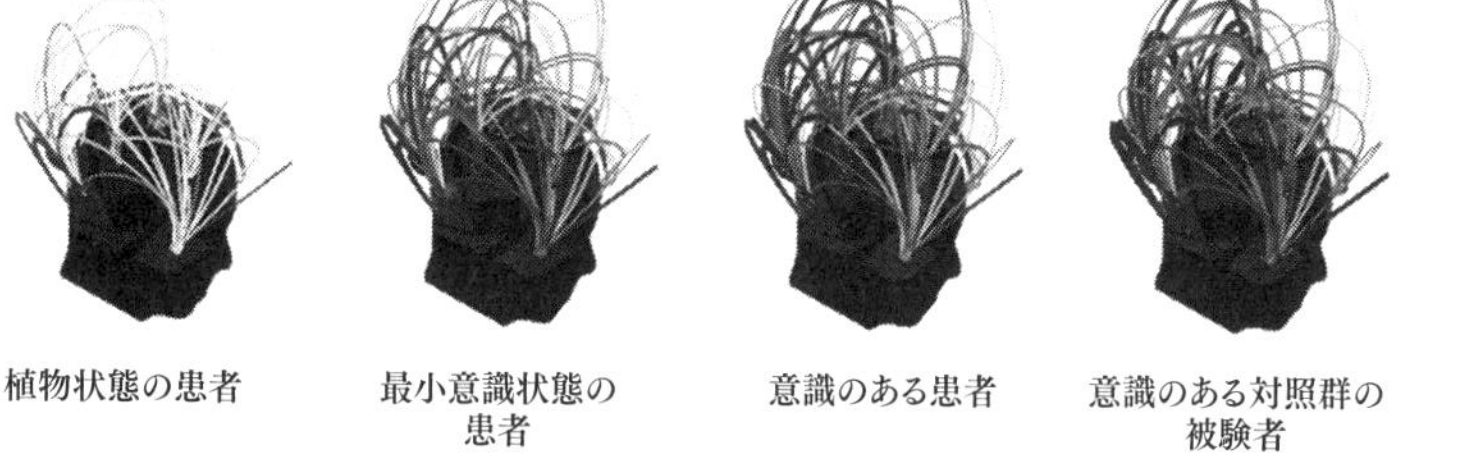

植物状態の患者　　最小意識状態の患者　　意識のある患者　　意識のある対照群の被験者

臨床介入に向けて

心の病はどうにもならぬというのか？
記憶から根深い嘆きを引き抜いて、
脳裡に刻まれた苦痛を掻き落してやれんのか？
――シェイクスピア『マクベス』（一六〇六）〔木下順二訳、岩波文庫版〕

意識のしるしの検知は出発点にすぎない。患者と家族が望んでいるのは、シェイクスピアが立てたこれらの問いに対する答えだ。昏睡状態や植物状態の患者が意識を取り戻せるよう手助けできないものか？　彼らの心的能力は、事故が起こったのち何年も経過してから突然回復することがあるが、この回復プロセスを促進できないものか？

藁にもすがりたい家族がこれらの問いを口にすると、医療スタッフはたいがい否定的に返答する。まる一年が経過しても患者の意識が回復しないと、その患者は「永久的植物状態」にあると見なされる。この臨床的な言い回しには、「どんなに刺激を与えても、患者の状態はほとんど変わらないだろう」という明らかな含みがある。残念ながら、多くの患者に関して言えば、これは真実だ。

しかし二〇〇七年、ニコラス・シフとジョセフ・ジアキーノは、「この問題は再考されるべき」ことを示唆する論文を、著名な科学雑誌『ネイチャー』に発表した。[*49] そして彼らは、最小意識患者をより安定した意識の状態へと徐々に移行させる治療方法を初めて提示した。彼らが提起する介入方法は、脳に長い電極を挿入し、もっとも重要な箇所、つまり視床中心核と、その周囲の髄板内核を刺激することから成る。

一九四〇年代に行なわれた、ジュゼッペ・モルッチとホレス・マグーンの先駆的な研究によって、これらの領域は、皮質の全体的な覚醒レベルを調節する上行性システムの基本ノードとして、すでに知られていた。[*50] 視床中心核は、特有のタンパク質（カルシウム結合タンパク質）によって特徴づけられ、皮質、とりわけ前頭葉に向けて広い範囲に投射されるニューロンを稠密に含む。特筆すべきことに、これらのニューロンの軸索は皮質上層のピラミッド状ニューロン、すなわちグローバル・ニューロナル・ネットワークの基盤をなす、長距離投射を持つニューロンをターゲットにしている。動物では、視床中心核を活性化することで、皮質の全体的な活動を調節し、運動活動性を高め、学習能力を向上させることができる。[*51]

正常な脳では、視床中心核の活動は、前頭前皮質や帯状皮質によって調節される。このフィードバックループは、皮質の興奮を課題に応じて流動的に変えられるようにしているのだろう。注意力が必要とされる課題を遂行しているときにはオンになり、脳の処理能力を高めるのである。[*52] 重度の損傷を負った脳では、覚醒レベルをつねに調節している、この必須のループが、全体的なレベルでのニューロンの活動の減退によって断ち切られているのかもしれない。これらのことから、シフとジアキーノは、視床中心核の刺激が皮質を「再覚醒」させると予測した。それは、患者の脳によって内部からコントロールできなくなった覚醒レベルの維持を、外部から回復させるのだ。

すでに述べたように、覚醒状態はコンシャスアクセスと同じではない。植物状態の患者が覚醒システムの一部を保持しているケースは多い。朝になれば目覚めて目を開く。しかしこれは、皮質が意識のモードに戻るには十分でない。事実、長く植物状態に置かれている患者の視床に刺激を与えても、効果は薄い。テリ・シャイボも視床に刺激を与えられたが、長期的な改善はまったく見られなかった。おそらく、彼女の皮質、とりわけ白質がひどく損傷していたからだと考えられる。

シフとジアキーノはこの基本的な事実に気づいていたが、成功の可能性を向上させる計画を練った。彼らは、前頭前皮質と直接的なループを形成する、視床の外側中心核にまず焦点を絞った。それから、すでに意識を回復する瀬戸際の状態にあると見られ、介入が成功しそうな患者を選択した。ジョセフ・ジアキーノ自身が、「意識的な処理と意図的なコミュニケーションの徴候を束の間見せるが、系統的なあり方で繰り返して示さない患者のカテゴリー」という最小意識状態の定義に一役買ったことを思い出そう。シフのチームは、脳画像法を用いて、そのような患者のなかに、皮質が驚くほど無傷のまま保たれている者を見つけた。彼は、何年間も安定した最小意識状態にあったが、話しかけると両半球は依然として反応した。しかし、皮質の全体的な代謝は劇的に低下しており、覚醒がうまく調節されていないことを示していた。視床への刺激は、彼を安定した意識の状態につれ戻すきっかけを与えられるだろうか？

シフとジアキーノは、段階を追って注意深く研究を進めた。患者に電極を埋める前に、何か月も状況を監視しつつ、同一の尺度（コーマ・リカバリー・スケール）を用いて何度もテストすることで、能力が安定するのを待ったのだ。注目すべきことに、いくつかのテストによって中間的な結果が得られた。患者は、意図的な行為の徴候を二、三示し、ときおり声を発しさえした。ただし、これらの行動に一貫性はなかった。これは、彼が最小意識状態にあることを、そして彼には改善の余地がかなりあることを意味する。

これらの結果を踏まえて、二人は電極を埋めることに決めた。外科手術によって、二本の長い導線を左右の皮質を貫いて視床中心核に注意深く通した。四八時間後、電極をオンにすると、ただちに劇的な結果が得られた。六年間最小意識状態にあったこの患者は、心拍数が上昇し、目を開け、声に反応して自発的に姿勢を変えたのだ。とはいえ、反応は限られていた。ものの名を尋ねると、彼の発話は「意味不明で、不可解な言葉をときおり発するだけだった」[53]。そして刺激器をオフにすると、これらの行動は消失した。介入後の基準値《ベースライン》を確定するために、彼らは、患者にそれ以上の刺激を与えずに二か月待った。その間、改善はまったく見られていない。それから、盲検試験の一環として一か月おきに刺激器を交互にオンにしたりオフにしたりした。すると、患者は劇的な改善を見せた。覚醒度、コミュニケーション、運動コントロール、ものの名指しのいずれの尺度においても、刺激器がオンになっているあいだは、スコアが著しく上昇したのだ。さらに重要なことに、オフになってもスコアはわずかに低下しただけだった。つまり介入後の基準値には戻らなかった。効果は緩慢だが累積的で、六か月後には、彼は自分でカップを口元に引き寄せて中身を飲めるようになる。家族は、彼とのやり取りに著しい進歩が見られたことに気づく。重度の障害を負ったままであることに変わりはないが、彼は自分の生活に自ら積極的に関わり、治療方法について話し合えるまでに回復したのだ。

この成功物語は、大きな希望を与える。脳の深部に刺激を与えて皮質の覚醒度を上げ、神経活動を正常なレベルに近づけることで、脳の自律性の回復を導ける可能性を示唆するからだ。

長期にわたり植物状態や最小意識状態にあった患者でも、脳は柔軟性を保っており、自発的な回復の見込みが残されている。事実、医療記録を調べると、状態が突然緩和したという奇妙な報告が数多く見受けられる。ある男性患者は、一九年間最小意識状態に置かれていたあと、突如として言語と記憶の能力を回復した。拡散テンソル画像という技術を用いて撮られた彼の脳画像は、いくばくかの脳の長距離神経結合がゆっくりと再成長していることを示していた[54]。別の患者では、植物状態にあるあいだは低下していた前頭皮質と視床のコミュニケーションが、自発的な回復の後に正常な状態に戻った[55]。

もちろん、そのような回復はすべての患者に期待できるわけではない。しかし、患者のなかには回復する者とそうでない者がいる理由を理解できるのではないだろうか？　前頭前皮質のニューロンの多くが死んでいれば、いくら刺激を与えても患者の回復が見込めないことは言うまでもない。しかし、ニューロンは無傷ながら、多数の神経結合が失われているケースはある。また、神経回路の働きの維持に問題を抱えているケースも考えられる。神経結合は無傷でも、情報の循環によっては活動状態が十分に維持できなくなり、脳が自らの状態をオフにしているのだ。そのような患者については、脳の状態をオンに戻すに十分なほど神経回路を修復できれば、驚くほど迅速な回復を示すかもしれない。

だが、いかにして皮質のスイッチをオンにできるのか？　脳のドーパミン系に作用する薬剤を用いるという案が第一候補だ。ドーパミンは、脳の報酬回路におもに関与している神経伝達物質である。ドーパミンを用いるニューロンは、前頭前皮質と、自発的な行動を制御する大脳基底核の深部灰白質に向け、調節のための大規模な投射を送り出している。したがって刺激を与えれば、ドーパミン系を通常の覚醒レベルまで引き上げられるかもしれない。事実、長期にわたり植物状態にあった三人の患者が、パーキンソン病患者によく投与されるドーパミンの化学前駆体、レボドパを与えられた後、突然意識を回復したという事例もある。[*56] また、ドーパミン系を刺激する薬剤アマンタジンは、植物状態および最小意識状態の患者の回復をわずかに早めることが、比較臨床実験によって示されている。[*57]

不可解な事例もある。もっとも逆説的な例をあげると、よく知られた睡眠薬のアンビエンは意識を回復させる効果を持つ。たとえば、「無動無言症」と呼ばれる神経症候群のゆえに何か月も一言も発さず、身じろぎさえしなかった患者に、安眠のためアンビエンを与えたところ、突然目覚めて、身動きをし、話し始めた。[*58] 別の事例では、左半球に卒中を引き起こし、失語症に陥って無意味な音節をたまに発する以外何も話さなくなったある女性に、安眠のためアンビエンを与えると、ただちに数時間にわたり話ができるようになった。そして彼女は、質問に答え、数をかぞえ、ものの名を言うことさえできた。しかし再び眠りにつき、翌朝目覚めたときには失語症状態に戻っていた。この現象は、家族が彼女にアンビエンを与えた晩には、つねに繰り返した。[*59] つまりアンビエンは睡眠を引き起こさなかったばかりか、眠っていた皮質の言語回路を目覚めさせるという逆説的な効果を発揮したのだ。

これらの現象が起こる理由は、まだよくわかっていない。推測では、それらは皮質のワークスペース・ネットワーク、視床、および大脳基底核の二つの構造（線条体と淡蒼球《たんそうきゅう》）を結ぶ複数のループから生じているように思われる。前頭皮質から線条体、淡蒼球、視床へ、そしてその逆方向へと活動を伝えるこれらのループを介して、皮質は間接的に自身を興奮させることができる。しかしこれらのうちの二つの接続は、興奮ではなく抑制に依存する。線条体は淡蒼球を、そして淡蒼球は視床を抑制するのである。ところで、脳が酸素の供給を絶たれると最初に損なわれる組織の一つは、どうやら線条体の抑制性細胞らしい。すると、十分な抑制を受けられなくなった淡蒼球の活動は増大し、視床と皮質の活動を過剰に抑制し、意識的な活動を保てなくするのだ。

とはいえ、活動が過剰に抑制されているだけで、これらの経路の大部分は無傷のまま残っている。この悪循環に遮断器を取りつければ、スイッチをもとに戻せるかもしれない。それには多くの手段が考えられる。たとえば、視床の奥深くに電極を埋め込んで視床のニューロンの過剰な抑制を解けば、再びスイッチをオンにできるはずだ。あるいはドーパミンやアマンタジンを用いて、線条体の残存するニューロンを介すか、もしくは直接的に、皮質を興奮させることができるだろう。また、アンビエンなどの薬剤によって、抑制作用自体を抑制できるかもしれない。それらは、淡蒼球に存在する多数の抑制性の受容器に結合することで、過剰に興奮している抑制性の細胞を強制的に非活性化し、皮質と視床を有害な抑制作用から解放する。依然として仮説の域を脱してはいないが、このメカニズムは、これらの薬剤に、皮質の活動を正常なレベルに近づける効果がある理由の説明になる。[*60]

ただしこれらの手段が通用するのは、皮質そのものが重度の損傷を受けていない場合に限られるだろう。つまり、解剖学的脳画像では前頭前皮質に損傷が認められないが、代謝に著しい低下が見られるケースにおいて、言い換えると皮質のスイッチが単にオフになっているだけで再覚醒の可能性が高い場合に、有効に機能するはずだ。再びスイッチが入れば、自己制御の状態が徐々に取り戻されるだろう。正常の範囲まで機能が回復すれば、脳の柔軟なシナプスの多くは、神経細胞群の活動を安定させる役割を十分に果たせるようになる。かくして脳の柔軟性のゆえに、患者のワークスペースの接続は次第に強度を増し、意識的な活動をより長く維持できるようになるだろう。

皮質の神経回路に損傷を負った患者も、将来は改善を見込めるようになるかもしれない。ワークスペース仮説によれば、意識は皮質ニューロンの密集した回路内での、情報の柔軟な循環以外の何ものでもない。この回路のノードや神経結合のいくつかを外部のループで置き換えるという考えは、はたして恐ろしく現実ばなれしているだろうか？　脳／コンピューター・インターフェースは、とりわけ脳内埋め込み装置を用いることで、脳の長距離コミュニケーションを回復させる能力を持つ。近い将来、前頭前皮質や前運動皮質での自発的な発火を収集し、直接的な放電の形態によってか、視覚や聴覚シグナルに変換したうえで再生して、他の遠隔領域に伝えられるようになるだろう。すでにそのような感覚代行は、ビデオカメラを用いて取り込んだイメージをコード化した聴覚シグナルを認識できるよう訓練することで、盲人に「見ること」を可能にするのに用いられている[*61]〔該当論文によれば、視覚→聴覚感覚代行アルゴリズムを用いて、イメージを組織分布的に表現する「サウンドスケープ」を形成し、先天的な盲人に読字や複雑なイメージの認識を可能にする〕。また同じ原理に基づき、感覚代行によって脳のループバック回路を形成することで、より稠密な脳内コミュニケーションを回復できるようになるだろう。このような稠密なループは、活動状態を維持し、意識を保つのに十分な量の自己刺激を生む。

これが現実離れした話かどうかは、やがてわかるだろう。だが、次のことは現時点でも確実に言える。神経回路が意識を形成する様態を説明する堅固な理論の確立に基づく、昏睡状態や植物状態に対する新たな関心は、今後数十年のあいだに医療の抜本的な改善をもたらすであろう。いまや私たちは、意識の障害の治療において革新の時代を迎えようとしている。その点に間違いはない。

7 意識の未来

THE FUTURE OF CONSCIOUSNESS

今まさに花開こうとしている意識の科学だが、依然として多くの難問を抱えている。乳児に意識が芽生える瞬間を正確にとらえられるだろうか？　サルやイヌやイルカが外界を意識しているかどうかを確かめられるのだろうか？　自己の思考について思考する驚くべき人間の能力、自己意識の謎を解明できるのか？　それが可能なのは、人間の脳だけか？　それは独自の神経回路を備えているのだろうか？　もしそうなら、その機能不全によって、統合失調症などの人間固有の疾病の原因を説明できるのか？　そして人間の持つこれらの神経回路をうまく分析できれば、コンピューター上に複製して、人工的な意識を作り出せるのだろうか？

私の仕事でもあるこの件に科学が首を突っ込むのには、ある意味で憤りを覚える。科学はもう十分に、意のままに真実を独り占めしたのではなかったのか？　それなのに、触ることも見ることもできない本質的な自己にまで手を出そうとするのか？

——デイヴィッド・ロッジ『考える…』（二〇〇一）

実のところ、科学が偉大になればなるほど、それだけ神秘の感覚は深まる。

——ウラジーミル・ナボコフ『強い意見（*Strong Opinions*）』（一九七三）

意識というブラックボックスは、いままさに開かれようとしている。さまざまな実験によって、われわれは自在に画像を見えるように、もしくは見えないようにできる。そして、コンシャスアクセスが生じたときにのみ起こるニューロンの活動パターンを追跡できる。見えている、あるいは見えていないイメージを脳がいかに処理しているのかに関する理解は、当初恐れていたほど難解ではないことがわかった。意識の点火は、いくつもの電気生理学的な徴候によってその存在を示す。これらの意識のしるしの存在は、現在では確固として実証されており、脳に重傷を負った患者の意識の有無を検査するために、臨床の現場で用いられている。

これは始まりにすぎない。多くの問いは、まだ答えられていない。最終章では、意識研究の将来を概観してみたい。そして、答えるには今後何年もの神経科学の研究を要する問いを考えてみよう。

これらの問いのいくつかは実験を通して回答可能なものであり、すでにその輪郭は見え始めている。たとえば、「意識は、進化、そして発達のどの段階で出現するのか」「新生児に意識はあるのか」「未熟児や胎児についてはどうか」「サル、マウス、鳥類は、人間のものに類似するワークスペースを備えているのか」などの問いだ。

哲学的に見えるが、方法さえわかれば、最終的には実験上の答えを出せそうな問いもある。たとえば「自己意識とは何か」はその一つで、人間の心の何か特殊な性質が、意識というフラッシュライトを自分自身に向け、自己の思考について考えることを可能にしているはずだ。他には、「この点で人間は独自なのか」「人間の思考をかくも強力にすると同時に、統合失調症などの精神病に対して脆弱にしている要因は何か」「これらの知識を応用して人工的な意識、すなわち感覚能力を備えたロボットを開発できるのか」「それは感情、

経験、あるいは自由意志の感覚を持つに至るのか」などの問いがある。

これらの問いに対する答えは、現在のところ誰にもわからない。私自身も、それらに答えられるとは思っていない。しかし、少なくとも手がかりは示せる。

乳児の意識

まず、子どもはいつ意識を持つようになるのかを考察することから始めよう。乳児には意識があるのだろうか？　新生児、未熟児、胎児については？　意識が誕生する以前に、ある程度の脳組織の形成が必要な点に間違いはないだろうが、それはどの程度か？

これらの難問をめぐり、人間の命の神聖さを擁護する人々と合理主義者のあいだで激しい議論が何十年も戦わされてきた。両陣営ともに、挑発的な発言が数多く見られる。たとえばコロラド大学の哲学者マイケル・トゥーリーは、「新生児は人間でもなければ準人間でもない。その破壊は、決して本質的な誤りだとは言えない」と言い放つ。[*1] 彼に従えば、少なくとも生後三か月までは、嬰児殺しは道徳的に正当化され得る。というのも、新生児は「生まれたばかりの子ネコ同様、持続する自己という概念を持たず」、それゆえ「生きる権利を持っていない」からである。[*2] 倫理学を専攻するプリンストン大学教授ピーター・シンガーは、この無慈悲なメッセージを繰り返し、「道徳的な意味では、自己の存在に継時的に気づいている場合にのみ生命は誕生する」と主張する。

ある存在が、種《しゅ》ホモ・サピエンスの一構成員をなすという意味でヒトであるという事実は、それを殺すことの道徳的な誤りを決定する際の基準にはならない。違いはむしろ、理性、自立性、自己意識などの特徴にある。乳児はこれらの特徴を欠く。ゆえに乳児を殺すことは、一般人や、その他の自己意識を備えた存在を殺すことと等置し得ない。[*3]

いろいろな意味で、これらのような言明はばかげている。ノーベル賞受賞者から障害を抱える子どもに至るまで、いかなる人間もよき人生を送る権利を持つという道徳的直観に反する。また、意識に関する私たちの直観とも真っ向から対立する。新生児とアイコンタクトをし、無意味な言葉のやり取りをした経験のある母親に訊いてみればよい。驚くべきことに、トゥーリーもシンガーも、自信に満ちた彼らの言明を支持する証拠をまったく提示していない。乳児が何も経験していないなどと、彼らはいかにして知ったのだろうか？　彼らの見解には堅固な科学的基盤があるのか？　ありはしない。彼らの言明は単なる決めつけにすぎず、実験に基づくものではない。実験による証拠に基づけば、それらは誤りだ。たとえばシンガーは、「多くの点で、（昏睡および植物状態の）患者は、障害を持つ乳児と大差はない。自己意識や理性を持たず、自立していない。（……）彼らの生命に本質的な価値はない。彼らの人生はすでに終わったのだ」と書く。第6章で見たように、この考えはまったくの誤りである。脳画像を用いた実験によれば、そもそも成人の植物状態の患者の一部は、意識を残しているのだから。生命や意識の複雑性を等閑に付す彼らの傲慢な見解には、おぞましさを感じる。脳はもっとよい哲学に値する。

私の提案は、「正しい実験を行なえるよう私たちは学ばねばならない」というごく単純なものだ。乳児の心は広大な未踏の荒野ではあれ、行動の観察、脳の構造、脳画像法は、意識の状態に関して多くの情報を与えてくれる。意識のしるしは、ひとたび成人を対象に検証されれば、さまざまな年齢の乳幼児にもその存在を探究できるのであり、またそうする必要がある。

確かに、類推に基づくこの戦略は完全ではない。われわれは、成人の主観的な経験を指し示す客観的な標識と同じものを、子どもの発達におけるどこかの時点で発見できると考えている。それが見つかれば、子どもはその年齢で、外界に対する主観的視点を持つと結論できる。もちろん、ことはそれほど単純ではないかもしれない。意識のしるしは、年齢とともに変化することも考えられる。また、つねに明確な回答が得られるとは限らない。標識同士が矛盾する場合もあろう。あるいは、成人では統合的なシステムとして機能するワークスペースも、実際には複数の断片的な部位から構成され、それらのおのおのが幼児期には独自のペースで発達するという可能性も考えられる。とはいえ、実験的な方法は、客観的な事実を知るための有力な手段である点に変わりはない。どのような科学的知識であれ、哲学者や宗教家の決めつけよりはましであろう。

では、乳児は意識を生むワークスペースを備えているのだろうか？　脳の解剖学はそれにどう答えるのか？　乳児の未熟な皮質は、絶縁性のミエリン鞘《しょう》を欠いた、か細い軸索や、小さな樹状突起によって特徴づけられるニューロンで満たされているため、心は誕生時には働いていないと、二〇世紀の小児科医の多くは考えていた。彼らの考えでは、乳児において基本的な感覚と反射の能力を与える程度まで十分に成熟していたのは、視覚、聴覚、運動皮質のわずかな区画のみであった。ウィリアム・ジェイムズの有名な言葉を借りれば、さまざまな感覚入力は互いに融合して、「花が咲き乱れ、虫がブンブン音を立てる一つの大きな混沌」を作り出す。少なくとも誕生後一年が経過し、成熟の過程を歩み始めるまでは、乳児の前頭前皮質に存在する高次の思考中枢は沈黙したままだと一般に考えられていた。この前頭葉の状況は、ピアジェの有名な「A not B課題」など、運動計画《モーター・プランニング》や実行制御をテストする行動試験に乳児が一貫して落第する理由を説明すると広く信じられていたのだ。[*4]多くの小児科医にとって、新生児が痛みを感じていないことは明らかだった。それなら、なぜ麻酔をかけるのか？　そう考えられていたために、注射をするときや、手術を行なうときでさえ、乳児が意識を持つ可能性を無視することが常態化していた。

行動試験や脳画像法の最近の進歩は、この見方を否定する。大きな間違いは、未熟を機能不全と混同しているところにある。子宮内でさえ、妊娠六か月半頃から、胎児の皮質は発達し始める。すでに新生児では、遠隔の皮質同士が、長距離の神経線維によって互いに強く結びついている。[*5]ミエリンに覆われてはおらず、伝達速度は成人よりはるかに遅いとはいえ、これらの神経結合は情報を処理しており、すでに誕生時から、自発的なニューロンの活動の、機能的なネットワークへの自己組織化を促進している。[*6]

話し言葉の処理を考えてみよう。乳児は言葉に強く惹かれる。子宮内にいるときから言葉を学習しているのかもしれない。というのも、新生児でさえ、母国語と外国語を区別できるからだ。[*7]言語の習得はきわめて迅速に起こるため、ダーウィンからチョムスキーやピンカーに至る歴代の著名な科学者は、言語学習に特化し、人間のみが備える「言語獲得装置」なる特殊な組織の存在を仮定してきた。私は、妻のギスレーヌ・ドゥアンヌ＝ランベルツとともに、乳児が母国語を聞いている最中にｆＭＲＩを用いて脳内の活動を観察することで、この仮定を直接検証した。[*8]心地よいマットレスにくるみ、機械の騒音が聞こえないよう大きなヘッドフォンをかぶせた生後二か月の乳児に赤ちゃん言葉を静かに聞かせ、その間三秒ごとに脳の活動のスナップショットを撮ったのだ。

驚いたことに、一次聴覚野には限定されない大規模な活性化が見られた。それどころか、皮質領域のネットワーク全体が活性化した（図34参照）。この活動は、成人の脳とまったく同一の言語領域にきれいに沿って見出された。すでにこの年齢で、話し言葉の入力は左半球の側頭葉、頭頂葉に位置する言語領域に、また、モーツァルトの音楽などの同等に複雑な刺激は、右半球の他の領域に送られていたのである。[*9] 前頭前皮質の左下に位置するブローカ野でさえ、言語入力により活性化した。つまりこの領域は、生後二か月の乳児でも、すでに活性化するに十分なくらい成熟しているのだ。それは乳児の前頭前皮質のなかでも、もっとも早期に成熟し、強く結合した領域であることが、のちに判明している。[*10]

われわれは活性化の速度をＭＲＩで測定することで、「乳児の言語ネットワークは機能している。ただしとりわけ前頭前皮質では、処理速度は成人に比べて非常に遅い」ことを確認した。[*11] ならば、この遅さが意識の出現を妨げているのだろうか？ 昏睡状態の患者の脳が新奇な音に無意識のうちに反応するのと同様、乳児は「ゾンビモード」で話し言葉を処理しているのか？ 言葉に注意を向けた生後二か月の乳児が、言語処理のあいだに大人と同じ皮質のネットワークを活性化させるという観察結果は、残念ながら決定的なものではない。というのも、これらのネットワークの大部分は、麻酔下など無意識のうちにも活性化し得るからだ（ただし、このことはブローカ野にはおそらく当てはまらない）。[*12] しかし重要なことに、われわれの実験は、乳児が初歩的な形態の言語ワーキングメモリを備えていることを示す。一四秒後に同じ文を繰り返すと、乳児は記憶の徴候を示したのだ。[*13] 彼らのブローカ野は、最初に文を聞いたときよりも二度目に聞いたときのほうが強い活動を見せた。生後二か月の時点ですでに、乳児の脳は意識の特徴の一つ、数秒間ワー

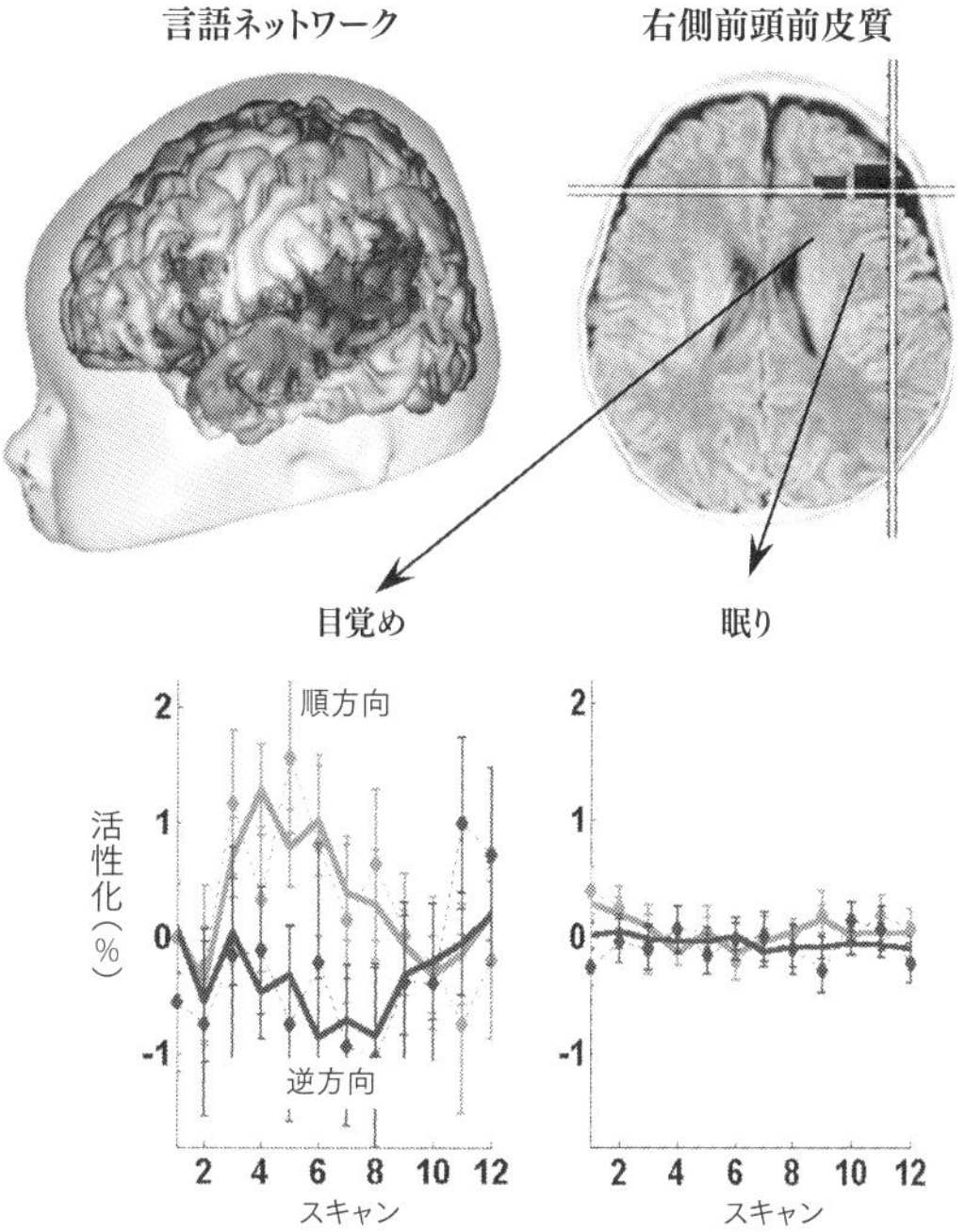

【図34】目覚めた乳児は、前頭前皮質の活動を示す。生後二か月の乳児に母国語の文を聞かせ、そのあいだにｆＭＲＩで脳画像を取得した。話し言葉は、ブローカ野として知られる前頭前皮質の左下に位置する領域を含め、広い範囲にわたり言語ネットワークを活性化した。同じテープを逆方向に再生し、話し言葉であることを示すヒントを取り除くと、活動は大幅に減退した。また目覚めた乳児には、右側前頭前皮質に活動が見られた。この活動は意識に関係する。なぜなら、眠ると失われたからだ。

キングメモリに情報を維持する能力を備えているのである。

同様に重要なのは、言葉に対する乳児の反応が、目覚めているときと眠っているときでは異なることだ。聴覚皮質はつねに活性化しているが、背外側前頭前皮質への活動の伝播は目覚めているときにのみ生じる。眠っている乳児では、この領域には平坦な曲線が見られる（図34参照）。したがって、成人のワークスペースの重要なノードをなす前頭前皮質は、どうやら目覚めた乳児でも、おもに意識に関わる処理に寄与しているらしい。

生後数か月の乳児にはすでに意識があることを示す、より確実な証拠は、植物状態の成人患者の残存意識を調査する局所／大局テスト（第6章参照）の適用によって得られている。ここで簡単に、このテストを振り返っておこう。この単純なテストは、患者に「ビー　ビー　ビー　ビー　ブー」などの一連の音を繰り返し聞かせ、そのあいだにEEGを用いて患者の脳波を記録する。ときおり規則性を破る、「ビー　ビー　ビー　ビー　ビー」などの音の連続を聞かせる。この新奇性によって広域的なP3波が喚起され、前頭前皮質や、それに結びついたワークスペース領域に広がると、その患者に意識がある可能性は非常に高い。

このテストの実施にあたっては、教育、言語、説明はまったく不要であり、したがって乳児にも（その意味ではほとんどどんな動物にも）簡単に適用できる。どんな子どもも音の連続を聞く能力を持ち、脳が十分に発達していれば規則性を見つけられる。事象関連電位〔思考や認知の結果、何らかの形態で計測された脳の電気生理学的反応〕は生後数か月の乳児でも記録できる。唯一の問題は、テストが繰り返されるとすぐに機嫌を損ねることだ。乳児に意識のしるしを探るために、小児神経科医で乳児の認知の専門家ギスレーヌは、局所／大局テストを改造した。魅力的な顔が「ああ　ああ　ああ　ええ」など、母音の連続を発するところを録画したマルチメディアショーに仕立てたのだ。口元を動かしつねに変化するこの顔は、乳児を魅了する。こうして乳児の注意を惹きつけられると、生後二か月の乳児の脳でも、新奇性に対する広域的な反応、すなわち意識のしるしを示すことがわかった。[*14]

生後二か月の乳児が、意識を検知するテストで高いスコアを示すと聞いても、ほとんどの親はそれほど大きな驚きを感じないだろう。しかしわれわれのテストによれば、乳児と成人の意識には、一つの重要な違いがある。つまり乳児における脳の反応時間は、大人に比べて著しく遅い。あらゆる処理ステップで、不釣り合いなほど長い時間がかかるらしい。乳児の脳は、母音の変化をとらえてミスマッチ反応を無意識のうちに生成するのに三分の一秒を要する。さらに、前頭前皮質が大局的な新奇性に反応するまでに一秒がかかる。これは成人と比較して三倍から四倍遅い。したがって生まれたばかりの乳児の脳の構造には、非常に遅いながらも有効に機能するグローバル・ワークスペースが備わっていると考えられる。

私の同僚シド・クイダーは、視覚を用いてこの発見を追試し、拡張している。その際彼は、顔の処理に焦点を絞っているが、これは新生児が生まれつき持つ能力の一つだ。[*15] 乳児は顔を見ることを好み、誕生時からそれに惹きつけられる。クイダーはこの生まれつきの傾向性をうまく利用して、乳児が視覚のマスキングに反応し、成人と同様の、コンシャスアクセスの閾値を持つか否かを検証した。それにあたり彼は、われわれが成人の意識的視覚を研究したときに用いたマスキング技術を、生後五か月の乳児を対象に適用した。[*16] 表示期間を変えながら魅力的な顔をフラッシュし、その直後に攪乱した画像をマスクとして表示したのだ。ここで問われるべきは、「乳児は顔を見ただろうか？」「それに気づいただろうか？」である。

第1章で述べたように、成人の被験者は、マスキングがされていると、ターゲットの画像がおよそ二〇分の一秒以上表示されない限り、何も見なかったと報告する。言葉を話せない乳児に何を見たかを報告させるのは土台不可能だが、閉じ込め症候群患者同様、乳児の目は、それに近いことを物語る。閾値未満で顔がフラッシュされると、乳児はそれを凝視しないことをクイダーは発見した。この事実は、彼らがそれを見落としたことを示す。しかし閾値を超えるくらいまで表示期間を延ばすと、乳児の視線は顔に向けられた。つまり乳児は、成人同様マスキングの影響を受け、知覚の閾値を超えて表示された場合にのみ顔を認識したのである。重要な指摘をすると、この閾値は、成人より乳児のほうが二倍から三倍大きい。具体的に言うと、生後五か月の乳児は一〇〇ミリ秒以上表示されないと顔を検知できないが、一般に成人においては、閾値は四〇〜五〇ミリ秒のあいだに落ち着く。たいへん興味深いことに、前頭前皮質の働きに依拠する行動が現れ始める生後一〇か月から一二か月になると、乳児の閾値は成人と同じ値まで下がる。[*17]

乳児にもコンシャスアクセスの閾値があることを示したシド・クイダー、ギスレーヌ・ドゥアンヌ＝ランベルツ、私の三人は、フラッシュされた顔に対する乳児の脳の反応を記録し続けた。そしてわれわれは、成人に見られるものとまったく同じ、皮質の一連の処理を乳児にも発見した。つまり無意識のうちに起こる線型的な処理に続いて、突然の非線形的な点火が生じたのだ(図35参照)。最初のフェーズでは、顔のイメージが表示される期間、その長さが閾値以上か未満かにかかわりなく、後頭部の活動が着実に増大していった。明らかに乳児の脳は、フラッシュされた顔に関して手に入る証拠を集めているのだ。次のフェーズでは、顔のイメージが閾値を超える期間表示された場合にのみ、前頭前皮質に遅い陰性の脳波が引き起こされた。機能的および形状的に見て、この後期の活動は、成人のP3波と多くの点で類似する。感覚入力による証拠が十分に集まれば、乳児の脳ですら、速度が大幅に劣るとはいえ、それを前頭前皮質まで伝えることが

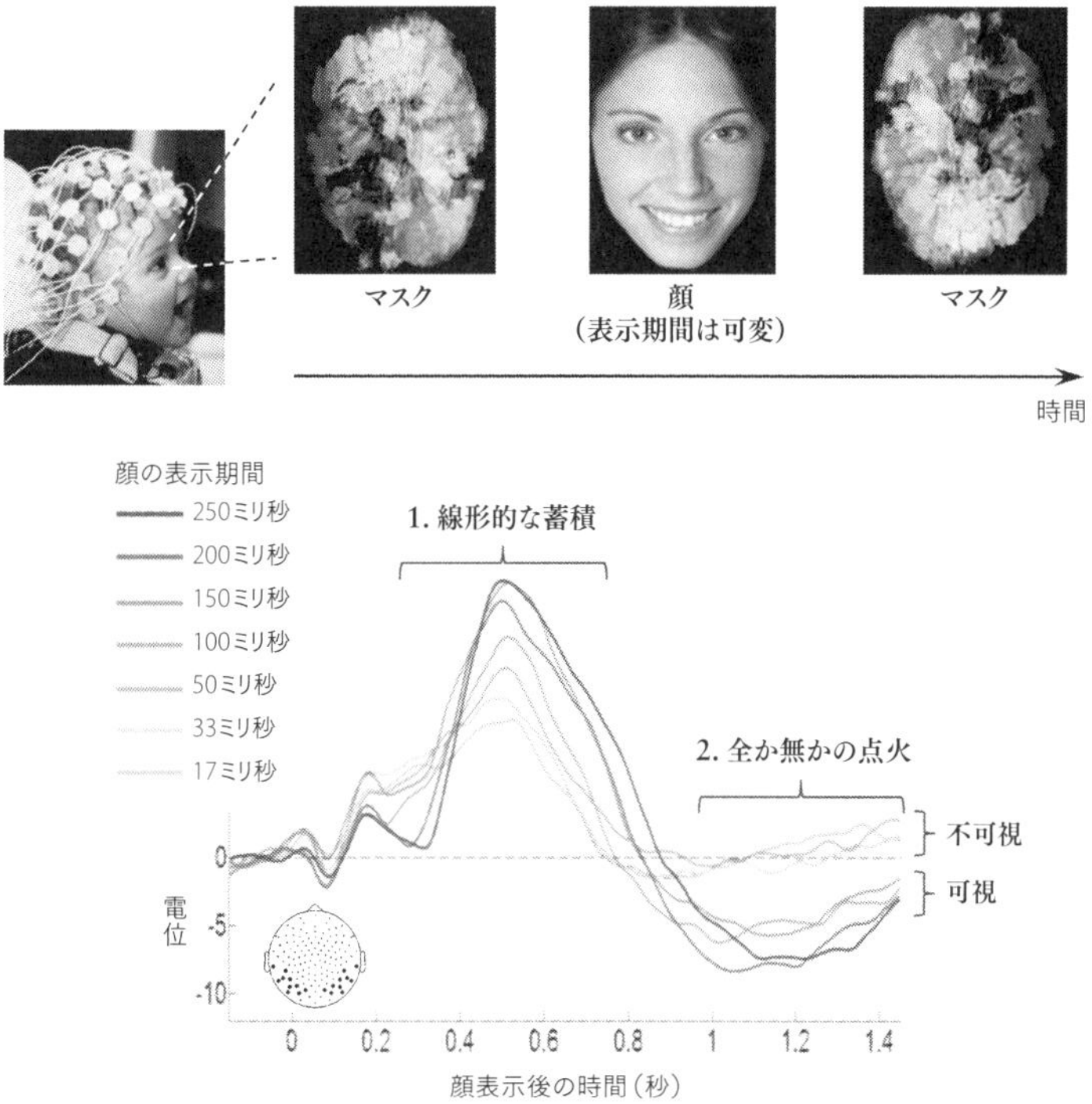

【図35】乳児は、成人と同じ意識のしるしを示す。ただし情報を処理する速度は、はるかに遅い。この実験では、生後一二～一五か月の乳児に、見えたり見えなかったりするようマスクをかけて、魅力的な顔をフラッシュした。乳児の脳は、二段階の処理を示した。第一フェーズは、感覚入力による証拠の線形的な蓄積で、第二フェーズは非線形的な点火である。遅れての点火は、意識的知覚を反映すると考えられる。というのも、点火は、乳児が視線を向けるのに必要な一〇〇ミリ秒以上、顔が表示された場合に限って生じたからだ。なお、意識の点火は、顔の表示から一秒後に始まった。この期間は、成人に比べおよそ三倍長い。

可能なのである。この二段階の処理構造は、意識を備え、何を見たかを報告する能力を持つ大人におけるものと基本的に同じであり、したがって、たとえ言葉による報告はできなくても、乳児もすでに、意識的な視覚を経験していると前提しても差し支えないだろう。

事実、前頭野の非常に緩慢な陰性電位は、視覚であろうが聴覚であろうが、新奇な刺激に向けられた乳児の注意をテストする、あらゆる種類の実験で検出されている。[*18] また他の研究者も、感覚の種類にかかわらずコンシャスアクセスが生じる際にはつねに認められる、成人のＰ３波との類似に気づいている。[*19] たとえば前頭野の陰性電位は、乳児が逸脱音に注意を向けているときには発生するが、[*20] 眠っているあいだは発生しない。[*21] このように相次ぐ実験によって、この前頭野の緩慢な反応は意識的な処理の標識として作用することがわかっている。

いまや次のように結論してもよいだろう。コンシャスアクセスは成人同様乳児にも存在するが、非常に緩慢で、おそらくは最大で四倍ほど遅い。これは何に由来するのか？　乳児の脳は未熟であることを忘れてはならない。成人のグローバル・ワークスペースを構成する長距離の主要な神経線維は、誕生時からすでに備わってはいるが、[*22] それには電気的な絶縁が施されていない。軸索を取り囲む脂肪質のミエリン鞘は、幼少期、さらには思春期に至るまで成熟し続ける。その主要な役割は、電気的な絶縁性を提供し、ニューロンの放電が遠隔領域に高速かつ万全に伝わるよう伝導効率を高めることである。乳児の脳のウェブは、配線はされているが絶縁はされていない。それゆえ情報の統合は、はるかに緩慢に行なわれるのだ。乳児の緩慢さは、昏睡状態から回復しつつある患者のそれにもたとえられる。どちらのケースでも、適応応答は引き起こし得るが、笑みや、しかめつら、あるいは何らかの吃音が現れるまで一、二秒はかかる。それは曖昧模糊として緩慢ではあるが、まぎれもない意識だと考えるべきであろう。

われわれがテストしたもっとも幼い被験者は生後二か月の乳児なので、正確にどの時点で意識が誕生するのかは依然としてわかっていない。新生児にはすでに意識があるのだろうか？ それとも、皮質の構造が適切に機能し始めるには、誕生後数週間を要するのか？ 証拠がすべて出揃うまで無理に回答するつもりはないが、意識はすでに誕生時に存在するという結論が今後出たとしても、私は驚かないだろう。新生児の脳には、すでに長距離神経結合が解剖学的に張り巡らされており、その処理能力を過小評価すべきではない。誕生の数時間後には、乳児は、おおよその数に基づいてものを識別するなどの高度な行動を示すのだから。[*23]

スウェーデンの小児科医ヒューゴ・ラーゲルクランツと、フランスの神経生物学者ジャン＝ピエール・シャンジューは、「誕生は意識への最初のアクセスに一致する」という非常に興味深い仮説を提起している。[*24] 彼らの議論によれば、子宮内の胎児は、「神経ステロイド麻酔剤プレグネノロンと、胎盤によって供給される催眠性のプロスタグランジンD２」を含有する薬物の流れに浸《ひた》って、基本的に鎮静化された状態にある。誕生は、ストレスホルモンや、カテコールアミンなどの刺激性神経伝達物質の分泌の大規模な高まりに一致する。通常それに続く数時間のうちに、新生児は目を大きく見開いて目覚め、元気に活動しだす。このときすでに、乳児には意識があるのだろうか？ 彼らの薬理的な推測が正しければ、出産はこれまで私たちが考えていた以上に重要なできごとになる。意識の誕生を意味するからだ。

動物に意識はあるのか

ヒヒを理解する者は、
ジョン・ロック以上に形而上学に貢献できるだろう。
——チャールズ・ダーウィン『ノート（*Notebooks*）』（一八三八）

同じ問いは、乳児と同じく言葉を発しない動物にも当てはまる。動物は自己の思考を言い表す能力を持たない。しかしそれは動物には意識がないことを意味するのだろうか？　忍耐強い捕食者（チーター、ワシ、ウツボなど）から用意周到な移動ルートの立案者（ゾウ、ガン）、さらには遊び好き（ネコ、カワウソ）、問題解決巧者（カササギ、タコ）、発声の天才（インコ）、社会生活のグランドマスター（コウモリ、オオカミ）に至るまで、地球上にはきわめて多様な生物種が進化してきた。これらの動物すべてが、私たちと部分的にも意識的な経験を共有していないのなら、そのほうが驚きだ。私の理論に従えば、意識のワークスペースは、さまざまな脳領域間で情報交換を促進するのに重要な役割を果たす。したがって意識は有用な装置であり、進化の過程においておそらくは複数回、太古の時代に出現した可能性が高い。

ワークスペースシステムは人間に特有のものと決めつけねばならない理由はあるのか？　その理由はない。前頭前皮質とその他の関連する皮質を結ぶ長距離神経結合の濃密なネットワークは、マカクザルには明らかに存在する。のみならず、ワークスペースシステムは哺乳類に属する動物のすべてが備えているかもしれない。マウスでさえ、小さな前頭前皮質と帯状皮質を備えており、それらは少しのあいだ視覚情報を保持する際に活性化される。[*25]ならば、鳥類、とりわけ音声によるコミュニケーションや模倣の能力を持つ種《しゅ》は、類似の機能を有する神経回路を備えているのだろうか？[*26]

動物に意識があるか否かの判断は、身体の解剖学的構造のみに基づいて下されるべきではない。言語能力は持たないが、サルは、コンピューターのキーを押すことで、何を見たかを報告させるべく訓練できる。このアプローチにより、サルが人間と似た主観的経験をすることを示す証拠が次第に集まりつつある。たとえば、光を見たときにはあるキーを、見なかったときには別のキーを押せば報酬を与えるという方法でサルを訓練し、この運動性行為を簡便な「報告」として代用できる。つまり非言語的な行動を、「私は光を見たと思う」もしくは「私は何も見なかった」とそのサルが言ったに等しいものとしてとらえるのだ。また、顔のイメージを見たときにはあるキーを、顔ではないイメージを見たときには別のキーを押すなど、サルに知覚イメージの分類を教えることも可能である。訓練が完了すれば、人間を対象に意識や無意識の処理を探究した際に利用したものと同じさまざまな視覚現象を用いて、サルをテストできるようになる。

その結果、サルは人間同様錯視を経験することがわかった。サルのおのおのの目に異なる画像を提示すると、両眼視野闘争を報告した。キーを交互に押すところから、サルも、一時にはどちらか一方のイメージしか見ていないことがわかる。おのおののイメージは、私たち人間と同様なあり方で、絶え間なく意識にのぼったり、そこから消えたりしているのだ。[*27] さらには、マスキングも作用する。画像をフラッシュし、その直後に無作為なマスクを表示させると、マカクザルは、視覚皮質には依然として短期間ニューロンの選択的な放電が見られるにもかかわらず、隠された画像を見なかったと報告する。[*28] このように、人間同様マカクザルも、ある形態の識閾下の知覚や、イメージが可視化する閾値を持つ。

最後にもう一つ実験でわかったことを示すと、一次視覚皮質に損傷を負うと、サルも一種の盲視を経験する。損傷を負ったにもかかわらず、損なわれた視野の内側にある光源を正確に指すことができるのだ。

しかし光の有無を報告できるよう訓練すると、「光がない」ことを示すキーを押して、損なわれた視野内に提示された刺激を分類する。これは、人間の盲視患者と同じく、彼らの知覚的な気づきが失われていることを示す。[*29]

マカクザルが初歩的なワークスペースを用いて過去を振り返ることに、ほとんど疑いの余地はない。彼らは、刺激が消えたあとしばらく心に情報を保たねばならない遅延応答課題を難なくこなす。人間同様、前頭前野や頭頂葉のニューロンの放電を維持することでそれを達成しているのである。[*30] のみならず映画を受動的に見ているとき、前頭前皮質が人間より活性化しやすい。[*31] 確かに、気が散らないよう統制する能力は、人間のほうが秀でているだろう。また映画を観ている最中、人間の前頭前皮質は外部の情報の流れから自らを切り離して、心を自由に飛翔させることができる。[*32] とはいえマカクザルも、安静時に活性化する領域から成る、自発的な「デフォルトモード」ネットワークを備えている。[*33] これらの領域は、私たちが内省したり、何かを思い出したり、あるいは心を飛翔させるたりする際に活性化する領域と類似する。[*34]

では、聴覚を用いた意識的知覚のリトマス試験紙、すなわち昏睡状態から回復しつつある患者の残存意識をテストするために用いた局所／大局テストについてはどうか？　私の同僚ベキール・ジャラヤとリン・ユーリッグは、音の連続「ビー　ビー　ビー　ブー」の繰り返しのなかでは、「ビー　ビー　ビー　ビー」が例外的なものであることに、サルが気づくか否かをテストした。その結果、サルは明らかにそれに気づいていることがわかった。ｆＭＲＩ画像の示すところでは、サルの前頭前皮質は、大局的な逸脱音にのみ反応し活性化したのだ。[*35] 人間同様、この反応は、サルに麻酔をかけると消失する。どうやらこの実験でも、サルに意識のしるしを検出できたようだ。

カリム・ベンシュナンによって行なわれた先行研究では、マウスでさえこのテストで意識のしるしが検出された。将来さまざまな生物種を対象にこのテストを行ない、あらゆる哺乳類、そしておそらくは鳥類や魚類の多くの種に、何らかの形態の意識のワークスペースが収斂進化〔複数の異なる生物種が、類似の身体的特徴を進化させること〕した証拠を発見できたとしても、何ら驚きではない。

サルの自己意識

マカクザルが、私たちのものに近似するグローバル・ワークスペースを備えている点に疑いはない。だが、それはまったく同じものなのか？　本書で私は、意識のもっとも基本的な側面、すなわち感覚刺激を選択してそれに気づく能力、コンシャスアクセスに焦点を絞ってきた。これは非常に基本的な能力なので、サルや、おそらくは他の多くの動物も持つと考えられる。しかしさらに高次の認知機能という点になると、人間は明らかに他の動物とは違う。ここで問うべきは、人間の意識のワークスペースには、私たちと他の動物を劇的に分かつ独自の特質が備わっているかどうかだ。

自己意識は、人間の独自性の第一候補であるように思える。私たちサピエンス・サピエンスは、自分が何を知っているかを知っている唯一の生物種ではないだろうか？　自己の存在を反省する能力は、人間のみに備わっているのではないか？　すぐれた小説家であるとともに情熱的な昆虫学者でもあったウラジーミル・ナボコフは『強い意見（*Strong Opinions*）』で、まさにその点を指摘している。

自己の存在に気づいていることに気づいている。（……）自己を知るばかりでなく、知っていることを知るがゆえに、私は人類に属す。そしてさらに、思考の栄光、詩、世界観へと続く。この点でサルと人類の違いは、アメーバとサルの違いより途轍もなく大きい。

だが、ナボコフは間違っている。デルフォイのアポロ神殿のプロナオス〔玄関間〕に刻まれた有名な格言「汝自身を知れ」は、人類の特権ではない。最近は、動物に高度な自己省察を見出す驚くべき事例が報告されるようになった。誤りの検出、成功や失敗の考察などの二次的な判断が必要とされる課題でも、動物は私たちが考えているほど無能ではない。

自分の思考について思考するこの能力は「メタ認知」と呼ばれる。ジョージ・W・ブッシュ政権下で国防長官を務めたドナルド・ラムズフェルドは、国防総省での演説で、既知の知（自分が知っていることを知っている）、既知の未知（自分の知らない何かがあると知っている）、未知の未知（自分が知らないことを知らない）を区別して、これをうまく表現した。メタ認知は、自分の思考に信念や自信の度合いを割り振ることで、自らの知識の限界を知ることと関係する。実験による証拠が示すところでは、サル、イルカ、さらにはラットやハトでさえ、この能力の萌芽を宿す。

動物が既知の知を持っていることをいかに実証できるのか？　フロリダ州マラソンにあるイルカ研究センターのサンゴ礁のプールで自由に泳ぐイルカ、ナトゥアを考えてみよう。[*36] ナトゥアは、高低《ピッチ》によって水中音を識別できるよう訓練されたイルカだ。彼は、低音が聞こえた場合には左側の、高音の場合には右側の壁のパドルを押して、この課題をみごとにこなす。

実験では、周波数二一〇〇ヘルツを高音と低音の境界に設定している。音がこの周波数からかけ離れている場合、ナトゥアは正しいパドルのほうにすばやく泳いで行く。ところが音がこの周波数に近いと、彼の反応は鈍る。やがて躊躇するかのようなしぐさを見せながらどちらかのパドルに向かって行くが、間違えるケースも多い。

この逡巡は、自分には判断が難しいという事実をナトゥアが「知っている」ことを意味するのだろうか？ そうは言えない。境界に近づくほど識別が困難になるのは、むしろあたりまえであろう。人間や他の多くの動物が決定に要する時間と誤りを犯す率は、識別すべき対象間の差異が減少すればするほど増大するのが普通だからだ。しかし人間に関して言えば、知覚における対象間の差異が縮まると、自信の欠如という二次的な感覚も引き起こされる。音の高さが境界に近づくと、私たちは困難に直面していることを認識する。不確かさを感じ、これから下す判断が誤りである可能性は高いと考える。そしてできることなら課題を放棄して、「私にはよくわかりません」と率直に答えたくなるだろう。これは典型的なメタ認知、すなわち「自分が知らないことを知っている」という知恵だ。

ナトゥアは自らの確信の欠如について、その種の知識を持っているのだろうか？ 彼は自分が正しい回答を知っているかどうかを、あるいは確信がないことを報告できるのか？ 自分の決定に自信を持っているのか？ ニューヨーク州立大学のJ・デイヴィッド・スミスは、これらの問いに答えるために「逃げの応答」という巧妙なトリックを考案した。最初に知覚訓練を施したあと、彼はナトゥアのために三つ目のパドルを用意した。ナトゥアは試行錯誤によって、この三つ目のパドルを押すと、あいまいな音が、容易に識別可能な低音（一二〇〇ヘルツ）にただちに置き換えられ、それによってわずかながら報酬がもらえる

ことを学習した。要は、三つ目のパドルが与えられると、ナトゥアは課題から「逃げる」オプションを選べるのだ。ただし、あらゆるトライアルでこのオプションを行使することは許されず、逃げのパドルは慎重に使わねばならない。そうしなければ、報酬がもらえるまで、長時間待たされることになるからだ。

　この実験により、みごとな結果が得られている。ナトゥアは自発的に、むずかしいトライアル、すなわち音の周波数が二一〇〇ヘルツに近い、間違いを犯し易いトライアルでのみ、逃げの応答を用いたのである。それはあたかも、一次的な行動に対する二次的な「コメント」として三つ目のパドルを用いているかのようであった。それを押すことで彼は、課題に応えるのが困難であることがわかっていると、そして、より簡単なトライアルをしたいと「報告」しているのだ。このように、イルカは自信の欠如に気づけるほど賢い。ラムズフェルドのように、自分が知らないことを知っているのだから。

　この心理主義的な解釈を否定する研究者もいる。彼らの指摘では、課題ははるかに単純な行動主義的な語彙によって記述できる。要するに、イルカは報酬を最大化するよう訓練された運動行動を示しただけで、通常と異なるのは二つではなく三つの応答が考慮されている点のみだと、彼らは言う。強化学習課題で通常見られるように、イルカは三番目のパドルの押下を有利にする刺激を同定しただけで、イルカの行動は機械的なものにすぎない。それが彼らの主張だ。

　過去の多くの実験がこの解釈を除外できないのは確かだが、サル、ラット、ハトを使った最新の研究はこの批判に応えるに十分なものであり、情勢は純粋なメタ認知能力の存在を認める方向に大きく傾きつつある。動物はときに、報酬のみを基準に予測し得る以上に、知的な方法で逃げの応答を駆使する。[*37] 一例をあげよう。選択をしたあと、かつ下した選択が正しいか否かを教えられる前に、逃げのオプションを与えると、彼らはどのトライアルが主観的に困難に感じられるかを仔細にモニターする。というのも、たとえまったく同一の刺激が与えられても、もとの応答を維持したトライアルより、逃げの応答を選択したトライアルでのほうが成績が悪かったからだ〔成績考課の対象になる選択がなされてから、逃げのオプションが与えられている点に注意〕。どうやら彼らは、自らの心の状態をモニターし、何かの理由で気が散ったために、処理したシグナルが通常より不明確だったトライアルを振るい落としているらしい。要するに、彼らはあらゆるトライアルで自己の自信を評価し、それが欠如していると感じた場合にのみ逃げの応答をしているのだ[*38]。

動物の持つ自己に関する知識は、どの程度抽象的なのか？　最近の実験によれば、少なくともサルでは、過度に訓練されたただ一つの文脈に限定されるわけではないようだ。たとえばマカクザルは、最初に訓練された文脈を超え、逃げのキーを自発的に一般化して用いることがわかっている。感覚課題で特定のキーの意味を発見すると、ただちにそれを記憶課題という新たな文脈で使えるのだ。具体的に言えば、「私にはうまく知覚できなかった」ことを報告する方法を学び、それを一般化して「私にはうまく思い出せない」ということを報告する際にも使えるようになるのである[*39]。

これらの動物は、明らかに自己に関する知識をある程度持っている。では、それらはすべて無意識的なものなのか？　この点は注意深く検討する必要がある。というのは、第2章で見たように、私たちの行動の多くは無意識的なメカニズムに由来するからだ。自己モニターのメカニズムでさえ、無意識のうちに働き得る。キーボードのキーを押し間違えたり、目が間違った目標に引きつけられたりするとき、脳はこれらの誤りを自動的に検知し、修正する。それゆえ、私たちはときに間違った事実にまったく気づかない[*40]。

しかし、サルの自己に関する知識は、そのような識閾下の自動メカニズムのみに基づいているわけではないという議論もある。彼らの逃げのオプションの選択は非常に柔軟なもので、訓練の対象にはなっていない課題にも一般化して適用される。彼らは数秒間過去の決定について考えるが、それは無意識のプロセスの到達範囲を超える長期間を対象にした反省行為なのであり、それには逃げのキーを押すという任意に定められた応答手段を用いなければならない。神経生理学的に言えば、証拠の緩慢な蓄積と、頭頂葉および前頭前野の高次の機能を必要とする。[*41] 人の脳に関する知識から類推すると、その種の緩慢で複雑な二次的判断を、気づきを欠いた状態で下せるとは考えにくい。

この見方が正しければ（この点はさらなる研究によって検証されねばならない）、動物の行動は、意識や反省的な心の特徴を反映するものとしてとらえられる。おそらく私たち人間は、既知の知を持つ唯一の動物ではないだろう。サピエンス・サピエンスという言い回しは、ホモ属にのみ当てはまると考えるべきではない。他のいくつかの動物種も、自らの心の状態を振り返る能力を持つのだから。

意識は人間に独自のものか

サルは意識あるニューロナル・ワークスペースを明らかに備え、それを用いて自己や外界について考えると見なせるが、人間がサルよりすぐれた内省能力を持つことに疑いはない。だが、人間の脳は何が違うのか？　大きさだろうか？　それとも言語能力？　社会的な協力？　永続的な可塑性？　教育？

これらの問いに答えることは、認知神経科学がこれからとり組まねばならない、もっとも刺激的な課題の一つである。そのようなわけで、ここでは暫定的な答えを提示するに留める。私たちは他の多くの動物と、すべてではないとしても多くの基盤となる脳システムを共有しているとはいえ、人間の脳は、高度な「思考の言語」を駆使してそれらのシステムを結びつける能力を持つ点で、独自のものだと言える。ルネ・デカルトは、ホモ・サピエンスのみが「自分の思考を他人に伝える際、言葉や他の記号を組み立てながら用いる」と主張する点では確かに正しい。思考を組み立てるこの能力は、私たちの心的能力を爆発的に増大する重要な要因になったのかもしれない。人間の独自性は、入れ子構造や再帰的な構造を許容するシンボルの体系を用いて、自らの思考を明示的に形成する能力を持つ点にある。

この議論や、ノーム・チョムスキーの説に従えば、言語はコミュニケーションシステムとしてより、むしろ表象装置として進化したのであり、その主要な利点は、新たなアイデアを他人と共有する能力以上に、そもそもそれを考え出す能力を付与することにある。私たちの脳は、あらゆる心の表象にシンボルを割り当て、これらのシンボルをまったく新たな組み合わせへと結びつけるコツを会得しているかのようだ。人間のグローバル・ニューロナル・ワークスペースは、「トムより背が高い」「赤いドアの左」「ジョンにはあげない」など、意識的に思考を形成する能力を持つ点で独自と言えるかもしれない。これらの例のおのおのは、サイズ（高い）、人物（トム、ジョン）、空間（左）、色（赤）、物体（ドア）、論理（しない）、行為（あげる）など、まったく異なる能力領域に関わる、いくつかの基本概念を組み合わせたものだ。各要素は、最初は異なる脳の神経回路によってコード化されるが、人間の心は、動物も疑いなく行なっているように単にそれらを結びつけるだけでなく、たとえば「私の妻の兄」と「私の兄の妻」を、あるいは「犬が男を噛んだ」と「男が犬を噛んだ」を注意深く区別する高次の統語法を駆使することで、意のままに文を組み立てる。

思うに、言語によって思考を構成するこの才能は、複雑な道具の製作から高等数学の発明に至るまで、人間独自のさまざまな能力の基盤をなす。また、意識は、自己意識という高度な能力の起源なのかもしれない。人間は、心に対する非常に洗練された感覚を持っている。心理学者はこれを「心の理論」と呼ぶが、それは他者の思考を推論し、表象することを可能にする一連の直観的なルールとして機能する。事実、いかなる言語にも、心の状態を表現する手のこんだ語彙体系が存在する。英語で使用頻度がもっとも高い一〇の動詞のうち、六つは知識、感情、目標に関するものである（見つける〈find〉、語る〈tell〉、尋ねる〈ask〉、思われる〈seem〉、感じる〈feel〉、試みる〈try〉）。重要なことに、私たちはこれらの語彙を、同格の代名詞を用いて自己にも他者にも適用する（英語の使用頻度では、「私〈I〉」は一〇位、「あなた〈you〉」は一八位）。かくして、自分が知っていることと、他者が知っていることをまったく同じフォーマットで表現できる（「私はXだと考えるが、あなたはYだと考える」）。この心理主義的な視点は誕生時からすでに備わっており、生後七か月の乳児でさえ、自分の知っていることから他人の知っていることを一般化する能力を持つ。[*42] この能力が人間独自のものである可能性は高い。二歳半の子どもはすでに、社会的なできごとの理解において、チンパンジーや他の霊長類の成獣を凌駕する。[*43]

人間の言語が持つ再帰的な機能は、他の動物には不可能な錯綜した入れ子状の思考を形成するのに役立つはずだ。言語のシンタックスがなければ、「彼は、私が、彼がうそをついていることを知らないと思っている（He thinks that I do not know that he lies）」などの入れ子状の思考が可能であるとは思えない。このような思考は、人間以外の霊長類が持つ能力をはるかに超えているようだ。[*44] 彼らのメタ認知は、再帰的な言語によって実現される概念の無限の可能性を持たず、たった二つのステップ（思考とそれに対するある程度の信念）に限られるらしい。

霊長類の系統のなかで、おそらくは人類のニューロナル・ワークスペースシステムのみが、思考や信念を心のなかで組み立てて操作する独自の適応力を持つのだろう。神経生物学的な証拠も、数は少ないながらもそれを支持する。第5章で見たように、意識のワークスペースの中枢たる前頭前皮質は、どんな霊長類でも脳のかなりの部分を占めるが、人類においては著しく拡大している。[*45] あらゆる霊長類のなかでも、人類の前頭前野のニューロンは最大の樹状突起を持つ。[*46] そのため、他の脳領域から情報を集めて統合するのに非常に長けているのであろう。そしてそれによって、人類が持つ、外界から切り離された内省や、自己に向けられた思考能力の由来を説明できるかもしれない。

前頭葉の前部、正中線に沿う領域は、社会や自己について思考するときにはつねに活性化する。[*47] これらの領域の一つ、前頭葉前頭極の皮質（ブロードマンエリア10）は、いかなる類人猿よりも、ホモ・サピエンスのもののほうが大きい（専門家は、マカクザルにはこの領域がそもそも存在するのか否かを論じているほどだ）。また、脳の長距離神経結合の基盤となる白質は、全体的な脳の大きさの違いを補正しても、他のいかなる霊長類と比べても、人間のもののほうがはるかに大きい。[*48] これらの発見は、前部前頭前皮質を人間に固有な内省能力の源泉の第一候補とするに十分である。

もう一つの特別な領域として、前頭葉の左下側領域に位置し、言語処理に重要な役割を果たすブローカ野があげられる。長距離投射を送り出すブローカ野の第三層ニューロンは、類人猿に比べてヒトではより広範に配置され、強力な相互神経結合を可能にしている。[*49] コンスタンティン・フォン・エコノモは、この領域と、自己コントロールに重要な役割を果たすもう一つの領域、正中線に沿った前帯状回に、巨大なニューロンを発見した。このニューロンは、ヒトや、チンパンジー、ボノボなどの大型類人猿の脳に特有のものらしく、マカクザルなどの他の霊長類には見られないようだ。[*50] おそらくこれらの細胞は、巨大な細胞体と長い軸索によって、人間の脳内での意識的なメッセージの一斉伝達に際し、非常に重要な役割を果たしているのであろう。

これらすべての適応は、進化における同一の傾向に由来する。ヒト化の段階を通して、ヒトの前頭前皮質のネットワークは、脳の大きさのみからは予測できないほど次第に濃密になっていった。私たちの持つワークスペースの神経回路は不釣り合いなほど拡大したが、この増大はたぶん氷山の一角にすぎない。人類は、単に大きな脳を備えた霊長類の一種なのではない。将来認知科学者によって、ヒトの脳には、言語に類似する再帰的な処理を新たなレベルで可能にする独自のミクロ回路を持つことが発見されたとしても、私は驚かないだろう。他の霊長類も、内面生活と、意識によって外界をとらえる能力を備えているのは確かであろうが、私たちの内的世界は、おそらく入れ子状の思考を可能にする独自の能力のゆえに、はるかに豊かなのである。

つまり人間の意識は、入れ子になった二つの進化による独自の成果物と見なせる。すべての霊長類において、意識は当初、コミュニケーション装置として進化した。前頭前皮質と、それに関連する長距離神経回路が局所的な回路のモジュール性を破り、脳全体にわたって情報を一斉に伝達するようになったのだ。しかし人類においてのみ、このコミュニケーション装置は、のちに第二の進化によって新たな高みに押し上げられる。すなわち、高度な信念の形成と、他者との共有を可能にする「思考の言語」が出現したのである。

人類が持つワークスペースの連続する二つの進化は、特定の遺伝子に基礎を置く生物学的メカニズムに依拠しなければならない。したがって次のような問いが生じる。疾病は、人間の意識のメカニズムをターゲットにすることがあるのか？　遺伝的変異や脳の障害は、進化の方向を逆転させ、グローバル・ニューロナル・ネットワークの機能不全を引き起こし得るのだろうか？

意識の基盤をなす皮質の長距離神経結合は、一般に脆弱である。軸索の長さがしばしば数十センチメートルにもなるニューロンは、他のいかなる細胞型と比べても怪物的だ。細胞体の千倍以上の長さを有する付属物を支えねばならないので、遺伝子の発現と分子の輸送に関して独自の問題が生じる。DNAの転写はつねに細胞核で行なわれるが、その最終生産物は、センチメートル単位で離れた場所にあるシナプスまで送らなければならない。この輸送の問題を解決するには、複雑な生物学的メカニズムが必要とされる。この事実から、進化したワークスペースシステムの長距離神経結合は、特定の障害のターゲットになり易いことがわかる。

ジャン＝ピエール・シャンジューと私は、統合失調症という謎に満ちた一連の精神症状を、そのレベルで説明できるのではないかと考えた。[*51] 統合失調症は、成人のおよそ〇・七パーセントに見られる広く知られた病気で、青少年や若年の成人が現実との接点を失い、妄想や幻覚を発達させ（一般に陽性症状と呼ばれる）、それと同時に、発話の乱れ、繰り返し行動など、知性や情動能力の全体的な減退を経験する（陰性症状）、破壊的な心の病である。

これまで長きにわたり、この多様な症状の基盤となるただ一つの要因を特定することは困難だとされてきた。しかし注目すべきことに、これらの欠陥はつねに、人間の持つ意識のグローバル・ワークスペースに関連すると見られる機能、具体的に言えば社会的信念、自己観察、メタ認知的な判断、さらには知覚情報への基本的なアクセスにも悪影響を及ぼしているように思われる。[*52]

臨床的に言えば、統合失調症患者は、自分の奇妙な信念に対する過信を表に出す。彼らのメタ認知や心の理論は、自己の思考、知識、行為、記憶を他者のものから区別できないほどひどく損なわれている。彼らは意識による知識の統合を、一貫した信念のネットワークへと変え、妄想や混乱に至る。一例をあげると、患者の意識的な記憶は、ときにははなはだしく間違っている。絵や言葉の一覧を見て数分が経つと、自分が見た項目を思い出せないことも多々あり、いつどこで何を見て、学習したかに関する彼らのメタ認知的な知識は、一般にひどく劣っている。ところが驚いたことに、彼らの暗黙的な無意識の知識は、まったく損なわれていないことがある。[*53]

われわれはこれらの点に鑑みて、統合失調症患者の意識的知覚には根本的な欠陥があるのではないかと考えた。そこで、統合失調症患者を対象にマスキングの実験を実施することにした。何度も述べてきたように、マスキングとは、言葉や画像をフラッシュした直後に別のイメージを表示すると、主観的な経験として前者が消える現象を指す。実験の結果は明白だった。統合失調症患者においては、マスクされた言葉を見るのに最低減必要な表示時間が、健常者とは大きく異なっていた。[*54] コンシャスアクセスの閾値が上昇し、イメージははるかに長く識閾下の領域に留まっていたのだ。さらには、イメージを見たと報告するのに、彼らははるかに多くの感覚的な証拠データを必要とした。特筆すべきことに、二九ミリ秒間のみ識閾下で数字をフラッシュすると、健常者とまったく同様のプライミング効果が見られ、無意識の処理には問題がなかった。このような複雑な効果が維持されている事実は、視覚認識から意味の付与に至る無意識の処理で構成されるフィードフォワード連鎖に関しては、疾病によってほとんど損なわれていないことを意味する。どうやら統合失調症患者の主要な問題は、入力情報を一貫した全体へと統合する過程にあるらしい。

われわれは、無傷の識閾下の処理と、損なわれたコンシャスアクセスのあいだに見られる分離を、白質の結合を損傷する疾病、多発性硬化症の患者にも見出した。[*55] 患者は、他の主要な症状が現れる以前の発症時、フラッシュされた言葉や数字を意識的に見ることはできないが、無意識のうちには処理している。意識的知覚におけるこの欠陥の重度は、前頭前皮質と視覚皮質の後部領域を結ぶ長距離神経線維に対する損傷の度合いによって予測できる。[*56] この発見は次の理由で重要だ。第一にそれは、白質の損傷がコンシャスアクセスに対し、選択的に悪影響を及ぼし得ることを示す。第二に、多発性硬化症患者には、統合失調症に類する精神疾患を発達させる者もわずかながらおり、この事実は、長距離神経結合の喪失が精神病の発症に重要な役割を果たし得ることを示唆する。

脳画像が示すところでは、統合失調症患者の、意識を点火する能力は著しく低下している。彼らの脳は、視覚と注意に関する初期段階の処理に関してはほとんど損なわれていないが、頭部表層においてP3波を生成し、意識的な知覚表象の存在を示す、同期した大規模な活動を欠く。[*57] また、ベータ周波数帯域（一三〜三〇ヘルツ）での、遠隔の皮質領域同士の大規模な相互作用をともなう一貫した脳のウェブの出現という、コンシャスアクセスのもう一つのしるしも欠く。[*58]

統合失調症患者には、グローバル・ワークスペース・ネットワークにおける解剖学的変化の、より直接的な証拠が見られるだろうか？　答えは「イエス」だ。拡散テンソル画像では、皮質領域間を結ぶ長距離の軸索の束に大規模な異常が見られる。前頭前皮質と遠隔の皮質領域、海馬、視床を結ぶ神経結合に加え、とりわけ二つの大脳半球を結合する脳梁の神経線維が損なわれている。[*59] その結果、安静時の結合性に重度の混乱がもたらされる。つまり統合失調症患者では、安静時に前頭前皮質が相互結合の中枢としての地位を失い、活動が全体的な機能へと統合される度合いが健常者に比べて大幅に低下する。[*60]

ミクロのレベルで言えば、統合失調症患者においては、何千ものシナプス結合を受け入れられる広大な樹状突起を備えた、背外側前頭前皮質（第二、三層）の巨大なピラミッド状細胞がきわめて小さい。また、人間の脳では密度が圧倒的に高い興奮性シナプスの終端を構成するスパインが少ない。この結合性の喪失が、統合失調症の発症に主要な役割を果たす可能性は大いに考えられる。事実、統合失調症患者において損なわれている遺伝子の多くは、前頭前野のシナプス伝達とその可塑性に大きく寄与する二つの主要な神経伝達物質の分子システム、すなわちドーパミンD2とグルタミン酸NMDA受容体のうちのいずれか、もしくは両方に悪影響を及ぼす。[*61]

非常に興味深いことに、健常な成人でも、フェンサイクリジン（PCPあるいはエンジェルダストとして知られる）やケタミンなどのドラッグを服用すると、統合失調症に似た精神異常を一時的に経験する。これらのドラッグは、遠隔の皮質領域間においてトップダウンでメッセージを伝達する際に必須の役割を果たすことで知られる、NMDAタイプの興奮性シナプスにおける神経伝達を特に阻害することで作用する。[*62] 私が構築したグローバル・ワークスペース・ネットワークのコンピューター・シミュレーションでは、NMDAシナプスは意識の点火には必須の組織で、高次の皮質領域を、そもそもそれらの領域を活性化させた低次のプロセッサーにトップダウンで結びつける長距離ループを形成する。シミュレーションからNMDA受容体を取り去ると、広域的な神経結合が劇的に失われ、点火が見られなくなる。[*63] 他のシミュレーションでは、NMDA受容体は、よく考え抜かれた意思決定の基盤となる、ゆっくりとした証拠の蓄積にも等しく重要であることが示されている。[*64]

トップダウンによる神経結合の広範な喪失は、統合失調症の陰性症状をかなりの程度説明する。それは感覚情報のフィードフォワード伝達には影響を与えないが、長距離のトップダウンループを介しての広域的な統合を選択的に妨げる。かくして統合失調症患者でも、識閾下のプライミングを引き起こす複雑な作用を含め、フィードフォワード処理に関してはまったく正常に機能する。すなわち欠陥はそれに続く発火と情報の一斉伝達のみにあり、それによって意識的な監視《モニタリング》、トップダウンで作用する注意力、ワーキングメモリ、意思決定の能力が損なわれる。

では、陽性症状、すなわち彼らの奇妙な妄想や幻覚についてはどうか？　認知神経学者のポール・フレッチャーとクリス・フリスは、その説明として情報の伝播の阻害に基づくメカニズムを提唱する。[*65] 第2章で論じたとおり、脳は探偵シャーロック・ホームズのごとく、知覚的、社会的な入力情報から最善の推論を引き出しながら機能する。そのような統計的学習には、双方向の情報交換が必要になる。[*66] 感覚領域は上位の階層に向けてメッセージを送り、それに対し高次の領域は、感覚器官から入力される情報を対象に常時説明を試みる学習アルゴリズムの一部として、トップダウンの予測によって応答する。予測がボトムアップに受け渡される入力情報と完全にマッチするほど高次の表象が正確になった時点で、学習プロセスは停止する。そうなると脳が知覚するエラーシグナル（予測されたシグナルと観察されたシグナルの差異）は無視できるほどわずかになり、その結果意外性は最小になる。言い換えると、入力されるシグナルはもはや関心を惹かなくなり、学習プロセスを始動しなくなるのだ。

さて、統合失調症では、長距離神経結合の損傷やＮＭＤＡ受容体の機能不全のため、トップダウンのメッセージが減少しているとする。フレッチャーとフリスによれば、これは統計的な学習メカニズムに重度の不調をもたらす。感覚入力には、満足な説明がまったく与えられなくなる。エラーシグナルは永久に残り、際限のない解釈のなだれを引き起こす。統合失調症患者は、説明すべきことが説明されていない、あるいは、外界には隠された意味の層が幾重にも横たわり、そこには彼らのみが知覚し、見通せる深い意味が宿っているとつねに感じる。そうなると、外界に関する途方もない解釈を常時つむぎ出すに至る。

たとえば、統合失調症患者の脳が、自分の行動をどのように監視しているのかを考えてみよう。健常者では、何らかの動作をするときにはつねに、自分のその行為が感覚入力に与える影響を、予測メカニズムが帳消しにしてくれる。だから私たちは、コーヒーカップをつかんで驚いたりはしない。手が感じるカップの重さや熱さは簡単に予測でき、つかむ動作をする前から、運動野はトップダウンの予測メッセージを感覚野に送って、つかむ行為がこれからなされようとしていることを告知する。この予測は実にスムーズに機能するので、実際につかむ際、通常私たちは、さわったことに気づかない。たとえば、思いがけず恐ろしく熱いカップをつかんだときなど、予測がはずれた場合にのみその事実に気づく。

次に、トップダウンの予測がシステムとして機能していない場合を考えてみよう。その場合、コーヒーカップをつかむときでさえ、何かがおかしいと感じるだろう。カップに触った瞬間、自分の予測と微妙に異なり、誰が、あるいは何が自分の感覚を変えているのかを訝《いぶか》るはずだ。とりわけ発話は奇妙に感じられる。

話している最中に自分の声を聞き、それが滑稽に響く。耳に入ってくる音声の奇妙さは、つねに自分の注意を引く。誰かが自分の話し言葉をいじっているのではないかと思い始める。そうなるとすぐに、自分の頭の内部に不思議な声を聞き、隣人やCIAのエージェントが自分の身体をコントロールし、人生を台無しにしようとしているのではないかと確信し始める。そして、ありもしない神秘的なできごとの隠された原因を始終探し求めるようになる。これこそ、統合失調症の典型的な症状だ。

要するに統合失調症は、脳全体にシグナルを一斉伝達し、意識のワークスペースシステムを形成する長距離神経結合を蝕む疾病の有力候補になる。もちろん、統合失調症患者は意識を欠いたゾンビだと言いたいのではない。私は単に、統合失調症では、他の自律的なプロセスに比べ、意識的なメッセージの一斉伝達がひどく損なわれていると言いたいのだ。一般にこの種の疾病は、神経系の境界を越え出てはいかない。統合失調症は、ニューロンのトップダウンの長距離神経結合を維持する生物学的なメカニズムに、とりわけ大きな影響を及ぼす。

統合失調症患者においては、この機能不全は完全ではない。そうでなければ患者は意識を喪失するだろう。しかし、そのような劇的な状況は起こり得ないわけではない。二〇〇七年、ペンシルベニア大学の神経学者によって、驚くべき疾病が発見された。[*67] その日、種々の症状を呈する若者たちが大学病院に入院した。多くは卵巣がんを持つ女性だったが、なかには頭痛や発熱、あるいはインフルエンザに似た症状を訴えるだけの患者もいた。しかし、彼らの疾病はすぐに予期せぬ変化を見せ、「不安、興奮、奇怪な行動、妄想、偏執的な思考、視覚や聴覚の幻覚など、精神病の顕著な症状」を、つまり迅速に発達する後天性の急性統合失調症の症状を呈し始める。そして三週間が経過するうちに、患者の意識は衰退し始め、EEGによる

測定では、睡眠時や昏睡状態に陥ったときに見られる遅い脳波が検出される。やがて彼らは動かなくなり、刺激に応答しなくなったり、場合によっては自力で呼吸しなくなったりした。患者の何人かは数か月以内に死亡している。のちに回復して正常な心の健康を取り戻し、日常生活に戻った者もいるが、彼らも意識を失ったときのことは何も覚えていなかった。

いったい何が起こったのか？　慎重な調査によって、これらの患者全員が大規模な自己免疫疾患を引き起こしていたことがわかった。彼らの免疫系は、ウイルスやバクテリアなどの外部からの侵入者を監視するのではなく、自身を標的にし、身体内部の分子である、神経伝達物質グルタミン酸のＮＭＤＡ受容体を選択的に破壊していたのだ。先に見たとおり、脳のこの基本構成要素は、皮質シナプスにおける情報のトップダウンでの伝達に重要な役割を果たす。培養されたニューロンを患者から採取した漿《しょう》液にさらすと、ＮＭＤＡ受容体は数時間のうちにきれいに消滅した。しかしこの致命的な漿液を除去すると、受容体は戻ってきた。

たった一種類の分子が一掃されるとメンタルヘルスの選択的な劣化がもたらされ、やがて意識の喪失に至るという事実はとても興味深い。グローバル・ニューロナル・ワークスペース理論に従って言えば、私たちは、あらゆる意識的経験の基礎をなす長距離神経結合を、疾病が選択的に阻害することを示す病状を初めて目撃しているのかもしれない。この焦点を絞った攻撃は、最初に統合失調症を引き起こし、次に覚醒状態を保つ能力を破壊することで、ただちに意識を阻害する。この病状は将来、ひとつのモデルになり、その分子メカニズムの解明によって、精神病やその発症、さらにはそれと意識的経験の結びつきを明らかにできるかもしれない。

機械の意識

意識の機能、それに関する皮質の構造、分子的基盤、そして疾病すら理解し始めた今、意識をコンピューターでシミュレートすることは可能なのだろうか？　個人的には、その可能性にはいかなる論理的な問題も存在しないと考えているばかりか、それを今後の科学研究がたどるであろう、胸を躍らせる進路の一つと見なしている。コンピューターサイエンスは、今後数十年のうちに、この途方もない挑戦を解決できるかもしれない。もちろん現在の私たちには、そのような機械《マシン》を組み立てる能力はない。しかし、それを実現するのに必要とされる主要な特徴のいくつかについて具体的な提案が可能な事実は、意識の科学が絶えず前進していることを示す。

第5章で、コンシャスアクセスをコンピューターでシミュレートするための一般的な指針を概説した。それらのアイデアは、新たなソフトウェア基盤の構築に役立つはずだ。現代のコンピューターが多くの特殊なプログラムを同時に走らせられるように、この新たなソフトウェアは、それぞれが顔認識、動きの検出、空間ナビゲーション、発声、運動など、一つの機能に特化した無数のプログラムから構成されるだろう。これらのプログラムには、システムの外部ではなく内部から情報を入力し、ある種の内省や自己知識を提供するものもある。たとえば、エラー検出に特化したプログラムは、その組織体が当面の目標から逸脱していないかどうかを予測できるよう学習する。現在のコンピューターは、バッテリーの寿命、ディスクの空き容量、メモリの整合性、システム内の矛盾などを精査する自己モニタリング装置を備えるようになりつつあり、この考えが初歩的な形態で組み込まれている。

しかし、現行のコンピューターにはない重要な機能が少なくとも三つはある。柔軟なコミュニケーション、可塑性、自律性の三つだ。まずプログラム同士、柔軟にコミュニケーションを図れなければならない。いついかなるときにも、組織体全体の関心の焦点として、ある一つのプログラムの出力が選択され、この選択された情報は、直列的に機能し、緩慢で能力が限定されてはいるが、他のいかなるプログラムにも情報を一斉に送り返せる能力を持つシステム、ワークスペースに入る。現行のコンピューターでは、通常そのような情報交換は禁じられている。各アプリケーションは個別に割り当てられたメモリ空間で実行され、出力情報はアプリ間で共有されない。プログラム間で固有の専門知識を交換するための一般的な手段は、ユーザーの介入が必要な初歩的技術、クリップボードを除けば用意されていない。私が思い描くアーキテクチャーは、一種の普遍的で自律的なクリップボードたるグローバル・ワークスペースを提供することで、情報交換の柔軟性を劇的に改善するだろう。

では、クリップボードによって共有される情報を、受け手のプログラムはどのように使えるのだろうか？私が提起する二つ目の主要な構成要素は、強力な学習アルゴリズムだ。個々のプログラムは固定的ではなく、受け取る情報の最善の利用方法を自ら発見する能力を持つ。そして脳のように、入力情報間に伏在する種々の予測可能な関係を見出す学習ルールに従って自らを調節する。かくしてシステムは、環境や、たとえばサブプログラムのエラーの悪影響を受けないなど、自身の構造の持つ特異性に適応し、自らの安定性を高めていく。さらには、どの入力情報が注意を向けるに値するかを、あるいは有用な処理を実行するにはそれらをいかに結びつければよいかを自ら発見する。

これは第三の構成要素、自律性に関係する。将来のコンピューターは、ユーザーの介入を前提とせずとも、自らの価値システムに従って、グローバル・ワークスペースでの意識をともなう緩慢な精査に値するデータを選別できるだろう。自発的な活動によって無作為に選ばれた「思考」が常時ワークスペースにのぼってくるが、それらはそこで、システムの基本的な目標との適合性の度合いに基づいて維持または棄却される。また、外部からの入力を欠いた状態でも、変動する内部状態の単線的な流れ《シリアルストリーム》が生じる。

かくのごとくシミュレートされた組織の振る舞いは、人間の意識を彷彿とさせる。それは、いかなる人手の介入も必要とせずに自らの目標を設定し、外界を探索し、自身の内的な状態を知る。そしていついかなるときにも、自らが保持する資源を、意識の内容とも呼べるただ一つの内的表象に集中投下する。

確かにこの考えにはあいまいな部分がある。詳細な青写真を描くには、今後さらなる研究が必要であろう。しかし少なくとも原理的には、人工的な意識を否定する理由はまったくないと私は思う。

もちろん、そうは考えない人も大勢いる。ここで手短に、彼らの反論を検討してみよう。いくら情報処理を積み重ねても主観的な経験は生じないという理由で、意識は情報処理には還元できないと主張する者がいる。たとえばニューヨーク大学の哲学者ネッド・ブロックは、ワークスペースのメカニズムが意識を説明し得ることは認めながらも、それによって「クオリア」を説明することは本質的にできないと主張する。[*68]なお、クオリアとは、感情や痛み、あるいは美しい日没の光景などを経験するときの主観的な状態、すなわち「それはどのようなことか」という生《なま》の感覚を指す。

同様にアリゾナ大学の哲学者デイヴィッド・チャーマーズは、ワークスペース理論によって、どの作用が意識的に実行されるのかを指摘できたとしても、一人称の主観性の謎の解明は絶対に不可能だと主張する。[*69]彼は、意識の「イージープロブレム」と「ハードプロブレム」を区別したことで知られる人物だ。それによれば、意識のイージープロブレムは、「私たちは、顔や言葉や風景をいかに認識するのか」「どのようにして感覚入力から情報が抽出され、それをもとに行動が導かれるのか」「自分が感じていることを伝えるために、文章はいかに組み立てられるのか」など、脳のさまざまな機能を説明することにある。チャーマーズの主張によれば、「これらの問いはすべて意識に関するものではあれ、認知システムの客観的なメカニズムに関わる。したがって、認知心理学と神経科学が今後さらに発展すれば、やがては解けると考えて差し支えない」[*70]。それに対してハードプロブレムは、

脳内での物理的なプロセスがいかに主観的な経験を生むか、（……）すなわち当人にとってものごとがどのように感じられるかに関する問題を言う。たとえば何かを見るとき、私たちはあざやかな青などの視覚的感覚を経験する。あるいは遠くで響くオーボエのえも言われぬ音色、激しい痛みによる苦悶、はじけるような幸福感、深く瞑想にふけっているときの感覚などを考えてみればよい。（……）心のほんとうの謎は、このような現象のなかにこそある。

私の見るところ、チャーマーズはラベルを貼り変えたようだ。むずかしいのは実際には「イージー」な問題であり、ハードプロブレムがむずかしく思えるのは、不明瞭な直観が関与しているからだ。認知神経科学とコンピューター・シミュレーションによって私たちの直観がひとたび訓練されれば、チャーマーズの言うハードプロブレムは消えてなくなるだろう。いかなる情報処理の役割からも切り離された純粋な心的経験としてのクオリアという仮説的な概念は、一九世紀の生気論のごとく前科学時代の奇妙な考えと見

なされるようになるだろう。生気論では、生物の化学的メカニズムをいかに詳細に知ろうが、生命の特質は決して説明できないと考えられていた。現代の分子生物学は、細胞内部の分子機構によっていかに自己複製する自動機械《オートマトン》が形成されるかを明らかにすることで、この信念を打破した。同様に意識の科学は、ハードプロブレムを徐々に解体していき、やがてこの問題は消滅するだろう。たとえば、現在われわれが手にしている視覚のモデルはすでに、人間の脳がさまざまな錯覚を生む理由ばかりか、その種の錯覚が同じ計算上の問題を抱えた、いかなる合理的なマシンにも生じ得る理由も説明する。[*71] すでに意識の科学は主観的な経験の多くを解明しており、私にはこのアプローチに明らかな限界があるとは思えない。

それに関する哲学的な議論によれば、いかに巧みに脳のシミュレーションを試みても、人間の意識の重要な特徴たる自由意志は再現できない。自由意志を持つ機械という言い方そのものが矛盾だと考える者もいる。なんとなれば、機械は決定論的なものであり、その振る舞いは内部の構造と初期状態によって決まるからだ。測定の精度の問題やカオスのためにその行動は予測不可能であるかもしれないが、物理的な構造によって決定される因果法則は回避できない。この決定論的な観点からすれば、自由意志が入り込む余地はないように思える。詩人で哲学者のルクレティウスは、紀元前一世紀に次のように書いた。

> すべての動きがつねに相互に結びついているのなら、すなわち決まった順序で古いものから新しいものが生じ、原子は決して因果関係という運命の絆による永遠の結びつきを断ち切る逸脱した動きを新たに開始しないのなら、地球上に存在する生命が持つ自由意志の源泉は、いったいどこに求められるのか？[*72]

現代最高の科学者のなかにも、この問題があまりにも難解であるかのように思えるため、新たな物理法則を探し求める者さえいる。そんな彼らによれば、量子力学によってのみ自由の要素を導入できるという。シナプスにおけるシグナルの伝達の化学的な基礎に関して重要な発見をし、一九六三年にノーベル生理学・医学賞に輝いたジョン・エックルス（一九〇三～一九九七）は懐疑家の一人で、彼にとって神経科学の大きな問題は、彼が書いた数々の著書のうちの一冊のタイトルが示すように「自己はいかに脳をコントロールするか」を解明することだった[*73]（この疑わしい表現には二元論の響きがある）。そして彼は、シナプスにおける量子的事象の蓋然性を操作することで、心の非物質的な思考が物質的な脳に作用するという根拠のない前提を立てるに至った。

同時期に活躍したもう一人の聡明な科学者、物理学者のサー・ロジャー・ペンローズも、意識と自由意志の説明には量子力学が必要だと主張した[*74]。彼は麻酔学者のスチュワート・ハメロフとともに、脳を量子コンピューターとしてとらえる奇抜なアイデアを提起した。彼らの理論によれば、人間の脳は、量子物理システムが持つ、複数の重ね合わせ状態のもとで存在し得る能力を動員して、限られた時間のなかでほぼ無限の選択肢を精査できる。たとえば、ゲーデルの定理を見通す数学者の能力は、それによって説明される。

残念ながらこれらの奇抜な提案は、神経生物学や認知科学が提示する堅実な基盤に依拠していない。私たちの心は「自由に」行動を選択するという直観的な考えが説明を要するのは確かだが、ルクレティウスの「逸脱する原子」の現代版である量子力学は、それに対する回答を与えはしない。脳が浸っている暖かい血の浴槽は、量子コヒーレンスの瞬間的な喪失〔量子系の干渉が環境との相互作用によって失われる現象〕を避けるためには低温のもとで作動しなければならない量子コンピューティングとは両立しないと、ほとんどの物理学者は考えている。また、私たちが外界の様相に気づく時間単位は、この量子コヒーレンスの喪失《デコヒーレンス》が生じるフェムト秒（10^{-15}）の時間単位とはほとんど何の関係もない。

さらに重要な指摘をすると、量子的な現象が脳の何らかの働きに影響を及ぼしていたとしても、その本質的な予測不可能性は自由意志という概念にそぐわない。哲学者のダニエル・デネットが詳しく論じているように、脳に純粋な形態のランダムさを帰属させても、「いかなる種類の価値ある自由」ももたらさない。[*75] 私たちは、自分の身体が、トゥレット症候群患者の無作為のひきつりやチック症のように「どちらも、突発的で自己制御できない体の動きや発声が生じる」、亜原子のレベルで生じる制御不可能な逸脱によってランダムに振り回されることを望んでいるのか？　自由の概念からこれほどかけ離れた考えはないだろう。

「自由意志」について議論するとき、私たちはもっと興味深い何かを意味する。自由意志に対する私たちの信念は、正常な状況のもとでは、高次の思考、価値観、そして過去の経験によって意思決定を導き、下位レベルの不必要な衝動をコントロールする能力が私たちには備わっているという考えを表現する。私たちは自律的な決断を下すとき、すべての選択肢を考慮し、そのなかからもっとも気に入ったものを選び出すことで自由意志を行使する。確かに、自発的な選択には偶然が入り込む余地があるが、それは本質的なものではない。私たちの自発的な行為のほとんどはランダムどころではなく、選択肢を慎重に検討し、もっとも気に入ったものを意図的に選び出して実行されるのである。

この自由意志の概念は、量子力学に訴えずとも、標準的なコンピューターシステムとして実装し得る。人間のグローバル・ニューロナル・ワークスペースは、感覚入力および記憶からすべての必要な情報を集めて統合し、その結果を評価し、それについて好きなだけ時間をかけて熟考したうえで、実際の行動を導く。

これこそが、私たちが意思決定と呼ぶところの行為だ。

したがって自由意志について考察するにあたっては、私たちは意思決定に関して二つの直観を明確に区別しなければならない。一つは根本的な非決定性という疑わしい考えで、もう一つは自律性《オートノミー》という尊重すべき考えだ。脳の状態は原因なしに引き起こされるのではなく、物理法則から逃れられない。物理法則を免れられるものなど何一つない。しかし意思決定は、行動を起こす前にその長所と短所を慎重に検討しつつ、いかなる妨害もなしに自律的になされれば、純粋に自由なのである。この条件に当てはまれば、たとえそれが究極的には遺伝子、それまでの人生、そして神経回路に組み込まれた価値判断のメカニズムによって引き起こされたのだとしても、私たちはその行為を自発的な決定と呼べる。自然に生じる脳活動の変動のゆえに、自分の決定は自分自身にさえ予測できない。だがこの予測不可能性は、自由意志を定義する特徴ではないし、ましてや絶対的な非決定性と混同すべきではない。重要なのは自律的な意思決定なのだ。

自由意志を備えた機械《マシン》という言い方は矛盾していないと私は思う。むしろ私たちの何たるかを示した簡潔な言い回しだと考える。自己の行動を意図的に決定する能力を持つ人工的な装置を思い浮かべることに、私は何の問題も感じない。仮に私たちの脳の構造が、コンピューター・シミュレーションのごとく完全に決定論的なものであったとしても、そこに自由意志を行使する何らかの能力を想定してもかまわないはずだ。神経構造が思考過程や自律性を呈する場合、それを「自由な心」と呼んで何の問題もない。そしてそのメカニズムを解読できれば、人工的な装置によってそれを模倣する方法を手にできるだろう。

要するに、クオリアにせよ自由意志にせよ、意識を備えたマシンという発想に対して、重大な哲学的問題をつきつけたりはしないということだ。脳と意識を探究する本書の旅はいよいよ終わりを迎えようとしているが、複雑な神経回路が何を成し遂げられるかに関する私たちの直観的な見方は、注意深く取り扱われなければならないことを理解できたのではないか。一六〇億年の進化を経て発達した皮質ニューロンのネットワークが提供する情報処理の豊かさは、現在の私たちの想像の範囲を超える。ニューロンの状態は、部分的に自律的な様態で絶えず変動しており、その人独自の内的世界を作り上げている。ニューロンは、同一の感覚入力が与えられても、その時の気分、目標、記憶などによって異なったあり方で反応する。また、意識の神経コードも脳ごとに異なる。私たちは皆、色、形状、動きなどに関して、神経コードの包括的な一覧を共有するが、それを実現する組織の詳細は、人によって異なる様態で脳を彫琢する、長い発達の過程を通じて築かれる。そしてその過程では、個々のシナプスが選択されたり除去されたりしながら、その人独自のパーソナリティーが形成されていく。

遺伝的な規則、過去の記憶、偶然のできごとが交錯することで形作られる神経コードは、人によって、さらにはそれぞれの瞬間ごとに独自の様相を呈する。その状態の無限とも言える多様性は、環境に結びついていながら、それに支配はされない内的表象の豊かな世界を生む。痛み、美、欲望、後悔などの主観的な感情は、この動的な光景のもとで、神経活動を通して得られた、一連の安定した状態のパターン《アトラクター》なのである。それは本質的に主観的だ。というのも、脳の動力学《ダイナミクス》は、現在の入力を過去の記憶、未来の目標から成る布地へと織り込み、それを通して生《なま》の感覚入力に個人の経験の層を付与するからである。

それによって出現するのは、「想起された現在[*76]」、すなわち残存する記憶と未来の予測によって厚みを増し、常時一人称的な観点を外界に投影する、今ここについてのその人独自の暗号体系《サイファー》だ。これこそが、意識的な心の世界なのである。

この絶妙な生物機械は、あなたの脳の内部でたった今も作動している。本書を閉じて自己の存在を改めて見つめ直そうとしているこの瞬間にも、点火したニューロンの集合の活動が、文字通りあなたの心を作り上げるのだ。

謝辞

私が本書で提起した意識に対する見方は、何もないところから突然生まれたわけではない。過去三〇年にわたり、私はさまざまなアイデアに浸り、多くは親友でもある同僚たちから成るドリームチームに囲まれて研究を続けてきた。そのうちの三人には、とりわけ多くを負っている。一九九〇年代初期、「意識の問題は解決不可能なものではない。実験、理論両面から攻略できる」と私に最初に指摘したのは、師のジャン＝ピエール・シャンジューであった。私の友人ローレント・コーエンは、関連する種々の神経心理学的な事例を教えてくれた。さらに彼は、当時はまだ若い医学部の学生だったリオネル・ナカーシュを紹介してくれた。ナカーシュは、今では優秀な神経学者、認知神経科学者になっている。われわれは彼とともに識閾下の処理を探究し、これまでずっと共同研究と議論を重ねてきた。ジャン＝ピエール、ローレント、リオネルの変わらぬ友情と支援に感謝する。

パリは、意識研究の重要な中枢の一つになった。わが研究室は、この刺激的な環境によって大いに恩恵を受けてきた。とりわけ、パトリック・カバナー、シド・クイダー、ジェローム・サクール、エチエンヌ・ケクラン、ケヴィン・オリーガン、マシウス・ペシリオネとの議論は啓発的であった。また、わが研究室は大勢の聡明な学生やポスドクの活気と創造性に満ちている。彼らの多くはフィッセン財団や、高等師範学校の認知科学に関するすぐれたマスタープログラムの支援を受けている。ルシエ・シャルル、アントワン・

デル・キュル、ラファエル・ガイヤール、ジャン＝レミ・キング、クレア・サージェント、メラニー・ストラウス、リン・ユーリッグ、カトリーヌ・ワコンヌ、ヴァレンティン・ワイアートらの大学院生、およびトリスタン・ベキンシュタイン、フローリス・ド・ロンジェ、セバスチャン・マルティ、キミヒロ・ナカムラ、モティ・サルティ、アーロン・シュルガー、ジャコボ・シット、シモン・ファン・ハール、フィリップ・ファン・オプスタルらのポスドク研究者の同僚にお礼の言葉を述べたい。彼らとは絶えず議論し、アイデアを交換し合ってきた。とりわけマリアノ・シグマンには、一〇年にわたる実りの多い共同研究、情報共有、友情に対して感謝の言葉を述べたい。

意識の問題に関する洞察は、さまざまな分野、世界中の研究室、研究者によって得られてきた。バーナード・バース（グローバル・ワークスペース理論の創始者）、モシュ・バー、エドアルド・ビジャッキ、オラフ・ブランケ、ネッド・ブロック、アントニオ・ダマシオ、ダン・デネット、デレク・デントン、ジェリー・エデルマン、パスカル・フリース、カール・フリストン、クリス・フリス、アタ・フリス、メル・グッデイル、トニー・グリーンウォルド、ジョン＝ディラン・ハインズ、ビ・ユー・ヘイ、ナンシー・カンウィッシャー、マーカス・キーファー、クリストフ・コッホ、ヴィクター・ラム、ドミニク・ラミー、ハクワン・ラウ、スティーヴン・ローリーズ、ニコス・ロゴセティス、ルチア・メローニ、アール・ミラー、エイドリアン・オーウェン、ジョセフ・パルヴィツィ、ダン・ポレン、マイケル・ポスナー、アレックス・プージェ、マーカス・レイチャル、ジェライント・リース、ピーター・ルーセマ、ニコ・シフ、マイク・シャドレン、ティム・シャリス、キムロン・シャピロ、ウルフ・シンガー、エリザベス・スペルキ、ジュリオ・トノーニ、ヴィム・ヴァンデュフル、ラリー・ヴァイスクランツ、マーク・ウィリアムズら諸氏と議論したことをここに報告できるのはたいへん嬉しい。

私の研究は長期にわたり、フランス国立保健医学研究機構（INSERM）、フランス原子力・代替エネルギー庁（CEA）、コレージュ・ド・フランス、パリ第一一大学、欧州研究会議の支援を受けてきた。デニ・ルビアン率いるニューロスピンセンター（パリ南部）は、高度に理論的なトピックを追求できる刺激的な環境を提供してくれた。また、ジル・ブロック、ジャン＝ロベール・ドゥベール、ルシエ・エルツ＝パニエ、ベキール・ジャラヤ、アンドレアス・クラインシュミット、ジャン＝フランソワ・マンジャン、ベルトラン・チリオン、ゲール・ヴァロコー、ヴィルジニー・ヴァン・ヴァセノーヴら、地元の同僚の支援と助言に感謝したい。

さらには、本書を執筆するあいだ、ピーター・ウォール高等研究所（バンクーバー）、マッコーリー大学（シドニー）、IUSS高等研究所（パヴィア）、トレイユ財団（南フランス）、ローマ教皇庁科学アカデミー（バチカン）、ラ・ショワニエール、ラ・トリニテーヌなど、その他いくつかの機関からも恩恵を受けた。

私のエージェントであるジョン・ブロックマンと、彼の息子マックス・ブロックマンは、本書を執筆するよう熱心に勧めてくれた。バイキング社のメラニー・トルトロリは、本書のさまざまなバージョンに忍耐強く校正を加えてくれた。また、シド・クイダーとリオネル・ナカーシュの鋭くも慈悲深い目によるリーディングの恩恵を受けた。

最後に忘れずにつけ加えておかねばならない。乳児の脳と心に関する驚嘆すべき知識を提供してくれたばかりか、日常生活を快適に送れるよう優しさと愛情をふり注いでくれた、妻のギスレーヌ・ドゥアンヌ＝ランベルツに感謝する。

訳者あとがき

本書は *Consciousness and the Brain: Deciphering How the Brain Codes Our Thoughts* (Viking, 2014) の全訳である。著者スタニスラス・ドゥアンヌは脳生理学関係の数々の受賞歴を誇る認知神経科学の世界的な研究者であり、コレージュ・ド・フランスの教授（実験認知心理学）のほか、フランス国立保健医学研究機構（INSERM）の、認知神経画像解析研究ユニットのディレクターなども務めている。邦訳された著書には、『数覚とは何か？――心が数を創り、操る仕組み』（長谷川眞理子・小林哲生訳、早川書房、二〇一〇年）がある。この前作は、「数覚」という脳内での数の処理に焦点を絞った本であったが、本書は、「意識（および無意識）」全般と脳の関係に探究の対象を広げた、野心的な一冊である。

まず、全七章から成る本書の構成を簡単に説明しておく。

序とともに導入部と見なせる第1章では、意識の詳細な意味、とりわけ本書のキー概念である「コンシャスアクセス」が最初に定義される。そして「トレクスラー効果」「両眼視野闘争」「注意の瞬き」などの現象を巧みに利用する実験によって、無意識から意識への（そしてその逆の）移行の観察、およびそれを通じて意識が生じる条件の探究が可能になったことが説明される。第2章では、意識を論じる前に、その手前に存在する無意識の働きに焦点を置き、その能力を明確化しつつ、意識との相違を際立たせる。つまり無意識の守備範囲を明確化することで、意識の輪郭を浮き彫りにする。

第3章および第4章は本書の核心とも言える部分で、意識の役割を考察し、さらにはいかなる神経生理学的事象が出現したときに意識が生まれるのかを、さまざまな実験によって検証しながら四つの「意識のしるし」を特定していく。第5章は、第4章までの実証的なアプローチによって得られた成果をもとに、「グローバル・ニューロナル・ワークスペース」仮説と著者自身が呼ぶ、意識に関する独自の理論を提起する。第6章は、第5章までに得られた実証的、理論的成果の実践面への応用を、意識がありながらその事実を伝える能力を欠く「閉じ込め症候群」患者を特定するという事例に見る。第7章は、乳児や動物に意識があるか否か、精神障害のメカニズム、人工知能、さらには意識に関する哲学的議論などの雑多なテーマを、第6章までに得られた知識をもとに検討する。したがって第7章のとりわけ後半には、思索的な側面も見受けられる。

このような構成からもわかるとおり、意識を論ずるにあたって、本書では徹底的に実証を重視する、非常に明快なボトムアップ的アプローチがとられている（詳細は後述する）。

ここで訳語に関して一点だけ補足しておきたい。「コンシャスアクセス」「グローバル・イグニション」など、キーワードとして頻出する著者の造語については、さまざまな候補を検討した末、最終的には無理に訳語をあてないことにした。というのも、たとえば「コンシャスアクセス」は非常に繊細な概念であり、多義にとれる訳語をあてると誤解が生じる可能性があるからだ。どうかご斟酌いただきたい。もちろんこれらの用語の詳細な定義については、初出時に著者の説明がある。

ところで、本書『意識と脳』はタイトルが示すように、意識と脳の関係を実証的に考察する本だが、ここ数年のあいだに、海外の著名な神経科学者が一般向けに著した類書が続々と邦訳されているのにお気づきの読者も多いはずだ。たとえば、つい最近刊行されて話題を呼んだジュリオ・トノーニ＆マルチェッロ・マッスィミーニ『意識はいつ生まれるのか――脳の謎に挑む統合情報理論』（花本知子訳、亜紀書房、二〇一五年）や、クリストフ・コッホ『意識をめぐる冒険』（土谷尚嗣・小畑史哉訳、岩波書店、二〇一四年）、アントニオ・R・ダマシオ『自己が心にやってくる――意識ある脳の構築』（山形浩生訳、早川書房、二〇一三年）、V・S・ラマチャンドラン『脳のなかの天使』（山下篤子訳、角川書店、二〇一三年）などである。

これらは神経科学者の著書であるだけに、実証を重視するボトムアップ的アプローチがとられていると見るべきだが、それに対し、トップダウン的アプローチをとる、哲学者や認知心理学者の手になる意識研究の本も、二〇世紀の終盤頃から続々と登場し始めている。たとえば、この手の本ではすでに古典と言ってもよい、ダニエル・C・デネットの『解明される意識』（山口泰司訳、青土社、一九九七年）をいの一番にあげられるだろう。他にも著者としては、『コウモリであるとはどのようなことか』（永井均訳、勁草書房、一九八九年）のトマス・ネーゲル、あるいは本書でも言及されているネッド・ブロックやデイヴィッド・チャーマーズらがいる（本書では、チャーマーズによる意識の「イージープロブレム」と「ハードプロブレム」の区別は批判されている）。

ちなみに最近では、神経科学者の著書でも、創意を凝らし、必ずしもボトムアップ的アプローチにこだわらない本も散見される。たとえばジュリオ・トノーニの英語による最新作 *PHI: A Voyage from the Brain to the Soul* (Pantheon, 2012) では、ガリレオが現代にやってきて現代の科学者と対話するという文学的（対話篇的）とも言えるおもしろい形式で、彼独自の意識の理論が敷衍《ふえん》されている。あるいは本書に賛辞を寄せている、ノーベル生理学・医学賞受賞者エリック・R・カンデルの *The Age of Insight: The Quest to Understand the Unconscious in Art, Mind, and Brain*（Random House, 2012）は、クリムトやシーレなどの絵画に言及しながら美的経験における心と脳の関係を探究するというユニークなアプローチで綴られた、浩瀚《こうかん》ながら優美な一冊だ。

この度ドゥアンヌが世に放った本書『意識と脳』は、先にあげたトップレベルの研究者たちによる一般向け書籍にじゅうぶん比肩し得る一冊と言えよう。なんといっても、意識の定義（第1章）→無意識の働きの実証的考察（第2章）→意識の働きの実証的考察（第3、4章）→意識に関する理論的仮説の提起（第5章）→臨床現場への応用事例（第6章）→哲学的議論を含めた諸問題の考察（第7章）と淀みなく流れる本書の構成自体もみごとにボトムアップ的に統合整理されているため、意識という、えてして思弁的になりやすいテーマが扱われているにもかかわらず、きわめて見通しがよく、わかりやすい。もちろん扱われているテーマのゆえに、誰でも気軽に読めるというタイプの本ではないが、本書を読み進めていけば、科学的な観点から、意識という現象がどのようにとらえられるかが手に取るようにわかるはずである。

一方、哲学者や心理学者の書いた意識に関する本を読んでいると、意識の作用を可能にする脳の基盤がほとんど説明されないために、ときに「なぜなぜ物語」のように聞こえて不満を感じることがある。しかしそれらの本も、本書に照らしてみれば理解が深まるはずだ。個人的な経験だが、訳者は先般、ロバート・クルツバンの『だれもが偽善者になる本当の理由』（柏書房、二〇一四年）という、心のモジュール理論をテーマとする本を翻訳した。全体としては非常に興味深い説が展開されていながら、著者が専門の神経科学者ではないこともあり、神経生理学的な根拠の提示がほとんどなく、その点に不満を感じざるを得なかった。しかしドゥアンヌの本書を読むことでその欠落した部分を補えたので、クルツバンの著書のすぐれた点と問題になり得る点を、より明確に、深く理解できるようになった。

このように述べると、『意識と脳』が単に神経科学の実証的、理論的な側面に終始しているかのように聞こえるかもしれないが、そのようなことはない。本書の構成で紹介したように、第6章では、実験によって得られた実証的知識や、それをもとにした著者独自の仮説の実践面への応用が、閉じ込め症候群の患者の特定を例にとりながら紹介される。

今や脳科学は、日進月歩の状況にある重要な科学分野の一つである。発達した脳とそれによって生み出される意識が人間の大きな特徴であることを考えれば、脳科学の進歩が人類の福祉の向上に直接貢献できることに疑いはない。それはもちろん、閉じ込め症候群の患者の特定のみならず、本書の例で言えば、神経工学による脳とコンピューターのインターフェースの拡張、光遺伝学の応用、感覚代行アルゴリズムなどによる認知機能の改善という形態でも、実現の期待が膨らむ。著者によれば、「今後一〇年以内に、私たちの心を支える神経コードの解読に向けて、突破口が開けるかもしれない（第4章）」のだ。

また、本書では直接的には取り上げられていないが、最近になって脚光を浴びるようになった脳神経科学の注目すべき応用分野の一つに、「脳の可塑性」を巧みに動員する、外傷性脳損傷（ＴＢＩ）や進行性脳疾患の治療がある。これらの疾患が意識の問題でもあり得る点に鑑みれば、その治療の根本原理を理解するにあたっても、本書で提示されている脳の理解がきわめて重要になることがわかるはずだ。

いずれにせよ、実践への応用という側面も含め、今後の脳科学と意識研究の発展していく様からは目が離せないのだが、本書『意識と脳』は、その最先端の現場への水先案内役として、読者に最高のガイドツアーを提供するであろう。

最後に、多忙にもかかわらず、いくつかの質問に答えていただいた著者スタニスラス・ドゥアンヌ氏に深く感謝する。また、本書の刊行を快く引き受けてくださった紀伊國屋書店出版部と担当編集者和泉仁士氏にも感謝の言葉を述べる。

二〇一五年七月　高橋洋

National Academy of Sciences of the United States of America 95 (24) : 14529–34. Figure 1. Copyright © 1998 National Academy of Sciences, U.S.A.

【図25】 (右) Courtesy of Michel Thiebaut de Schotten.

【図26】 (下段) G. N. Elston. 2003. "Cortex, Cognition and the Cell: New Insights into the Pyramidal Neuron and Prefrontal Function." *Cerebral Cortex* 13 (11) : 1124–38. By permission of Oxford University Press.

【図27】 以下の資料を元に著者の手によって改変した. S. Dehaene et al. 2005. "Ongoing Spontaneous Activity Controls Access to Consciousness: A Neuronal Model for Inattentional Blindness." *PLOS Biology* 3 (5) : e141.

【図28】 以下の資料を元に著者の手によって改変した. S. Dehaene et al. 2006. "Conscious, Preconscious, and Subliminal Processing: A Testable Taxonomy." *Trends in Cognitive Sciences* 10 (5) : 204–11.

【図29】 以下の資料を元に著者の手によって改変した. S. Laureys et al. 2004. "Brain Function in Coma, Vegetative State, and Related Disorders." *Lancet Neurology* 3 (9) : 537–46.

【図30】 以下の資料を元に著者の手によって改変した. M. M. Monti, A. Vanhaudenhuyse, M. R. Coleman, M. Boly, J. D. Pickard, L. Tshibanda, et al. 2010. "Willful Modulation of Brain Activity in Disorders of Consciousness." *New England Journal of Medicine* 362: 579–89. Copyright © 2010 Massachusetts Medical Society. Reprinted with permission from Massachusetts Medical Society.

【図31】 以下の資料を元に著者の手によって改変した. T. A. Bekinschtein, S. Dehaene, B. Rohaut, F. Tadel, L. Cohen, and L. Naccache. 2009. "Neural Signature of the Conscious Processing of Auditory Regularities." *Proceedings of the National Academy of Sciences of the United States of America* 106 (5) : 1672–77. Figures 2 and 3.

【図32】 Courtesy of Steven Laureys.

【図33】 以下の資料を元に著者の手によって改変した. J. R. King, J. D. Sitt, et al. 2013. "Long-Distance Information Sharing Indexes the State of Consciousness of Unresponsive Patients." *Current Biology* 23: 1914–19. Copyright © 2013. With permission from Elsevier.

【図34】 以下の資料を元に著者の手によって改変した. G. Dehaene-Lambertz, S. Dehaene, and L. Hertz-Pannier. 2002. "Functional Neuroimaging of Speech Perception in Infants." *Science* 298 (5600) : 2013–15.

【図35】 以下の資料を元に著者の手によって改変した. S. Kouider et al. 2013. "A Neural Marker of Perceptual Consciousness in Infants." *Science* 340 (6130) : 376–80.

"Cerebral Mechanisms of Word Masking and Unconscious Repetition Priming."*Nature Neuroscience* 4（7）：752–58. Figure 2.（下段）以下の資料を元に著者の手によって改変した. S. Sadaghiani et al. 2009. "Distributed and Antagonistic Contributions of Ongoing Activity Fluctuations to Auditory Stimulus Detection." *Journal of Neuroscience* 29（42）：13410–17. Courtesy of Sepideh Sadaghiani.

【図17】 以下の資料を元に著者の手によって改変した. S. van Gaal et al. 2010. "Unconscious Activation of the Prefrontal No-Go Network." *Journal of Neuroscience* 30（11）：4143–50. Figures 3 and 4. Courtesy of Simon van Gaal.

【図18】 以下の資料を元に著者の手によって改変した. C. Sergent et al. 2005. "Timing of the Brain Events Underlying Access to Consciousness During the Attentional Blink." *Nature Neuroscience* 8（10）：1391–400.

【図19】 以下の資料を元に著者の手によって改変した. A. Del Cul et al. 2007. "Brain Dynamics Underlying the Nonlinear Threshold for Access to Consciousness." *PLOS Biology* 5（10）：e260.

【図20】 以下の資料を元に著者の手によって改変した. L. Fisch, E. Privman, M. Ramot, M. Harel, Y. Nir, S. Kipervasser, et al. 2009. "Neural 'Ignition': Enhanced Activation Linked to Perceptual Awareness in Human Ventral Stream Visual Cortex." *Neuron* 64: 562–74. With permission from Elsevier.

【図21】（上段）以下の資料を元に著者の手によって改変した. E. Rodriguez et al. 1999. "Perception's Shadow: Long-Distance Synchronization of Human Brain Activity." *Nature* 397（6718）：430–33. Figures 1 and 3.（下段）以下の資料を元に著者の手によって改変した. R. Gaillard et al. 2009. "Converging Intracranial Markers of Conscious Access." *PLOS Biology* 7（3）：e61. Figure 8.

【図22】 以下の資料を元に著者の手によって改変した. R. Q. Quiroga, R. Mukamel, E. A. Isham, R. Malach, and I. Fried. 2008. "Human Single-Neuron Responses at the Threshold of Conscious Recognition." *Proceedings of the National Academy of Sciences of the United States of America* 105（9）：3599–604. Figure 2. Copyright © 2008 National Academy of Sciences, U.S.A.

【図23】（下段）Copyright © 2003 Neuroscience of Attention & Perception Laboratory, Princeton University.

【図24】（上段）B. J. Baars. 1989. *A Cognitive Theory of Consciousness*. Cambridge, U.K.: Cambridge University Press. Courtesy of Bernard Baars.（下段）S. Dehaene, M. Kerszberg, and J. P. Changeux. 1998. "A Neuronal Model of a Global Workspace in Effortful Cognitive Tasks." *Proceedings of the*

図版クレジット
ILLUSTRATION CREDITS

【図1】 © Ministère de la Culture—Médiathèque du Patrimoine, Dist. RMN-Grand Palais /image IGN.

【図4】 (右上)著者による.(下段)Adapted by the author from D. A. Leopold and N. K. Logothetis. 1999. "Multistable Phenomena: Changing Views in Perception." *Trends in Cognitive Sciences* 3: 254–64. Copyright © 1999. With permission from Elsevier.

【図5】 著者による.

【図6】 D. J. Simons and C. F. Chabris. 1999. "Gorillas in Our Midst: Sustained Inattentional Blindness for Dynamic Events." *Perception* 28: 1059–74.

【図7】 (上段と中段) Adapted by the author from S. Kouider and S. Dehaene. 2007. "Levels of Processing During Non-conscious Perception: A Critical Review of Visual Masking." *Philosophical Transactions of the Royal Society B: Biological Sciences* 362 (1481) : 857–75. Figure 1, p. 859. (下段) 著者による.

【図9】 (上段) Courtesy of Melvyn Goodale.

【図10】 Courtesy of Edward Adelson.

【図11】 以下の資料を元に著者の手によって改変した. S. Dehaene et al. 1998. "Imaging Unconscious Semantic Priming." *Nature* 395: 597–600.

【図12】 以下の資料を元に著者の手によって改変した. M. Pessiglione et al. 2007. "How the Brain Translates Money into Force: A Neuroimaging Study of Subliminal Motivation." *Science* 316 (5826) : 904–6. Courtesy of Mathias Pessiglione.

【図13】 著者による.

【図14】 著者による.

【図15】 以下の資料を元に著者の手によって改変した. R. Moreno-Bote, D. C. Knill, and A. Pouget. 2011. "Bayesian Sampling in Visual Perception." *Proceedings of the National Academy of Sciences of the United States of America* 108 (30) : 12491–96. Figure 1A.

【図16】 (上段) 以下の資料を元に著者の手によって改変した. S. Dehaene et al. 2001.

参考文献
BIBLIOGRAPHY

Abrams, R. L., and A. G. Greenwald. 2000. "Parts Outweigh the Whole (Word) in Unconscious Analysis of Meaning." *Psychological Science* 11 (2): 118–24.

Abrams, R. L., M. R. Klinger, and A. G. Greenwald. 2002. "Subliminal Words Activate Semantic Categories (Not Automated Motor Responses)." *Psychonomic Bulletin and Review* 9 (1): 100–6.

Ackley, D. H., G. E. Hinton, and T. J. Sejnowski. 1985. "A Learning Algorithm for Boltzmann Machines." *Cognitive Science* 9 (1): 147–69.

Adamantidis, A. R., F. Zhang, A. M. Aravanis, K. Deisseroth, and L. de Lecea. 2007. "Neural Substrates of Awakening Probed with Optogenetic Control of Hypocretin Neurons." *Nature* 450 (7168): 420–24.

Allman, J., A. Hakeem, and K. Watson. 2002. "Two Phylogenetic Specializations in the Human Brain." *Neuroscientist* 8 (4): 335–46.

Allman, J. M., K. K. Watson, N. A. Tetreault, and A. Y. Hakeem. 2005. "Intuition and Autism: A Possible Role for Von Economo Neurons." *Trends in Cognitive Sciences* 9 (8): 367–73.

Almeida, J., B. Z. Mahon, K. Nakayama, and A. Caramazza. 2008. "Unconscious Processing Dissociates Along Categorical Lines." *Proceedings of the National Academy of Sciences* 105 (39): 15214–18.

Alving, J., M. Moller, E. Sindrup, and B. L. Nielsen. 1979. "'Alpha Pattern Coma' Following Cerebral Anoxia." *Electroencephalography and Clinical Neurophysiology* 47 (1): 95–101.

Amit, D. 1989. *Modeling Brain Function: The World of Attractor Neural Networks*. New York: Cambridge University Press.

Anderson, J. R. 1983. *The Architecture of Cognition*. Cambridge, Mass.: Harvard University Press.

Anderson, J. R., and C. Lebiere. 1998. *The Atomic Components of Thought*. Mahwah, N.J.: Lawrence Erlbaum.

Aru, J., N. Axmacher, A. T. Do Lam, J. Fell, C. E. Elger, W. Singer, and L. Melloni. 2012. "Local Category-Specific Gamma Band Responses in the Visual Cortex Do Not Reflect Conscious Perception." *Journal of Neuroscience* 32 (43): 14909–14.

Ashcraft, M. H., and E. H. Stazyk. 1981. "Mental Addition : A Test of Three Verification Models." *Memory and Cognition* 9: 185–96.

Baars, B. J. 1989. *A Cognitive Theory of Consciousness*. Cambridge, U.K.: Cambridge University Press.

Babiloni, C., F. Vecchio, S. Rossi, A. De Capua, S. Bartalini, M. Ulivelli, and P. M. Rossini. 2007. "Human Ventral Parietal Cortex Plays a Functional Role on Visuospatial Attention and Primary Consciousness: A Repetitive Transcranial Magnetic Stimulation Study." *Cerebral Cortex* 17 (6): 1486–92.

Bahrami, B., K. Olsen, P. E. Latham, A. Roepstorff, G. Rees, and C. D. Frith. 2010. "Optimally Interacting Minds." *Science* 329 (5995): 1081–85.

Baker, C., M. Behrmann, and C. Olson. 2002. "Impact of Learning on Representation of Parts and Wholes in Monkey Inferotemporal Cortex." *Nature Neuroscience* 5 (11): 1210–16.

Bargh, J. A., and E. Morsella. 2008. "The Unconscious Mind." *Perspectives on Psychological Science* 3 (1): 73–79.

Barker, A. T., R. Jalinous, and I. L. Freeston. 1985. "Non-invasive Magnetic Stimulation of Human Motor Cortex." *Lancet* 1 (8437): 1106–7.

Basirat, A., S. Dehaene, and G. Dehaene-Lambertz. 2012. "A Hierarchy of Cortical Responses to Sequence Violations in Two-Month-Old Infants." *Cognition*, submitted.

Bassett, D. S., E. Bullmore, B. A. Verchinski, V. S. Mattay, D. R. Weinberger, and A. Meyer-Lindenberg. 2008. "Hierarchical Organization of Human Cortical Networks in Health and Schizophrenia." *Journal of Neuroscience* 28 (37): 9239–48.

Bassett, D. S., E. T. Bullmore, A. Meyer-Lindenberg, J. A. Apud, D. R. Weinberger, and R. Coppola. 2009. "Cognitive Fitness of Cost-Efficient Brain Functional Networks." *Proceedings of the National Academy of Sciences* 106 (28): 11747–52.

Batterink, L., and H. J. Neville. 2013. "The Human Brain Processes Syntax in the Absence of Conscious Awareness." *Journal of Neuroscience* 33 (19): 8528–33.

Bechara, A., H. Damasio, D. Tranel, and A. R. Damasio. 1997. "Deciding Advantageously Before Knowing the Advantageous Strategy." *Science* 275 (5304): 1293–95.

Beck, D. M., N. Muggleton, V. Walsh, and N. Lavie. 2006. "Right Parietal Cortex Plays a Critical Role in Change Blindness." *Cerebral Cortex* 16 (5): 712–17.

Beck, D. M., G. Rees, C. D. Frith, and N. Lavie. 2001. "Neural Correlates of Change Detection and Change Blindness." *Nature Neuroscience* 4: 645–50.

Beck, J. M., W. J. Ma, R. Kiani, T. Hanks, A. K. Churchland, J. Roitman, M. N. Shadlen, et al. 2008. "Probabilistic Population Codes for Bayesian Decision Making." *Neuron* 60 (6): 1142–52.

Bekinschtein, T. A., S. Dehaene, B. Rohaut, F. Tadel, L. Cohen, and L. Naccache. 2009. "Neural Signature of the Conscious Processing of Auditory Regularities." *Proceedings of the National Academy of Sciences* 106 (5): 1672–77.

Bekinschtein, T. A., M. Peeters, D. Shalom, and M. Sigman. 2011. "Sea Slugs, Subliminal Pictures, and Vegetative State Patients: Boundaries of Consciousness in Classical Conditioning." *Frontiers in Psychology* 2: 337.

Bekinschtein, T. A., D. E. Shalom, C. Forcato, M. Herrera, M. R. Coleman, F. F. Manes, and M. Sigman. 2009. "Classical Conditioning in the Vegetative and Minimally Conscious State." *Nature Neuroscience* 12 (10): 1343–49.

Bengtsson, S. L., Z. Nagy, S. Skare, L. Forsman, H. Forssberg, and F. Ullen. 2005. "Extensive Piano Practicing Has Regionally Specific Effects on White Matter Development." *Nature Neuroscience* 8 (9): 1148–50.

Berkes, P., G. Orban, M. Lengyel, and J. Fiser. 2011. "Spontaneous Cortical Activity Reveals Hallmarks of an Optimal Internal Model of the Environment." *Science* 331 (6013): 83–87.

Birbaumer, N., A. R. Murguialday, and L. Cohen. 2008. "Brain-Computer Interface in Paralysis." *Current Opinion in Neurology* 21 (6): 634–38.

Bisiach, E., C. Luzzatti, and D. Perani. 1979. "Unilateral Neglect, Representational Schema and Consciousness." *Brain* 102 (3): 609–18.

Blanke, O., T. Landis, L. Spinelli, and M. Seeck. 2004. "Out-of-Body Experience and Autoscopy of Neurological Origin." *Brain* 127 (Pt 2): 243–58.

Blanke, O., S. Ortigue, T. Landis, and M. Seeck. 2002. "Stimulating Illusory Own-Body Perceptions." *Nature* 419 (6904): 269–70.

Block, N. 2001. "Paradox and Cross Purposes in Recent Work on Consciousness." *Cognition* 79 (1.2): 197–219.

———. 2007. "Consciousness, Accessibility, and the Mesh Between Psychology and Neuroscience." *Behavioral and Brain Sciences* 30 (5–6): 481–99; discussion 499–548.

Bolhuis, J. J., and M. Gahr. 2006. "Neural Mechanisms of Birdsong Memory." *Nature Reviews Neuroscience* 7 (5): 347–57.

Boly, M., E. Balteau, C. Schnakers, C. Degueldre, G. Moonen, A. Luxen, C. Phillips, et al. 2007. "Baseline Brain Activity Fluctuations Predict Somatosensory Perception in Humans." *Proceedings of the National Academy of Sciences* 104 (29): 12187–92.

Boly, M., L. Tshibanda, A. Vanhaudenhuyse, Q. Noirhomme, C. Schnakers, D. Ledoux, P. Boveroux, et al. 2009. "Functional Connectivity in the Default Network During Resting State Is Preserved in a Vegetative but Not in a Brain Dead Patient." *Human Brain Mapping* 30 (8): 239–400.

Botvinick, M., and J. Cohen. 1998. "Rubber Hands 'Feel' Touch That Eyes See." *Nature* 391 (6669): 756.

Bowers, J. S., G. Vigliocco, and R. Haan, 1998. "Orthographic, Phonological, and Articulatory Contributions to Masked Letter and Word Priming." *Journal of Experimental Psychology: Human Perception and Performance* 24 (6): 1705–19.

Brascamp, J. W., and R. Blake. 2012. "Inattention Abolishes Binocular Rivalry: Perceptual Evidence." *Psychological Science* 23 (10): 1159–67.

Brefel-Courbon, C., P. Payoux, F. Ory, A. Sommet, T. Slaoui, G. Raboyeau, B. Lemesle, et al. 2007. "Clinical and Imaging Evidence of Zolpidem Effect in Hypoxic Encephalopathy." *Annals of Neurology* 62 (1): 102–5.

Breitmeyer, B. G., A. Koc, H. Ogmen, and R. Ziegler. 2008. "Functional Hierarchies of Nonconscious Visual Processing." *Vision Research* 48 (14): 1509–13.

Breshears, J. D., J. L. Roland, M. Sharma, C. M. Gaona, Z. V. Freudenburg, R. Tempelhoff, M. S. Avidan, and E. C. Leuthardt. 2010. "Stable and Dynamic Cortical Electrophysiology of Induction and Emergence with Propofol Anesthesia." *Proceedings of the National Academy of Sciences* 107 (49): 21170–75.

Bressan, P., and S. Pizzighello. 2008. "The Attentional Cost of Inattentional Blindness." *Cognition* 106 (1): 370–83.

Brincat, S. L., and C. E. Connor. 2004. "Underlying Principles of Visual Shape Selectivity in Posterior Inferotemporal Cortex." *Nature Neuroscience* 7 (8): 880–86.

Broadbent, D. E. 1958. *Perception and Communication*. London: Pergamon.

———. 1962. "Attention and the Perception of Speech." *Scientific American* 206 (4): 143–51.

Brumberg, J. S., A. Nieto-Castanon, P. R. Kennedy, and F. H. Guenther. 2010. "Brain-Computer Interfaces for Speech Communication." *Speech Communication* 52 (4): 367–79.

Bruno, M. A., J. L. Bernheim, D. Ledoux, F. Pellas, A. Demertzi, and S. Laureys. 2011. "A Survey on Self-Assessed Well-Being in a Cohort of Chronic Locked-in Syndrome

Patients: Happy Majority, Miserable Minority." *BMJ Open* 1 (1): e000039.

Buckner, R. L., J. R. Andrews-Hanna, and D. L. Schacter. 2008. "The Brain's Default Network: Anatomy, Function, and Relevance to Disease." *Annals of the New York Academy of Sciences* 1124: 1–38.

Buckner, R. L., and W. Koutstaal. 1998. "Functional Neuroimaging Studies of Encoding, Priming, and Explicit Memory Retrieval." *Proceedings of the National Academy of Sciences* 95 (3): 891–98.

Buschman, T. J., and E. K. Miller. 2007. "Top-Down Versus Bottom-Up Control of Attention in the Prefrontal and Posterior Parietal Cortices." *Science* 315 (5820): 1860–62.

Buzsaki, G. 2006. *Rhythms of the Brain*. New York: Oxford University Press.

Canolty, R. T., E. Edwards, S. S. Dalal, M. Soltani, S. S. Nagarajan, H. E. Kirsch, M. S. Berger, et al. 2006. "High Gamma Power Is Phase-Locked to Theta Oscillations in Human Neocortex." *Science* 313 (5793): 1626–28.

Capotosto, P., C. Babiloni, G. L. Romani, and M. Corbetta. 2009. "Frontoparietal Cortex Controls Spatial Attention Through Modulation of Anticipatory Alpha Rhythms." *Journal of Neuroscience* 29 (18): 5863–72.

Cardin, J. A., M. Carlen, K. Meletis, U. Knoblich, F. Zhang, K. Deisseroth, L. H. Tsai, and C. I. Moore. 2009. "Driving Fast-Spiking Cells Induces Gamma Rhythm and Controls Sensory Responses." *Nature* 459 (7247): 663–67.

Carlen, M., K. Meletis, J. H. Siegle, J. A. Cardin, K. Futai, D. Vierling-Claassen, C. Ruhlmann, et al. 2011. "A Critical Role for NMDA Receptors in Parvalbumin Interneurons for Gamma Rhythm Induction and Behavior." *Molecular Psychiatry* 17 (5): 537–48.

Carmel, D., V. Walsh, N. Lavie, and G. Rees. 2010. "Right Parietal TMS Shortens Dominance Durations in Binocular Rivalry." *Current Biology* 20 (18): R799–800.

Carter, R. M., C. Hofstotter, N. Tsuchiya, and C. Koch. 2003. "Working Memory and Fear Conditioning." *Proceedings of the National Academy of Sciences* 100 (3): 1399–404.

Carter, R. M., J. P. O'Doherty, B. Seymour, C. Koch, and R. J. Dolan. 2006. "Contingency Awareness in Human Aversive Conditioning Involves the Middle Frontal Gyrus." *NeuroImage* 29 (3): 1007–12.

Casali, A., O. Gosseries, M. Rosanova, M. Boly, S. Sarasso, K. R. Casali, S. Casarotto, et al. 2013. "A Theoretically Based Index of Consciousness Independent of Sensory Processing and Behavior." *Science Translational Medicine*, in press.

Chalmers, D. 1996. *The Conscious Mind*. New York: Oxford University Press. [『意識する心——脳と精神の根本理論を求めて』林一訳, 白揚社, 2001 年]

Chalmers, D. J. 1995. "The Puzzle of Conscious Experience." *Scientific American* 273 (6): 80–86.

Changeux, J. P. 1983. *L'homme neuronal*. Paris: Fayard. [『ニューロン人間』新谷昌宏訳, みすず書房, 2002 年]

Changeux, J. P., and A. Danchin. 1976. "Selective Stabilization of Developing Synapses as a Mechanism for the Specification of Neuronal Networks." *Nature* 264: 705–12.

Changeux, J. P., and S. Dehaene. 1989. "Neuronal Models of Cognitive Functions." *Cognition* 33 (1–2): 63–109.

Changeux, J. P., T. Heidmann, and P. Patte. 1984. "Learning by Selection." In *The Biology of Learning*, edited by P. Marler and H. S. Terrace, 115–39. Springer: Berlin.

Charles, L., F. Van Opstal, S. Marti, and S. Dehaene. 2013. "Distinct Brain Mechanisms for Conscious Versus Subliminal Error Detection." *NeuroImage* 73: 80–94.

Chatelle, C., S. Chennu, Q. Noirhomme, D. Cruse, A. M. Owen, and S. Laureys. 2012. "Brain-Computer Interfacing in Disorders of Consciousness." *Brain Injury* 26 (12): 1510–22.

Chein, J. M., and W. Schneider. 2005. "Neuroimaging Studies of Practice-Related Change: fMRI and Meta-analytic Evidence of a Domain-General Control Network for Learning." *Brain Research: Cognitive Brain Research* 25 (3): 607–23.

Ching, S., A. Cimenser, P. L. Purdon, E. N. Brown, and N. J. Kopell. 2010. "Thalamocortical Model for a Propofol-Induced Alpha-Rhythm Associated with Loss of Consciousness." *Proceedings of the National Academy of Sciences* 107 (52): 22665–70.

Chong, S. C., and R. Blake. 2006. "Exogenous Attention and Endogenous Attention Influence Initial Dominance in Binocular Rivalry." *Vision Research* 46 (11): 1794–803.

Chong, S. C., D. Tadin, and R. Blake. 2005. "Endogenous Attention Prolongs Dominance Durations in Binocular Rivalry." *Journal of Vision* 5 (11): 1004–12.

Christoff, K., A. M. Gordon, J. Smallwood, R. Smith, and J. W. Schooler. 2009. "Experience Sampling During fMRI Reveals Default Network and Executive System Contributions to Mind Wandering." *Proceedings of the National Academy of Sciences* 106 (21): 8719–24.

Chun, M. M., and M. C. Potter. 1995. "A Two-Stage Model for Multiple Target Detection in Rapid Serial Visual Presentation." *Journal of Experimental Psychology:*

Human Perception and Performance 21 (1): 109–27.

Churchland, P. S. 1986. *Neurophilosophy: Toward a Unified Understanding of the Mind/Brain*. Cambridge, Mass.: MIT Press.

Clark, R. E., J. R. Manns, and L. R. Squire. 2002. "Classical Conditioning, Awareness, and Brain Systems." *Trends in Cognitive Sciences* 6 (12): 524–31.

Clark, R. E., and L. R. Squire. 1998. "Classical Conditioning and Brain Systems: The Role of Awareness." *Science* 280 (5360): 77–81.

Cohen, L., B. Chaaban, and M. O. Habert. 2004. "Transient Improvement of Aphasia with Zolpidem." *New England Journal of Medicine* 350 (9): 949–50.

Cohen, M. A., P. Cavanagh, M. M. Chun, and K. Nakayama. 2012. "The Attentional Requirements of Consciousness." *Trends in Cognitive Sciences* 16 (8): 411–17.

Comte, A. 1830–42. *Cours de philosophie positive*. Paris: Bachelier.

Corallo, G., J. Sackur, S. Dehaene, and M. Sigman. 2008. "Limits on Introspection: Distorted Subjective Time During the Dual-Task Bottleneck." *Psychological Science* 19 (11): 1110–17.

Cowey, A., and P. Stoerig. 1995. "Blindsight in Monkeys." *Nature* 373 (6511): 247–49.

Crick, F., and C. Koch. 1990a. "Some Reflections on Visual Awareness." *Cold Spring Harbor Symposia on Quantitative Biology* 55: 953–62.

———. 1990b. "Toward a Neurobiological Theory of Consciousness." *Seminars in Neuroscience* 2: 263.75.

———. 2003. "A Framework for Consciousness." *Nature Neuroscience* 6 (2): 119–26.

Cruse, D., S. Chennu, C. Chatelle, T. A. Bekinschtein, D. Fernandez-Espejo, J. D. Pickard, S. Laureys, and A. M. Owen. 2011. "Bedside Detection of Awareness in the Vegetative State: A Cohort Study." *Lancet* 378 (9809): 2088–94.

Csibra, G., E. Kushnerenko, and T. Grossman. 2008. "Electrophysiological Methods in Studying Infant Cognitive Development." In *Handbook of Developmental Cognitive Neuroscience*, 2nd ed., edited by C. A. Nelson and M. Luciana. Cambridge, Mass.: MIT Press.

Cyranoski, D. 2012. "Neuroscience: The Mind Reader." *Nature* 486 (7402): 178–80.

Dalmau, J., A. J. Gleichman, E. G. Hughes, J. E. Rossi, X. Peng, M. Lai, S. K. Dessain, et al. 2008. "Anti-NMDA-Receptor Encephalitis: Case Series and Analysis of the Effects of Antibodies." *Lancet Neurology* 7 (12): 1091–98.

Dalmau, J., E. Tuzun, H. Y. Wu, J. Masjuan, J. E. Rossi, A. Voloschin, J. M. Baehring,

et al. 2007. "Paraneoplastic Anti-N-Methyl-D-Aspartate Receptor Encephalitis Associated with Ovarian Teratoma." *Annals of Neurology* 61 (1): 25–36.

Damasio, A. R. 1989. "The Brain Binds Entities and Events by Multiregional Activation from Convergence Zones." *Neural Computation* 1: 123–32.

———. 1994. *Descartes' Error: Emotion, Reason, and the Human Brain*. New York: G. P. Putnam. [『デカルトの誤り——情動、理性、人間の脳』田中三彦訳, ちくま学芸文庫, 2010年]

Danion, J. M., C. Cuervo, P. Piolino, C. Huron, M. Riutort, C. S. Peretti, and F. Eustache. 2005. "Conscious Recollection in Autobiographical Memory: An Investigation in Schizophrenia." *Consciousness and Cognition* 14 (3): 535–47.

Danion, J. M., T. Meulemans, F. Kauffmann-Muller, and H. Vermaat. 2001. "Intact Implicit Learning in Schizophrenia." *American Journal of Psychiatry* 158 (6): 944–48.

Davis, M. H., M. R. Coleman, A. R. Absalom, J. M. Rodd, I. S. Johnsrude, B. F. Matta, A. M. Owen, and D. K. Menon. 2007. "Dissociating Speech Perception and Comprehension at Reduced Levels of Awareness." *Proceedings of the National Academy of Sciences* 104 (41): 16032–37.

de Groot, A. D., and F. Gobet. 1996. *Perception and Memory in Chess*. Assen, Netherlands: Van Gorcum.

de Haan, M., and C. A. Nelson. 1999. "Brain Activity Differentiates Face and Object Processing in 6-Month-Old Infants." *Developmental Psychology* 35 (4): 1113–21.

de Lange, F. P., S. van Gaal, V. A. Lamme, and S. Dehaene. 2011. "How Awareness Changes the Relative Weights of Evidence During Human Decision-Making." *PLOS Biology* 9 (11): e1001203.

Dean, H. L., and M. L. Platt. 2006. "Allocentric Spatial Referencing of Neuronal Activity in Macaque Posterior Cingulate Cortex." *Journal of Neuroscience* 26 (4): 1117–27.

Dehaene, S. 2008. "Conscious and Nonconscious Processes: Distinct Forms of Evidence Accumulation?" In *Better Than Conscious? Decision Making, the Human Mind, and Implications for Institutions. Strüngmann Forum Report*, edited by C. Engel and W. Singer. Cambridge, Mass.: MIT Press.

———. 2009. *Reading in the Brain*. New York: Viking.

———. 2011. *The Number Sense*, 2nd ed. New York: Oxford University Press. [『数覚とは何か?——心が数を創り、操る仕組み』長谷川眞理子, 小林哲生訳, 早川書房, 2010年]

Dehaene, S., E. Artiges, L. Naccache, C. Martelli, A. Viard, F. Schurhoff, C. Recasens, et al. 2003. "Conscious and Subliminal Conflicts in Normal Subjects and Patients with Schizophrenia: The Role of the Anterior Cingulate." *Proceedings of the National Academy of Sciences* 100 (23): 13722–27.

Dehaene, S., and J. P. Changeux. 1991. "The Wisconsin Card Sorting Test: Theoretical Analysis and Modelling in a Neuronal Network." *Cerebral Cortex* 1: 62–79.

———. 1997. "A Hierarchical Neuronal Network for Planning Behavior." *Proceedings of the National Academy of Sciences* 94 (24): 13293–98.

———. 2005. "Ongoing Spontaneous Activity Controls Access to Consciousness: A Neuronal Model for Inattentional Blindness." *PLOS Biology* 3 (5): e141.

———. 2011. "Experimental and Theoretical Approaches to Conscious Processing." *Neuron* 70 (2): 200–27.

Dehaene, S., J. P. Changeux, L. Naccache, Sackur, J., and C. Sergent. 2006. "Conscious, Preconscious, and Subliminal Processing: A Testable Taxonomy." *Trends in Cognitive Sciences* 10 (5): 204–11.

Dehaene, S., and L. Cohen. 2007. "Cultural Recycling of Cortical Maps." *Neuron* 56 (2): 384–98.

Dehaene, S., A. Jobert, L. Naccache, P. Ciuciu, J. B. Poline, D. Le Bihan, and L. Cohen. 2004. "Letter Binding and Invariant Recognition of Masked Words: Behavioral and Neuroimaging Evidence." *Psychological Science* 15 (5): 307–13.

Dehaene, S., M. Kerszberg, and J. P. Changeux. 1998. "A Neuronal Model of a Global Workspace in Effortful Cognitive Tasks." *Proceedings of the National Academy of Sciences* 95 (24): 14529–34.

Dehaene, S., and L. Naccache. 2001. "Towards a Cognitive Neuroscience of Consciousness: Basic Evidence and a Workspace Framework." *Cognition* 79 (1–2): 1–37.

Dehaene, S., L. Naccache, L. Cohen, D. Le Bihan, J. F. Mangin, J. B. Poline, and D. Rivière. 2001. "Cerebral Mechanisms of Word Masking and Unconscious Repetition Priming." *Nature Neuroscience* 4 (7): 752–58.

Dehaene, S., L. Naccache, G. Le Clec'H, E. Koechlin, M. Mueller, G. Dehaene-Lambertz, P. F. van de Moortele, and D. Le Bihan. 1998. "Imaging Unconscious Semantic Priming." *Nature* 395 (6702): 597–600.

Dehaene, S., F. Pegado, L. W. Braga, P. Ventura, G. Nunes Filho, A. Jobert, G. Dehaene-Lambertz, et al. 2010. "How Learning to Read Changes the Cortical Networks for Vision and Language." *Science* 330 (6009): 1359–64.

Dehaene, S., M. I. Posner, and D. M. Tucker. 1994. "Localization of a Neural System for Error Detection and Compensation." *Psychological Science* 5: 303–5.

Dehaene, S., C. Sergent, and J. P. Changeux. 2003. "A Neuronal Network Model Linking Subjective Reports and Objective Physiological Data During Conscious Perception." *Proceedings of the National Academy of Sciences* 100: 8520–25.

Dehaene, S., and M. Sigman. 2012. "From a Single Decision to a Multi-step Algorithm." *Current Opinion in Neurobiology* 22 (6): 937–45.

Dehaene-Lambertz, G., and S. Dehaene. 1994. "Speed and Cerebral Correlates of Syllable Discrimination in Infants." *Nature* 370: 292–95.

Dehaene-Lambertz, G., S. Dehaene, and L. Hertz-Pannier. 2002. "Functional Neuroimaging of Speech Perception in Infants." *Science* 298 (5600): 2013–15.

Dehaene-Lambertz, G., L. Hertz-Pannier, and J. Dubois. 2006. "Nature and Nurture in Language Acquisition: Anatomical and Functional Brain-Imaging Studies in Infants." *Trends in Neurosciences* 29 (7): 367–73.

Dehaene-Lambertz, G., L. Hertz-Pannier, J. Dubois, S. Meriaux, A. Roche, M. Sigman, and S. Dehaene. 2006. "Functional Organization of Perisylvian Activation During Presentation of Sentences in Preverbal Infants." *Proceedings of the National Academy of Sciences* 103 (38): 14240–45.

Dehaene-Lambertz, G., A. Montavont, A. Jobert, L. Allirol, J. Dubois, L. Hertz-Pannier, and S. Dehaene. 2009. "Language or Music, Mother or Mozart? Structural and Environmental Influences on Infants' Language Networks." *Brain Language* 114 (2): 53–65.

Del Cul, A., S. Baillet, and S. Dehaene. 2007. "Brain Dynamics Underlying the Nonlinear Threshold for Access to Consciousness." *PLOS Biology* 5 (10): e260.

Del Cul, A., S. Dehaene, and M. Leboyer. 2006. "Preserved Subliminal Processing and Impaired Conscious Access in Schizophrenia." *Archives of General Psychiatry* 63 (12): 1313–23.

Del Cul, A., S. Dehaene, P. Reyes, E. Bravo, and A. Slachevsky. 2009. "Causal Role of Prefrontal Cortex in the Threshold for Access to Consciousness." *Brain* 132 (9): 2531–40.

Dell'Acqua, R., and J. Grainger. 1999. "Unconscious Semantic Priming from Pictures." *Cognition* 73 (1): B1–B15.

den Heyer, K., and K. Briand. 1986. "Priming Single Digit Numbers: Automatic Spreading Activation Dissipates as a Function of Semantic Distance." *American Journal of Psychology* 99 (3): 315–40.

Deneve, S., P. E. Latham, and A. Pouget. 2001. "Efficient Computation and Cue Integration with Noisy Population Codes." *Nature Neuroscience* 4 (8): 826–31.

Dennett, D. 1978. *Brainstorms*. Cambridge, Mass.: MIT Press.

———. 1984. *Elbow Room: The Varieties of Free Will Worth Wanting*. Cambridge, Mass.: MIT Press.

———. 1991. *Consciousness Explained*. London: Penguin. [『解明される意識』山口泰司訳, 青土社, 1998 年]

Denton, D., R. Shade, F. Zamarippa, G. Egan, J. Blair-West, M. McKinley, J. Lancaster, and P. Fox. 1999. "Neuroimaging of Genesis and Satiation of Thirst and an Interoceptor-Driven Theory of Origins of Primary Consciousness." *Proceedings of the National Academy of Sciences* 96 (9): 5304–9.

Denys, K., W. Vanduffel, D. Fize, K. Nelissen, H. Sawamura, S. Georgieva, R. Vogels, et al. 2004. "Visual Activation in Prefrontal Cortex Is Stronger in Monkeys Than in Humans." *Journal of Cognitive Neuroscience* 16 (9): 1505–16.

Derdikman, D., and E. I. Moser. 2010. "A Manifold of Spatial Maps in the Brain." *Trends in Cognitive Sciences* 14 (12): 561–69.

Descartes, R. 1985. *The Philosophical Writings of Descartes*. Translated by J. Cottingham, R. Stoothoff, and D. Murdoch. New York: Cambridge University Press.

Desmurget, M., K. T. Reilly, N. Richard, A. Szathmari, C. Mottolese, and A. Sirigu. 2009. "Movement Intention After Parietal Cortex Stimulation in Humans." *Science* 324 (5928): 811–13.

Di Lollo, V., J. T. Enns, and R. A. Rensink. 2000. "Competition for Consciousness Among Visual Events: The Psychophysics of Reentrant Visual Processes." *Journal of Experimental Psychology: General* 129 (4): 481–507.

Di Virgilio, G., and S. Clarke. 1997. "Direct Interhemispheric Visual Input to Human Speech Areas." *Human Brain Mapping* 5 (5): 347–54.

Diamond, A., and B. Doar. 1989. "The Performance of Human Infants on a Measure of Frontal Cortex Function, the Delayed Response Task." *Developmental Psychobiology* 22 (3): 271–94.

Diamond, A., and J. Gilbert. 1989. "Development as Progressive Inhibitory Control of Action: Retrieval of a Contiguous Object." *Cognitive Development* 4 (3): 223–50.

Diamond, A., and P. S. Goldman-Rakic. 1989. "Comparison of Human Infants and Rhesus Monkeys on Piaget's A-not-B Task: Evidence for Dependence on Dorsolateral Prefrontal Cortex." *Experimental Brain Research* 74 (1): 24–40.

Dickman, D. K., and G. W. Davis. 2009. "The Schizophrenia Susceptibility Gene Dys-

bindin Controls Synaptic Homeostasis." *Science* 326 (5956): 1127–30.

Dijksterhuis, A., M. W. Bos, L. F. Nordgren, and R. B. van Baaren. 2006. "On Making the Right Choice: The Deliberation-Without-Attention Effect." *Science* 311 (5763): 1005–7.

Donchin, E., and M. G. H. Coles. 1988. "Is the P300 Component a Manifestation of Context Updating?" *Behavioral and Brain Sciences* 11 (3): 357–427.

Doria, V., C. F. Beckmann, T. Arichi, N. Merchant, M. Groppo, F. E. Turkheimer, S. J. Counsell, et al. 2010. "Emergence of Resting State Networks in the Preterm Human Brain." *Proceedings of the National Academy of Sciences* 107 (46): 20015–20.

Dos Santos Coura, R., and S. Granon. 2012. "Prefrontal Neuromodulation by Nicotinic Receptors for Cognitive Processes." *Psychopharmacology (Berlin)* 221 (1): 1–18.

Driver, J., and P. Vuilleumier. 2001. "Perceptual Awareness and Its Loss in Unilateral Neglect and Extinction." *Cognition* 79 (1–2): 39–88.

Dubois, J., G. Dehaene-Lambertz, M. Perrin, J. F. Mangin, Y. Cointepas, E. Duchesnay, D. Le Bihan, and L. Hertz-Pannier. 2007. "Asynchrony of the Early Maturation of White Matter Bundles in Healthy Infants: Quantitative Landmarks Revealed Noninvasively by Diffusion Tensor Imaging." *Human Brain Mapping* 29 (1): 14–27.

Dunbar, R. 1996. *Grooming, Gossip and the Evolution of Language*. London: Faber and Faber. [『ことばの起源——猿の毛づくろい、人のゴシップ』松浦俊輔・服部清美訳, 青土社, 1998 年]

Dupoux, E., V. de Gardelle, and S. Kouider. 2008. "Subliminal Speech Perception and Auditory Streaming." *Cognition* 109 (2): 267–73.

Eagleman, D. M., and T. J. Sejnowski. 2000. "Motion Integration and Postdiction in Visual Awareness." *Science* 287 (5460): 2036–38.

———. 2007. "Motion Signals Bias Localization Judgments: A Unified Explanation for the Flash-Lag, Flash-Drag, Flash-Jump, and Frohlich Illusions." *Journal of Vision* 7 (4): 3.

Eccles, J. C. 1994. *How the Self Controls Its Brain*. New York: Springer Verlag. [『自己はどのように脳をコントロールするか』大野忠雄・齋藤基一郎訳, シュプリンガー・フェアラーク東京, 1998 年]

Edelman, G. 1987. *Neural Darwinism*. New York: Basic Books.

———. 1989. *The Remembered Present*. New York: Basic Books.

Ehrsson, H. H. 2007. "The Experimental Induction of Out-of-Body Experiences." *Sci-*

ence 317 (5841): 1048.

Ehrsson, H. H., C. Spence, and R. E. Passingham. 2004. "That's My Hand! Activity in Premotor Cortex Reflects Feeling of Ownership of a Limb." *Science* 305 (5685): 875–77.

Eliasmith, C., T. C. Stewart, X. Choo, T. Bekolay, T. DeWolf, Y. Tang, and D. Rasmussen. 2012. "A Large-Scale Model of the Functioning Brain." *Science* 338 (6111): 1202–5.

Ellenberger, H. F. 1970. *The Discovery of the Unconscious: The History and Evolution of Dynamic Psychiatry*. New York: Basic Books. [『無意識の発見——力動精神医学発達史』木村敏・中井久夫監訳, 弘文堂, 1980 年]

Elston, G. N. 2000. "Pyramidal Cells of the Frontal Lobe: All the More Spinous to Think With." *Journal of Neuroscience* 20 (18): RC95.

———. 2003. "Cortex, Cognition and the Cell: New Insights into the Pyramidal Neuron and Prefrontal Function." *Cerebral Cortex* 13 (11): 1124–38.

Elston, G. N., R. Benavides-Piccione, and J. DeFelipe. 2001. "The Pyramidal Cell in Cognition: A Comparative Study in Human and Monkey." *Journal of Neuroscience* 21 (17): RC163.

Enard, W., S. Gehre, K. Hammerschmidt, S. M. Holter, T. Blass, M. Somel, M. K. Bruckner, et al. 2009. "A Humanized Version of Foxp2 Affects Cortico-Basal Ganglia Circuits in Mice." *Cell* 137 (5): 961–71.

Enard, W., M. Przeworski, S. E. Fisher, C. S. Lai, V. Wiebe, T. Kitano, A. P. Monaco, and S. Paabo. 2002. "Molecular Evolution of FOXP2, a Gene Involved in Speech and Language." *Nature* 418 (6900): 869–72.

Engel, A. K., and W. Singer. 2001. "Temporal Binding and the Neural Correlates of Sensory Awareness." *Trends in Cognitive Sciences* 5 (1): 16–25.

Enns, J. T., and V. Di Lollo. 2000. "What's New in Visual Masking." *Trends in Cognitive Sciences* 4 (9): 345–52.

Epstein, R., R. P. Lanza, and B. F. Skinner. 1981. "'Self-Awareness' in the Pigeon." *Science* 212 (4495): 695–96.

Fahrenfort, J. J., H. S. Scholte, and V. A. Lamme. 2007. "Masking Disrupts Reentrant Processing in Human Visual Cortex." *Journal of Cognitive Neuroscience* 19 (9): 1488–97.

Faugeras, F., B. Rohaut, N. Weiss, T. A. Bekinschtein, D. Galanaud, L. Puybasset, F. Bolgert, et al. 2011. "Probing Consciousness with Event-Related Potentials in the Vegetative State." *Neurology* 77 (3): 264–68.

———. 2012. "Event Related Potentials Elicited by Violations of Auditory Regularities in Patients with Impaired Consciousness." *Neuropsychologia* 50 (3): 403–18.

Fedorenko, E., J. Duncan, and N. Kanwisher. 2012. "Language-Selective and Domain-General Regions Lie Side by Side Within Broca's Area." *Current Biology* 22 (21): 2059–62.

Felleman, D. J., and D. C. Van Essen. 1991. "Distributed Hierarchical Processing in the Primate Cerebral Cortex." *Cerebral Cortex* 1 (1): 1–47.

Ferrarelli, F., M. Massimini, S. Sarasso, A. Casali, B. A. Riedner, G. Angelini, G. Tononi, and R. A. Pearce. 2010. "Breakdown in Cortical Effective Connectivity During Midazolam-Induced Loss of Consciousness." *Proceedings of the National Academy of Sciences* 107 (6): 2681–86.

Ffytche, D. H., R. J. Howard, M. J. Brammer, A. David, P. Woodruff, and S. Williams. 1998. "The Anatomy of Conscious Vision: An fMRI Study of Visual Hallucinations." *Nature Neuroscience* 1 (8): 738–42.

Finger, S. 2001. *Origins of Neuroscience: A History of Explorations into Brain Function*. Oxford: Oxford University Press.

Finkel, L. H., and G. M. Edelman. 1989. "Integration of Distributed Cortical Systems by Reentry: A Computer Simulation of Interactive Functionally Segregated Visual Areas." *Journal of Neuroscience* 9 (9): 3188–208.

Fisch, L., E. Privman, M. Ramot, M. Harel, Y. Nir, S. Kipervasser, F. Andelman, et al. 2009. "Neural 'Ignition': Enhanced Activation Linked to Perceptual Awareness in Human Ventral Stream Visual Cortex." *Neuron* 64 (4): 562–74.

Fischer, C., J. Luaute, P. Adeleine, and D. Morlet. 2004. "Predictive Value of Sensory and Cognitive Evoked Potentials for Awakening from Coma." *Neurology* 63 (4): 669–73.

Fleming, S. M., R. S. Weil, Z. Nagy, R. J. Dolan, and G. Rees. 2010. "Relating Introspective Accuracy to Individual Differences in Brain Structure." *Science* 329 (5998): 1541–43.

Fletcher, P. C., and C. D. Frith. 2009. "Perceiving Is Believing: A Bayesian Approach to Explaining the Positive Symptoms of Schizophrenia." *Nature Reviews Neuroscience* 10 (1): 48–58.

Forster, K. I. 1998. "The Pros and Cons of Masked Priming." *Journal of Psycholinguistic Research* 27 (2): 203–33.

Forster, K. I., and C. Davis. 1984. "Repetition Priming and Frequency Attenuation in Lexical Access." *Journal of Experimental Psychology: Learning, Memory, and*

Cognition 10 (4): 680–98.

Fransson, P., B. Skiold, S. Horsch, A. Nordell, M. Blennow, H. Lagercrantz, and U. Aden. 2007. "Resting-State Networks in the Infant Brain." *Proceedings of the National Academy of Sciences* 104 (39): 15531–36.

Fried, I., K. A. MacDonald, and C. L. Wilson. 1997. "Single Neuron Activity in Human Hippo-campus and Amygdala During Recognition of Faces and Objects." *Neuron* 18 (5): 753–65.

Friederici, A. D., M. Friedrich, and C. Weber. 2002. "Neural Manifestation of Cognitive and Precognitive Mismatch Detection in Early Infancy." NeuroReport 13 (10): 1251–54.

Fries, P. 2005. "A Mechanism for Cognitive Dynamics: Neuronal Communication Through Neuronal Coherence." *Trends in Cognitive Sciences* 9 (10): 474–80.

Fries, P., D. Nikolic, and W. Singer. 2007. "The Gamma Cycle." *Trends in Neurosciences* 30 (7): 309–16.

Fries, P., J. H. Schroder, P. R. Roelfsema, W. Singer, and A. K. Engel. 2002. "Oscillatory Neuronal Synchronization in Primary Visual Cortex as a Correlate of Stimulus Selection." *Journal of Neuroscience* 22 (9): 3739–54.

Friston, K. 2005. "A Theory of Cortical Responses." *Philosophical Transactions of the Royal Society B: Biological Sciences* 360 (1456): 815–36.

Frith, C. 1996. "The Role of the Prefrontal Cortex in Self-Consciousness: The Case of Auditory Hallucinations." *Philosophical Transactions of the Royal Society B: Biological Sciences* 351 (1346): 1505–12.

———. 1979. "Consciousness, Information Processing and Schizophrenia." *British Journal of Psychiatry* 134 (3): 225–35.

———. 2007. *Making Up the Mind: How the Brain Creates Our Mental World*. London: Black-well. [『心をつくる――脳が生みだす心の世界』大堀壽夫訳，岩波書店，2009年]

Fujii, N., and A. M. Graybiel. 2003. "Representation of Action Sequence Boundaries by Macaque Prefrontal Cortical Neurons." *Science* 301 (5637): 1246–49.

Funahashi, S., C. J. Bruce, and P. S. Goldman-Rakic. 1989. "Mnemonic Coding of Visual Space in the Monkey's Dorsolateral Prefrontal Cortex." *Journal of Neurophysiology* 61 (2): 331–49.

Fuster, J. M. 1973. "Unit Activity in Prefrontal Cortex During Delayed-Response Performance: Neuronal Correlates of Transient Memory." *Journal of Neurophysiology* 36 (1): 61–78.

———. 2008. *The Prefrontal Cortex*, 4th ed. London: Academic Press. [『前頭前皮質——前頭葉の解剖学, 生理学, 神経心理学』福居顯二監訳, 新興医学出版社, 2006 年]

Gaillard, R., S. Dehaene, C. Adam, S. Clemenceau, D. Hasboun, M. Baulac, L. Cohen, and L. Naccache. 2009. "Converging Intracranial Markers of Conscious Access." *PLOS Biology* 7 (3): e61.

Gaillard, R., A. Del Cul, L. Naccache, F. Vinckier, L. Cohen, and S. Dehaene. 2006. "Nonconscious Semantic Processing of Emotional Words Modulates Conscious Access." *Proceedings of the National Academy of Sciences* 103 (19): 7524–29.

Gaillard, R., L. Naccache, P. Pinel, S. Clemenceau, E. Volle, D. Hasboun, S. Dupont, et al. 2006. "Direct Intracranial, fMRI, and Lesion Evidence for the Causal Role of Left Inferotemporal Cortex in Reading." *Neuron* 50 (2): 191–204.

Galanaud, D., L. Naccache, and L. Puybasset. 2007. "Exploring Impaired Consciousness: The MRI Approach." *Current Opinion in Neurology* 20 (6): 627–31.

Galanaud, D., V. Perlbarg, R. Gupta, R. D. Stevens, P. Sanchez, E. Tollard, N. M. de Champfleur, et al. 2012. "Assessment of White Matter Injury and Outcome in Severe Brain Trauma: A Prospective Multicenter Cohort." *Anesthesiology* 117 (6): 1300–10.

Gallup, G. G. 1970. "Chimpanzees: Self-Recognition." *Science* 167: 86–87.

Gaser, C., and G. Schlaug. 2003. "Brain Structures Differ Between Musicians and Non-musicians." *Journal of Neuroscience* 23 (27): 9240–45.

Gauchet, M. 1992. *L' inconscient cérébral*. Paris: Le Seuil.

Gehring, W. J., B. Goss, M. G. H. Coles, D. E. Meyer, and E. Donchin. 1993. "A Neural System for Error Detection and Compensation." *Psychological Science* 4 (6): 385–90.

Gelskov, S. V., and S. Kouider. 2010. "Psychophysical Thresholds of Face Visibility During Infancy." *Cognition* 114 (2): 285–92.

Giacino, J., J. J. Fins, A. Machado, and N. D. Schiff. 2012. "Central Thalamic Deep Brain Stimulation to Promote Recovery from Chronic Posttraumatic Minimally Conscious State: Challenges and Opportunities." *Neuromodulation* 15 (4): 339–49.

Giacino, J. T. 2005. "The Minimally Conscious State: Defining the Borders of Consciousness." *Progress in Brain Research* 150: 381–95.

Giacino, J. T., K. Kalmar, and J. Whyte. 2004. "The JFK Coma Recovery Scale-Revised: Measurement Characteristics and Diagnostic Utility." *Archives of Physical Medicine and Rehabilitation* 85 (12): 2020–29.

Giacino, J. T., M. A. Kezmarsky, J. DeLuca, and K. D. Cicerone. 1991. "Monitoring Rate of Recovery to Predict Outcome in Minimally Responsive Patients." *Archives of Physical Medicine and Rehabilitation* 72 (11): 897–901.

Giacino, J. T., J. Whyte, E. Bagiella, K. Kalmar, N. Childs, A. Khademi, B. Eifert, et al. 2012. "Placebo-Controlled Trial of Amantadine for Severe Traumatic Brain Injury." *New England Journal of Medicine* 366 (9): 819–26.

Giesbrecht, B., and V. Di Lollo. 1998. "Beyond the Attentional Blink: Visual Masking by Object Substitution." *Journal of Experimental Psychology: Human Perception and Performance* 24 (5): 1454–66.

Gilbert, C. D., M. Sigman, and R. E. Crist. 2001. "The Neural Basis of Perceptual Learning." *Neuron* 31 (5): 681–97.

Gobet, F., and H. A. Simon. 1998. "Expert Chess Memory: Revisiting the Chunking Hypothesis." *Memory* 6 (3): 225–55.

Goebel, R., L. Muckli, F. E. Zanella, W. Singer, and P. Stoerig. 2001. "Sustained Extrastriate Cortical Activation Without Visual Awareness Revealed by fMRI Studies of Hemianopic Patients." *Vision Research* 41 (10–11): 1459–74.

Goldfine, A. M., J. D. Victor, M. M. Conte, J. C. Bardin, and N. D. Schiff. 2011. "Determination of Awareness in Patients with Severe Brain Injury Using EEG Power Spectral Analysis." *Clinical Neurophysiology* 122 (11): 2157–68.

———. 2012. "Bedside Detection of Awareness in the Vegetative State." *Lancet* 379 (9827): 1701–2.

Goldman-Rakic, P. S. 1988. "Topography of Cognition: Parallel Distributed Networks in Primate Association Cortex." *Annual Review of Neuroscience* 11: 137–56.

———. 1995. "Cellular Basis of Working Memory." *Neuron* 14 (3): 477–85.

Goodale, M. A., A. D. Milner, L. S. Jakobson, and D. P. Carey. 1991. "A Neurological Dissociation Between Perceiving Objects and Grasping Them." *Nature* 349 (6305): 154–56.

Gould, S. J. 1974. "The Origin and Function of 'Bizarre' Structures: Antler Size and Skull Size in the 'Irish Elk,' Megaloceros giganteus." *Evolution* 28 (2): 191–220.

Gould, S. J., and R. C. Lewontin. 1979. "The Spandrels of San Marco and the Panglossian Paradigm: A Critique of the Adaptationist Programme." *Proceedings of the Royal Society B: Biological Sciences* 205 (1161): 581–98.

Greenberg, D. L. 2007. Comment on "Detecting Awareness in the Vegetative State." *Science* 315 (5816): 1221; author reply 1221.

Greenwald, A. G., R. L. Abrams, L. Naccache, and S. Dehaene. 2003. "Long-Term

Semantic Memory Versus Contextual Memory in Unconscious Number Processing." *Journal of Experimental Psychology: Learning, Memory, Cognition* 29 (2): 235–47.

Greenwald, A. G., S. C. Draine, and R. L. Abrams. 1996. "Three Cognitive Markers of Unconscious Semantic Activation." *Science* 273 (5282): 1699–702.

Greicius, M. D., V. Kiviniemi, O. Tervonen, V. Vainionpaa, S. Alahuhta, A. L. Reiss, , and V. Me-non. 2008. "Persistent Default-Mode Network Connectivity During Light Sedation." *Human Brain Mapping* 29 (7): 839–47.

Greicius, M. D., B. Krasnow, A. L. Reiss, and V. Menon. 2003. "Functional Connectivity in the Resting Brain: A Network Analysis of the Default Mode Hypothesis." *Proceedings of the National Academy of Sciences* 100 (1): 253–58.

Griffiths, J. D., W. D. Marslen-Wilson, E. A. Stamatakis, and L. K. Tyler. 2013. "Functional Organization of the Neural Language System: Dorsal and Ventral Pathways Are Critical for Syntax." *Cerebral Cortex* 23 (1): 139–47.

Grill-Spector, K., T. Kushnir, T. Hendler, and R. Malach. 2000. "The Dynamics of Object-Selective Activation Correlate with Recognition Performance in Humans." *Nature Neuroscience* 3 (8): 837–43.

Grindal, A. B., C. Suter, and A. J. Martinez. 1977. "Alpha-Pattern Coma: 24 Cases with 9 Survivors." *Annals of Neurology* 1 (4): 371–77.

Gross, J., F. Schmitz, I. Schnitzler, K. Kessler, K. Shapiro, B. Hommel, and A. Schnitzler. 2004. "Modulation of Long-Range Neural Synchrony Reflects Temporal Limitations of Visual Attention in Humans." *Proceedings of the National Academy of Sciences* 101 (35): 13050–55.

Hadamard, J. 1945. *An Essay on the Psychology of Invention in the Mathematical Field*. Princeton, N.J.: Princeton University Press. [『数学における発明の心理』伏見康治・尾崎辰之助・大塚益比古訳, みすず書房, 1990 年]

Hagmann, P., L. Cammoun, X. Gigandet, R. Meuli, C. J. Honey, V. J. Wedeen, and O. Sporns. 2008. "Mapping the Structural Core of Human Cerebral Cortex." *PLOS Biology* 6 (7): e159.

Halelamien, N., D.-A. Wu, and S. Shimojo. 2007. "TMS Induces Detail-Rich 'Instant Replays' of Natural Images." *Journal of Vision* 7 (9).

Hallett, M. 2000. "Transcranial Magnetic Stimulation and the Human Brain." *Nature* 406 (6792): 147–50.

Hampton, R. R. 2001. "Rhesus Monkeys Know When They Remember." *Proceedings of the National Academy of Sciences* 98 (9): 5359–62.

Han, C. J., C. M. O'Tuathaigh, L. van Trigt, J. J. Quinn, M. S. Fanselow, R. Mongeau, C. Koch, and D. J. Anderson. 2003. "Trace but Not Delay Fear Conditioning Requires Attention and the Anterior Cingulate Cortex." *Proceedings of the National Academy of Sciences* 100 (22): 13087–92.

Hanslmayr, S., J. Gross, W. Klimesch, and K. L. Shapiro. 2011. "The Role of Alpha Oscillations in Temporal Attention." *Brain Research Reviews* 67 (1–2): 331–43.

Hasson, U., Y. Nir, I. Levy, G. Fuhrmann, and R. Malach. 2004. "Intersubject Synchronization of Cortical Activity During Natural Vision." *Science* 303 (5664): 1634–40.

Hasson, U., J. I. Skipper, H. C. Nusbaum, and S. L. Small. 2007. "Abstract Coding of Audiovisual Speech: Beyond Sensory Representation." *Neuron* 56 (6): 1116–26.

Hayden, B. Y., D. V. Smith, and M. L. Platt. 2009. "Electrophysiological Correlates of Default-Mode Processing in Macaque Posterior Cingulate Cortex." *Proceedings of the National Academy of Sciences* 106 (14): 5948–53.

Haynes, J. D. 2009. "Decoding Visual Consciousness from Human Brain Signals." *Trends in Cognitive Sciences* 13: 194–202.

Haynes, J. D., R. Deichmann, and G. Rees. 2005. "Eye-Specific Effects of Binocular Rivalry in the Human Lateral Geniculate Nucleus." *Nature* 438 (7067): 496–99.

Haynes, J. D., J. Driver, and G. Rees. 2005. "Visibility Reflects Dynamic Changes of Effective Connectivity Between V1 and Fusiform Cortex." *Neuron* 46 (5): 811–21.

Haynes, J. D., and G. Rees. 2005a. "Predicting the Orientation of Invisible Stimuli from Activity in Human Primary Visual Cortex." *Nature Neuroscience* 8 (5): 686–91.

———. 2005b. "Predicting the Stream of Consciousness from Activity in Human Visual Cortex." *Current Biology* 15 (14): 1301–7.

Haynes, J. D., K. Sakai, G. Rees, S. Gilbert, C. Frith, and R. E. Passingham. 2007. "Reading Hidden Intentions in the Human Brain." *Current Biology* 17 (4): 323–28.

He, B. J., and M. E. Raichle. 2009. "The fMRI Signal, Slow Cortical Potential and Consciousness." *Trends in Cognitive Sciences* 13 (7): 302–9.

He, B. J., A. Z. Snyder, J. M. Zempel, M. D. Smyth, and M. E. Raichle. 2008. "Electrophysiological Correlates of the Brain's Intrinsic Large-Scale Functional Architecture." *Proceedings of the National Academy of Sciences* 105 (41): 16039–44.

He, B. J., J. M. Zempel, A. Z. Snyder, and M. E. Raichle. 2010. "The Temporal Structures and Functional Significance of Scale-Free Brain Activity." *Neuron* 66 (3): 353–69.

He, S., and D. I. MacLeod. 2001. "Orientation-Selective Adaptation and Tilt After-Effect from Invisible Patterns." *Nature* 411 (6836): 473–76.

Hebb, D. O. 1949. *The Organization of Behavior*. New York: Wiley. [『行動の機構——脳メカニズムから心理学へ』鹿取廣人・金城辰夫・鈴木光太郎・鳥居修晃・渡邊正孝訳, 岩波文庫, 2011 年]

Heit, G., M. E. Smith, and E. Halgren. 1988. "Neural Encoding of Individual Words and Faces by the Human Hippocampus and Amygdala." *Nature* 333 (6175): 773–75.

Henson, R. N., E. Mouchlianitis, W. J. Matthews, and S. Kouider. 2008. "Electrophysiological Correlates of Masked Face Priming." *NeuroImage* 40 (2): 884–95.

Herrmann, E., J. Call, M. V. Hernandez-Lloreda, B. Hare, and M. Tomasello. 2007. "Humans Have Evolved Specialized Skills of Social Cognition: The Cultural Intelligence Hypothesis." *Science* 317 (5843): 1360–66.

Hochberg, L. R., D. Bacher, B. Jarosiewicz, N. Y. Masse, J. D. Simeral, J. Vogel, S. Haddadin, et al. 2012. "Reach and Grasp by People with Tetraplegia Using a Neurally Controlled Robotic Arm." *Nature* 485 (7398): 372–75.

Hofstadter, D. 2007. *I Am a Strange Loop*. New York: Basic Books.

Holender, D. 1986. "Semantic Activation Without Conscious Identification in Dichotic Listening Parafoveal Vision and Visual Masking: A Survey and Appraisal." *Behavioral and Brain Sciences* 9 (1): 1–23.

Holender, D., and K. Duscherer. 2004. "Unconscious Perception: The Need for a Paradigm Shift." *Perception and Psychophysics* 66 (5): 872–81; discussion 888–95.

Hopfield, J. J. 1982. "Neural Networks and Physical Systems with Emergent Collective Computational Abilities." *Proceedings of the National Academy of Sciences* 79 (8): 2554–58.

Horikawa, T., M. Tamaki, Y. Miyawaki, and Y. Kamitani. 2013. "Neural Decoding of Visual Imagery During Sleep." *Science* 340 (6132): 639–42.

Howard, I. P. 1996. "Alhazen's Neglected Discoveries of Visual Phenomena." *Perception* 25 (10): 1203–17.

Howe, M. J. A., and J. Smith. 1988. "Calendar Calculating in 'Idiots Savants': How Do They Do It?" *British Journal of Psychology* 79 (3): 371–86.

Huron, C., J. M. Danion, F. Giacomoni, D. Grange, P. Robert, and L. Rizzo. 1995. "Impairment of Recognition Memory With, but Not Without, Conscious Recollection in Schizophrenia." *American Journal of Psychiatry* 152 (12): 1737–42.

Izard, V., C. Sann, E. S. Spelke, and A. Streri. 2009. "Newborn Infants Perceive Ab-

stract Numbers." *Proceedings of the National Academy of Sciences* 106 (25): 10382–85.

Izhikevich, E. M., and G. M. Edelman. 2008. "Large-Scale Model of Mammalian Thalamocortical Systems." *Proceedings of the National Academy of Sciences* 105 (9): 3593–98.

James, W. 1890. *The Principles of Psychology*. New York: Holt.

Jaynes, J. 1976. *The Origin of Consciousness in the Breakdown of the Bicameral Mind*. New York: Houghton Mifflin. [『神々の沈黙——意識の誕生と文明の興亡』柴田裕之訳, 紀伊國屋書店, 2005 年]

Jenkins, A. C., C. N. Macrae, and J. P. Mitchell. 2008. "Repetition Suppression of Ventromedial Prefrontal Activity During Judgments of Self and Others." *Proceedings of the National Academy of Sciences* 105 (11): 4507–12.

Jennett, B. 2002. *The Vegetative State: Medical Facts, Ethical and Legal Dilemmas*. New York: Cambridge University Press.

Jennett, B., and F. Plum. 1972. "Persistent Vegetative State After Brain Damage: A Syndrome in Search of a Name." *Lancet* 1 (7753): 734–37.

Jezek, K., E. J. Henriksen, A. Treves, E. I. Moser, and M. B. Moser. 2011. "Theta-Paced Flickering Between Place-Cell Maps in the Hippocampus." *Nature* 478 (7368): 246–49.

Ji, D., and M. A. Wilson. 2007. "Coordinated Memory Replay in the Visual Cortex and Hippo-campus During Sleep." *Nature Neuroscience* 10 (1): 100–7.

Johansson, P., L. Hall, S. Sikstrom, and A. Olsson. 2005. "Failure to Detect Mismatches Between Intention and Outcome in a Simple Decision Task." *Science* 310 (5745): 116–19.

Johnson, M. H., S. Dziurawiec, H. Ellis, and J. Morton. 1991. "Newborns' Preferential Tracking of Face-Like Stimuli and Its Subsequent Decline." *Cognition* 40 (1–2): 1–19.

Jolicoeur, P. 1999. "Concurrent Response-Selection Demands Modulate the Attentional Blink." *Journal of Experimental Psychology: Human Perception and Performance* 25 (4): 1097–113.

Jordan, D., G. Stockmanns, E. F. Kochs, S. Pilge, and G. Schneider. 2008. "Electroencephalographic Order Pattern Analysis for the Separation of Consciousness and Unconsciousness: An Analysis of Approximate Entropy, Permutation Entropy, Recurrence Rate, and Phase Coupling of Order Recurrence Plots." *Anesthesiology* 109 (6): 1014–22.

Jouvet, M. 1999. *The Paradox of Sleep*. Cambridge, Mass.: MIT Press.

Kahneman, D., and A. Treisman. 1984. "Changing Views of Attention and Automaticity." In *Varieties of Attention*, edited by R. Parasuraman, R. Davies, and J. Beatty, 29.61. New York: Academic Press.

Kanai, R., T. A. Carlson, F. A. Verstraten, and V. Walsh. 2009. "Perceived Timing of New Objects and Feature Changes." *Journal of Vision* 9 (7): 5.

Kanai, R., N. G. Muggleton, and V. Walsh. 2008. "TMS over the Intraparietal Sulcus Induces Perceptual Fading." *Journal of Neurophysiology* 100 (6): 3343–50.

Kane, N. M., S. H. Curry, S. R. Butler, and B. H. Cummins. 1993. "Electrophysiological Indicator of Awakening from Coma." *Lancet* 341 (8846): 688.

Kanwisher, N. 2001. "Neural Events and Perceptual Awareness." *Cognition* 79 (1–2): 89–113.

Karlsgodt, K. H., D. Sun, A. M. Jimenez, E. S. Lutkenhoff, R. Willhite, T. G. van Erp, and T. D. Cannon. 2008. "Developmental Disruptions in Neural Connectivity in the Pathophysiology of Schizophrenia." *Development and Psychopathology* 20 (4): 1297–327.

Kenet, T., D. Bibitchkov, M. Tsodyks, A. Grinvald, and A. Arieli. 2003. "Spontaneously Emerging Cortical Representations of Visual Attributes." *Nature* 425 (6961): 954–56.

Kentridge, R. W., T. C. Nijboer, and C. A. Heywood. 2008. "Attended but Unseen: Visual Attention Is Not Sufficient for Visual Awareness." *Neuropsychologia* 46 (3): 864–69.

Kersten, D., P. Mamassian, and A. Yuille. 2004. "Object Perception as Bayesian Inference." *Annual Review of Psychology* 55: 271–304.

Kiani, R., and M. N. Shadlen. 2009. "Representation of Confidence Associated with a Decision by Neurons in the Parietal Cortex." *Science* 324 (5928): 759–64.

Kiefer, M. 2002. "The N400 Is Modulated by Unconsciously Perceived Masked Words: Further Evidence for an Automatic Spreading Activation Account of N400 Priming Effects." *Brain Research: Cognitive Brain Research* 13 (1): 27–39.

Kiefer, M., and D. Brendel. 2006. "Attentional Modulation of Unconscious 'Automatic' Processes: Evidence from Event-Related Potentials in a Masked Priming Paradigm." *Journal of Cognitive Neuroscience* 18 (2): 184–98.

Kiefer, M., and M. Spitzer. 2000. "Time Course of Conscious and Unconscious Semantic Brain Activation." *NeuroReport* 11 (11): 2401–7.

Kiesel, A., W. Kunde, C. Pohl, M. P. Berner, and J. Hoffmann. 2009. "Playing Chess

Unconsciously." Journal of Experimental Psychology: Learning, Memory, *Cognition* 35 (1): 292–98.

Kihara, K., T. Ikeda, D. Matsuyoshi, N. Hirose, T. Mima, H. Fukuyama, and N. Osaka. 2010. "Differential Contributions of the Intraparietal Sulcus and the Inferior Parietal Lobe to Attentional Blink: Evidence from Transcranial Magnetic Stimulation." *Journal of Cognitive Neuroscience* 23 (1): 247–56.

Kikyo, H., K. Ohki, and Y. Miyashita. 2002. "Neural Correlates for Feeling-of-Knowing: An fMRI Parametric Analysis." *Neuron* 36 (1): 177–86.

Kim, C. Y., and R. Blake. 2005. "Psychophysical Magic: Rendering the Visible 'Invisible.'" *Trends in Cognitive Sciences* 9 (8): 381–88.

King, J. R., F. Faugeras, A. Gramfort, A. Schurger, I. El Karoui, J. D. Sitt, C. Wacongne, et al. 2013. "Single-Trial Decoding of Auditory Novelty Responses Facilitates the Detection of Residual Consciousness." *NeuroImage*, in press.

King, J. R., J. D. Sitt, F. Faugeras, B. Rohaut, I. El Karoui, L. Cohen, L. Naccache, and S. Dehaene. 2013. "Long-Distance Information Sharing Indexes the State of Consciousness of Unresponsive Patients." Submitted.

Knochel, C., V. Oertel-Knochel, R. Schonmeyer, A. Rotarska-Jagiela, V. van de Ven, D. Prvulovic, C. Haenschel, et al. 2012. "Interhemispheric Hypoconnectivity in Schizophrenia: Fiber Integrity and Volume Differences of the Corpus Callosum in Patients and Unaffected Relatives." *NeuroImage* 59 (2): 926–34.

Koch, C., and F. Crick. 2001. "The Zombie Within." *Nature* 411 (6840): 893.

Koch, C., and N. Tsuchiya. 2007. "Attention and Consciousness: Two Distinct Brain Processes." *Trends in Cognitive Sciences* 11 (1): 16–22.

Koechlin, E., L. Naccache, E. Block, and S. Dehaene. 1999. "Primed Numbers: Exploring the Modularity of Numerical Representations with Masked and Unmasked Semantic Priming." *Journal of Experimental Psychology: Human Perception and Performance* 25 (6): 1882–905.

Koivisto, M., M. Lahteenmaki, T. A. Sorensen, S. Vangkilde, M. Overgaard, and A. Revonsuo. 2008. "The Earliest Electrophysiological Correlate of Visual Awareness?" *Brain and Cognition* 66 (1): 91–103.

Koivisto, M., T. Mantyla, and J. Silvanto. 2010. "The Role of Early Visual Cortex (V1/V2) in Conscious and Unconscious Visual Perception." *NeuroImage* 51 (2): 828–34.

Koivisto, M., H. Railo, and N. Salminen-Vaparanta. 2010. "Transcranial Magnetic Stimulation of Early Visual Cortex Interferes with Subjective Visual Awareness

and Objective Forced-Choice Performance." *Consciousness and Cognition* 20 (2): 288–98.

Komura, Y., A. Nikkuni, N. Hirashima, T. Uetake, and A. Miyamoto. 2013. "Responses of Pulvinar Neurons Reflect a Subject's Confidence in Visual Categorization." *Nature Neuroscience* 16: 749–55.

Konopka, G., E. Wexler, E. Rosen, Z. Mukamel, G. E. Osborn, L. Chen, D. Lu, et al. 2012. "Modeling the Functional Genomics of Autism Using Human Neurons." *Molecular Psychiatry* 17 (2): 202–14.

Kornell, N., L. K. Son, and H. S. Terrace. 2007. "Transfer of Metacognitive Skills and Hint Seeking in Monkeys." *Psychological Science* 18 (1): 64–71.

Kouider, S., V. de Gardelle, J. Sackur, and E. Dupoux. 2010. "How Rich Is Consciousness? The Partial Awareness Hypothesis." *Trends in Cognitive Sciences* 14 (7): 301–7.

Kouider, S., and S. Dehaene. 2007. "Levels of Processing During Non-conscious Perception: A Critical Review of Visual Masking." *Philosophical Transactions of the Royal Society B: Biological Sciences* 362 (1481): 857–75.

———. 2009. "Subliminal Number Priming Within and Across the Visual and Auditory Modalities." *Experimental Psychology*, in press.

Kouider, S., S. Dehaene, A. Jobert, and D. Le Bihan. 2007. "Cerebral Bases of Subliminal and Supraliminal Priming During Reading." *Cerebral Cortex* 17 (9): 2019–29.

Kouider, S., and E. Dupoux. 2004. "Partial Awareness Creates the 'Illusion' of Subliminal Semantic Priming." *Psychological Science* 15 (2): 75–81.

Kouider, S., E. Eger, R. Dolan, and R. N. Henson. 2009. "Activity in Face-Responsive Brain Regions Is Modulated by Invisible, Attended Faces: Evidence from Masked Priming." *Cerebral Cortex* 19 (1): 13–23.

Kouider, S., C. Stahlhut, S. V. Gelskov, L. Barbosa, M. Dutat, V. de Gardelle, A. Christophe, et al. 2013. "A Neural Marker of Perceptual Consciousness in Infants." *Science* 340 (6130): 376–80.

Kovacs, A. M., E. Teglas, and A. D. Endress. 2010. "The Social Sense: Susceptibility to Others' Beliefs in Human Infants and Adults." *Science* 330 (6012): 1830–34.

Kovacs, G., R. Vogels, and G. A. Orban. 1995. "Cortical Correlate of Pattern Backward Masking." *Proceedings of the National Academy of Sciences* 92 (12): 5587–91.

Kreiman, G., I. Fried, and C. Koch. 2002. "Single-Neuron Correlates of Subjective Vision in the Human Medial Temporal Lobe." *Proceedings of the National Academy*

of Sciences 99 (12): 8378–83.

Kreiman, G., C. Koch, and I. Fried. 2000a. "Category-Specific Visual Responses of Single Neurons in the Human Medial Temporal Lobe." *Nature Neuroscience* 3 (9): 946–53.

———. 2000b. "Imagery Neurons in the Human Brain." *Nature* 408 (6810): 357–61.

Krekelberg, B., and M. Lappe. 2001. "Neuronal Latencies and the Position of Moving Objects." *Trends in Neurosciences* 24 (6): 335–39.

Krolak-Salmon, P., M. A. Henaff, C. Tallon-Baudry, B. Yvert, M. Guenot, A. Vighetto, F. Mauguiere, and O. Bertrand. 2003. "Human Lateral Geniculate Nucleus and Visual Cortex Respond to Screen Flicker." *Annals of Neurology* 53 (1): 73–80.

Kruger, J., and D. Dunning. 1999. "Unskilled and Unaware of It: How Difficulties in Recognizing One's Own Incompetence Lead to Inflated Self-Assessments." *Journal of Personality and Social Psychology* 77 (6): 1121–34.

Kubicki, M., H. Park, C. F. Westin, P. G. Nestor, R. V. Mulkern, S. E. Maier, M. Niznikiewicz, et al. 2005. "DTI and MTR Abnormalities in Schizophrenia: Analysis of White Matter Integrity." *NeuroImage* 26 (4): 1109–18.

Lachter, J., K. I. Forster, and E. Ruthruff. 2004. "Forty-Five Years After Broadbent (1958): Still No Identification Without Attention." *Psychology Review* 111 (4): 880–913.

Lagercrantz, H., and J. P. Changeux. 2009. "The Emergence of Human Consciousness: From Fetal to Neonatal Life." *Pediatric Research* 65 (3): 255–60.

———. 2010. "Basic Consciousness of the Newborn." *Seminars in Perinatology* 34 (3): 201–6.

Lai, C. S., S. E. Fisher, J. A. Hurst, F. Vargha-Khadem, and A. P. Monaco. 2001. "A Forkhead-Domain Gene Is Mutated in a Severe Speech and Language Disorder." *Nature* 413 (6855): 519–23.

Lamme, V. A. 2006. "Towards a True Neural Stance on Consciousness." *Trends in Cognitive Sciences* 10 (11): 494–501.

Lamme, V. A., and P. R. Roelfsema. 2000. "The Distinct Modes of Vision Offered by Feedforward and Recurrent Processing." *Trends in Neurosciences* 23 (11): 571–79.

Lamme, V. A., K. Zipser, and H. Spekreijse. 1998. "Figure-Ground Activity in Primary Visual Cortex Is Suppressed by Anesthesia." *Proceedings of the National Academy of Sciences* 95 (6): 3263–68.

Lamy, D., M. Salti, and Y. Bar-Haim. 2009. "Neural Correlates of Subjective Awareness and Unconscious Processing: An ERP Study." *Journal of Cognitive Neurosci-*

ence 21 (7): 1435–46.

Landman, R., H. Spekreijse, and V. A. Lamme. 2003. "Large Capacity Storage of Integrated Objects Before Change Blindness." *Vision Research* 43 (2): 149–64.

Lau, H., and D. Rosenthal. 2011. "Empirical Support for Higher-Order Theories of Conscious Awareness." *Trends in Cognitive Sciences* 15 (8): 365–73.

Lau, H. C., and R. E. Passingham. 2006. "Relative Blindsight in Normal Observers and the Neural Correlate of Visual Consciousness." *Proceedings of the National Academy of Sciences* 103 (49): 18763–68.

———. 2007. "Unconscious Activation of the Cognitive Control System in the Human Prefrontal Cortex." *Journal of Neuroscience* 27 (21): 5805–11.

Laureys, S. 2005. "The Neural Correlate of (Un)Awareness: Lessons from the Vegetative State." *Trends in Cognitive Sciences* 9 (12): 556–59.

Laureys, S., M. E. Faymonville, A. Luxen, M. Lamy, G. Franck, and P. Maquet. 2000. "Restoration of Thalamocortical Connectivity After Recovery from Persistent Vegetative State." *Lancet* 355 (9217): 1790–91.

Laureys, S., C. Lemaire, P. Maquet, C. Phillips, and G. Franck. 1999. "Cerebral Metabolism During Vegetative State and After Recovery to Consciousness." *Journal of Neurology, Neurosurgery and Psychiatry* 67 (1): 121.

Laureys, S., A. M. Owen, and N. D. Schiff. 2004. "Brain Function in Coma, Vegetative State, and Related Disorders." *Lancet Neurology* 3 (9): 537–46.

Laureys, S., F. Pellas, P. Van Eeckhout, S. Ghorbel, C. Schnakers, F. Perrin, J. Berre, et al. 2005. "The Locked-In Syndrome: What Is It Like to Be Conscious but Paralyzed and Voiceless?" *Progress in Brain Research* 150: 495–511.

Lawrence, N. S., F. Jollant, O. O'Daly, F. Zelaya, and M. L. Phillips. 2009. "Distinct Roles of Pre-frontal Cortical Subregions in the Iowa Gambling Task." *Cerebral Cortex* 19 (5): 1134–43.

Ledoux, J. 1996. *The Emotional Brain*. New York: Simon and Schuster. [『エモーショナル・ブレイン——情動の脳科学』松本元・川村光毅・石塚典生・湯浅茂樹訳, 東京大学出版会, 2003 年]

Lenggenhager, B., M. Mouthon, and O. Blanke. 2009. "Spatial Aspects of Bodily Self-Consciousness." *Consciousness and Cognition* 18 (1): 110–17.

Lenggenhager, B., T. Tadi, T. Metzinger, and O. Blanke. 2007. "Video Ergo Sum: Manipulating Bodily Self-Consciousness." *Science* 317 (5841): 1096–99.

Leon-Carrion, J., P. van Eeckhout, R. Dominguez-Morales Mdel, and F. J. Perez-Santamaria. 2002. "The Locked-In Syndrome: A Syndrome Looking for a Therapy."

Brain Injury 16 (7): 571–82.

Leopold, D. A., and N. K. Logothetis. 1996. "Activity Changes in Early Visual Cortex Reflect Monkeys' Percepts During Binocular Rivalry." *Nature* 379 (6565): 549–53.

———. 1999. "Multistable Phenomena: Changing Views in Perception." *Trends in Cognitive Sciences* 3 (7): 254–64.

Leroy, F., H. Glasel, J. Dubois, L. Hertz-Pannier, B. Thirion, J. F. Mangin, and G. Dehaene-Lambertz. 2011. "Early Maturation of the Linguistic Dorsal Pathway in Human Infants." *Journal of Neuroscience* 31 (4): 1500–6.

Levelt, W. J. M. 1989. *Speaking: From Intention to Articulation*. Cambridge, Mass.: MIT Press.

Levy, J., H. Pashler, and E. Boer. 2006. "Central Interference in Driving: Is There Any Stopping the Psychological Refractory Period?" *Psychological Science* 17 (3): 228–35.

Lewis, J. L. 1970. "Semantic Processing of Unattended Messages Using Dichotic Listening." *Journal of Experimental Psychology* 85 (2): 225–28.

Libet, B. 1965. "Cortical Activation in Conscious and Unconscious Experience." *Perspectives in Biology and Medicine* 9 (1): 77–86.

———. 1991. "Conscious vs Neural Time." *Nature* 352 (6330): 27–28.

———. 2004. *Mind Time: The Temporal Factor in Consciousness*. Cambridge, Mass.: Harvard University Press. [『マインド・タイム——脳と意識の時間』下條信輔訳, 岩波書店, 2005 年]

Libet, B., W. W. Alberts, E. W. Wright, Jr., L. D. Delattre, G. Levin, and B. Feinstein. 1964. "Production of Threshold Levels of Conscious Sensation by Electrical Stimulation of Human Somatosensory Cortex." *Journal of Neurophysiology* 27: 546–78.

Libet, B., W. W. Alberts, E. W. Wright, Jr., and B. Feinstein. 1967. "Responses of Human Somatosensory Cortex to Stimuli Below Threshold for Conscious Sensation." *Science* 158 (808): 1597–600.

Libet, B., C. A. Gleason, E. W. Wright, and D. K. Pearl. 1983. "Time of Conscious Intention to Act in Relation to Onset of Cerebral Activity (Readiness-Potential). The Unconscious Initiation of a Freely Voluntary Act." *Brain* 106 (3): 623–42.

Libet, B., E. W. Wright, Jr., B. Feinstein, and D. K. Pearl. 1979. "Subjective Referral of the Timing for a Conscious Sensory Experience: A Functional Role for the Somatosensory Specific Projection System in Man." *Brain* 102 (1): 193–224.

Liu, Y., M. Liang, Y. Zhou, Y. He, Y. Hao, M. Song, C. Yu, et al. 2008. "Disrupted Small-World Networks in Schizophrenia." *Brain* 131 (4): 945–61.

Logan, G. D., and M. J. Crump. 2010. "Cognitive Illusions of Authorship Reveal Hierarchical Error Detection in Skilled Typists." *Science* 330 (6004): 683–86.

Logan, G. D., and M. D. Schulkind. 2000. "Parallel Memory Retrieval in Dual-Task Situations: I. Semantic Memory." *Journal of Experimental Psychology: Human Perception and Performance* 26 (3): 1072–90.

Logothetis, N. K. 1998. "Single Units and Conscious Vision." *Philosophical Transactions of the Royal Society B: Biological Sciences* 353 (1377): 1801–18.

Logothetis, N. K., D. A. Leopold, and D. L. Sheinberg. 1996. "What Is Rivalling During Binocular Rivalry?" *Nature* 380 (6575): 621–24.

Louie, K., and M. A. Wilson. 2001. "Temporally Structured Replay of Awake Hippocampal Ensemble Activity During Rapid Eye Movement Sleep." *Neuron* 29 (1): 145–56.

Luck, S. J., R. L. Fuller, E. L. Braun, B. Robinson, A. Summerfelt, and J. M. Gold. 2006. "The Speed of Visual Attention in Schizophrenia: Electrophysiological and Behavioral Evidence." *Schizophrenia Research* 85 (1.3): 174–95.

Luck, S. J., E. S. Kappenman, R. L. Fuller, B. Robinson, A. Summerfelt, and J. M. Gold. 2009. "Impaired Response Selection in Schizophrenia: Evidence from the P3 Wave and the Lateralized Readiness Potential." *Psychophysiology* 46 (4): 776–86.

Luck, S. J., E. K. Vogel, and K. L. Shapiro. 1996. "Word Meanings Can Be Accessed but Not Reported During the Attentional Blink." *Nature* 383 (6601): 616–18.

Lumer, E. D., G. M. Edelman, and G. Tononi. 1997a. "Neural Dynamics in a Model of the Thalamocortical System. I. Layers, Loops and the Emergence of Fast Synchronous Rhythms." *Cerebral Cortex* 7 (3): 207–27.

———. 1997b. "Neural Dynamics in a Model of the Thalamocortical System. II. The Role of Neural Synchrony Tested Through Perturbations of Spike Timing." *Cerebral Cortex* 7 (3): 228–36.

Lumer, E. D., K. J. Friston, and G. Rees. 1998. "Neural Correlates of Perceptual Rivalry in the Human Brain." *Science* 280 (5371): 1930–34.

Lynall, M. E., D. S. Bassett, R. Kerwin, P. J. McKenna, M. Kitzbichler, U. Muller, and E. Bull-more. 2010. "Functional Connectivity and Brain Networks in Schizophrenia." *Journal of Neuroscience* 30 (28): 9477–87.

Mack, A., and I. Rock. 1998. *Inattentional Blindness*. Cambridge, Mass.: MIT Press.

Macknik, S. L., and M. M. Haglund. 1999. "Optical Images of Visible and Invisible Percepts in the Primary Visual Cortex of Primates." *Proceedings of the National*

Academy of Sciences 96 (26): 15208–10.

MacLeod, D. I., and S. He. 1993. "Visible Flicker from Invisible Patterns." *Nature* 361 (6409): 256–58.

Magnusson, C. E., and H. C. Stevens. 1911. "Visual Sensations Created by a Magnetic Field." *American Journal of Physiology* 29: 124–36.

Maia, T. V., and J. L. McClelland. 2004. "A Reexamination of the Evidence for the Somatic Marker Hypothesis: What Participants Really Know in the Iowa Gambling Task." *Proceedings of the National Academy of Sciences* 101 (45): 16075–80.

Maier, A., M. Wilke, C. Aura, C. Zhu, F. Q. Ye, and D. A. Leopold. 2008. "Divergence of fMRI and Neural Signals in V1 During Perceptual Suppression in the Awake Monkey." *Nature Neuroscience* 11 (10): 1193–200.

Marcel, A. J. 1980. "Conscious and Preconscious Recognition of Polysemous Words: Locating the Selective Effect of Prior Verbal Context." In *Attention and Performance*, edited by R.S. Nickerson, vol. 8. Hillsdale, N.J.: Lawrence Erlbaum.

———. 1983. "Conscious and Unconscious Perception: Experiments on Visual Masking and Word Recognition." *Cognitive Psychology* 15: 197–237.

Marois, R., D. J. Yi, and M. M. Chun. 2004. "The Neural Fate of Consciously Perceived and Missed Events in the Attentional Blink." *Neuron* 41 (3): 465–72.

Marshall, J. C., and P. W. Halligan. 1988. "Blindsight and Insight in Visuo-Spatial Neglect." *Nature* 336 (6201): 766–67.

Marti, S., J. Sackur, M. Sigman, and S. Dehaene. 2010. "Mapping Introspection's Blind Spot: Reconstruction of Dual-Task Phenomenology Using Quantified Introspection." *Cognition* 115 (2): 303–13.

Marti, S., M. Sigman, and S. Dehaene. 2012. "A Shared Cortical Bottleneck Underlying Attentional Blink and Psychological Refractory Period." *NeuroImage* 59 (3): 2883–98.

Marticorena, D. C., A. M. Ruiz, C. Mukerji, A. Goddu, and L. R. Santos. 2011. "Monkeys Represent Others' Knowledge but Not Their Beliefs." *Developmental Science* 14 (6): 1406–16.

Mason, M. F., M. I. Norton, J. D. Van Horn, D. M. Wegner, S. T. Grafton, and C. N. Macrae. 2007. "Wandering Minds: The Default Network and Stimulus-Independent Thought." *Science* 315 (5810): 393–95.

Massimini, M., M. Boly, A. Casali, M. Rosanova, and G. Tononi. 2009. "A Perturbational Approach for Evaluating the Brain's Capacity for Consciousness." *Progress in Brain Research* 177: 201–14.

Massimini, M., F. Ferrarelli, R. Huber, S. K. Esser, H. Singh, and G. Tononi. 2005. "Breakdown of Cortical Effective Connectivity During Sleep." *Science* 309 (5744): 2228–32.

Matsuda, W., A. Matsumura, Y. Komatsu, K. Yanaka, and T. Nose. 2003. "Awakenings from Persistent Vegetative State: Report of Three Cases with Parkinsonism and Brain Stem Lesions on MRI." *Journal of Neurology, Neurosurgery, and Psychiatry* 74 (11): 1571–73.

Mattler, U. 2005. "Inhibition and Decay of Motor and Nonmotor Priming." *Attention, Perception and Psychophysics* 67 (2): 285–300.

Maudsley, H. 1868. *The Physiology and Pathology of the Mind*. London: Macmillan.

May, A., G. Hajak, S. Ganssbauer, T. Steffens, B. Langguth, T. Kleinjung, and P. Eichhammer. 2007. "Structural Brain Alterations Following 5 Days of Intervention: Dynamic Aspects of Neuroplasticity." *Cerebral Cortex* 17 (1): 205–10.

McCarthy, M. M., E. N. Brown, and N. Kopell. 2008. "Potential Network Mechanisms Mediating Electroencephalographic Beta Rhythm Changes During Propofol-Induced Paradoxical Excitation." *Journal of Neuroscience* 28 (50): 13488–504.

McClure, R. K. 2001. "The Visual Backward Masking Deficit in Schizophrenia." *Progress in Neuro-psychopharmacology and Biological Psychiatry* 25 (2): 301–11.

McCormick, P. A. 1997. "Orienting Attention Without Awareness." *Journal of Experimental Psychology: Human Perception and Performance* 23 (1): 168–80.

McGlinchey-Berroth, R., W. P. Milberg, M. Verfaellie, M. Alexander, and P. Kilduff. 1993. "Semantic Priming in the Neglected Field: Evidence from a Lexical Decision Task." *Cognitive Neuropsychology* 10: 79–108.

McGurk, H., and J. MacDonald. 1976. "Hearing Lips and Seeing Voices." *Nature* 264 (5588): 746–48.

McIntosh, A. R., M. N. Rajah, and N. J. Lobaugh. 1999. "Interactions of Prefrontal Cortex in Relation to Awareness in Sensory Learning." *Science* 284 (5419): 1531–33.

Mehler, J., P. Jusczyk, G. Lambertz, N. Halsted, J. Bertoncini, and C. Amiel-Tison. 1988. "A Precursorof Language Acquisition in Young Infants." *Cognition* 29 (2): 143–78.

Melloni, L., C. Molina, M. Pena, D. Torres, W. Singer, and E. Rodriguez. 2007. "Synchronization of Neural Activity Across Cortical Areas Correlates with Conscious Perception." *Journal of Neuroscience* 27 (11): 2858–65.

Meltzoff, A. N., and R. Brooks. 2008. "Self-Experience as a Mechanism for Learning About Others: A Training Study in Social Cognition." *Developmental Psychology* 44 (5): 1257–65.

Merikle, P. M. 1992. "Perception Without Awareness: Critical Issues." *American Psychologist* 47: 792–96.

Merikle, P. M., and S. Joordens. 1997. "Parallels Between Perception Without Attention and Perception Without Awareness." *Consciousness and Cognition* 6 (2–3): 219–36.

Meyer, K., and A. Damasio. 2009. "Convergence and Divergence in a Neural Architecture for Recognition and Memory." *Trends in Neurosciences* 32 (7): 376–82.

Miller, A., J. W. Sleigh, J. Barnard, and D. A. Steyn-Ross. 2004. "Does Bispectral Analysis of the Electroencephalogram Add Anything but Complexity?" *British Journal of Anaesthesia* 92 (1): 8–13.

Milner, A. D., and M. A. Goodale. 1995. *The Visual Brain in Action*. New York: Oxford University Press.

Monti, M. M., A. Vanhaudenhuyse, M. R. Coleman, M. Boly, J. D. Pickard, L. Tshibanda, A. M. Owen, and S. Laureys. 2010. "Willful Modulation of Brain Activity in Disorders of Consciousness." *New England Journal of Medicine* 362 (7): 579–89.

Moray, N. 1959. "Attention in Dichotic Listening: Affective Cues and the Influence of Instructions." *Quarterly Journal of Experimental Psychology* 9: 56–60.

Moreno-Bote, R., D. C. Knill, and A. Pouget. 2011. "Bayesian Sampling in Visual Perception." *Proceedings of the National Academy of Sciences* 108 (30): 12491–96.

Morland, A. B., S. Le, E. Carroll, M. B. Hoffmann, and A. Pambakian. 2004. "The Role of Spared Calcarine Cortex and Lateral Occipital Cortex in the Responses of Human Hemianopes to Visual Motion." *Journal of Cognitive Neuroscience* 16 (2): 204–18.

Moro, S. I., M. Tolboom, P. S. Khayat, and P. R. Roelfsema. 2010. "Neuronal Activity in the Visual Cortex Reveals the Temporal Order of Cognitive Operations." *Journal of Neuroscience* 30 (48): 16293–303.

Morris, J. S., B. DeGelder, L. Weiskrantz, and R. J. Dolan. 2001. "Differential Extrageniculostriate and Amygdala Responses to Presentation of Emotional Faces in a Cortically Blind Field." *Brain* 124 (6): 1241–52.

Morris, J. S., A. Ohman, and R. J. Dolan. 1998. "Conscious and Unconscious Emotional Learning in the Human Amygdala." *Nature* 393 (6684): 467–70.

———. 1999. "A Subcortical Pathway to the Right Amygdala Mediating 'Unseen' Fear." *Proceedings of the National Academy of Sciences* 96 (4): 1680–85.

Moruzzi, G., and H. W. Magoun. 1949. "Brain Stem Reticular Formation and Activation of the EEG." *Electroencephalography and Clinical Neurophysiology* 1 (4): 455–73.

Naatanen, R., P. Paavilainen, T. Rinne, and K. Alho. 2007. "The Mismatch Negativity (MMN) in Basic Research of Central Auditory Processing: A Review." *Clinical Neurophysiology* 118 (12): 2544–90.

Naccache, L. 2006a. "Is She Conscious?" *Science* 313 (5792): 1395–96.

———. 2006b. *Le nouvel inconscient*. Paris: Editions Odile Jacob.

Naccache, L., E. Blandin, and S. Dehaene. 2002. "Unconscious Masked Priming Depends on Temporal Attention." *Psychological Science* 13: 416–24.

Naccache, L., and S. Dehaene. 2001a. "The Priming Method: Imaging Unconscious Repetition Priming Reveals an Abstract Representation of Number in the Parietal Lobes." *Cerebral Cortex* 11 (10): 966–74.

———. 2001b. "Unconscious Semantic Priming Extends to Novel Unseen Stimuli." *Cognition* 80 (3): 215–29.

Naccache, L., R. Gaillard, C. Adam, D. Hasboun, S. Clemenceau, M. Baulac, S. Dehaene, and L. Cohen. 2005. "A Direct Intracranial Record of Emotions Evoked by Subliminal Words." *Proceedings of the National Academy of Sciences* 102: 7713–17.

Naccache, L., L. Puybasset, R. Gaillard, E. Serve, and J. C. Willer. 2005. "Auditory Mismatch Negativity Is a Good Predictor of Awakening in Comatose Patients: A Fast and Reliable Procedure." *Clinical Neurophysiology* 116 (4): 988–89.

Nachev, P., and M. Husain. 2007. Comment on "Detecting Awareness in the Vegetative State." *Science* 315 (5816): 1221; author reply 1221.

Nelson, C. A., K. M. Thomas, M. de Haan, and S. S. Wewerka. 1998. "Delayed Recognition Memory in Infants and Adults as Revealed by Event-Related Potentials." *International Journal of Psychophysiology* 29 (2): 145–65.

New, J. J., and B. J. Scholl. 2008. "'Perceptual Scotomas': A Functional Account of Motion-Induced Blindness." *Psychological Science* 19 (7): 653–59.

Nieder, A., and S. Dehaene. 2009. "Representation of Number in the Brain." *Annual Review of Neuroscience* 32: 185–208.

Nieder, A., and E. K. Miller. 2004. "A Parieto-Frontal Network for Visual Numerical Information in the Monkey." *Proceedings of the National Academy of Sciences*

101 (19): 7457–62.

Nieuwenhuis, S., M. S. Gilzenrat, B. D. Holmes, and J. D. Cohen. 2005. "The Role of the Locus Coeruleus in Mediating the Attentional Blink: A Neurocomputational Theory." *Journal of Experimental Psychology: General* 134 (3): 291–307.

Nieuwenhuis, S., K. R. Ridderinkhof, J. Blom, G. P. Band, and A. Kok. 2001. "Error-Related Brain Potentials Are Differentially Related to Awareness of Response Errors: Evidence from an Antisaccade Task." *Psychophysiology* 38 (5): 752–60.

Nimchinsky, E. A., E. Gilissen, J. M. Allman, D. P. Perl, J. M. Erwin, and P. R. Hof. 1999. "A Neuronal Morphologic Type Unique to Humans and Great Apes." *Proceedings of the National Academy of Sciences* 96 (9): 5268–73.

Nisbett, R. E., and T. D. Wilson. 1977. "Telling More Than We Can Know: Verbal Reports on Mental Processes." *Psychological Review* 84 (3): 231–59.

Nørretranders, T. 1999. *The User Illusion: Cutting Consciousness Down to Size*. London: Penguin. [『ユーザーイリュージョン——意識という幻想』柴田裕之訳, 紀伊國屋書店, 2002 年]

Norris, D. 2006. "The Bayesian Reader: Explaining Word Recognition as an Optimal Bayesian Decision Process." *Psychological Review* 113 (2): 327–57.

———. 2009. "Putting It All Together: A Unified Account of Word Recognition and Reaction-Time Distributions." *Psychological Review* 116 (1): 207–19.

Ochsner, K. N., K. Knierim, D. H. Ludlow, J. Hanelin, T. Ramachandran, G. Glover, and S. C. Mackey. 2004. "Reflecting upon Feelings: An fMRI Study of Neural Systems Supporting the Attribution of Emotion to Self and Other." *Journal of Cognitive Neuroscience* 16 (10): 1746–72.

Ogawa, S., T. M. Lee, A. R. Kay, and D. W. Tank. 1990. "Brain Magnetic Resonance Imaging with Contrast Dependent on Blood Oxygenation." *Proceedings of the National Academy of Sciences* 87 (24): 9868–72.

Overgaard, M., J. Rote, K. Mouridsen, and T. Z. Ramsoy. 2006. "Is Conscious Perception Gradual or Dichotomous? A Comparison of Report Methodologies During a Visual Task." *Consciousness and Cognition* 15 (4): 700–8.

Owen, A., M. R. Coleman, M. Boly, M. H. Davis, S. Laureys, D. Jolles, and J. D. Pickard. 2007. "Response to Comments on 'Detecting Awareness in the Vegetative State.'" *Science* 315 (5816): 1221.

Owen, A. M., M. R. Coleman, M. Boly, M. H. Davis, S. Laureys, and J. D. Pickard. 2006. "Detecting Awareness in the Vegetative State." *Science* 313 (5792): 1402.

Pack, C. C., V. K. Berezovskii, and R. T. Born. 2001. "Dynamic Properties of Neurons

in Cortical Area MT in Alert and Anaesthetized Macaque Monkeys." *Nature* 414 (6866): 905–8.

Pack, C. C., and R. T. Born. 2001. "Temporal Dynamics of a Neural Solution to the Aperture Problem in Visual Area MT of Macaque Brain." *Nature* 409 (6823): 1040–42.

Pallier, C., A. D. Devauchelle, and S. Dehaene. 2011. "Cortical Representation of the Constituent Structure of Sentences." *Proceedings of the National Academy of Sciences* 108 (6): 2522–27.

Palva, S., K. Linkenkaer-Hansen, R. Naatanen, and J. M. Palva. 2005. "Early Neural Correlates of Conscious Somatosensory Perception." *Journal of Neuroscience* 25 (21): 5248–58.

Parvizi, J., and A. R. Damasio. 2003. "Neuroanatomical Correlates of Brainstem Coma." *Brain* 126 (7): 1524–36.

Parvizi, J., C. Jacques, B. L. Foster, N. Withoft, V. Rangarajan, K. S. Weiner, and K. Grill-Spector. 2012. "Electrical Stimulation of Human Fusiform Face-Selective Regions Distorts Face Perception." *Journal of Neuroscience* 32 (43): 14915–20.

Parvizi, J., G. W. Van Hoesen, J. Buckwalter, and A. Damasio. 2006. "Neural Connections of the Posteromedial Cortex in the Macaque." *Proceedings of the National Academy of Sciences* 103 (5): 1563–68.

Pascual-Leone, A., V. Walsh, and J. Rothwell. 2000. "Transcranial Magnetic Stimulation in Cognitive Neuroscience.Virtual Lesion, Chronometry, and Functional Connectivity." *Current Opinion in Neurobiology* 10 (2): 232–37.

Pashler, H. 1984. "Processing Stages in Overlapping Tasks: Evidence for a Central Bottleneck." *Journal of Experimental Psychology: Human Perception and Performance* 10 (3): 358–77.

———. 1994. "Dual-Task Interference in Simple Tasks: Data and Theory." *Psychological Bulletin* 116 (2): 220–44.

Peirce, C. S. 1901. "The Proper Treatment of Hypotheses: A Preliminary Chapter, Toward an Examination of Hume's Argument Against Miracles, in Its Logic and in Its History." *Historical Perspectives* 2: 890–904.

Penrose, R., and S. Hameroff. 1998. "The Penrose-Hameroff 'Orch OR' Model of Consciousness." *Philosophical Transactions of the Royal Society London (A)* 356: 1869–96.

Perin, R., T. K. Berger, and H. Markram. 2011. "A Synaptic Organizing Principle for Cortical Neuronal Groups." *Proceedings of the National Academy of Sciences*

108 (13): 5419–24.

Perner, J., and M. Aichhorn. 2008. "Theory of Mind, Language and the Temporoparietal Junction Mystery." *Trends in Cognitive Sciences* 12 (4): 123–26.

Persaud, N., M. Davidson, B. Maniscalco, D. Mobbs, R. E. Passingham, A. Cowey, and H. Lau. 2011. "Awareness-Related Activity in Prefrontal and Parietal Cortices in Blindsight Reflects More Than Superior Visual Performance." *NeuroImage* 58 (2): 605–11.

Pessiglione, M., P. Petrovic, J. Daunizeau, S. Palminteri, R. J. Dolan, and C. D. Frith. 2008. "Subliminal Instrumental Conditioning Demonstrated in the Human Brain." *Neuron* 59 (4): 561–67.

Pessiglione, M., L. Schmidt, B. Draganski, R. Kalisch, H. Lau, R. J. Dolan, and C. D. Frith. 2007. "How the Brain Translates Money into Force: A Neuroimaging Study of Subliminal Motivation." *Science* 316 (5826): 904–6.

Petersen, S. E., H. van Mier, J. A. Fiez, and M. E. Raichle. 1998. "The Effects of Practice on the Functional Anatomy of Task Performance." *Proceedings of the National Academy of Sciences* 95 (3): 853–60.

Peyrache, A., M. Khamassi, K. Benchenane, S. I. Wiener, and F. P. Battaglia. 2009. "Replay of Rule-Learning Related Neural Patterns in the Prefrontal Cortex During Sleep." *Nature Neuroscience* 12 (7): 919–26.

Piazza, M., V. Izard, P. Pinel, D. Le Bihan, and S. Dehaene. 2004. "Tuning Curves for Approximate Numerosity in the Human Intraparietal Sulcus." *Neuron* 44 (3): 547–55.

Piazza, M., P. Pinel, D. Le Bihan, and S. Dehaene. 2007. "A Magnitude Code Common to Numerosities and Number Symbols in Human Intraparietal Cortex." *Neuron* 53: 293–305.

Picton, T. W. 1992. "The P300 Wave of the Human Event-Related Potential." *Journal of Clinical Neurophysiology* 9 (4): 456–79.

Pinel, P., F. Fauchereau, A. Moreno, A. Barbot, M. Lathrop, D. Zelenika, D. Le Bihan, et al. 2012. "Genetic Variants of FOXP2 and KIAA0319/TTRAP/THEM2 Locus Are Associated with Altered Brain Activation in Distinct Language-Related Regions." *Journal of Neuroscience* 32 (3): 817–25.

Pins, D., and D. Ffytche. 2003. "The Neural Correlates of Conscious Vision." *Cerebral Cortex* 13 (5): 461–74.

Pisella, L., H. Grea, C. Tilikete, A. Vighetto, M. Desmurget, G. Rode, D. Boisson, and Y. Rossetti. 2000. "An 'Automatic Pilot' for the Hand in Human Posterior Parietal

Cortex: Toward Reinterpreting Optic Ataxia." *Nature Neuroscience* 3 (7): 729–36.

Plotnik, J. M., F. B. de Waal, and D. Reiss. 2006. "Self-Recognition in an Asian Elephant." *Proceedings of the National Academy of Sciences* 103 (45): 17053–57.

Pontifical Academy of Sciences. 2008. *Why the Concept of Death Is Valid as a Definition of Brain Death. Statement by the Pontifical Academy of Sciences and Responses to Objections*. http://www.pas.va/content/accademia/en/publications/extraseries/braindeath.html.

Portas, C. M., K. Krakow, P. Allen, O. Josephs, J. L. Armony, and C. D. Frith. 2000. "Auditory Processing Across the Sleep-Wake Cycle: Simultaneous EEG and fMRI Monitoring in Humans." *Neuron* 28 (3): 991–99.

Posner, M. I. 1994. "Attention: The Mechanisms of Consciousness." *Proceedings of the National Academy of Sciences* 91: 7398–403.

Posner, M. I., and M. K. Rothbart. 1998. "Attention, Self-Regulation and Consciousness." *Philosophical Transactions of the Royal Society B: Biological Sciences* 353 (1377): 1915–27.

Posner, M. I., and C. R. R. Snyder. 1975/2004. "Attention and Cognitive Control." In *Cognitive Psychology: Key Readings*, edited by D. A. Balota, and E. J. Marsh, 205–23. New York: Psychology Press.

———. 1975. "Attention and Cognitive Control." In *Information Processing and Cognition: The Loyola Symposium*, edited by R. L. Solso, 55–85. Hillsdale, N.J.: Lawrence Erlbaum.

Prior, H., A. Schwarz, and O. Gunturkun. 2008. "Mirror-Induced Behavior in the Magpie (Pica Pica): Evidence of Self-Recognition." *PLOS Biology* 6 (8): e202.

Quiroga, R. Q., G. Kreiman, C. Koch, and I. Fried. 2008. "Sparse but Not 'Grandmother-Cell' Coding in the Medial Temporal Lobe." *Trends in Cognitive Sciences* 12 (3): 87–91.

Quiroga, R. Q., R. Mukamel, E. A. Isham, R. Malach, and I. Fried. 2008. "Human Single-Neuron Responses at the Threshold of Conscious Recognition." *Proceedings of the National Academy of Sciences* 105 (9): 3599–604.

Quiroga, R. Q., L. Reddy, C. Koch, and I. Fried. 2007. "Decoding Visual Inputs from Multiple Neurons in the Human Temporal Lobe." *Journal of Neurophysiology* 98 (4): 1997–2007.

Quiroga, R. Q., L. Reddy, G. Kreiman, C. Koch, and I. Fried. 2005. "Invariant Visual Representation by Single Neurons in the Human Brain." *Nature* 435 (7045): 1102–7.

Raichle, M. E. 2010. "Two Views of Brain Function." *Trends in Cognitive Sciences* 14 (4): 180–90.

Raichle, M. E., J. A. Fiesz, T. O. Videen, and A. K. MacLeod. 1994. "Practice-Related Changes in Human Brain Functional Anatomy During Nonmotor Learning." *Cerebral Cortex* 4: 8–26.

Raichle, M. E., A. M. MacLeod, A. Z. Snyder, W. J. Powers, D. A. Gusnard, and G. L. Shulman. 2001. "A Default Mode of Brain Function." *Proceedings of the National Academy of Sciences* 98 (2): 676–82.

Railo, H., and M. Koivisto. 2009. "The Electrophysiological Correlates of Stimulus Visibility and Metacontrast Masking." *Consciousness and Cognition* 18 (3): 794–803.

Ramachandran, V. S., and R. L. Gregory. 1991. "Perceptual Filling In of Artificially Induced Scotomas in Human Vision." *Nature* 350 (6320): 699–702.

Raymond, J. E., K. L. Shapiro, and K. M. Arnell. 1992. "Temporary Suppression of Visual Processing in an RSVP Task: An Attentional Blink?" *Journal of Experimental Psychology: Human Perception and Performance* 18 (3): 849–60.

Reddy, L., R. Q. Quiroga, P. Wilken, C. Koch, and I. Fried. 2006. "A Single-Neuron Correlate of Change Detection and Change Blindness in the Human Medial Temporal Lobe." *Current Biology* 16 (20): 2066–72.

Reed, C. M., and N. I. Durlach. 1998. "Note on Information Transfer Rates in Human Communication." *Presence: Teleoperators and Virtual Environments* 7 (5): 509–18.

Reiss, D., and L. Marino. 2001. "Mirror Self-Recognition in the Bottlenose Dolphin: A Case of Cognitive Convergence." *Proceedings of the National Academy of Sciences* 98 (10): 5937–42.

Rensink, R. A., J. K. O'Regan, and J. Clark. 1997. "To See or Not to See: The Need for Attention to Perceive Changes in Scenes." *Psychological Science* 8: 368–73.

Reuss, H., A. Kiesel, W. Kunde, and B. Hommel. 2011. "Unconscious Activation of Task Sets." *Consciousness and Cognition* 20 (3): 556–67.

Reuter, F., A. Del Cul, B. Audoin, I. Malikova, L. Naccache, J. P. Ranjeva, O. Lyon-Caen, et al. 2007. "Intact Subliminal Processing and Delayed Conscious Access in Multiple Sclerosis." *Neuropsychologia* 45 (12): 2683–91.

Reuter, F., A. Del Cul, I. Malokova, L. Naccache, S. Confort-Gouny, L. Cohen, A. A. Cherif, et al. 2009. "White Matter Damage Impairs Access to Consciousness in Multiple Sclerosis." *NeuroImage* 44 (2): 590–99.

Reynvoet, B., and M. Brysbaert. 1999. "Single-Digit and Two-Digit Arabic Numerals Address the Same Semantic Number Line." *Cognition* 72 (2): 191–201.

———. 2004. "Cross-Notation Number Priming Investigated at Different Stimulus Onset Asynchronies in Parity and Naming Tasks." *Journal of Experimental Psychology* 51 (2): 81–90.

Reynvoet, B., M. Brysbaert, and W. Fias. 2002. "Semantic Priming in Number Naming." *Quarterly Journal of Experimental Psychology* A 55 (4): 1127–39.

Reynvoet, B., W. Gevers, and B. Caessens. 2005. "Unconscious Primes Activate Motor Codes Through Semantics." *Journal of Experimental Psychology: Learning, Memory, Cognition* 31 (5): 991–1000.

Ricoeur, P. 1990. *Soi-meme comme un autre*. Paris: Le Seuil. [『他者のような自己自身』久米博訳, 法政大学出版局, 2010 年]

Rigas, P., and M. A. Castro-Alamancos. 2007. "Thalamocortical Up States: Differential Effects of Intrinsic and Extrinsic Cortical Inputs on Persistent Activity." Journal of *Neuroscience* 27 (16): 4261–72.

Rockstroh, B., M. Muller, R. Cohen, and T. Elbert. 1992. "Probing the Functional Brain State During P300 Evocation." *Journal of Psychophysiology* 6: 175–84.

Rodriguez, E., N. George, J. P. Lachaux, J. Martinerie, B. Renault, and F. J. Varela. 1999. "Perception's Shadow: Long-Distance Synchronization of Human Brain Activity." *Nature* 397 (6718): 430–33.

Roelfsema, P. R. 2005. "Elemental Operations in Vision." *Trends in Cognitive Sciences* 9 (5): 226–33.

Roelfsema, P. R., P. S. Khayat, and H. Spekreijse. 2003. "Subtask Sequencing in the Primary Visual Cortex." *Proceedings of the National Academy of Sciences* 100 (9): 5467–72.

Roelfsema, P. R., V. A. Lamme, and H. Spekreijse. 1998. "Object-Based Attention in the Primary Visual Cortex of the Macaque Monkey." *Nature* 395 (6700): 376–81.

Ropper, A. H. 2010. "Cogito Ergo Sum by MRI." *New England Journal of Medicine* 362 (7): 648–49.

Rosanova, M., O. Gosseries, S. Casarotto, M. Boly, A. G. Casali, M. A. Bruno, M. Mariotti, et al. 2012. "Recovery of Cortical Effective Connectivity and Recovery of Consciousness in Vegetative Patients." *Brain* 135 (4): 1308–20.

Rosenthal, D. M. 2008. "Consciousness and Its Function." *Neuropsychologia* 46 (3): 829–40.

Ross, C. A., R. L. Margolis, S. A. Reading, M. Pletnikov, and J. T. Coyle. 2006. "Neu-

robiology of Schizophrenia." *Neuron* 52 (1): 139–53.

Rougier, N. P., D. C. Noelle, T. S. Braver, J. D. Cohen, and R. C. O'Reilly. 2005. "Prefrontal Cortex and Flexible Cognitive Control: Rules Without Symbols." *Proceedings of the National Academy of Sciences* 10 (220): 7338–43.

Rounis, E., B. Maniscalco, J. C. Rothwell, R. Passingham, and H. Lau. 2010. "Theta-Burst Transcranial Magnetic Stimulation to the Prefrontal Cortex Impairs Metacognitive Visual Awareness." *Cognitive Neuroscience* 1 (3): 165–75.

Sackur, J., and S. Dehaene. 2009. "The Cognitive Architecture for Chaining of Two Mental Operations." *Cognition* 111 (2): 187–211.

Sackur, J., L. Naccache, P. Pradat-Diehl, P. Azouvi, D. Mazevet, R. Katz, L. Cohen, and S. Dehaene. 2008. "Semantic Processing of Neglected Numbers." *Cortex* 44 (6): 673–82.

Sadaghiani, S., G. Hesselmann, K. J. Friston, and A. Kleinschmidt. 2010. "The Relation of Ongoing Brain Activity, Evoked Neural Responses, and Cognition." *Frontiers in Systems Neuroscience* 4: 20.

Sadaghiani, S., G. Hesselmann, and A. Kleinschmidt. 2009. "Distributed and Antagonistic Contributions of Ongoing Activity Fluctuations to Auditory Stimulus Detection." *Journal of Neuroscience* 29 (42): 13410–17.

Saga, Y., M. Iba, J. Tanji, and E. Hoshi. 2011. "Development of Multidimensional Representations of Task Phases in the Lateral Prefrontal Cortex." *Journal of Neuroscience* 31 (29): 10648–65.

Sahraie, A., L. Weiskrantz, J. L. Barbur, A. Simmons, S. C. R. Williams, and M. J. Brammer. 1997. "Pattern of Neuronal Activity Associated with Conscious and Unconscious Processing of Visual Signals." *Proceedings of the National Academy of Sciences* 94: 9406–11.

Salin, P. A., and J. Bullier. 1995. "Corticocortical Connections in the Visual System: Structure and Function." *Physiological Reviews* 75 (1): 107–54.

Saur, D., B. Schelter, S. Schnell, D. Kratochvil, H. Kupper, P. Kellmeyer, D. Kummerer, et al. 2010. "Combining Functional and Anatomical Connectivity Reveals Brain Networks for Auditory Language Comprehension." *NeuroImage* 49 (4): 3187–97.

Saxe, R. 2006. "Uniquely Human Social Cognition." *Current Opinion in Neurobiology* 16 (2): 235–39.

Saxe, R., and L. J. Powell. 2006. "It's the Thought That Counts: Specific Brain Regions for One Component of Theory of Mind." *Psychological Science* 17 (8): 692–99.

Schenker, N. M., D. P. Buxhoeveden, W. L. Blackmon, K. Amunts, K. Zilles, and K.

Semendeferi. 2008. "A Comparative Quantitative Analysis of Cytoarchitecture and Minicolumnar Organization in Broca's Area in Humans and Great Apes." *Journal of Comparative Neurology* 510 (1): 117–28.

Schenker, N. M., W. D. Hopkins, M. A. Spocter, A. R. Garrison, C. D. Stimpson, J. M. Erwin, P. R. Hof, and C. C. Sherwood. 2009. "Broca's Area Homologue in Chimpanzees (*Pan troglodytes*): Probabilistic Mapping, Asymmetry, and Comparison to Humans." *Cerebral Cortex* 20 (3): 730–42.

Schiff, N., U. Ribary, F. Plum, and R. Llinas. 1999. "Words Without Mind." *Journal of Cognitive Neuroscience* 11 (6): 650–56.

Schiff, N. D. 2010. "Recovery of Consciousness After Brain Injury: A Mesocircuit Hypothesis." *Trends in Neurosciences* 33 (1): 1–9.

Schiff, N. D., J. T. Giacino, K. Kalmar, J. D. Victor, K. Baker, M. Gerber, B. Fritz, et al. 2007. "Behavioural Improvements with Thalamic Stimulation After Severe Traumatic Brain Injury." *Nature* 448 (7153): 600–3.

———. 2008. "Behavioural Improvements with Thalamic Stimulation After Severe Traumatic Brain Injury." *Nature* 452 (7183): 120.

Schiff, N. D., U. Ribary, D. R. Moreno, B. Beattie, E. Kronberg, R. Blasberg, J. Giacino, et al. 2002. "Residual Cerebral Activity and Behavioural Fragments Can Remain in the Persistently Vegetative Brain." *Brain* 125 (6): 1210–34.

Schiller, P. H., and S. L. Chorover. 1966. "Metacontrast: Its Relation to Evoked Potentials." *Science* 153 (742): 1398–400.

Schmid, M. C., S. W. Mrowka, J. Turchi, R. C. Saunders, M. Wilke, A. J. Peters, F. Q. Ye, and D. A. Leopold. 2010. "Blindsight Depends on the Lateral Geniculate Nucleus." *Nature* 466 (7304): 373–77.

Schmid, M. C., T. Panagiotaropoulos, M. A. Augath, N. K. Logothetis, and S. M. Smirnakis. 2009. "Visually Driven Activation in Macaque Areas V2 and V3 Without Input from the Primary Visual Cortex." *PLOS One* 4 (5): e5527.

Schnakers, C., D. Ledoux, S. Majerus, P. Damas, F. Damas, B. Lambermont, M. Lamy, et al. 2008. "Diagnostic and Prognostic Use of Bispectral Index in Coma, Vegetative State and Related Disorders." *Brain Injury* 22 (12): 926–31.

Schnakers, C., A. Vanhaudenhuyse, J. Giacino, M. Ventura, M. Boly, S. Majerus, G. Moonen, and S. Laureys. 2009. "Diagnostic Accuracy of the Vegetative and Minimally Conscious State: Clinical Consensus Versus Standardized Neurobehavioral Assessment." *BMC Neurology* 9: 35.

Schneider, W., and R. M. Shiffrin. 1977. "Controlled and Automatic Human Informa-

tion Processing. I. Detection, Search, and Attention." *Psychological Review* 84 (1): 1–66.

Schoenemann, P. T., M. J. Sheehan, and L. D. Glotzer. 2005. "Prefrontal White Matter Volume Is Disproportionately Larger in Humans Than in Other Primates." *Nature Neuroscience* 8 (2): 242–52.

Schurger, A., F. Pereira, A. Treisman, and J. D. Cohen. 2009. "Reproducibility Distinguishes Conscious from Nonconscious Neural Representations." *Science* 327 (5961): 97–99.

Schurger, A., J. D. Sitt, and S. Dehaene. 2012. "An Accumulator Model for Spontaneous Neural Activity Prior to Self-Initiated Movement." *Proceedings of the National Academy of Sciences* 109 (42): E2904–13.

Schvaneveldt, R. W., and D. E. Meyer. 1976. "Lexical Ambiguity, Semantic Context, and Visual Word Recognition." *Journal of Experimental Psychology: Human Perception and Performance* 2 (2): 243–56.

Self, M. W., R. N. Kooijmans, H. Supèr, V. A. Lamme, and P. R. Roelfsema. 2012. "Different Glutamate Receptors Convey Feedforward and Recurrent Processing in Macaque V1." *Proceedings of the National Academy of Sciences* 109 (27): 11031–36.

Selfridge, O. G. 1959. "Pandemonium: A Paradigm for Learning." In *Proceedings of the Symposium on Mechanisation of Thought Processes*, edited by D. V. Blake and A. M. Uttley, 511–29. London: H. M. Stationery Office.

Selimbeyoglu, A., and J. Parvizi. 2010. "Electrical Stimulation of the Human Brain: Perceptual and Behavioral Phenomena Reported in the Old and New Literature." *Frontiers in Human Neuroscience* 4: 46.

Sergent, C., S. Baillet, and S. Dehaene. 2005. "Timing of the Brain Events Underlying Access to Consciousness During the Attentional Blink." *Nature Neuroscience* 8 (10): 1391–400.

Sergent, C., and S. Dehaene. 2004. "Is Consciousness a Gradual Phenomenon? Evidence for an All-or-None Bifurcation During the Attentional Blink." *Psychological Science* 15 (11): 720–28.

Sergent, C., V. Wyart, M. Babo-Rebelo, L. Cohen, L. Naccache, and C. Tallon-Baudry. 2013. "Cueing Attention After the Stimulus Is Gone Can Retrospectively Trigger Conscious Perception." *Current Biology* 23 (2): 150–55.

Shady, S., D. I. MacLeod, and H. S. Fisher. 2004. "Adaptation from Invisible Flicker." *Proceedings of the National Academy of Sciences* 101 (14): 5170–73.

Shallice, T. 1972. "Dual Functions of Consciousness." *Psychological Review* 79 (5): 383–93.

———. 1979. "A Theory of Consciousness." *Science* 204 (4395): 827.

———. 1988. *From Neuropsychology to Mental Structure*. New York: Cambridge University Press.

Shanahan, M., and B. Baars. 2005. "Applying Global Workspace Theory to the Frame Problem." *Cognition* 98 (2): 157–76.

Shao, L., Y. Shuai, J. Wang, S. Feng, B. Lu, Z. Li, Y. Zhao, et al. 2011. "Schizophrenia Susceptibility Gene Dysbindin Regulates Glutamatergic and Dopaminergic Functions via Distinctive Mechanisms in Drosophila." *Proceedings of the National Academy of Sciences* 108 (46): 18831–836.

Sherman, S. M. 2012. "Thalamocortical Interactions." *Current Opinion in Neurobiology* 22 (4): 575–79.

Shiffrin, R. M., and W. Schneider. 1977. "Controlled and Automatic Human Information Processing. II. Perceputal Learning, Automatic Attending, and a General Theory." *Psychological Review* 84 (2): 127–90.

Shima, K., M. Isoda, H. Mushiake, and J. Tanji. 2007. "Categorization of Behavioural Sequences in the Prefrontal Cortex." *Nature* 445 (7125): 315–18.

Shirvalkar, P., M. Seth, N. D. Schiff, and D. G. Herrera. 2006. "Cognitive Enhancement with Central Thalamic Electrical Stimulation." *Proceedings of the National Academy of Sciences* 103 (45): 17007–12.

Sidaros, A., A. W. Engberg, K. Sidaros, M. G. Liptrot, M. Herning, P. Petersen, O. B. Paulson, et al. 2008. "Diffusion Tensor Imaging During Recovery from Severe Traumatic Brain Injury and Relation to Clinical Outcome: A Longitudinal Study." *Brain* 131 (2): 559–72.

Sidis, B. 1898. *The Psychology of Suggestion*. New York: D. Appleton. [『暗示の心理(近世変態心理学大観　第4巻)』大戸徹誠訳, 日本変態心理学会, 1923年]

Siegler, R. S. 1987. "Strategy Choices in Subtraction." In *Cognitive Processes in Mathematics*, edited by J. Sloboda and D. Rogers, 81–106. Oxford: Clarendon Press.

———. 1988. "Strategy Choice Procedures and the Development of Multiplication Skill." *Journal of Experimental Psychology: General* 117 (3): 258–75.

———. 1989. "Mechanisms of Cognitive Development." *Annual Review of Psychology* 40: 353–79.

Siegler, R. S., and E. A. Jenkins. 1989. *How Children Discover New Strategies*. Hill-

sdale, N.J.: Lawrence Erlbaum.

Sigala, N., M. Kusunoki, I. Nimmo-Smith, D. Gaffan, and J. Duncan. 2008. "Hierarchical Coding for Sequential Task Events in the Monkey Prefrontal Cortex." *Proceedings of the National Academy of Sciences* 105 (33): 11969–74.

Sigman, M., and S. Dehaene. 2005. "Parsing a Cognitive Task: A Characterization of the Mind's Bottleneck." *PLOS Biology* 3 (2): e37.

———. 2008. "Brain Mechanisms of Serial and Parallel Processing During Dual-Task Performance." *Journal of Neuroscience* 28 (30): 7585–98.

Silvanto, J., and Z. Cattaneo. 2010. "Transcranial Magnetic Stimulation Reveals the Content of Visual Short-Term Memory in the Visual Cortex." *NeuroImage* 50 (4): 1683–89.

Silvanto, J., A. Cowey, N. Lavie, and V. Walsh. 2005. "Striate Cortex (V1) Activity Gates Awareness of Motion." *Nature Neuroscience* 8 (2): 143–44.

Silvanto, J., N. Lavie, and V. Walsh. 2005. "Double Dissociation of V1 and V5/MT Activity in Visual Awareness." *Cerebral Cortex* 15 (11): 1736–41.

Simons, D. J., and M. S. Ambinder. 2005. "Change Blindness: Theory and Consequences." *Current Directions in Psychological Science* 14 (1): 44–48.

Simons, D. J., and C. F. Chabris. 1999. "Gorillas in Our Midst: Sustained Inattentional Blindness for Dynamic Events." *Perception* 28 (9): 1059–74.

Singer, P. 1993. *Practical Ethics* 2nd ed. Cambridge: Cambridge University Press. [『実践の倫理　新版』山内友三郎・塚崎智監訳, 昭和堂, 1999 年]

Singer, W. 1998. "Consciousness and the Structure of Neuronal Representations." *Philosophical Transactions of the Royal Society B: Biological Sciences* 353 (1377): 1829–40.

Sitt, J. D., J. R. King, I. El Karoui, B. Rohaut, F. Faugeras, A. Gramfort, L. Cohen, et al. 2013. "Signatures of Consciousness and Predictors of Recovery in Vegetative and Minimally Conscious Patients." Submitted.

Sklar, A. Y., N. Levy, A. Goldstein, R. Mandel, A. Maril, and R. R. Hassin. 2012. "Reading and Doing Arithmetic Nonconsciously." *Proceedings of the National Academy of Sciences* 109 (48): 19614–19.

Smallwood, J., E. Beach, J. W. Schooler, and T. C. Handy. 2008. "Going AWOL in the Brain: Mind Wandering Reduces Cortical Analysis of External Events." *Journal of Cognitive Neuroscience* 20 (3): 458–69.

Smedira, N. G., B. H. Evans, L. S. Grais, N. H. Cohen, B. Lo, M. Cooke, W. P. Schecter, et al. 1990. "Withholding and Withdrawal of Life Support from the Critically

Ill." *New England Journal of Medicine* 322 (5): 309–15.

Smith, J. D., J. Schull, J. Strote, K. McGee, R. Egnor, and L. Erb. 1995. "The Uncertain Response in the Bottlenosed Dolphin (*Tursiops truncatus*)." *Journal of Experimental Psychology: General* 124 (4): 391–408.

Soto, D., T. Mantyla, and J. Silvanto. 2011. "Working Memory Without Consciousness." *Current Biology* 21 (22): R912–13.

Sporns, O., G. Tononi, and G. M. Edelman. 1991. "Modeling Perceptual Grouping and Figure-Ground Segregation by Means of Active Reentrant Connections." *Proceedings of the National Academy of Sciences* 88 (1): 129–33.

Squires, K. C., C. Wickens, N. K. Squires, and E. Donchin. 1976. "The Effect of Stimulus Sequence on the Waveform of the Cortical Event-Related Potential." *Science* 193 (4258): 1142–46.

Squires, N. K., K. C. Squires, and S. A. Hillyard. 1975. "Two Varieties of Long-Latency Positive Waves Evoked by Unpredictable Auditory Stimuli in Man." *Electroencephalography and Clinical Neurophysiology* 38 (4): 387–401.

Srinivasan, R., D. P. Russell, G. M. Edelman, and G. Tononi. 1999. "Increased Synchronization of Neuromagnetic Responses During Conscious Perception." *Journal of Neuroscience* 19 (13): 5435–48.

Staniek, M., and K. Lehnertz. 2008. "Symbolic Transfer Entropy." *Physical Review Letters* 100 (15): 158101.

Staunton, H. 2008. "Arousal by Stimulation of Deep-Brain Nuclei." *Nature* 452 (7183): E1; discussion E1–2.

Stephan, K. E., K. J. Friston, and C. D. Frith. 2009. "Dysconnection in Schizophrenia: From Abnormal Synaptic Plasticity to Failures of Self-Monitoring." *Schizophrenia Bulletin* 35 (3): 509–27.

Stephan, K. M., M. H. Thaut, G. Wunderlich, W. Schicks, B. Tian, L. Tellmann, T. Schmitz, et al. 2002. "Conscious and Subconscious Sensorimotor Synchronization. Prefrontal Cortex and the Influence of Awareness." *NeuroImage* 15 (2): 345–52.

Stettler, D. D., A. Das, J. Bennett, and C. D. Gilbert. 2002. "Lateral Connectivity and Contextual Interactions in Macaque Primary Visual Cortex." *Neuron* 36 (4): 739–50.

Steyn-Ross, M. L., D. A. Steyn-Ross, and J. W. Sleigh. 2004. "Modelling General Anaesthesia as a First-Order Phase Transition in the Cortex." *Progress in Biophysics and Molecular Biology* 85 (2–3): 369–85.

Strayer, D. L., F. A. Drews, and W. A. Johnston. 2003. "Cell Phone.Induced Failures of

Visual Attention During Simulated Driving." *Journal of Experimental Psychology: Applied* 9 (1): 23–32.

Striem-Amit, E., L. Cohen, S. Dehaene, and A. Amedi. 2012. "Reading with Sounds: Sensory Substitution Selectively Activates the Visual Word Form Area in the Blind." *Neuron* 76 (3): 640–52.

Suddendorf, T., and D. L. Butler. 2013. "The Nature of Visual Self-Recognition." *Trends in Cognitive Sciences* 17 (3): 121–27.

Supèr, H., H. Spekreijse, and V. A. Lamme. 2001a. "Two Distinct Modes of Sensory Processing Observed in Monkey Primary Visual Cortex (V1)." *Nature Neuroscience* 4 (3): 304–10.

———. 2001b. "A Neural Correlate of Working Memory in the Monkey Primary Visual Cortex." *Science* 293 (5527): 120–24.

Supèr, H., C. van der Togt, H. Spekreijse, and V. A. Lamme. 2003. "Internal State of Monkey Primary Visual Cortex (V1) Predicts Figure-Ground Perception." *Journal of Neuroscience* 23 (8): 3407–14.

Supp, G. G., M. Siegel, J. F. Hipp, and A. K. Engel. 2011. "Cortical Hypersynchrony Predicts Breakdown of Sensory Processing During Loss of Consciousness." *Current Biology* 21 (23): 1988–93.

Taine, H. 1870. *De l'intelligence*. Paris: Hachette.

Tang, T. T., F. Yang, B. S. Chen, Y. Lu, Y. Ji, K. W. Roche, and B. Lu. 2009. "Dysbindin Regulates Hippocampal LTP by Controlling NMDA Receptor Surface Expression." *Proceedings of the National Academy of Sciences* 106 (50): 21395–400.

Taylor, P. C., V. Walsh, and M. Eimer. 2010. "The Neural Signature of Phosphene Perception." *Human Brain Mapping* 31 (9): 1408–17.

Telford, C. W. 1931. "The Refractory Phase of Voluntary and Associative Responses." *Journal of Experimental Psychology* 14 (1): 1–36.

Terrace, H. S., and L. K. Son. 2009. "Comparative Metacognition." *Current Opinion in Neurobiology* 19 (1): 67–74.

Thompson, S. P. 1910. "A Physiological Effect of an Alternating Magnetic Field." *Proceedings of the Royal Society B: Biological Sciences* B82: 396–99.

Tombu, M., and P. Jolicoeur. 2003. "A Central Capacity Sharing Model of Dual-Task Performance." Journal of Experimental Psychology: *Human Perception and Performance* 29 (1): 3–18.

Tononi, G. 2008. "Consciousness as Integrated Information: A Provisional Manifesto." *Biological Bulletin* 215 (3): 216–42.

Tononi, G., and G. M. Edelman. 1998. "Consciousness and Complexity." *Science* 282 (5395): 1846–51.

Tooley, M. 1972. "Abortion and Infanticide." *Philosophy and Public Affairs* 2 (1): 37–65.

———. 1983. *Abortion and Infanticide*. London: Clarendon Press.

Treisman, A., and G. Gelade. 1980. "A Feature-Integration Theory of Attention." *Cognitive Psychology* 12: 97–136.

Treisman, A., and J. Souther. 1986. "Illusory Words: The Roles of Attention and of Top-Down Constraints in Conjoining Letters to Form Words." *Journal of Experimental Psychology: Human Perception and Performance* 12: 3–17.

Tsao, D. Y., W. A. Freiwald, R. B. Tootell, and M. S. Livingstone. 2006. "A Cortical Region Consisting Entirely of Face-Selective Cells." *Science* 311 (5761): 670–74.

Tshibanda, L., A. Vanhaudenhuyse, D. Galanaud, M. Boly, S. Laureys, and L. Puybasset. 2009. "Resonance Spectroscopy and Diffusion Tensor Imaging in Coma Survivors: Promises and Pitfalls." *Progress in Brain Research* 177: 215–29.

Tsodyks, M., T. Kenet, A. Grinvald, and A. Arieli. 1999. "Linking Spontaneous Activity of Single Cortical Neurons and the Underlying Functional Architecture." *Science* 286 (5446): 1943–46.

Tsubokawa, T., T. Yamamoto, Y. Katayama, T. Hirayama, S. Maejima, and T. Moriya. 1990. "Deep-Brain Stimulation in a Persistent Vegetative State: Follow-Up Results and Criteria for Selection of Candidates." *Brain Injury* 4 (4): 315–27.

Tsuchiya, N., and C. Koch. 2005. "Continuous Flash Suppression Reduces Negative Afterimages." *Nature Neuroscience* 8 (8): 1096–101.

Tsunoda, K., Y. Yamane, M. Nishizaki, and M. Tanifuji. 2001. "Complex Objects Are Represented in Macaque Inferotemporal Cortex by the Combination of Feature Columns." *Nature Neuroscience* 4 (8): 832–38.

Tsushima, Y., Y. Sasaki, and T. Watanabe. 2006. "Greater Disruption Due to Failure of Inhibitory Control on an Ambiguous Distractor." *Science* 314 (5806): 1786–88.

Tsushima, Y., A. R. Seitz, and T. Watanabe. 2008. "Task-Irrelevant Learning Occurs Only When the Irrelevant Feature Is Weak." *Current Biology* 18 (12): R516–517.

Turing, A. M. 1936. "On Computable Numbers, with an Application to the Entscheidungsproblem." *Proceedings of the London Mathematical Society* 42: 230–65.

———. 1952. "The Chemical Basis of Morphogenesis." *Philosophical Transactions of the Royal Society B: Biological Sciences* 237: 37–72.

Tyler, L. K., and W. Marslen-Wilson. 2008. "Fronto-Temporal Brain Systems Support-

ing Spoken Language Comprehension." *Philosophical Transactions of the Royal Society B: Biological Sciences* 363 (1493): 1037–54.

Tzovara, A., A. O. Rossetti, L. Spierer, J. Grivel, M. M. Murray, M. Oddo, and M. De Lucia. 2012. "Progression of Auditory Discrimination Based on Neural Decoding Predicts Awakening from Coma." *Brain* 136 (1): 81–89.

Uhlhaas, P. J., D. E. Linden, W. Singer, C. Haenschel, M. Lindner, K. Maurer, and E. Rodriguez. 2006. "Dysfunctional Long-Range Coordination of Neural Activity During Gestalt Perception in Schizophrenia." *Journal of Neuroscience* 26 (31): 8168–75.

Uhlhaas, P. J., and W. Singer. 2010. "Abnormal Neural Oscillations and Synchrony in Schizophrenia." *Nature Reviews Neuroscience* 11 (2): 100–13.

van Aalderen-Smeets, S. I., R. Oostenveld, and J. Schwarzbach. 2006. "Investigating Neurophysiological Correlates of Metacontrast Masking with Magnetoencephalography." *Advances in Cognitive Psychology* 2 (1): 21–35.

Van den Bussche, E., K. Notebaert, and B. Reynvoet. 2009. "Masked Primes Can Be Genuinely Semantically Processed." *Journal of Experimental Psychology* 56 (5): 295–300.

Van den Bussche, E., and B. Reynvoet. 2007. "Masked Priming Effects in Semantic Categorization Are Independent of Category Size." *Journal of Experimental Psychology* 54 (3): 225–35.

van Gaal, S., L. Naccache, J. D. I. Meeuwese, A. M. van Loon, L. Cohen, and S. Dehaene. 2013. "Can Multiple Words Be Integrated Unconsciously?" Submitted.

van Gaal, S., K. R. Ridderinkhof, J. J. Fahrenfort, H. S. Scholte, and V. A. Lamme. 2008. "Frontal Cortex Mediates Unconsciously Triggered Inhibitory Control." *Journal of Neuroscience* 28 (32): 8053–62.

van Gaal, S., K. R. Ridderinkhof, H. S. Scholte, and V. A. Lamme. 2010. "Unconscious Activation of the Prefrontal No-Go Network." *Journal of Neuroscience* 30 (11): 4143–50.

Van Opstal, F., F. P. de Lange, and S. Dehaene. 2011. "Rapid Parallel Semantic Processing of Numbers Without Awareness." *Cognition* 120 (1): 136–47.

Varela, F., J. P. Lachaux, E. Rodriguez, and J. Martinerie. 2001. "The Brainweb: Phase Synchronization and Large-Scale Integration." *Nature Reviews Neuroscience* 2 (4): 229–39.

Velmans, M. 1991. "Is Human Information Processing Conscious?" *Behavioral and Brain Sciences* 14: 651–726.

Vernes, S. C., P. L. Oliver, E. Spiteri, H. E. Lockstone, R. Puliyadi, J. M. Taylor, and J. Ho, et al. 2011. "Foxp2 Regulates Gene Networks Implicated in Neurite Outgrowth in the Developing Brain." *PLOS Genetics* 7 (7): e1002145.

Vincent, J. L., G. H. Patel, M. D. Fox, A. Z. Snyder, J. T. Baker, D. C. Van Essen, J. M. Zempel, et al. 2007. "Intrinsic Functional Architecture in the Anaesthetized Monkey Brain." *Nature* 447 (7140): 83–86.

Vogel, E. K., S. J. Luck, and K. L. Shapiro. 1998. "Electrophysiological Evidence for a Postperceptual Locus of Suppression During the Attentional Blink." *Journal of Experimental Psychology: Human Perception and Performance* 24 (6): 1656–74.

Vogel, E. K., and M. G. Machizawa. 2004. "Neural Activity Predicts Individual Differences in Visual Working Memory Capacity." *Nature* 428 (6984): 748–51.

Vogel, E. K., A. W. McCollough, and M. G. Machizawa. 2005. "Neural Measures Reveal Individual Differences in Controlling Access to Working Memory." *Nature* 438 (7067): 500–3.

Vogeley, K., P. Bussfeld, A. Newen, S. Herrmann, F. Happe, P. Falkai, W. Maier, et al. 2001. "Mind Reading: Neural Mechanisms of Theory of Mind and Self-Perspective." *NeuroImage* 14 (1 pt. 1): 170–81.

Voss, H. U., A. M. Uluc, J. P. Dyke, R. Watts, E. J. Kobylarz, B. D. McCandliss, L. A. Heier, et al. 2006. "Possible Axonal Regrowth in Late Recovery from the Minimally Conscious State." *Journal of Clinical Investigation* 116 (7): 2005–11.

Vuilleumier, P., N. Sagiv, E. Hazeltine, R. A. Poldrack, D. Swick, R. D. Rafal, and J. D. Gabrieli. 2001. "Neural Fate of Seen and Unseen Faces in Visuospatial Neglect: A Combined Event-Related Functional MRI and Event-Related Potential Study." *Proceedings of the National Academy of Sciences* 98 (6): 3495–500.

Vul, E., D. Hanus, and N. Kanwisher. 2009. "Attention as Inference: Selection Is Probabilistic; Responses Are All-or-None Samples." *Journal of Experimental Psychology: General* 138 (4): 546–60.

Vul, E., M. Nieuwenstein, and N. Kanwisher. 2008. "Temporal Selection Is Suppressed, Delayed, and Diffused During the Attentional Blink." *Psychological Science* 19 (1): 55–61.

Vul, E., and H. Pashler. 2008. "Measuring the Crowd Within: Probabilistic Representations Within Individuals." *Psychological Science (Wiley-Blackwell)* 19 (7): 645–47.

Wacongne, C., J. P. Changeux, and S. Dehaene. 2012. "A Neuronal Model of Predictive Coding Accounting for the Mismatch Negativity." *Journal of Neuroscience* 32

(11): 3665–78.

Wacongne, C., E. Labyt, V. van Wassenhove, T. Bekinschtein, L. Naccache, and S. Dehaene. 2011. "Evidence for a Hierarchy of Predictions and Prediction Errors in Human Cortex." *Proceedings of the National Academy of Sciences* 108 (51): 20754–59.

Wagner, U., S. Gais, H. Haider, R. Verleger, and J. Born. 2004. "Sleep Inspires Insight." *Nature* 427 (6972): 352–55.

Watson, J. B. 1913. "Psychology as the Behaviorist Views It." *Psychological Review* 20: 158–77.

Wegner, D. M. 2003. *The Illusion of Conscious Will*. Cambridge, Mass.: MIT Press.

Weinberger, J. 2000. "William James and the Unconscious: Redressing a Century-Old Misunderstanding." *Psychological Science* 11 (6): 439–45.

Weiskrantz, L. 1986. *Blindsight: A Case Study and Its Implications*. Oxford: Clarendon Press.

———. 1997. *Consciousness Lost and Found: A Neuropsychological Exploration*. New York: Oxford University Press.

Weiss, Y., E. P. Simoncelli, and E. H. Adelson. 2002. "Motion Illusions as Optimal Percepts." *Nature Neuroscience* 5 (6): 598–604.

Westmoreland, B. F., D. W. Klass, F. W. Sharbrough, and T. J. Reagan. 1975. "Alpha-Coma: Electroencephalographic, Clinical, Pathologic, and Etiologic Correlations." *Archives of Neurology* 32 (11): 713–18.

Whittingstall, K., and N. K. Logothetis. 2009. "Frequency-Band Coupling in Surface EEG Reflects Spiking Activity in Monkey Visual Cortex." *Neuron* 64 (2): 281–89.

Widaman, K. F., D. C. Geary, P. Cormier, and T. D. Little. 1989. "A Componential Model for Mental Addition." *Journal of Experimental Psychology: Learning, Memory, and Cognition* 15: 898–919.

Wilke, M., N. K. Logothetis, and D. A. Leopold. 2003. "Generalized Flash Suppression of Salient Visual Targets." *Neuron* 39 (6): 1043–52.

———. 2006. "Local Field Potential Reflects Perceptual Suppression in Monkey Visual Cortex." *Proceedings of the National Academy of Sciences* 103 (46): 17507–12.

Williams, M. A., C. I. Baker, H. P. Op de Beeck, W. M. Shim, S. Dang, C. Triantafyllou, and N. Kanwisher. 2008. "Feedback of Visual Object Information to Foveal Retinotopic Cortex." *Nature Neuroscience* 11 (12): 1439–45.

Williams, M. A., T. A. Visser, R. Cunnington, and J. B. Mattingley. 2008. "Attenuation of Neural Responses in Primary Visual Cortex During the Attentional Blink." *Jour-*

nal of Neuroscience 28 (39): 9890–94.

Womelsdorf, T., J. M. Schoffelen, R. Oostenveld, W. Singer, R. Desimone, A. K. Engel, and P. Fries. 2007. "Modulation of Neuronal Interactions Through Neuronal Synchronization." *Science* 316 (5831): 1609–12.

Wong, K. F. 2002. "The Relationship Between Attentional Blink and Psychological Refractory Period." *Journal of Experimental Psychology: Human Perception and Performance* 28 (1): 54–71.

Wong, K. F., and X. J. Wang. 2006. "A Recurrent Network Mechanism of Time Integration in Perceptual Decisions." *Journal of Neuroscience* 26 (4): 1314–28.

Woodman, G. F., and S. J. Luck. 2003. "Dissociations Among Attention, Perception, and Awareness During Object-Substitution Masking." *Psychological Science* 14 (6): 605–11.

Wyart, V., S. Dehaene, and C. Tallon-Baudry. 2012. "Early Dissociation Between Neural Signatures of Endogenous Spatial Attention and Perceptual Awareness During Visual Masking." *Frontiers in Human Neuroscience* 6: 16.

Wyart, V., and C. Tallon-Baudry. 2008. "Neural Dissociation Between Visual Awareness and Spatial Attention." *Journal of Neuroscience* 28 (10): 2667–79.

———. 2009. "How Ongoing Fluctuations in Human Visual Cortex Predict Perceptual Awareness: Baseline Shift Versus Decision Bias." *Journal of Neuroscience* 29 (27): 8715–25.

Wyler, A. R., G. A. Ojemann, and A. A. Ward, Jr. 1982. "Neurons in Human Epileptic Cortex: Correlation Between Unit and EEG Activity." *Annals of Neurology* 11 (3): 301–8.

Yang, T., and M. N. Shadlen. 2007. "Probabilistic Reasoning by Neurons." *Nature* 447 (7148): 1075–80.

Yokoyama, O., N. Miura, J. Watanabe, A. Takemoto, S. Uchida, M. Sugiura, K. Horie, et al. 2010. "Right Frontopolar Cortex Activity Correlates with Reliability of Retrospective Rating of Confidence in Short-Term Recognition Memory Performance." *Neuroscience Research* 68 (3): 199–206.

Zeki, S. 2003. "The Disunity of Consciousness." *Trends in Cognitive Sciences* 7 (5): 214–18.

Zhang, P., K. Jamison, S. Engel, B. He, and S. He. 2011. "Binocular Rivalry Requires Visual Attention." *Neuron* 71 (2): 362–69.

Zylberberg, A., S. Dehaene, G. B. Mindlin, and M. Sigman. 2009. "Neurophysiological Bases of Exponential Sensory Decay and Top-Down Memory Retrieval: A Model."

Frontiers in Computational Neuroscience 3: 4.

Zylberberg, A., S. Dehaene, P. R. Roelfsema, and M. Sigman. 2011. "The Human Turing Machine: A Neural Framework for Mental Programs." *Trends in Cognitive Sciences* 15 (7): 293–300.

Zylberberg, A., D. Fernandez Slezak, P. R. Roelfsema, S. Dehaene, and M. Sigman. 2010. "The Brain's Router: A Cortical Network Model of Serial Processing in the Primate Brain." *PLOS Computational Biology* 6 (4): e1000765.

原注
NOTES

序　思考の材料

＊1―― Jouvet 1999, 169–71.

＊2―― Damasio 1994.

＊3―― James 1890, chap. 5.

＊4―― 1632～3年頃に書かれ，1662年に初版が刊行されたデカルトの『人間論』からの引用．英訳は Descartes 1985.

＊5―― もう一つの要因として間違いなくあげられるのは，デカルトが教会との争いを恐れたことである．ジョルダーノ・ブルーノが1600年に火刑に処されたとき，彼は4歳だった．またガリレオが同じ運命を辛うじて免れた1633年には37歳だった．彼は，「人間」という高度に還元主義的なセクションを含む傑作『世界論』を，生前に刊行されないよう取り計らっていた．この著書は，1650年の彼の死からかなりの年数が経過した1664年まで刊行されなかった．それに関するわずかな言及は，『方法序説』（1637），および『情念論』（1649）に見られる．彼が用心深くなったのは無理もない．1663年，ローマ・カトリック教会は禁書目録に彼の著作を加えた．したがって，魂の非物質性に関するデカルトの主張は，部分的には自分の命を守るための見せかけだったのかもしれない．

＊6―― Michel de Montaigne, *The Complete Essays*, trans. Michael Andrew Screech (New York: Penguin, 1987), 2:12.

＊7―― たとえば，Posner and Snyder 1975/2004; Shallice 1979; Shallice 1972; Marcel 1983; Libet, Alberts, Wright, and Feinstein 1967; Bisiach, Luzzatti, and Perani 1979; Weiskrantz 1986; Frith 1979; Weiskrantz 1997 などである．

＊8―― Baars 1989.

＊9―― Watson 1913.

＊10―― Nisbett and Wilson 1977; Johansson, Hall, Sikstrom, and Olsson 2005.

＊11―― 哲学者のダニエル・デネットは，このアプローチを「ヘテロ現象学」と呼ぶ（Dennett 1991）．

第1章　意識の実験

＊1—— Crick and Koch 1990a; Crick and Koch 1990b. もちろん，他の多くの心理学者や神経科学者も，それまで意識の研究に対して還元主義的なアプローチをとっていた．(次の文献を参照されたい．Churchland 1986; Changeux 1983; Baars 1989; Weiskrantz 1986; Posner and Snyder 1975/2004; Shallice 1972). しかし私の見るところ，クリックとコッホの論文は，視覚に焦点を絞った現実的なアプローチによって，実験科学者をこの分野に引き寄せるのに必須の役割を果たした．

＊2—— Kim and Blake 2005.

＊3—— Posner 1994.

＊4—— Wyart, Dehaene, and Tallon-Baudry 2012; Wyart and Tallon-Baudry 2008.

＊5—— Gallup 1970.

＊6—— Plotnik, de Waal, and Reiss 2006; Prior, Schwarz, and Gunturkun 2008; Reiss and Marino 2001.

＊7—— Epstein, Lanza, and Skinner 1981.

＊8—— 鏡像テストに関する詳細な議論は，Suddendorf and Butler 2013 を参照されたい．

＊9—— Hofstadter 2007.

＊10—— Comte 1830–42.

＊11—— 特に「気づき」という用語を使って，感覚の状態にアクセスする単純な形態の意識に言及する科学者もいる．私はこれを「感覚情報に対するコンシャスアクセス」と呼ぶ．しかしほとんどの辞書の定義は，この限定された用法に一致しない．のみならず現代の著者にも，「気づき」と「意識」を同義語として扱う傾向が見られる．本書では，これら両者を同義として扱う一方，「コンシャスアクセス」「目覚めた状態」「覚醒状態」「自己意識」「メタ認知」など，より厳密な区分を設ける．

＊12—— Baars 1989.

＊13—— Schneider and Shiffrin 1977; Shiffrin and Schneider 1977; Posner and Snyder 1975/2004; Raichle, Fiesz, Videen, and MacLeod 1994; Chein and Schneider 2005.

＊14—— New and Scholl 2008; Ramachandran and Gregory 1991.

＊15—— Leopold and Logothetis 1996; Logothetis, Leopold, and Sheinberg 1996; Leopold and Logothetis 1999. これらの草分け的な研究は，何度も追試され，イメージの抑制をよりしっかりとコントロールできる「フラッシュ抑制」と呼ばれる高度な技術を用いて拡張されている（たとえば，Maier, Wilke, Aura, Zhu, Ye, and Leopold 2008; Wilke, Logothetis, and Leopold 2006; Fries, Schroder, Roelfsema, Singer, and Engel 2002 を参照されたい）．また，人間を対象に脳画像法を用いて，イメージが見えたり消えたりする現象の神経メカニズムを調査する研究者もいる（たとえば，Srinivasan,

Russell, Edelman, and Tononi 1999; Lumer, Friston, and Rees 1998; Haynes, Deichmann, and Rees 2005; Haynes, Driver, and Rees 2005).

＊16—— Wilke, Logothetis, and Leopold 2003; Tsuchiya and Koch 2005.

＊17—— Chong, Tadin, and Blake 2005; Chong and Blake 2006.

＊18—— Zhang, Jamison, Engel, He, and He 2011; Brascamp and Blake 2012.

＊19—— Zhang, Jamison, Engel, He, and He 2011.

＊20—— Brascamp and Blake 2012.

＊21—— Raymond, Shapiro, and Arnell 1992.

＊22—— Marti, Sigman, and Dehaene 2012.

＊23—— Chun and Potter 1995.

＊24—— Telford 1931; Pashler 1984; Pashler 1994; Sigman and Dehaene 2005.

＊25—— Marti, Sackur, Sigman, and Dehaene 2010; Dehaene, Pegado, Braga, Ventura, Nunes Filho, Jobert, Dehaene-Lambertz, et al. 2010; Corallo, Sackur, Dehaene, and Sigman 2008.

＊26—— Marti, Sigman, and Dehaene 2012; Wong 2002; Jolicoeur 1999.

＊27—— Mack and Rock 1998.

＊28—— Simons and Chabris 1999. 次の動画を参照されたい.
http://www. youtube. com/watch?v=vJG698U2Mvo

＊29—— Rensink, O'Regan, and Clark 1997. この現象を利用して, 変化の検出における行動と脳の相関を研究する最近の研究は, 次を参照されたい. Beck, Rees, Frith, and Lavie 2001; Landman, Spekreijse, and Lamme 2003; Simons and Ambinder 2005; Beck, Muggleton, Walsh, and Lavie 2006; Reddy, Quiroga, Wilken, Koch, and Fried 2006.

＊30—— Johansson, Hall, Sikstrom, and Olsson 2005.

＊31—— 次の動画を参照されたい.
http://www. youtube. com/watch?v=ubNF9QNEQLA

＊32—— これについては次の文献を参照されたい. Simons and Ambinder 2005; Landman, Spekreijse, and Lamme 2003; Block 2007.

＊33—— Woodman and Luck 2003; Giesbrecht and Di Lollo 1998; Di Lollo, Enns, and Rensink 2000.

＊34—— Del Cul, Dehaene, and Leboyer 2006; Gaillard, Del Cul, Naccache, Vinckier, Cohen, and Dehaene 2006; Del Cul, Baillet, and Dehaene 2007; Del Cul, Dehaene, Reyes, Bravo, and Slachevsky 2009; Sergent and Dehaene, 2004.

＊35—— Dehaene, Naccache, Cohen, Le Bihan, Mangin, Poline, and Rivière 2001.

＊36—— Del Cul, Dehaene, Reyes, Bravo, and Slachevsky 2009; Charles, Van Opstal,

Marti, and Dehaene 2013.

＊37—— Dehaene and Naccache 2001.

＊38—— Ffytche, Howard, Brammer, David, Woodruff, and Williams 1998.

＊39——Kruger and Dunning 1999; Johansson, Hall, Sikstrom, and Olsson 2005; Nisbett and Wilson 1977.

＊40—— Dehaene 2009; Dehaene, Naccache, Cohen, Le Bihan, Mangin, Poline, and Rivière 2001.

＊41—— Blanke, Landis, Spinelli, and Seeck 2004; Blanke, Ortigue, Landis, and Seeck 2002.

＊42—— Lenggenhager, Mouthon, and Blanke 2009; Lenggenhager, Tadi, Metzinger, and Blanke 2007. また Ehrsson 2007 も参照されたい. この実験の先駆に, 有名な「ラバーハンド」錯覚がある. Botvinick and Cohen 1998; Ehrsson, Spence, and Passingham 2004 を参照のこと.

＊43—— 最近の重要な発見によれば, コンシャスアクセスは, 方法によって, 異なる処理段階で遮断されるのかもしれない. たとえば, 両目間の闘争は, マスキングと比べより早い段階で視覚処理を妨げる (Almeida, Mahon, Nakayama, and Caramazza 2008; Breitmeyer, Koc, Ogmen, and Ziegler 2008). このように, コンシャスアクセスの必要十分条件を理解するには, 複数の方法の比較が必須になる.

第2章　無意識の深さを測る

＊1—— 無意識の概念の詳細な歴史については, Ellenberger 1970 を参照されたい.

＊2—— Gauchet 1992.

＊3—— 神経科学の歴史を詳細かつ明晰に分析する読みやすい文献として, Finger 2001 を推薦する.

＊4—— Howard 1996.

＊5—— 同上

＊6—— Maudsley 1868.

＊7—— James 1890, 211 and 208. また, Ellenberger 1970 と Weinberger 2000 を参照されたい.

＊8—— Vladimir Nabokov, *Strong Opinions* (1973, 1990), 66.

＊9—— Ledoux 1996.

＊10—— Weiskrantz 1997.

＊11—— Sahraie, Weiskrantz, Barbur, Simmons, Williams, and Brammer 1997. また, Morris, DeGelder, Weiskrantz, and Dolan 2001 も参照されたい.

＊12── Morland, Le, Carroll, Hoffmann, and Pambakian 2004; Schmid, Mrowka, Turchi, Saunders, Wilke, Peters, Ye, and Leopold 2010; Schmid, Panagiotaropoulos, Augath, Logothetis, and Smirnakis 2009; Goebel, Muckli, Zanella, Singer, and Stoerig 2001.

＊13── Goodale, Milner, Jakobson, and Carey 1991; Milner and Goodale 1995.

＊14── Marshall and Halligan 1988.

＊15── Driver and Vuilleumier 2001; Vuilleumier, Sagiv, Hazeltine, Poldrack, Swick, Rafal, and Gabrieli 2001.

＊16── Sackur, Naccache, Pradat-Diehl, Azouvi, Mazevet, Katz, Cohen, and Dehaene 2008; McGlinchey-Berroth, Milberg, Verfaellie, Alexander, and Kilduff 1993.

＊17── Marcel 1983; Forster 1998; Forster and Davis 1984. Kouider and Dehaene 2007では，数多くの閾下プライミング実験が論評されている.

＊18── Bowers, Vigliocco, and Haan 1998; Forster and Davis 1984.

＊19── Dehaene, Naccache, Le Clec'H, Koechlin, Mueller, Dehaene-Lambertz, van de Moortele, and Le Bihan 1998; Dehaene, Naccache, Cohen, Le Bihan, Mangin, Poline, and Rivière 2001.

＊20── Dehaene 2009.

＊21── Dehaene and Naccache 2001 or Dehaene, Naccache, Cohen, Le Bihan, Mangin, Poline, and Rivière 2001; Dehaene, Jobert, Naccache, Ciuciu, Poline, Le Bihan, and Cohen 2004.

＊22── Goodale, Milner, Jakobson, and Carey 1991; Milner and Goodale 1995.

＊23── Kanwisher 2001.

＊24── Treisman and Gelade 1980; Kahneman and Treisman 1984; Treisman and Souther 1986.

＊25── Crick 2003; Singer 1998.

＊26── Finkel and Edelman 1989; Edelman 1989.

＊27── Dehaene, Jobert, Naccache, Ciuciu, Poline, Le Bihan, and Cohen 2004.

＊28── Henson, Mouchlianitis, Matthews, and Kouider 2008; Kouider, Eger, Dolan, and Henson 2009; Dell'Acqua and Grainger 1999.

＊29── de Groot and Gobet 1996; Gobet and Simon 1998.

＊30── Kiesel, Kunde, Pohl, Berner, and Hoffmann 2009.

＊31── McGurk and MacDonald 1976.

＊32── マガーク効果のデモは，http://www. youtube. com/watch?v=jtsfidRq2twを参照されたい.

＊33── Hasson, Skipper, Nusbaum, and Small 2007.

＊34—— Singer 1998.

＊35—— Tsunoda, Yamane, Nishizaki, and Tanifuji 2001; Baker, Behrmann, and Olson 2002; Brincat and Connor 2004.

＊36—— Dehaene 2009; Dehaene, Pegado, Braga, Ventura, Nunes Filho, Jobert, Dehaene-Lambertz, et al. 2010.

＊37—— Davis, Coleman, Absalom, Rodd, Johnsrude, Matta, Owen, and Menon 2007.

＊38—— 先駆的な業績として，文字や数字は，観察者が何も見えなかったと報告するほど遠くに提示されても，偶然以上の正確さで言い当てられることを示したサイディズの実験がある. Sidis 1898.

＊39—— Broadbent 1962.

＊40—— Moray 1959.

＊41—— Lewis 1970.

＊42—— Marcel 1983.

＊43—— Marcel 1980.

＊44—— Schvaneveldt and Meyer 1976.

＊45—— Holender 1986; Holender and Duscherer 2004.

＊46—— Dell'Acqua and Grainger 1999; Dehaene, Naccache, Le Clec'H, Koechlin, Mueller, Dehaene-Lambertz, van de Moortele, and Le Bihan 1998; Naccache and Dehaene 2001b; Merikle 1992; Merikle and Joordens 1997.

＊47—— Abrams and Greenwald 2000.

＊48—— 原理的に言えば，このような関連づけは，「h-a-p-p-y」という文字列から，運動反応そのものへと直接なされた可能性もある. しかしアンソニー・グリーンウォルドらは，この解釈を否定する.「ポジティブ」および「ネガティブ」に割り当てられた手を途中で逆にしても，単語「happy」は依然として「ポジティブ」に分類する反応を誘導《プライム》したのだ. Abrams, Klinger, and Greenwald 2002 を参照されたい.

＊49—— Dehaene, Naccache, LeClec'H, Koechlin, Mueller, Dehaene-Lambertz, van de Moortele, and Le Bihan 1998; Naccache and Dehaene 2001a, Naccache and Dehaene 2001b; Greenwald, Abrams, Naccache, and Dehaene 2003; Kouider and Dehaene 2009.

＊50—— Kouider and Dehaene 2009.

＊51—— Naccache and Dehaene 2001b; Greenwald, Abrams, Naccache, and Dehaene 2003.

＊52—— Naccache and Dehaene 2001a.

＊53—— Dehaene 2011.

＊54—— Nieder and Miller 2004; Piazza, Izard, Pinel, Le Bihan, and Dehaene 2004;

Piazza, Pinel, Le Bihan, and Dehaene 2007; Nieder and Dehaene 2009.

＊55—— den Heyer and Briand 1986; Koechlin, Naccache, Block, and Dehaene 1999; Reynvoet and Brysbaert 1999; Reynvoet, Brysbaert, and Fias 2002; Reynvoet and Brysbaert 2004; Reynvoet, Gevers, and Caessens 2005.

＊56—— Van den Bussche and Reynvoet 2007; Van den Bussche, Notebaert, and Reynvoet 2009.

＊57—— Naccache, Gaillard, Adam, Hasboun, Clemenceau, Baulac, Dehaene, and Cohen 2005.

＊58—— Morris, Ohman, and Dolan 1999; Morris, Ohman, and Dolan 1998.

＊59—— Kiefer and Spitzer 2000; Kiefer 2002; Kiefer and Brendel 2006.

＊60—— Vogel, Luck, and Shapiro 1998; Luck, Vogel, and Shapiro 1996.

＊61—— van Gaal, Naccache, Meeuwese, van Loon, Cohen, and Dehaene 2013.

＊62—— 気づきの働きなしでの統語法の処理の実例は, Batterink and Neville 2013 を参照されたい.

＊63—— Sergent, Baillet, and Dehaene 2005.

＊64—— Cohen, Cavanagh, Chun, and Nakayama 2012; Posner and Rothbart 1998; Posner 1994.

＊65—— 注意と意識の分離については, Koch and Tsuchiya 2007 を参照されたい.

＊66—— McCormick 1997.

＊67—— Bressan and Pizzighello 2008; Tsushima, Seitz, and Watanabe 2008; Tsushima, Sasaki, and Watanabe 2006.

＊68—— Posner and Snyder 1975.

＊69—— Naccache, Blandin, and Dehaene 2002; see also Lachter, Forster, and Ruthruff 2004; Kentridge, Nijboer, and Heywood 2008; Kiefer and Brendel 2006.

＊70—— Woodman and Luck 2003.

＊71—— Marti, Sigman, and Dehaene 2012.

＊72—— Pessiglione, Schmidt, Draganski, Kalisch, Lau, Dolan, and Frith 2007.

＊73—— Pessiglione, Petrovic, Daunizeau, Palminteri, Dolan, and Frith 2008.

＊74—— Jaynes 1976, 23.

＊75—— Hadamard 1945.

＊76—— Bechara, Damasio, Tranel, and Damasio 1997. 発見は Maia and McClelland 2004 によって疑問視されたが, Persaud, Davidson, Maniscalco, Mobbs, Passingham, Cowey, and Lau 2011 によって, のちに明確化されている.

＊77—— Lawrence, Jollant, O'Daly, Zelaya, and Phillips 2009.

＊78—— Dijksterhuis, Bos, Nordgren, and van Baaren 2006.

＊79── Yang and Shadlen 2007.
＊80── de Lange, van Gaal, Lamme, and Dehaene 2011.
＊81── Van Opstal, de Lange, and Dehaene 2011.
＊82── Wagner, Gais, Haider, Verleger, and Born 2004.
＊83── Ji and Wilson 2007; Louie and Wilson 2001.
＊84── van Gaal, Ridderinkhof, Fahrenfort, Scholte, and Lamme 2008.
＊85── van Gaal, Ridderinkhof, Scholte, and Lamme 2010.
＊86── Nieuwenhuis, Ridderinkhof, Blom, Band, and Kok 2001.
＊87── Lau and Passingham 2007; see also Reuss, Kiesel, Kunde, and Hommel 2011.
＊88── Lau and Rosenthal 2011; Rosenthal 2008; Bargh and Morsella 2008; Velmans 1991.

第3章　意識は何のためにあるのか?

＊1── Turing 1952.
＊2── Gould 1974.
＊3── Gould and Lewontin 1979.
＊4── Velmans 1991.
＊5── Nørretranders 1999.
＊6── Lau and Rosenthal 2011; Velmans 1991; Wegner 2003. ベンジャミン・リベットは，もっと微妙な言い方をしている．彼の主張によれば，意識は自発的な行動の開始には何の役割も果たさないが，それを拒否する能力を持つ．Libet 2004; Libet, Gleason, Wright, and Pearl 1983 を参照されたい．
＊7── Peirce 1901.
＊8── Pack and Born 2001.
＊9── Pack, Berezovskii, and Born 2001.
＊10── Moreno-Bote, Knill, and Pouget 2011.
＊11── 第1章参照．次の文献を参照されたい．Brascamp and Blake 2012; Zhang, Jamison, Engel, He, and He 2011.
＊12── Norris 2009; Norris 2006.
＊13── Schvaneveldt and Meyer 1976.
＊14── Vul, Hanus, and Kanwisher 2009; Vul, Nieuwenstein, and Kanwisher 2008.
＊15── Vul and Pashler 2008.
＊16── Fuster 1973; Fuster 2008; Funahashi, Bruce, and Goldman-Rakic 1989; Goldman-Rakic 1995.

＊17—— Rounis, Maniscalco, Rothwell, Passingham, and Lau 2010; Del Cul, Dehaene, Reyes, Bravo, and Slachevsky 2009.

＊18—— Clark, Manns, and Squire 2002; Clark and Squire 1998.

＊19—— Carter, O'Doherty, Seymour, Koch, and Dolan 2006. Carter, Hofstotter, Tsuchiya, and Koch 2003も参照されたい. 記憶痕跡条件づけテストの評価には議論がある. というのも, 植物状態の患者にはこのテストに通る者もいるからだ. 次の文献を参照されたい. Bekinschtein, Shalom, Forcato, Herrera, Coleman, Manes, and Sigman 2009; Bekinschtein, Peeters, Shalom, and Sigman 2011.

＊20—— Edelman 1989.

＊21—— Han, O'Tuathaigh, van Trigt, Quinn, Fanselow, Mongeau, Koch, and Anderson 2003.

＊22—— Mattler 2005; Greenwald, Draine, and Abrams 1996; Dupoux, de Gardelle, and Kouider 2008.

＊23—— Naccache 2006b.

＊24—— Soto, Mantyla, and Silvanto 2011.

＊25—— Siegler 1987; Siegler 1988; Siegler 1989; Siegler and Jenkins 1989.

＊26—— 論議はあるが, 人間は, 一連の図形を他方の目にフラッシュすることで見えなくしても, 「9 − 4 − 3」などの複雑な減算課題ですら解けると主張する最近の報告もある (Sklar, Levy, Goldstein, Mandel, Maril, and Hassin 2012). しかしこの研究で用いられている方法は, 被験者が計算の一部 (たとえば「9 − 4」など) しか実行していない可能性を除外し得ない. たとえさらなる研究によって, いくつかの数を一つの計算として結びつける能力の存在を支持する証拠が得られたとしても, この結合は, 依然として意識されているかされていないかの条件によって, 異なるあり方で実行される可能性を否定できないと思う. 八つの異なる数の平均などの高度な計算は, 意識の働きなしに並行処理できるのかもしれないが (De Lange, van Gaal, Lamme, and Dehaene 2011; Van Opstal, de Lange, and Dehaene 2011), 直列的かつコントロールされた処理の緩慢で柔軟な実行は, 意識の特権であると考えられる.

＊27—— Zylberberg, Fernandez Slezak, Roelfsema, Dehaene, and Sigman 2010.

＊28—— Zylberberg, Dehaene, Roelfsema, and Sigman 2011; Zylberberg, Fernandez Slezak, Roelfsema, Dehaene, and Sigman 2010; Zylberberg, Dehaene, Mindlin, and Sigman 2009; Dehaene and Sigman 2012. See also Shanahan and Baars 2005.

＊29—— Turing 1936.

＊30—— Anderson 1983; Anderson and Lebiere 1998.

＊31—— Ashcraft and Stazyk 1981; Widaman, Geary, Cormier, and Little 1989.

＊32—— Tombu and Jolicoeur 2003; Logan and Schulkind 2000; Moro, Tolboom, Khayat, and Roelfsema 2010.

＊33—— Sackur and Dehaene 2009.

＊34—— Dehaene and Cohen 2007; Dehaene 2009.

＊35—— 計算の天才は，この予測に反するように思えるかもしれない．しかしそれに対し私は次のように反論する．彼らの戦略がどの程度まで実際に意識的な努力に依存しているのかはわからない．そもそも彼らは一般に，計算に数秒間の集中を要し，そのあいだ気が散ってはならない．彼らは自分の戦略を言葉で説明できない（もしくはそうすることを拒否する）が，そのことは彼らの頭に何も浮かんでいないことを意味するわけではない．たとえばカレンダー計算が得意なサヴァン症候群の患者には，数字の配列やカレンダーの鮮明な視覚イメージのなかを進んで行くと言う者もいる（Howe and Smith 1988）．

＊36—— Sakur and Dehaene 2009.

＊37—— de Lange, van Gaal, Lamme, and Dehaene 2011.

＊38—— Van Opstal, de Lange, and Dehaene 2011.

＊39—— Dijksterhuis, Bos, Nordgren, and van Baaren 2006.

＊40—— de Lange, van Gaal, Lamme, and Dehaene 2011.

＊41—— Levelt 1989.

＊42—— Reed and Durlach 1998.

＊43—— Dunbar 1996.

＊44—— Bahrami, Olsen, Latham, Roepstorff, Rees, and Frith 2010.

＊45—— Buckner, Andrews-Hanna, and Schacter 2008.

＊46—— Yokoyama, Miura, Watanabe, Takemoto, Uchida, Sugiura, Horie, et al. 2010; Kikyo, Ohki, and Miyashita 2002; see also Rounis, Maniscalco, Rothwell, Passingham, and Lau 2010; Del Cul, Dehaene, Reyes, Bravo, and Slachevsky 2009; Fleming, Weil, Nagy, Dolan, and Rees 2010.

＊47—— Saxe and Powell 2006; Perner and Aichhorn 2008.

＊48—— Ochsner, Knierim, Ludlow, Hanelin, Ramachandran, Glover, and Mackey 2004; Vogeley, Bussfeld, Newen, Herrmann, Happe, Falkai, Maier, et al. 2001.

＊49—— Jenkins, Macrae, and Mitchell 2008.

＊50—— Ricoeur 1990.

＊51—— Frith 2007.

＊52—— Marti, Sackur, Sigman, and Dehaene 2010; Corallo, Sackur, Dehaene, and Sigman 2008.

第4章 意識的思考のしるし

*1—— Ogawa, Lee, Kay, and Tank 1990.

*2—— Grill-Spector, Kushnir, Hendler, and Malach 2000.

*3—— Dehaene, Naccache, Cohen, Le Bihan, Mangin, Poline, and Rivière 2001.

*4—— Naccache and Dehaene 2001a.

*5—— Dehaene, Naccache, Cohen, Le Bihan, Mangin, Poline, and Rivière 2001. ニコス・ロゴセティスらは，目覚めたサルを対象に単一ニューロン記録の技術を用いることで同様な観察結果を得ている．次の文献を参照されたい．Leopold and Logothetis 1996; Logothetis, Leopold, and Sheinberg 1996; Logothetis 1998.

*6—— Dehaene, Naccache, Cohen, Le Bihan, Mangin, Poline, and Rivière 2001. また，可視と不可視の刺激の対比を用いずに類似の指摘をしている文献に，Rodriguez, George, Lachaux, Martinerie, Renault, and Varela 1999; Varela, Lachaux, Rodriguez, and Martinerie 2001 がある．

*7—— Sadaghiani, Hesselmann, and Kleinschmidt 2009.

*8—— van Gaal, Ridderinkhof, Scholte, and Lamme 2010.

*9—— 努力を要する意識的な処理に関する頭頂葉と前頭前野の活動の他の事例として，たとえば次の文献を参照されたい．Marois, Yi, and Chun 2004; Kouider, Dehaene, Jobert, and Le Bihan 2007; Stephan, Thaut, Wunderlich, Schicks, Tian, Tellmann, Schmitz, et al. 2002; McIntosh, Rajah, and Lobaugh 1999; Petersen, van Mier, Fiez, and Raichle 1998.

*10—— Sergent, Baillet, and Dehaene 2005.

*11—— 同上 ; Sergent and Dehaene 2004.

*12—— Williams, Baker, Op de Beeck, Shim, Dang, Triantafyllou, and Kanwisher 2008; Roelfsema, Lamme, and Spekreijse 1998; Roelfsema, Khayat, and Spekreijse 2003; Supèr, Spekreijse, and Lamme 2001a; Supèr, Spekreijse, and Lamme 2001b; Haynes, Driver, and Rees 2005; see also Williams, Visser, Cunnington, and Mattingley 2008.

*13—— Luck, Vogel, and Shapiro 1996.

*14—— 神経科学者はP3a波とP3b波を区別する．前者は予期していなかったできごとが起こったときに前頭葉内側の一部の領域で自動的に生じ，後者は皮質全体にわたって分散するニューロンの活動パターンを示す．P3a波は，無意識のうちに喚起し得るが，P3b波は，特に意識の状態を指し示すと考えられる．

*15—— たとえば次の文献を参照されたい．Lamy, Salti, and Bar-Haim 2009; Del Cul, Baillet, and Dehaene 2007; Donchin and Coles 1988; Bekinschtein, Dehaene, Rouhaut, Tadel, Cohen, and Naccache 2009; Picton 1992; Melloni, Molina, Pena,

Torres, Singer, and Rodriguez 2007. また, 論評は Dehaene 2011 を参照のこと.

＊16—— Marti, Sackur, Sigman, and Dehaene 2010; Sigman and Dehaene 2008; Marti, Sigman, and Dehaene 2012.

＊17—— Dehaene 2008.

＊18—— Levy, Pashler, and Boer 2006; Strayer, Drews, and Johnston 2003.

＊19—— Pisella, Grea, Tilikete, Vighetto, Desmurget, Rode, Boisson, and Rossetti 2000.

＊20—— この効果の正確なメカニズムについては, 現在でも大きな議論がある. 次の文献を参照されたい. Kanai, Carlson, Verstraten, and Walsh 2009; Eagleman and Sejnowski 2007; Krekelberg and Lappe 2001; Eagleman and Sejnowski 2000.

＊21—— Nieuwenhuis, Ridderinkhof, Blom, Band, and Kok 2001.

＊22—— Dehaene, Posner, and Tucker 1994; Gehring, Goss, Coles, Meyer, and Donchin 1993.

＊23—— 意識の遅れという概念は, カリフォルニア大学の心理学者ベンジャミン・リベットによって最初に提起された (Libet 1991; Libet, Gleason, Wright, and Pearl 1983; Libet, Wright, Feinstein, and Pearl 1979; Libet, Alberts, Wright, and Feinstein 1967; Libet, Alberts, Wright, Delattre, Levin, and Feinstein 1964). 彼の巧みな実験は時代を先んじていた. たとえば, 彼は 1967 年の時点ですでに, 無意識のうちに対象が知覚されたトライアルで初期の事象関連電位が認められることを, また, 遅れて生じる脳の反応が意識と高い相関を示すことを記している. これについては, Libet, Alberts, Wright, and Feinstein 1967 を, また Libet 1965; Schiller and Chorover 1966 も参照されたい. しかし残念ながら, 彼の解釈は行き過ぎた. 彼は, 自分の発見に関して詳細な解釈を提起しようと努力せず, 非物質的な「メンタルフィールド」や時間遡行参照メカニズムに訴えた (Libet 2004). そのために彼の研究は論議を呼んだ. ようやく最近になって彼の発見に対する新たな神経生理学的解釈が提起されるようになった (Schurger, Sitt, and Dehaene 2012 など).

＊24—— Sergent, Baillet, and Dehaene 2005.

＊25—— Lau and Passingham 2006.

＊26—— Persaud, Davidson, Maniscalco, Mobbs, Passingham, Cowey, and Lau 2011.

＊27—— Lamy, Salti, and Bar-Haim 2009.

＊28—— Hebb 1949.

＊29—— Dehaene and Naccache 2001.

＊30—— Dehaene, Sergent, and Changeux 2003.

＊31—— Dehaene and Naccache 2001.

＊32—— Del Cul, Baillet, and Dehaene 2007.

*33——同上；Del Cul, Dehaene, and Leboyer 2006. われわれは，他の方法でも類似の結果を得ている（Sergent, Baillet, and Dehaene 2005; Sergent and Dehaene 2004）. 意識的知覚の不連続性は，現在でも議論されている. Overgaard, Rote, Mouridsen, and Ramsoy 2006を参照されたい. 混乱の一部は，固定した表示内容（たとえば数字）に対する全か無かのアクセスというわれわれの主張と，意識の内容が徐々に変化し得るという事実（被験者はまず棒状のものを，次に文字を，そして単語全体を見ているのかもしれない）を区別できていないことから生じている. 次の文献を参照のこと. Kouider, de Gardelle, Sackur, and Dupoux 2010; Kouider and Dupoux 2004.

*34——Gaillard, Dehaene, Adam, Clemenceau, Hasboun, Baulac, Cohen, and Naccache 2009; Gaillard, Del Cul, Naccache, Vinckier, Cohen, and Dehaene 2006; Gaillard, Naccache, Pinel, Clemenceau, Volle, Hasboun, Dupont, et al. 2006.

*35——Fisch, Privman, Ramot, Harel, Nir, Kipervasser, Andelman, et al. 2009; Quiroga, Mukamel, Isham, Malach, and Fried 2008; Kreiman, Fried, and Koch 2002.

*36——Gaillard, Dehaene, Adam, Clemenceau, Hasboun, Baulac, Cohen, and Naccache 2009.

*37——Fisch, Privman, Ramot, Harel, Nir, Kipervasser, Andelman, et al. 2009.

*38——Gaillard, Dehaene, Adam, Clemenceau, Hasboun, Baulac, Cohen, and Naccache 2009; Fisch, Privman, Ramot, Harel, Nir, Kipervasser, Andelman, et al. 2009; Aru, Axmacher, Do Lam, Fell, Elger, Singer, and Melloni 2012.

*39——Whittingstall and Logothetis 2009; Fries, Nikolic, and Singer 2007; Cardin, Carlen, Meletis, Knoblich, Zhang, Deisseroth, Tsai, and Moore 2009; Buzsaki 2006.

*40——Fries 2005.

*41——Womelsdorf, Schoffelen, Oostenveld, Singer, Desimone, Engel, and Fries 2007; Fries 2005; Varela, Lachaux, Rodriguez, and Martinerie 2001.

*42——Rodriguez, George, Lachaux, Martinerie, Renault, and Varela 1999; Gaillard, Dehaene, Adam, Clemenceau, Hasboun, Baulac, Cohen, and Naccache 2009; Gross, Schmitz, Schnitzler, Kessler, Shapiro, Hommel, and Schnitzler 2004; Melloni, Molina, Pena, Torres, Singer, and Rodriguez 2007.

*43——Varela, Lachaux, Rodriguez, and Martinerie 2001.

*44——He, Snyder, Zempel, Smyth, and Raichle 2008; He, Zempel, Snyder, and Raichle 2010; Canolty, Edwards, Dalal, Soltani, Nagarajan, Kirsch, Berger, et al. 2006.

*45——Gaillard, Dehaene, Adam, Clemenceau, Hasboun, Baulac, Cohen, and Nac-

cache 2009.

＊46——Pins and Ffytche 2003; Palva, Linkenkaer-Hansen, Naatanen, and Palva 2005; Fahrenfort, Scholte, and Lamme 2007; Railo and Koivisto 2009; Koivisto, Lahteenmaki, Sorensen, Vangkilde, Overgaard, and Revonsuo 2008.

＊47——van Aalderen-Smeets, Oosstenveld, and Schwarzbach 2006; Lamy, Salti, and Bar-Haim 2009.

＊48——Wyart, Dehaene, and Tallon-Baudry 2012.

＊49——Palva, Linkenkaer-Hansen, Naatanen, and Palva 2005; Wyart and Tallon-Baudry 2009; Boly, Balteau, Schnakers, Degueldre, Moonen, Luxen, Phillips, et al. 2007; Supèr, van der Togt, Spekreijse, and Lamme 2003; Sadaghiani, Hesselmann, Friston, and Kleinschmidt 2010.

＊50——Nieuwenhuis, Gilzenrat, Holmes, and Cohen 2005.

＊50——青斑核付近の脳幹の核に対する損傷は昏睡状態を引き起こし得る. Parvizi and Damasio 2003 を参照されたい.

＊52——Haynes 2009.

＊53——Shady, MacLeod, and Fisher 2004; Krolak-Salmon, Henaff, Tallon-Baudry, Yvert, Guenot, Vighetto, Mauguiere, and Bertrand 2003.

＊54——MacLeod and He 1993; He and MacLeod 2001.

＊55——Quiroga, Kreiman, Koch, and Fried 2008; Quiroga, Mukamel, Isham, Malach, and Fried 2008.

＊56——Wyler, Ojemann, and Ward 1982; Heit, Smith, and Halgren 1988.

＊57——Fried, MacDonald, and Wilson 1997.

＊58——Quiroga, Kreiman, Koch, and Fried 2008; Quiroga, Mukamel, Isham, Malach, and Fried 2008; Quiroga, Reddy, Kreiman, Koch, and Fried 2005; Kreiman, Fried, and Koch 2002; Kreiman, Koch, and Fried 2000a; Kreiman, Koch, and Fried 2000b.

＊59——Quiroga, Reddy, Kreiman, Koch, and Fried 2007.

＊60——Quiroga, Mukamel, Isham, Malach, and Fried 2008.

＊61——Kreiman, Fried, and Koch 2002. この研究は, ニコス・ロゴセティスとデイヴィッド・レオポルドによるマカクザルを用いた草分け的研究に依拠する. 彼らの研究では, ニューロンの放電を記録しているあいだに意識的知覚を報告できるようサルを訓練した. 次の文献を参照されたい. Leopold and Logothetis 1996; Logothetis, Leopold, and Sheinberg 1996; Leopold and Logothetis 1999.

＊62——Kreiman, Koch, and Fried 2000b.

＊63——Fisch, Privman, Ramot, Harel, Nir, Kipervasser, Andelman, et al. 2009.

＊64—— Vogel, McCollough, and Machizawa 2005; Vogel and Machizawa 2004.

＊65—— Schurger, Pereira, Treisman, and Cohen 2009.

＊66—— Dean and Platt 2006.

＊67—— Derdikman and Moser 2010.

＊68—— Jezek, Henriksen, Treves, Moser, and Moser 2011.

＊69—— Peyrache, Khamassi, Benchenane, Wiener, and Battaglia 2009; Ji and Wilson 2007; Louie and Wilson 2001.

＊70—— Horikawa, Tamaki, Miyawaki, and Kamitani 2013.

＊71—— Thompson 1910; Magnusson and Stevens 1911.

＊72—— Barker, Jalinous, and Freeston 1985; Pascual-Leone, Walsh, and Rothwell 2000; Hallett 2000.

＊73—— Selimbeyoglu and Parvizi 2010; Parvizi, Jacques, Foster, Withoft, Rangarajan, Weiner, and Grill-Spector 2012.

＊74—— Selimbeyoglu and Parvizi 2010.

＊75—— Blanke, Ortigue, Landis, and Seeck 2002.

＊76—— Desmurget, Reilly, Richard, Szathmari, Mottolese, and Sirigu 2009.

＊77—— Taylor, Walsh, and Eimer 2010.

＊78—— Silvanto, Lavie, and Walsh 2005; Silvanto, Cowey, Lavie, and Walsh 2005.

＊79—— Halelamien, Wu, and Shimojo 2007.

＊80—— Silvanto and Cattaneo 2010.

＊81—— Lamme and Roelfsema 2000.

＊82—— Lamme 2006.

＊83—— Zeki 2003 は,「意識の分離」仮説を擁護し, 各脳領域には独自の形態の「ミクロ意識」がコード化されていると考える.

＊84—— Edelman 1987; Sporns, Tononi, and Edelman 1991.

＊85—— Lamme and Roelfsema 2000; Roelfsema 2005.

＊86—— Lamme, Zipser, and Spekreijse 1998; Pack and Born 2001.

＊87—— Koivisto, Railo, and Salminen-Vaparanta 2010; Koivisto, Mantyla, and Silvanto 2010.

＊88—— 変化盲に関しては Walsh, and Lavie 2006 を, 両眼視野闘争に関しては Carmel, Walsh, Lavie, and Rees 2010 を, 非注意性盲目に関しては Babiloni, Vecchio, Rossi, De Capua, Bartalini, Ulivelli, and Rossini 2007 を, 注意の瞬きに関しては Kihara, Ikeda, Matsuyoshi, Hirose, Mima, Fukuyama, and Osaka 2010 を, それぞれ参照されたい.

＊89—— Kanai, Muggleton, and Walsh 2008.

＊90—— Rounis, Maniscalco, Rothwell, Passingham, and Lau 2010. 私の見解では，焦点を絞った単発のパルスによる刺激は安全に思われるが，この研究で用いられたもののような，左右両側への激しい刺激は避けるべきである．その効果は1時間以内に消えるとされているが，精神科医は，脳の構造に検出可能な長期的変化をもたらし，抑うつからの月単位での寛解を誘導するために，長期間にわたる経頭蓋刺激を日常的に用いている（たとえばMay, Hajak, Ganssbauer, Steffens, Langguth, Kleinjung and Eichhammer 2007を参照）．現在の知識の程度に鑑みれば，私なら彼らにそのようなことはさせないだろう．

＊91—— Carlen, Meletis, Siegle, Cardin, Futai, Vierling-Claassen, Ruhlmann, et al. 2011; Cardin, Carlen, Meletis, Knoblich, Zhang, Deisseroth, Tsai, and Moore 2009.

＊92—— Adamantidis, Zhang, Aravanis, Deisseroth, and de Lecea 2007.

第5章　意識を理論化する

＊1—— Dehaene, Kerszberg, and Changeux 1998; Dehaene, Changeux, Naccache, Sackur, and Sergent 2006; Dehaene and Naccache 2001. グローバル・ニューロナル・ワークスペース理論は，バーナード・バースの独創的な著書（Baars 1989）で最初に提起された「グローバル・ワークスペース」理論に直接関係する．われわれは，とりわけ皮質の長距離ネットワークがその実装に必須の役割を果たしていると提案することで，神経学的な用語によりそれを肉付けした（Dehaene, Kerszberg, and Changeux 1998）．

＊2—— Taine 1870.

＊3—— Dennett 1991.

＊4—— Dennett 1978.

＊5—— Broadbent 1958.

＊6—— Pashler 1994.

＊7—— Chun and Potter 1995.

＊8—— Shallice 1972; Shallice 1979; Posner and Snyder 1975; Posner and Rothbart 1998.

＊9—— James 1890.

＊10—— 19世紀にイギリスの神経学者ジョン・ヒューリングス・ジャクソンによって強調された，この階層的組織は，神経学の教科書的な知識として扱われている．

＊11—— van Gaal, Ridderinkhof, Fahrenfort, Scholte, and Lamme 2008; van Gaal, Ridderinkhof, Scholte, and Lamme 2010.

＊12—— Tsao, Freiwald, Tootell, and Livingstone 2006.

*13—— Dehaene and Naccache 2001.

*14—— Denton, Shade, Zamarippa, Egan, Blair-West, McKinley, Lancaster, and Fox 1999.

*15—— Hagmann, Cammoun, Gigandet, Meuli, Honey, Wedeen, and Sporns 2008; Parvizi, Van Hoesen, Buckwalter, and Damasio 2006.

*16—— Goldman-Rakic 1988.

*17—— Sherman 2012.

*18—— Rigas and Castro-Alamancos 2007.

*19—— Elston 2003; Elston 2000.

*20—— Elston, Benavides-Piccione, and DeFelipe 2001.

*21—— Konopka, Wexler, Rosen, Mukamel, Osborn, Chen, Lu, et al. 2012.

*22—— Enard, Przeworski, Fisher, Lai, Wiebe, Kitano, Monaco, and Paabo 2002.

*23—— Pinel, Fauchereau, Moreno, Barbot, Lathrop, Zelenika, Le Bihan, et al. 2012.

*24—— Lai, Fisher, Hurst, Vargha-Khadem, and Monaco 2001.

*25—— Enard, Gehre, Hammerschmidt, Holter, Blass, Somel, Bruckner, et al. 2009; Vernes, Oliver, Spiteri, Lockstone, Puliyadi, Taylor, and Ho, et al. 2011.

*26—— Di Virgilio and Clarke 1997.

*27—— Tononi and Edelman 1998.

*28—— Hebb 1949.

*29—— Tsunoda, Yamane, Nishizaki, and Tanifuji 2001.

*30—— Selfridge 1959.

*31—— Felleman and Van Essen 1991; Salin and Bullier 1995.

*32—— Perin, Berger, and Markram 2011.

*33—— Hopfield 1982; Ackley, Hinton, and Sejnowski 1985; Amit 1989.

*34—— Crick 2003; Koch and Crick 2001.

*35—— Tononi 2008. ジュリオ・トノーニは，Φ《ファイ》と呼ばれる情報統合の量的尺度となる差異と統合に関する数学的定式化を導入している. 意識的なシステムには，この尺度の値の高さが必要十分条件となる.「意識は統合された情報である」. しかし私には，この結論は受け入れがたい. というのもそれは，バクテリアのコロニーであれ銀河であれ，ある程度の意識を持つという考え方，汎心論に至り得るからである. また，視覚や意味に関する複雑ではあれ無意識的な処理が，人間の脳内で恒常的に行なわれている理由を説明できない.

*36—— Meyer and Damasio 2009; Damasio 1989.

*37—— Edelman 1987.

*38—— Friston 2005; Kersten, Mamassian, and Yuille 2004.

＊39—— Beck, Ma, Kiani, Hanks, Churchland, Roitman, Shadlen, et al. 2008.

＊40—— Dehaene, Kerszberg, and Changeux 1998; Dehaene, Changeux, Naccache, Sackur, and Sergent 2006; Dehaene and Naccache 2001; Dehaene 2011.

＊41—— Fries 2005; Womelsdorf, Schoffelen, Oostenveld, Singer, Desimone, Engel, and Fries 2007; Buschman and Miller 2007; Engel and Singer 2001.

＊42—— He and Raichle 2009.

＊43—— Rockstroh, Muller, Cohen, and Elbert 1992.

＊44—— Vogel, McCollough, and Machizawa 2005; Vogel and Machizawa 2004.

＊45—— Dehaene and Changeux 2005; Dehaene, Sergent, and Changeux 2003; Dehaene, Kerszberg, and Changeux 1998. われわれのシミュレーションは，既存のモデルに啓発された（Lumer, Edelman, and Tononi 1997a; Lumer, Edelman, and Tononi 1997b）. しかしこのモデルは，初期段階の視覚皮質に限定されていた. のちに，同じ考えをさらに拡張した，より現実的なシミュレーションが，ブエノスアイレス大学のアリエル・ジルベルベルクとマリアノ・シグマンによって開発されている（Zylberberg, Fernandez Slezak, Roelfsema, Dehaene, and Sigman 2010; Zylberberg, Dehaene, Mindlin, and Sigman 2009）. 同様に，ボストン大学のナンシー・コペルらは，睡眠と麻酔状態のシミュレーションが可能な，皮質の動力《ダイナミクス》学の詳細な神経生理学的モデルを構築している（Ching, Cimenser, Purdon, Brown, and Kopell 2010; McCarthy, Brown, and Kopell 2008）.

＊46—— のちにアリエル・ジルベルベルクは，シミュレーションをはるかに大規模なネットワークへと拡張した. 次の文献を参照されたい. Zylberberg, Fernandez Slezak, Roelfsema, Dehaene, and Sigman 2010; Zylberberg, Dehaene, Mindlin, and Sigman 2009.

＊47—— 麻酔状態，覚醒状態，コンシャスアクセスに関する相転移については，いくつかの詳細な研究がある. 次の文献を参照されたい. Steyn-Ross, Steyn-Ross, and Sleigh 2004; Breshears, Roland, Sharma, Gaona, Freudenburg, Tempelhoff, Avidan, and Leuthardt 2010; Jordan, Stockmanns, Kochs, Pilge, and Schneider 2008; Ching, Cimenser, Purdon, Brown, and Kopell 2010; Dehaene and Changeux 2005.

＊48—— Portas, Krakow, Allen, Josephs, Armony, and Frith 2000; Davis, Coleman, Absalom, Rodd, Johnsrude, Matta, Owen, and Menon 2007; Supp, Siegel, Hipp, and Engel 2011.

＊49—— Tsodyks, Kenet, Grinvald, and Arieli 1999; Kenet, Bibitchkov, Tsodyks, Grinvald, and Arieli 2003.

＊50—— He, Snyder, Zempel, Smyth, and Raichle 2008; Raichle, MacLeod, Snyder, Powers, Gus-nard, and Shulman 2001; Raichle 2010; Greicius, Krasnow, Re-

iss, and Menon 2003.

*51—— He, Snyder, Zempel, Smyth, and Raichle 2008; Boly, Tshibanda, Vanhaudenhuyse, Noirhomme, Schnakers, Ledoux, Boveroux, et al. 2009; Greicius, Kiviniemi, Tervonen, Vainionpaa, Alahuhta, Reiss, and Menon 2008; Vincent, Patel, Fox, Snyder, Baker, Van Essen, Zempel, et al. 2007.

*52—— Buckner, Andrews-Hanna, and Schacter 2008.

*53—— Mason, Norton, Van Horn, Wegner, Grafton, and Macrae 2007; Christoff, Gordon, Small-wood, Smith, and Schooler 2009.

*54—— Smallwood, Beach, Schooler, and Handy 2008.

*55—— Dehaene and Changeux 2005.

*56—— Sadaghiani, Hesselmann, Friston, and Kleinschmidt 2010.

*57—— Raichle 2010.

*58—— Berkes, Orban, Lengyel, and Fiser 2011.

*59—— Changeux, Heidmann, and Patte 1984; Changeux and Danchin 1976; Edelman 1987; Changeux and Dehaene 1989.

*60—— Dehaene and Changeux 1997; Dehaene, Kerszberg, and Changeux 1998; Dehaene and Changeux 1991.

*61—— Rougier, Noelle, Braver, Cohen, and O'Reilly 2005.

*62—— Dehaene, Changeux, Naccache, Sackur, and Sergent 2006.

*63—— 同上

*64—— Sergent, Baillet, and Dehaene 2005; Dehaene, Sergent, and Changeux 2003; Zylberberg, Fernandez Slezak, Roelfsema, Dehaene, and Sigman 2010; Zylberberg, Dehaene, Mindlin, and Sigman 2009.

*65—— Sergent, Wyart, Babo-Rebelo, Cohen, Naccache, and Tallon-Baudry 2013; Marti, Sigman, and Dehaene 2012.

*66—— 次の文献も参照されたい. Enns and Di Lollo 2000; Di Lollo, Enns, and Rensink 2000.

*67—— Shady, MacLeod, and Fisher 2004; He and MacLeod 2001.

*68—— Gilbert, Sigman, and Crist 2001.

*69—— Haynes and Rees 2005a; Haynes and Rees 2005b; Haynes, Sakai, Rees, Gilbert, Frith, and Passingham 2007.

*70—— Stettler, Das, Bennett, and Gilbert 2002.

*71—— Gaser and Schlaug 2003; Bengtsson, Nagy, Skare, Forsman, Forssberg, and Ullen 2005.

*72—— Buckner and Koutstaal 1998; Buckner, Andrews-Hanna, and Schacter 2008.

＊73—— Sigala, Kusunoki, Nimmo-Smith, Gaffan, and Duncan 2008; Saga, Iba, Tanji, and Hoshi 2011; Shima, Isoda, Mushiake, and Tanji 2007; Fujii and Graybiel 2003. 論評は Dehaene and Sigman 2012 を参照されたい.

＊74—— Tyler and Marslen-Wilson 2008; Griffiths, Marslen-Wilson, Stamatakis, and Tyler 2013; Pallier, Devauchelle, and Dehaene 2011; Saur, Schelter, Schnell, Kratochvil, Kupper, Kellmeyer, Kummerer, et al. 2010; Fedorenko, Duncan, and Kanwisher 2012.

＊75—— Davis, Coleman, Absalom, Rodd, Johnsrude, Matta, Owen, and Menon 2007.

＊76—— Beck, Ma, Kiani, Hanks, Churchland, Roitman, Shadlen, et al. 2008; Friston 2005; Deneve, Latham, and Pouget 2001.

＊77—— Yang and Shadlen 2007.

＊78—— Izhikevich and Edelman 2008.

第6章 究極のテスト

＊1—— Laureys 2005.

＊2—— Leon-Carrion, van Eeckhout, Dominguez-Morales Mdel, and Perez-Santamaria 2002.

＊3—— Schnakers, Vanhaudenhuyse, Giacino, Ventura, Boly, Majerus, Moonen, and Laureys 2009.

＊4—— Smedira, Evans, Grais, Cohen, Lo, Cooke, Schecter, et al. 1990.

＊5—— Laureys, Owen, and Schiff 2004.

＊6—— Pontifical Academy of Sciences 2008.

＊7—— Alving, Moller, Sindrup, and Nielsen 1979; Grindal, Suter, and Martinez 1977; Westmoreland, Klass, Sharbrough, and Reagan 1975.

＊8—— Hanslmayr, Gross, Klimesch, and Shapiro 2011; Capotosto, Babiloni, Romani, and Corbetta 2009.

＊9—— Supp, Siegel, Hipp, and Engel 2011.

＊10—— Jennett and Plum 1972.

＊11—— Jennett 2002.

＊12—— Giacino 2005.

＊13—— Giacino, Kezmarsky, DeLuca, and Cicerone 1991. 神経学者は現在，改訂版コーマ・リカバリー・スケール（CRS-R）を用いている（Giacino, Kalmar, and Whyte 2004）. このスケールに含まれる一連のテストは，現在でも議論され改善が続けられている. たとえば，Schnakers, Vanhaudenhuyse, Giacino, Ventura, Boly, Majerus,

Moonen, and Laureys 2009を参照されたい.

＊14—— Giacino, Kalmar, and Whyte 2004; Schnakers, Vanhaudenhuyse, Giacino, Ventura, Boly, Majerus, Moonen, and Laureys 2009.

＊15—— Bruno, Bernheim, Ledoux, Pellas, Demertzi, and Laureys 2011. Laureys 2005も参照されたい.

＊16—— Owen, Coleman, Boly, Davis, Laureys, and Pickard 2006. 刺激に対する反応に変動が見られたために, そもそもこの患者を最小意識状態患者として分類すべきだったか臨床医のあいだで議論が続いている. その点は別としても, そのような状態にもかかわらず, この患者にほぼ正常な脳の活動パターンが見られたことは注目に値する.

＊17—— たとえば次の文献を参照されたい. Davis, Coleman, Absalom, Rodd, Johnsrude, Matta, Owen, and Menon 2007; Portas, Krakow, Allen, Josephs, Armony, and Frith 2000.

＊18—— Naccache 2006a; Nachev and Husain 2007; Greenberg 2007.

＊19—— Ropper 2010.

＊20—— Owen, Coleman, Boly, Davis, Laureys, Jolles, and Pickard 2007.

＊21—— Monti, Vanhaudenhuyse, Coleman, Boly, Pickard, Tshibanda, Owen, and Laureys 2010.

＊22—— Cyranoski 2012.

＊23—— ＥＥＧによる脳波解析と, 脳／コンピューター・インターフェースの開拓者がテュービンゲン大学のニルス・ビルバウマーであることに, 異議を唱える者はいないだろう. Birbaumer, Murguialday, and Cohen 2008を参照されたい.

＊24—— Cruse, Chennu, Chatelle, Bekinschtein, Fernandez-Espejo, Pickard, Laureys, and Owen 2011.

＊25—— Goldfine, Victor, Conte, Bardin, and Schiff 2012.

＊26—— Goldfine, Victor, Conte, Bardin, and Schiff 2011.

＊27—— Chatelle, Chennu, Noirhomme, Cruse, Owen, and Laureys 2012.

＊28—— Hochberg, Bacher, Jarosiewicz, Masse, Simeral, Vogel, Haddadin, et al. 2012.

＊29—— Brumberg, Nieto-Castanon, Kennedy, and Guenther 2010.

＊30—— Squires, Squires, and Hillyard 1975; Squires, Wickens, Squires, and Donchin 1976.

＊31—— Naatanen, Paavilainen, Rinne, and Alho 2007.

＊32—— Wacongne, Changeux, and Dehaene 2012.

＊33—— ミスマッチ反応は意識の指標にはならないが, 臨床的な兆候としては有用である. 明確なミスマッチ反応を示す昏睡状態の患者は, そうでない患者と比べ, のちに回復する可能性が高い. 次の文献を参照されたい. Fischer, Luaute, Adeleine, and Morlet

2004; Kane, Curry, Butler, and Cummins 1993; Naccache, Puybasset, Gaillard, Serve, and Willer 2005.

＊34—— Bekinschtein, Dehaene, Rohaut, Tadel, Cohen, and Naccache 2009.

＊35—— 同上

＊36—— Faugeras, Rohaut, Weiss, Bekinschtein, Galanaud, Puybasset, Bolgert, et al. 2012; Faugeras, Rohaut, Weiss, Bekinschtein, Galanaud, Puybasset, Bolgert, et al. 2011.

＊37—— Friston 2005; Wacongne, Labyt, van Wassenhove, Bekinschtein, Naccache, and Dehaene 2011.

＊38—— King, Faugeras, Gramfort, Schurger, El Karoui, Sitt, Wacongne, et al. 2013. 類似のアプローチとして Tzovara, Rossetti, Spierer, Grivel, Murray, Oddo, and De Lucia 2012 も参照されたい.

＊39—— Massimini, Ferrarelli, Huber, Esser, Singh, and Tononi 2005; Massimini, Boly, Casali, Rosanova, and Tononi 2009; Ferrarelli, Massimini, Sarasso, Casali, Riedner, Angelini, Tononi, and Pearce 2010.

＊40—— Casali, Gosseries, Rosanova, Boly, Sarasso, Casali, Casarotto, et al. 2013.

＊41—— Rosanova, Gosseries, Casarotto, Boly, Casali, Bruno, Mariotti, et al. 2012.

＊42—— Laureys 2005; Laureys, Lemaire, Maquet, Phillips, and Franck 1999.

＊43—— Schiff, Ribary, Moreno, Beattie, Kronberg, Blasberg, Giacino, et al. 2002; Schiff, Ribary, Plum, and Llinas 1999.

＊44—— Galanaud, Perlbarg, Gupta, Stevens, Sanchez, Tollard, de Champfleur, et al. 2012; Tshibanda, Vanhaudenhuyse, Galanaud, Boly, Laureys, and Puybasset 2009; Galanaud, Naccache, and Puybasset 2007.

＊45—— King, Faugeras, Gramfort, Schurger, El Karoui, Sitt, Wacongne, et al. 2013.

＊46—— wSMI は,「symbolic transfer entropy」と呼ばれる初期の提案に啓発されて考案された. Staniek and Lehnertz 2008 を参照されたい.

＊47—— Sitt, King, El Karoui, Rohaut, Faugeras, Gramfort, Cohen, et al. 2013.

＊48—— 高周波数域と低周波数域のトレードオフは, 麻酔下での無意識の深度を測定するという触れ込みの市販のシステムによる二波長指数の計算に強く現れた. たとえば次の文献を参照されたい. Miller, Sleigh, Barnard, and Steyn-Ross 2004; Schnakers, Ledoux, Majerus, Damas, Damas, Lambermont, Lamy, et al. 2008.

＊49—— Schiff, Giacino, Kalmar, Victor, Baker, Gerber, Fritz, et al. 2007. 昏睡状態, 植物状態の患者を対象にする脳の深部の刺激は 1960 年代から頻繁に行なわれており, この研究の優先性は疑問視されてきた (Staunton 2008). たとえば Tsubokawa, Yamamoto, Katayama, Hirayama, Maejima, and Moriya 1990 を参照されたい.

また返答については Schiff, Giacino, Kalmar, Victor, Baker, Gerber, Fritz, et al. 2008 を参照されたい.

*50—— Moruzzi and Magoun 1949.

*51——Shirvalkar, Seth, Schiff, and Herrera 2006.

*52——Giacino, Fins, Machado, and Schiff 2012.

*53——Schiff, Giacino, Kalmar, Victor, Baker, Gerber, Fritz, et al. 2007.

*54——Voss, Uluc, Dyke, Watts, Kobylarz, McCandliss, Heier, et al. 2006. See also Sidaros, Engberg, Sidaros, Liptrot, Herning, Petersen, Paulson, et al. 2008.

*55——Laureys, Faymonville, Luxen, Lamy, Franck, and Maquet 2000.

*56——Matsuda, Matsumura, Komatsu, Yanaka, and Nose 2003.

*57——Giacino, Fins, Machado, and Schiff 2012.

*58——Brefel-Courbon, Payoux, Ory, Sommet, Slaoui, Raboyeau, Lemesle, et al. 2007.

*59——Cohen, Chaaban, and Habert 2004.

*60——Schiff 2010.

*61——Striem-Amit, Cohen, Dehaene, and Amedi 2012.

第7章　意識の未来

*1—— Tooley 1983.

*2—— Tooley 1972.

*3—— Singer 1993.

*4—— Diamond and Doar 1989; Diamond and Gilbert 1989; Diamond and Goldman-Rakic 1989.

*5—— Dubois, Dehaene-Lambertz, Perrin, Mangin, Cointepas, Duchesnay, Le Bihan, and Hertz-Pannier 2007; Jessica Dubois and Ghislaine Dehaene-Lambertz, ongoing research at Unicog lab, NeuroSpin Center, Gif-sur-Yvette, France.

*6—— Fransson, Skiold, Horsch, Nordell, Blennow, Lagercrantz, and Aden 2007; Doria, Beckmann, Arichi, Merchant, Groppo, Turkheimer, Counsell, et al. 2010; Lagercrantz and Changeux 2010.

*7—— Mehler, Jusczyk, Lambertz, Halsted, Bertoncini, and Amiel-Tison 1988.

*8—— Dehaene-Lambertz, Dehaene, and Hertz-Pannier 2002; Dehaene-Lambertz, Hertz-Pannier, and Dubois 2006; Dehaene-Lambertz, Hertz-Pannier, Dubois, Meriaux, Roche, Sigman, and Dehaene 2006; Dehaene-Lambertz, Montavont, Jobert, Allirol, Dubois, Hertz-Pannier, and Dehaene 2009.

*9—— Dehaene-Lambertz, Montavont, Jobert, Allirol, Dubois, Hertz-Pannier, and

Dehaene 2009.

＊10—— Leroy, Glasel, Dubois, Hertz-Pannier, Thirion, Mangin, and Dehaene-Lambertz 2011.

＊11—— Dehaene-Lambertz, Hertz-Pannier, Dubois, Meriaux, Roche, Sigman, and Dehaene 2006.

＊12—— Davis, Coleman, Absalom, Rodd, Johnsrude, Matta, Owen, and Menon 2007.

＊13—— Dehaene-Lambertz, Hertz-Pannier, Dubois, Meriaux, Roche, Sigman, and Dehaene 2006.

＊14—— Basirat, Dehaene, and Dehaene-Lambertz 2012.

＊15—— Johnson, Dziurawiec, Ellis, and Morton 1991.

＊16—— 乳児を対象にした実験に関しては次の文献を参照されたい. Gelskov and Kouider 2010; Kouider, Stahlhut, Gelskov, Barbosa, Dutat, de Gardelle, Christophe, et al. 2013. 第 4 章で言及したが成人に関しては Del Cul, Baillet, and Dehaene 2007 で論じられている.

＊17—— Diamond and Doar 1989.

＊18—— de Haan and Nelson 1999; Csibra, Kushnerenko, and Grossman 2008.

＊19—— Nelson, Thomas, de Haan, and Wewerka 1998.

＊20—— Dehaene-Lambertz and Dehaene 1994.

＊21—— Friederici, Friedrich, and Weber 2002.

＊22—— Dubois, Dehaene-Lambertz, Perrin, Mangin, Cointepas, Duchesnay, Le Bihan, and Hertz-Pannier 2007.

＊23—— Izard, Sann, Spelke, and Streri 2009.

＊24—— Lagercrantz and Changeux 2009.

＊25—— Han, O'Tuathaigh, van Trigt, Quinn, Fanselow, Mongeau, Koch, and Anderson 2003; Dos Santos Coura and Granon 2012.

＊26—— Bolhuis and Gahr 2006.

＊27—— Leopold and Logothetis 1996.

＊28—— Kovacs, Vogels, and Orban 1995; Macknik and Haglund 1999.

＊29—— Cowey and Stoerig 1995.

＊30—— Fuster 2008.

＊31—— Denys, Vanduffel, Fize, Nelissen, Sawamura, Georgieva, Vogels, et al. 2004.

＊32—— Hasson, Nir, Levy, Fuhrmann, and Malach 2004.

＊33—— Hayden, Smith, and Platt 2009.

＊34—— Buckner, Andrews-Hanna, and Schacter 2008.

＊35—— われわれは現在, 局所／大局テストに対するサル（リン・ユーリッグ, ベキール・ジャラ

ヤとの共同研究)，およびマウス（カリム・ベンシュナン，カトリーヌ・ワコンヌとの共同研究）の反応を調査しているところである．

＊36—— Smith, Schull, Strote, McGee, Egnor, and Erb 1995.

＊37—— Terrace and Son 2009.

＊38—— Hampton 2001; Kornell, Son, and Terrace 2007; Kiani and Shadlen 2009.

＊39—— Kornell, Son, and Terrace 2007.

＊40—— Nieuwenhuis, Ridderinkhof, Blom, Band, and Kok 2001; Logan and Crump 2010; Charles, Van Opstal, Marti, and Dehaene 2013.

＊41—— Kiani and Shadlen 2009; Fleming, Weil, Nagy, Dolan, and Rees 2010. 前頭前野や頭頂葉と緊密に結合する，視床枕《しじょうちん》と呼ばれる視床の一組織も，メタ認知的な判断に重要な役割を果たす．Komura, Nikkuni, Hirashima, Uetake, and Miyamoto 2013 を参照されたい．

＊42—— Meltzoff and Brooks 2008; Kovacs, Teglas, and Endress 2010.

＊43—— Herrmann, Call, Hernandez-Lloreda, Hare, and Tomasello 2007.

＊44—— Marticorena, Ruiz, Mukerji, Goddu, and Santos 2011.

＊45—— Fuster 2008.

＊46—— Elston, Benavides-Piccione, and DeFelipe 2001; Elston 2003.

＊47—— Ochsner, Knierim, Ludlow, Hanelin, Ramachandran, Glover, and Mackey 2004; Saxe and Powell 2006; Fleming, Weil, Nagy, Dolan, and Rees 2010.

＊48—— Schoenemann, Sheehan, and Glotzer 2005.

＊49—— Schenker, Buxhoeveden, Blackmon, Amunts, Zilles, and Semendeferi 2008; Schenker, Hopkins, Spocter, Garrison, Stimpson, Erwin, Hof, and Sherwood 2009.

＊50—— Nimchinsky, Gilissen, Allman, Perl, Erwin, and Hof 1999; Allman, Hakeem, and Watson 2002; Allman, Watson, Tetreault, and Hakeem 2005.

＊51—— Dehaene and Changeux 2011.

＊52—— Frith 1979; Frith 1996; Stephan, Friston, and Frith 2009.

＊53—— Huron, Danion, Giacomoni, Grange, Robert, and Rizzo 1995; Danion, Meulemans, Kauffmann-Muller, and Vermaat 2001; Danion, Cuervo, Piolino, Huron, Riutort, Peretti, and Eustache 2005.

＊54—— Dehaene, Artiges, Naccache, Martelli, Viard, Schurhoff, Recasens, et al. 2003; Del Cul, Dehaene, and Leboyer 2006. われわれは，損なわれたコンシャスアクセスと無傷の識閾下の処理の分離に，特に研究の焦点を絞った．統合失調症患者におけるマスキングの問題に関する初期の研究としては，McClure 2001 があげられる．

＊55—— Reuter, Del Cul, Audoin, Malikova, Naccache, Ranjeva, Lyon-Caen, et al.

2007.

*56— Reuter, Del Cul, Malikova, Naccache, Confort-Gouny, Cohen, Cherif, et al. 2009.

*57— Luck, Fuller, Braun, Robinson, Summerfelt, and Gold 2006; Luck, Kappenman, Fuller, Robinson, Summerfelt, and Gold 2009; Antoine Del Cul, Stanislas Dehaene, Marion Leboyer et al., unpublished experiments.

*58— Uhlhaas, Linden, Singer, Haenschel, Lindner, Maurer, and Rodriguez 2006; Uhlhaas and Singer 2010.

*59— Kubicki, Park, Westin, Nestor, Mulkern, Maier, Niznikiewicz, et al. 2005; Karlsgodt, Sun, Jimenez, Lutkenhoff, Willhite, van Erp, and Cannon 2008; Knochel, Oertel-Knochel, Schonmeyer, Rotarska-Jagiela, van de Ven, Prvulovic, Haenschel, et al. 2012.

*60— Bassett, Bullmore, Verchinski, Mattay, Weinberger, and Meyer-Lindenberg 2008; Liu, Liang, Zhou, He, Hao, Song, Yu, et al. 2008; Bassett, Bullmore, Meyer-Lindenberg, Apud, Weinberger, and Coppola 2009; Lynall, Bassett, Kerwin, McKenna, Kitzbichler, Muller, and Bullmore 2010.

*61— Ross, Margolis, Reading, Pletnikov, and Coyle 2006; Dickman and Davis 2009; Tang, Yang, Chen, Lu, Ji, Roche, and Lu 2009; Shao, Shuai, Wang, Feng, Lu, Li, Zhao, et al. 2011.

*62— Self, Kooijmans, Supèr, Lamme, and Roelfsema 2012.

*63— Dehaene, Sergent, and Changeux 2003; Dehaene and Changeux 2005.

*64— Wong and Wang 2006.

*65— Fletcher and Frith 2009; see also Stephan, Friston, and Frith 2009.

*66— Friston 2005.

*67— Dalmau, Tuzun, Wu, Masjuan, Rossi, Voloschin, Baehring, et al. 2007; Dalmau, Gleichman, Hughes, Rossi, Peng, Lai, Dessain, et al. 2008.

*68— Block 2001; Block 2007.

*69— Chalmers 1996.

*70— Chalmers 1995, 81.

*71— Weiss, Simoncelli, and Adelson 2002.

*72— Lucretius, *De Rerum Natura* (On the Nature of Things), book 2.

*73— Eccles 1994.

*74— Penrose and Hameroff 1998.

*75— Dennett 1984.

*76— Edelman 1989.

索引
INDEX

◉［　］内のページは，図版の内容あるいはそのキャプションを示す。

[カ行]

[サ行]

［タ行］

［ナ行］

［ハ行］

［マ行］

［ヤ行］

［ラ行］

［ワ行］

著者

スタニスラス・ドゥアンヌ　Stanislas Dehaene

1965年生まれの認知神経科学者。

コレージュ・ド・フランス教授。

数学、心理学を専攻したのち、脳における言語と数の処理の研究へと進み、若くして認知神経科学の世界的な研究者の一人となる。2011年にフランスの最高勲章であるレジオンドヌール勲章（シュヴァリエ）を受章。2014年度のBrain Prizeほか、脳生理学関係の受賞歴多数。フランス国立保健医学研究機構（INSERM）認知神経画像解析研究ユニットのディレクター、フランス科学アカデミーならびにローマ教皇庁科学アカデミーの会員でもある。邦訳された著書に『数覚とは何か？――心が数を創り、操る仕組み』（長谷川眞理子・小川哲生訳、早川書房、2010年）がある。

訳者

高橋 洋　たかはし・ひろし

翻訳家。同志社大学文学部文化学科卒（哲学及び倫理学専攻）。訳書に、オサリバン『眠りつづける少女たち』、バレット『情動はこうしてつくられる』、ドイジ『脳はいかに治癒をもたらすか』、ハイト『社会はなぜ左と右にわかれるのか』（以上、紀伊國屋書店）、グリンカー『誰も正常ではない』（みすず書房）、メルシエ『人は簡単には騙されない』（青土社）、ダマシオ『進化の意外な順序』、ブルーム『反共感論』（以上、白揚社）ほか多数。

意識と脳——思考はいかにコード化されるか

2015年 9 月16日　第1刷発行
2024年 1 月22日　第7刷発行

発行所　株式会社紀伊國屋書店
東京都新宿区新宿 3-17-7

出版部（編集）電話　03-6910-0508
ホールセール部（営業）電話　03-6910-0519
〒153-8504　東京都目黒区下目黒 3-7-10

索引編集協力　有限会社プロログ
装丁　中垣デザイン事務所
印刷・製本　中央精版印刷

ISBN978-4-314-01131-0 C0040 Printed in Japan

定価は外装に表示してあります